“十二五”普通高等教育本科国家级规划教材
“十三五”高等医学院校本科规划教材
住院医师规范化培训辅导教材

供基础、临床、护理、预防、口腔、中医、药学、医学技术类等专业用

中 医 学

Traditional Chinese Medicine

（第3版）

主　编　唐　方　黄小波

副主编　陈泽雄　李萍萍　谢　甦　王一庆　刘　炜　王承明

编　委（按姓名汉语拼音排序）

曹　锐（首都医科大学）
陈津生（天津医科大学）
陈泽雄（中山大学附属第一医院）
樊永平（首都医科大学）
何晓宏（青海大学医学院）
黄小波（首都医科大学）
贾爱明（大连医科大学）
李萍萍（北京大学医学部）
李彤中（河北工程大学医学院）
刘克林（西南医科大学）
刘　炜（天津医科大学）
潘艳伶（贵州医科大学）
朴胜华（广东药科大学）
唐　方（天津医科大学）
王承明（大连医科大学）
王学习（兰州大学基础医学院）
王一庆（兰州大学第一临床医学院）
吴松柏（承德医学院附属医院）
谢　甦（贵州医科大学）
杨如意（青海大学医学院）
张花治（甘肃中医药大学）
赵　庆（西南医科大学）

秘　　书　吕　妍（天津医科大学）

北京大学医学出版社

ZHONGYIXUE

图书在版编目（CIP）数据

中医学 / 唐方，黄小波主编．—3 版．—北京：
北京大学医学出版社，2019.8（2023. 12 重印）
ISBN 978-7-5659-1898-8

Ⅰ．①中…　Ⅱ．①唐…②黄…　Ⅲ．①中医学
Ⅳ．① R2

中国版本图书馆 CIP 数据核字（2018）第 254212 号

中医学（第 3 版）

主　　编：唐　方　黄小波
出版发行：北京大学医学出版社
地　　址：（100191）北京市海淀区学院路 38 号　北京大学医学部院内
电　　话：发行部 010-82802230；图书邮购 010-82802495
网　　址：http：//www.pumpress.com.cn
E-mail：booksale@bjmu.edu.cn
印　　刷：北京瑞达方舟印务有限公司
经　　销：新华书店
责任编辑：法振鹏　　**责任校对**：靳新强　　**责任印制**：李　啸
开　　本：850 mm × 1168 mm　1/16　　**印张**：18.25　　**字数**：520 千字
版　　次：2019 年 8 月第 3 版　2023 年 12 月第 5 次印刷
书　　号：ISBN 978-7-5659-1898-8
定　　价：42.00 元

修订说明

国务院办公厅颁布《关于深化医教协同进一步推进医学教育改革与发展的意见》、以“5+3”为主体的临床医学人才培养体系改革、教育部本科临床医学专业认证等一系列重要举措，对新时期高等医学教育人才培养提出了新的要求，也为教材建设指明了方向。

北京大学医学出版社出版的临床医学专业本科教材，从2001年开始，历经3轮修订、17年的锤炼，各轮次教材都高比例入选了教育部“十五”“十一五”“十二五”国家级规划教材。为了顺应医教协同和医学教育改革与发展的要求，北京大学医学出版社在教育部、国家卫生健康委员会和中国高等教育学会医学教育专业委员会指导下，经过前期的广泛调研、综合论证，启动了第4轮教材的修订再版。

本轮教材基于学科制课程体系，在院校申报和作者遴选、编写指导思想、临床能力培养、教材体系架构、知识内容更新、数字资源建设等方面做了优化和创新。共启动46种教材，其中包含新增的《基础医学概论》《临床医学概论》《诊断学》《医患沟通艺术》4种。《基础医学概论》和《临床医学概论》虽然主要用于非临床医学类专业学生的学习，但须依托于临床医学的优秀师资才能高质量完成，故一并纳入本轮教材中。《诊断学》与《物理诊断学》《实验诊断学》教材并存，以满足不同院校课程设置差异。第4轮教材修订的主要特点如下：

1．为更好地服务于全国高等院校的医学教育改革，对参与院校和作者的遴选精益求精。教材建设的骨干院校结合了研究型与教学型院校，并注重不同地区的院校代表性；由各学科的委员会主任委员或理事长和知名专家等担纲主编，由教学经验丰富的专家教授担任编委，为教材内容的权威性、院校普适性奠定了坚实基础。

2．以“符合人才培养需求、体现教育改革成果、教材形式新颖创新”为指导思想，以深化岗位胜任力培养为导向，坚持“三基、五性、三特定”原则，密切结合国家执业医师资格考试、全国硕士研究生入学考试大纲。

3．部分教材加入了联系临床的基础科学案例、临床实践应用案例，使教材更贴近基于案例的学习、以问题为导向的学习等启发式和研讨式教学模式，着力提升医学生的临床思维能力和解决临床实际问题的能力；适当加入知识拓展，引导学生自学。

4．为体现教育信息化对医学教育的促进作用，将纸质教材与二维码技术、网络教学平台相结合，教材与微课、案例、习题、知识拓展、图片、临床影像资料等融为一体，实现了以纸质教材为核心、配套数字教学资源的融媒体教材建设。

在本轮教材修订编写时，各院校对教材建设提出了很好的修订建议，为第 4 轮教材建设的顶层设计和编写理念提供了详实可信的数据储备。第 3 轮教材的部分主编由于年事已高，此次不再担任主编，但他们对改版工作提出了很多宝贵的意见。前 3 轮教材的作者为本轮教材的日臻完善打下了坚实的基础。对他们的贡献，我们一并表示衷心的感谢。

尽管本轮教材的编委都是多年工作在教学一线的教师，但囿于现有水平，书中难免有不当之处。欢迎广大师生多提宝贵意见，反馈使用信息，以臻完善教材的内容，提高教材的质量。

"十三五"高等医学院校本科规划教材评审委员会

序

国务院办公厅《关于深化医教协同进一步推进医学教育改革与发展的意见》（以下简称《意见》）指出，医教协同推进医学教育改革与发展，加强医学人才培养，是提高医疗卫生服务水平的基础工程，是深化医药卫生体制改革的重要任务，是推进健康中国建设的重要保障。《意见》明确要求加快构建标准化、规范化医学人才培养体系，全面提升人才培养质量。要求夯实5年制临床医学教育的基础地位，推动基础与临床融合、临床与预防融合，提升医学生解决临床实际问题的能力，推进信息技术与医学教育融合。从国家高度就推动医学教育改革发展作出了部署、明确了方向。

高质量的医学教材是满足医学教育改革、培养优秀医学人才的核心要素，与医学教育改革相辅相成。北京大学医学出版社出版的临床医学专业本科教材，立足于岗位胜任力的培养，促进自主学习能力建设，成为临床医学专业本科教学的精品教材，为全国高等医学院校教育教学与人才培养工作发挥了重要作用。

在医教协同的大背景下，北京大学医学出版社启动了第4轮教材的修订再版工作。全国医学院校一大批活跃在教学一线的专家教授，以无私奉献的敬业精神和严谨治学的科学态度，积极参与到本轮教材的修订和建设工作当中。相信在全国高等医学院校的大力支持下，有广大专家教授的热情奉献，新一轮教材的出版将为我国高等医学院校人才培养质量的提高和医学教育改革的发展发挥积极的推动作用。

柯杨　詹启敏

前　言

中医药学凝聚着深邃的哲学思想和中华民族几千年的健康养生理念及其实践经验，是中国古代科学的瑰宝，体现了我国医药卫生体系的特色和优势，是国家医药卫生事业的重要组成部分。我国教育部门十分重视高等医学院校的中医教育工作，并将其作为医学生文化素质教育的重要内容之一。《中医学》是北京大学医学出版社以临床医学专业教育需求为基础、以临床医学课程大纲为主轴的系列教材中，针对高等医学院校学生的特点，重点讲授中医学的基础理论、基本知识和基本技能的国家级规划教材。其定位于五年制医学教育，旨在使广大医学生在接受现代医学教育的同时，通过学习、掌握不同医学体系对生命现象的认知差异，加深对人类复杂生命现象的认识，丰富临床诊疗技术，拓宽视野，开阔思路，为医学生今后进一步学习中医学奠定良好的基础。

伴随医学学科的渗透与融合带来的教育教学方法的改革，该教材历经了 15 年的不断修订，不仅扩大了教材编写专家的范围，还完成了编写队伍的新老交替。

2003 年，6 所高等医学院校长期从事一线中医教学工作的骨干教师结合各院校教学实践，编写了适合高等医学院校的教学需要、有别于中医院校教学大纲的《中医学》第 1 版教材。该教材打破了中医教材单纯文字叙述的惯例，对专业基础理论的章节进行了调整。

2013 年，《中医学》参编院校增至 13 所。为培养医学生将中医药知识学以致用的能力，也为了使教材顺应医学教育的发展，编委会在中药与方剂章节增设常用中成药与不同类别中草药内容的衔接；在中篇常见病证中，增设了典型病例思考题。

2017 年，《中医学》迎来第 3 版修订。遴选参编单位 13 所，编委会对教材内容进行了如下优化：①增加各章节常用中成药相关药理研究成果的介绍，进行各章节相关知识点、研究进展的更新。②为引导学生从单纯地接受转变为学习运用，在十二经络循行示意图基础上，增设与解剖学相关的图示，以加强对经络的形象化理解与辨识。③增设中医学未来发展与展望的知识介绍。④为应对数字信息化与纸面信息化载体的变革，本次尝试将优秀课件、各章节研究进展、思考题、案例解析等内容作为附加阅读材料，通过北京大学医学出版社医学教育平台在线观看。

教材在编写体例、教学模式、教学内容等方面进行了改革与探索，在此真诚感谢为本教材前 2 版辛勤付出的各位编委与作者。并希望听取各位前辈与院校师生的宝贵意见，以便进一步修改完善教材。

编　者

二维码资源索引

续表

资源名称	资源类型	页码
上篇第7章思考题参考答案	下载资源	94
上篇第8章总论	下载资源	95
上篇第8章解表药和解表剂	下载资源	100
上篇第8章祛风湿药和祛风剂、祛湿药和祛湿剂	下载资源	105
上篇第8章清热药与清热剂	下载资源	112
上篇第8章消导药和消导剂、泻下药和泻下剂	下载资源	120
上篇第8章化痰药和化痰剂	下载资源	125
上篇第8章温里药与温里剂、理气药与理气剂	下载资源	129
上篇第8章理血药与理血剂	下载资源	135
上篇第8章补益药与补益剂	下载资源	141
上篇第 8 章思考题参考答案	下载资源	156
中篇第1章心悸	下载资源	158
中篇第1章第一节思考题参考答案	下载资源	160
中篇第1章胸痹	下载资源	160
中篇第1章第二节思考题参考答案	下载资源	162
中篇第1章不寐	下载资源	162
中篇第1章第三节思考题参考答案	下载资源	164
中篇第1章中风	下载资源	164
中篇第1章第四节思考题参考答案	下载资源	166
中篇第1章眩晕	下载资源	166
中篇第1章第五节思考题参考答案	下载资源	168
中篇第1章头痛	下载资源	168
中篇第1章第六节思考题参考答案	下载资源	170
中篇第2章郁证	下载资源	173
中篇第2章第一节思考题参考答案	下载资源	175
中篇第2章胁痛	下载资源	175
中篇第2章第二节思考题参考答案	下载资源	177
中篇第2章黄疸	下载资源	177
中篇第2章第三节思考题参考答案	下载资源	179
中篇第3章呕吐	下载资源	183
中篇第3章第一节思考题参考答案	下载资源	185

续表

资源名称	资源类型	页码
中篇第3章胃脘痛	下载资源	185
中篇第3章第二节思考题参考答案	下载资源	187
中篇第3章泄泻	下载资源	187
中篇第3章第三节思考题参考答案	下载资源	189
中篇第3章便秘	下载资源	190
中篇第3章第四节思考题参考答案	下载资源	192
中篇第4章咳嗽	下载资源	195
中篇第4章第一节思考题参考答案	下载资源	197
中篇第4章喘证	下载资源	197
中篇第4章第二节思考题参考答案	下载资源	199
中篇第5章淋证	下载资源	201
中篇第5章第一节思考题参考答案	下载资源	203
中篇第5章水肿	下载资源	203
中篇第5章第二节思考题参考答案	下载资源	205
中篇第5章腰痛	下载资源	205
中篇第5章第三节思考题参考答案	下载资源	207
中篇第6章内伤发热	下载资源	210
中篇第6章第一节思考题参考答案	下载资源	212
中篇第6章消渴	下载资源	212
中篇第6章第二节思考题参考答案	下载资源	214
中篇第6章积聚	下载资源	214
中篇第6章月经不调	下载资源	216
中篇第6章第四节思考题参考答案	下载资源	218
中篇第6章痹病	下载资源	218
中篇第6章第五节思考题参考答案	下载资源	220
下篇第1章经络	下载资源	224
经络系统	下载资源	224
下篇第1章思考题参考答案	下载资源	233
下篇第2章腧穴	下载资源	234
下篇第2章思考题参考答案	下载资源	244
下篇第3章刺灸法	下载资源	245

续表

资源名称	资源类型	页码
下篇第3章思考题参考答案	下载资源	252
下篇第4章针灸治疗	下载资源	253
下篇第4章思考题参考答案	下载资源	257
下篇第5章推拿	下载资源	258
下篇第5章思考题参考答案	下载资源	264

目　录

上　篇　中医基础理论

中　篇　常见病证

下 篇 针灸推拿基础理论

上 篇

中医基础理论

第1章 导 论

上篇第1章导论

中医学是富有中国文化特色的传统医学，属于生命科学范畴；是中华民族在长期医疗实践中不断积累总结而形成的独具特色的理论和丰富诊疗经验的医学体系。中医学对人体生理、病理、疾病的诊断与防治、养生康复等理论的探索方法及解释依据，与中国传统文化的系统思维方式、哲学思想等具有深刻的渊源，并逐渐形成了一批原创性的医学发现和医学发明。中医学历经数千年，以其完整的理论体系和独特的临床疗效，至今仍屹立于世界医学之林，并成为我国卫生事业的重要组成部分。

第一节 中医学的历史及其人文背景

中医学根植于中华民族文化土壤，人文背景鲜明。其内在特质与中华民族的传统思维和传统文化有机地融汇在一起，在历史演变进程中，学派蜂起，竞相争鸣，是促进学术进步、学派发展、学派和学科的相互演进，以及中医学体系继往开来不断发展的关键所在。

一、中医学发展的历史纵观

人类医疗活动和人类生活足迹一样久远，人类早期医疗活动的特点是巫医不分，大多采用祈祷、禁咒等方法，后来逐渐开始使用针砭、酒、药物等。

中医理论体系的形成与发展有四个重要的学术活跃期：

春秋时期，医与巫开始分离自成体系。《黄帝内经》的早期篇章已经形成。战国末年，元气论和阴阳、五行学说已具雏形。汉代中期，中医理论体系基本形成。《黄帝内经》系统地阐述了对人体生理、病理的认识以及疾病诊治原则，奠定了中医理论的基础，如藏象、经络、气血津液、体质、病因病机、诊法、辨证、治则、针灸、汤液治疗、预防和养生保健等，或已初具概貌，或已确定要点。

东汉末年，医学家张仲景所著《伤寒杂病论》问世，他所创立的“辨证论治”原则奠定了中医学辨证论治的理论基础，并提出了完整的组方原则。这在中医学发展史上具有划时代的意义和承前启后的作用，故被后世医家奉为经典。这成为中医学术发展的第二个活跃期。

金元时期，出现了以刘完素、张从正、李杲、朱震亨为代表的四大医学家，形成了寒凉派、攻下派、补土派、滋阴派等许多流派。学术争鸣日渐活跃，带动中医学进入了第三个学术活跃期。

明清时期，温病学派兴起，初步建立了中医传染病学。这使中医学理论日臻完善，推动中医学进入了第四个学术活跃期。清代中后期，现代医学快速发展，对中医学形成了强大的冲击。中、西医学论争和汇通思潮，逐渐成为此时中医学术的一大热点，这一论争一直延续至今。

进入21世纪，中医学以其源于自然的治疗方法和独特的疗效，逐渐为世界各国人民所接受。随着其影响的日益扩大以及研究工作的深入，预示着中医学一次新飞跃的到来。

二、孕育中医学术的人文背景

中医学又属于文化范畴，中医学的发展与文化母体有着密切的联系。一定的地理条件形成了一定的生产方式及相应的文化形态。世界文化原型大致可分为农耕、游牧与航海三大类。我们祖先生活在广袤的黄河及长江中下游流域，东面及东南濒临浩瀚无际的太平洋，西南为高不可攀的世界屋脊，西部及西北为戈壁荒漠，北部为寒冷的西伯利亚冰原。因此，中华民族的传统文化具有较多的农耕文化特点，对中医学的形成有着深刻的影响。

1．勤于实践，注重实用 农民在土地上付出的一切都是为了确保有收获。因此，古人的一切活动都从实际效用出发，包括做学问都排斥空谈和玄想，强调要“经世致用”。注重实用的特点，具体演化为注重对先人经验的传承，形成了崇尚祖先、崇尚权威的文化倾向。与之相应的中医理论同样具有较强的针对性，切于实用。“善言天者，必应于人；善言古者，必验于今；善言气者，必彰于物”（《黄帝内经》），就是这种求实精神的充分体现。

2．敬仰天地，服从自然 古代社会，由于生产力低下，人们无力抗衡自然界的各种灾变，农耕收成很大程度上依赖于风调雨顺。由此演化为敬仰天地，服从自然的自觉意识。顺应天地，遵守自然规律，观察物候和确定历法，成为早期人类活动的重要内容。早在六千年前的大汶口文化遗迹中，就已出现了表示太阳的象形符号；成书于战国时期的《月令》，就已经构筑了以十二律为经，五行为纬的天人模式；古人认为星象的变化会影响自然界和人类活动。因此，传统历法从来就是和占星术紧密相连的。三国时代吴国的太史令陈卓编出了含有1464颗恒星，分为283官的星图等。中医学就是在这样的文化氛围中确立了自己的“天人相应”观。

3．长于体察，注重微细 为了敬仰天地，规避灾祸，古人很注重观察自然的细微变化，并由此形成了极强的观察能力。人文学家通过对不同文化类型的比较后确认，长于和善于肉眼观察是农耕民族早期的一大特点。所以中医学中许多细微观察的结果，如正常面色和复杂的病理色的比较，关于几十种脉象差异的描述，各种症状的细微记述等，至今仍有效地指导着临床，并具有重要的科学意义。

此外，农耕经济属于自给自足的自然经济，天生具有独立、封闭的特征。同时，为了抗御灾害，兴修水利，又需要形成合力。因此，封闭与合作共存，克服封闭倾向，力求合作一统，也是农耕文化特点之一。由此也形成了中国传统文化多样性共存的特点。如在使用同一文字书写交流的同时，依然保留着不同发音的方言和习俗。在这种文化背景下，中医学也表现出求同存异的特质。从先秦时期诸多学术流派的争鸣中确立了统一的学术范式，构筑起较为严密的理论体系。同时，在统一中留有各学术流派分立的空间，充分体现了中医学术体系对多样性的包容，促进了中医学术思想的繁荣。

汉唐时期，中国文化通过丝绸之路与早期的西方文明进行了输出为主的沟通交流。此时，印度佛教传入并形成了“禅宗”，对中国传统文化产生了深刻的影响。直至明朝中叶，中国文化主要与邻近国家进行交流。然而，中国医学能沿着自身的轨迹，按自身固有的规律，持续不间断地发展、充实、成熟，从未有过中断或异化，可以说这是世界科技发展史上独一无二的现象。

第二节 中医学的主要内容与特点

中医学有一个完整的学科体系，有着丰富的学术内容和积累了数千年之久的临床经验，至今充满着勃勃生机。

一、中医学的主要学术内容

中医学的主要学术内容大致可分为基础和应用两大部分。由以下四个方面组成：

（一）中医理论

中医理论是对涉及生命、健康、疾病等基本问题的理性认识，可分为四个层次：

1．指导对生命与健康理性认识的基本原则 属于较高层次的理性认识，是中医理论体系的基本框架，如阴阳学说、五行学说等，对中医的学习和实践活动起着指导作用。

2．对正常人体的认识 中医学特有的藏象学说，包含了对脏、腑、精、气、血及经络的生理功能、病理变化，以及各种生命活动（神）机制的具体认识，是中医基础理论的主体。

3．关于病因病机的认识 主要内容包括：①病因学，分析各种致病因素及其致病特点。②发病学，阐述疾病发生的机制及在发病过程中内、外因素的辩证关系。③病机学，探讨各类疾病发展演变的内在机制及其一般规律，是中医学对疾病认识的理性总结。

4．养生和防治原则 此乃中医学对保持健康、防治疾病的理性认识。其中除了有具体的养生与防治的方法和经验之外，还有着一整套缜密而颇具特色的理论指导，对今天的养生保健及疾病防治依然具有指导作用。

中医理论中包含着许多不同的学术见解，即所谓的“各家学说”。是从不同角度对经典理论所作的阐述，是中医理论宝库中的重要组成部分。同时，中医学本身就是众多学科相互渗透的产物，包含了与生命、健康和疾病防治密切相关的天文、地理、物候、矿植物等学科的内容。《黄帝内经》和《本草纲目》等也是中国古代的百科全书。

（二）中医临床知识与技能

临床知识与技能主要体现在中医学科体系的病证范畴中，内容极为丰富，主要涉及临床各科对各种病证的具体认识，具有应用学科的鲜明特征；数千年积累起来的解决各种病证的措施、方法和经验，大多具有实用价值，弥足珍贵。具体包括诊法、辨证等基本知识与技能，以及内、外、妇、儿等临床各科的相关知识与经验。中医学能延绵至今而不绝，就是以其独特的临床疗效为基础的。

（三）中药与方剂知识

“中国医药学是一个伟大的宝库”，它有着以大自然为依托的天然药库和经过长期积累的药物学知识及经验。早在先秦时期，就认识到不同药物通过合理的组合，可产生更好的治疗作用，便出现了复方。临床出现了汤、丸、散、膏、丹等多种应用剂型，以及丰富的内服、外敷、洗浴、熏蒸、涂擦、充填等多途径用药经验。现代研究表明，复方作用机制复杂，蕴含着更深刻的药学知识，其治疗效果常常是单味药物不可比拟的。20世纪后期编纂的《中药大辞典》，记载的药物已多达5000余种。中药材之丰富，可见一斑。

（四）养生保健技能及生活科学

中医学既是一门科学，一类技术，也是一种生活方式。中医学应中华民族生息繁衍的需求，融进了人们的日常生活，成为生活文化的重要部分。经数千年的探索，积累了大量的与日常生活相关的医学知识，以及一系列行之有效的养生保健、延年益寿的方法，如针灸、推拿、吐纳、导引、太极拳、食疗及药膳等。

二、中医理论体系的主要特点

中医学源远流长，因此，同一概念在不同的时期有着不同的内涵。所有的概念按照它们各自的内涵与外延，有机结合在一起，呈现出依次扩展的层次性。注意了概念的层次，就会对中医概念体系有一个整体的、全面的了解，所谓纲举目张；注意了概念内涵的变异，就不会因一个概念有多个内涵而感到困惑。

中医理论体系的基本特点，即整体观念、辨证论治和恒动观念。

（一）整体观念

整体观念就是注重事物本身所存在的统一性、完整性和联系性。即任何部分只有置于整体之中才能被正确地认知。

1．人与外界环境的统一性　将人体生命活动置于整个物质世界之中来考察，是中医学整体观念的一个重要特点。中医学认为，从宇宙的诞生到大千世界的形成，从天地的产生到生命活动的起源，以及生命活动生、长、壮、老、已的全过程等，都受着同一规律支配。《素问·天元纪大论》曰："太虚寥廓，肇基化元，万物资始，五运终天，布气真灵，揔统坤元，九星悬朗，七曜周旋，曰阴曰阳，曰刚曰柔，幽显既位，寒暑驰张，生生化化，品物咸章。"中医理论将论述的起点置于宇宙诞生的一瞬间，提出要正确认识人体生命活动，须了解宇宙的演化规律。

人与外界环境有着物质的同一性，外界环境提供了人类赖以生存的必要条件，即所谓的"人与天地相应"。环境的变化直接或间接地影响着人及人体的功能活动，迫使人做出相应的反应。如果这类反应处于适度范围，则表现为生理性适应；如果环境的变化超出一定限度，机体无法适应外界变化，就会出现病理性反应，甚至导致死亡。人与环境的统一，具体体现在自然环境和社会人文环境两个方面：

自然环境对人体功能的影响涉及许多方面。常见的是年、月、日三种节律。

年节律是人体内的阳气随四时的更替而变化。如《素问·四时刺逆从论》曰："春气在经脉，夏气在孙络，长夏气在肌肉，秋气在皮肤，冬气在骨髓中。"如果违反这个节律，就容易产生疾病。四季阴阳变化的影响，还体现在一些季节性强的多发病、流行病的流行规律方面。现代生物节律研究所揭示的生物体周期性变化，许多都与中医理论所说的年节律不谋而合。

月节律是生理活动每一个月表现出来的周期变化。如《素问·八正神明论》云："月始生，则血气始精，卫气始行；月廓满，则血气实，肌肉坚；月廓空，则肌肉减，经络虚，卫气去，形独居"等。

日节律昼夜变化，使人体的功能也随之发生节律性变化。如《素问·生气通天论》言："故阳气者，日而主外，平旦人气生，日中而阳气隆，日西而阳气已虚，气门乃闭。"体内的阳气呈现出规律性的昼夜波动，与现代生理学研究所揭示的体温日波动曲线十分吻合。日节律也影响着疾病过程。一般病证，大多是日间病情较轻，傍晚加重，夜间尤甚。这是因为在一日之中，正气表现出朝始生、午最盛、夕始弱、夜半衰的波动，从而影响邪正力量的对比，病情也因此呈现出周期性的起伏变化。

地理环境是自然环境中的重要因素。地理环境的差异包括地域性气候、水土等，这些都可以在一定程度上影响生理功能和心理活动。如江南多湿热，其民腠理多稀疏；北方多燥寒，其民腠理多致密。人们生活在特定的地理环境中，久而久之可逐渐在功能方面表现出某些适应性变化。一旦易地而居，环境突然改变，许多人初期都会感到不太适应，有的甚至会引发疾病。

社会性是人的特征之一，社会环境的不同也是造成人体身心功能出现某些变化的原因之一。明·李中梓在《医宗必读》中指出："大抵富贵之人多劳心，贫贱之人多劳力；劳心则中虚而筋柔骨脆，劳力则中实而骨劲筋强。"社会角色、地位等不同，可引起身心功能的差异。社会环境的剧烈变动，则会对人体身心功能造成很大影响。"太平之世多长寿人"（汉·王充《论衡》），"大饥之后，必有大疫"（清·程文《医述》）。

2．人是一个有机整体　具体体现在四个方面：①形体结构：机体由若干脏腑器官所组成，各个脏腑器官相互沟通，任何局部都是整体的一个组成部分，与整体在形成结构上有着密切的关联。如"舌为心之苗""口为脾之窍"等。②基本物质：精、气、血、津、液是组成各脏腑器官并维持其功能活动的共同物质。这些基本物质分布并运行于全身，以完成统一的功能活动。如“气为血之帅，血为气之母”“精血互生”“气能生津”“气随津脱”等。③功能活动：组织结构上的整体性和基本物质的同一性，决定了各种不同功能活动之间密切的联系性。它们互根互用，协调制约，相互影响。如血液的生成及其正常功能活动，需要心、肝、脾、肺等共同协调完成，心主血脉，脾化生气血、脾统血，肝藏血，肺朝百脉等。④诊断治疗：中医认为人体在生理功能上相互协调，在病理上也相互影响。在诊断上，察外知内，根据外在病变表现推测内在脏腑的病理变化，综合分析辨证；在治疗上，强调从整体进行调节，注重因时、因地、因人制宜。

人的正常生命活动是心理和生理功能的有机融合，古人强调：“形与神俱”“形神合一”。人的各个脏腑、组织、器官有着不同的功能，这些功能都是整体功能活动的组成部分，它一方面受到整体功能活动的制约和影响；另一方面又影响着其他脏腑器官的功能活动，从而使身心功能活动表现出整体统一性。

在整体观念指导下，人的功能活动一方面靠各脏腑组织正常地进行各项功能，既不过亢，又非不及；另一方面还要靠脏腑组织间相辅相成的协同作用和相反相成的制约作用，才能使整体功能处于协调稳定状态。在整体中不同脏腑有着各自的分工并相互合作，体现了局部与整体的统一。

机体内各脏腑组织之间的关系极其复杂，但是，在阴阳学说的“阴平阳秘”和五行学说的“亢则害，承乃制，制则生化”规律的自身调节作用下，使各个脏腑组织之间维持着协调平衡，从而实现了生化不息的整体稳定状态。在这种整体观念基础上所体现出的制约观、稳态观，对于深入揭示生命活动的本质有着重要的启迪意义。

中医学认为，局部包含和传达着整体的信息。各脏腑、组织、器官在生理、病理上相互联系和相互影响。某些局部的病理变化往往与全身脏腑、气血、阴阳的虚实盛衰有关。分析局部证候的病理变化，可以把握整体病理特征。因此，临床诊断可以通过局部的病理表现来分析判断内在脏腑、气血、阴阳等的变化，从而做出诊断和确定治疗方案。

整体观念也体现在治疗中。如对局部病变，中医主张从整体出发加以调治。如“肝开窍于目”，肝和目的关系十分密切，所以治疗眼科疾患从调肝着手，常可获得满意疗效。

（二）辨证论治

辨证论治的完整表述是：“辨证求因，审因论治”。包括辨证和论治两大方面。它是中医学认识和治疗疾病的基本原则，也是中医学的基本特点之一。

中医学对疾病本质的认知是通过辨症、辨证、辨病三个方面实现的，辨证是核心。

“病”，即疾病，是致病邪气作用于人体，人体正气与之抗争而引起的机体阴阳失调、脏腑组织损伤、生理功能失常或心理活动障碍的一个完整的病理过程。因此，疾病这一概念反映了某一种疾病全过程的总体属性、特征和规律。“证”，即证候，是疾病过程中某一阶段或某一类型的病理概括，一般由一组相对固定的、有内在联系的、能揭示疾病某一阶段或某一类型病变本质的症状和体征构成。“症”，即症状和体征的总称，是疾病过程中表现出的个别孤立的现象，可以是患者异常的主观感觉或行为表现，也可以是医生检查患者时发现的异常征象。

病与证，虽然都是对疾病本身的认识，但病的重点是全过程，而证的重点是现阶段。症状和体征是病和证的基本要素，病和证都是由症状和体征构成的。

简言之，“证”比单一的症状更全面、深刻、准确地揭示某阶段疾病变化的本质。“病”则揭示了在同一病因病机作用下，疾病的发生、发展与转归的全过程，因而是最本质、最深刻的认识。

症、证、病都是疾病外在的宏观表现。中医学对疾病的认识与治疗正是从症、证、病展开的，通过由外达内、由表知里的方法，实现了对疾病内在病机的把握。中医学除了重视患者的体征（望、闻、切诊的临床资料）之外，对患者的主观感受（主诉，问诊的临床资料）也予以特别的关注。这与现代医学诊断模式有着显著的区别。

“辨证”，是通过望、闻、问、切四诊所收集来的症状和体征资料，在中医理论指导下，通过对临床证据的综合分析，去粗取精，去伪存真，辨清疾病的原因、性质、部位、发展阶段及邪正关系等，最后概括、判断为某种性质的证。因此，辨证的过程就是对患者做出正确、全面判断的过程，或者说通过综合分析找出主要矛盾的过程。“论治”则是在辨证的基础上，确定治疗原则、选择治疗的具体手段和方法，并加以实施。治疗的效果是检验辨证正确与否，论治是否得当的依据。所以，辨证论治的过程就是认识疾病和治疗疾病的过程。辨证和论治是诊治疾病过程中前后衔接，相互联系，不可分割的两个环节，是理论和实践的有机结合，是理、法、方、药在临床上的融会贯通。

辨证论治，既不是仅根据患者的主诉或抓住一两个症状进行处理的对症施治，也不是某病用某药的对病治疗。辨证论治的精髓是具体情况具体分析。一方面注重每一个患者的特殊性，力求做到每方、每药都有针对性。另一方面注重证候的时空变化，证变药变，药随证转，表现为灵活应变的适应性模式。

中医学的辨证论治体系一直处于不断变化与充实之中，几乎每个时代都留下了专属的印记。先后产生了六经辨证、脏腑辨证、卫气营血辨证、三焦辨证等方法。20世纪中叶以来，又出现了三个显著的变化，一是脏腑辨证有取代其他辨证，成为辨证主体的趋势；二是随着中西医结合的深入，西医辨病、中医辨证分型已经成为临床、教学以及科研设计的基本方法；三是为适应现代医学的需要，辨证正在加入微观的证据，如尿蛋白、尿隐血、血清病毒标志物、酶系统、血液学检验等，并且已积累了许多宝贵经验。这三种变化的出现有深刻的时代背景，同时也说明辨证论治体系具有相当大的弹性和包容性。

（三）恒动观念

恒动就是不止息的运动、变化和发展。恒动观念是指在对待生命、健康和疾病等医学问题时，应持有动态的、变化的、发展的观点，反对一成不变的、静止的、僵化的观念。

中医理论认为：“动而不息”是自然界的根本规律。一切事物的发生、发展、变化，乃至衰亡，都是运动的过程，没有运动也就没有一切事物。从现象上看，事物有静有动，但静是相对的，动是永恒的。元·朱震亨《格致余论》谓：“天主生物，故恒于动；人有此生，亦恒于动。”自然界生化万物有赖于恒动不休，人体生命活动也有赖于恒动不休。

中医学理论一方面用阴阳来概括自然界相互关联的事物或现象，阴阳双方始终处于彼此消长的不断运动状态；另一方面用五行学说来论述事物的起源、特征及其相生和相克的动态关系。两者结合，构成了一个具有不同阴阳属性的、由五类要素组成的恒动世界。其运动形式可以概括为阴阳的消长转化和五行的生克制化两种基本形式。

中医学认为，疾病也处于不断发展变化之中，并表现出阶段性。决定这一发展变化进程的根本原因是邪、正双方力量的对比。清·叶天士指出温病发展变化的规律是：初期首先侵犯肺卫，继而可以发展到气分、营分，严重时可以发展至血分。这些都体现出中医学对疾病发展变化阶段性的把握。

即使是同一阶段的病证也会随时发生或显或隐的变化。因此，疾病的变化无不体现恒动观念，对于临床疾病的诊疗，参照恒动观念以变应动，无疑具有指导意义。

除此之外，中医学还具有综合性、实用性、非损伤性、注重内因等特点。

第三节　中医学的认知方法

中医学的认知方法，即利用所有的感知搜集感性认识资料，为认识事物包含的多种类、多层次的质的规律性创造有利条件。它的认识过程重在收集主观经验，通过辩证逻辑整理主观经验，扩展思维空间，丰富主观认识。中医思维逻辑的起点是建立在客观世界是物质的、运动的这一基本原则之上的。中医的学术体系是在其特定的思维模式指导下形成的。了解与研究中医的认知方法，对于正确理解和掌握中医学术体系是十分必要的。

中医学的认知方法主要有以下几个方面：

一、司外揣内

司外揣内是基于“有诸内必形诸外”的认识论和方法论，通过观察事物外在的表象，以推断事物内在变化规律的一种认知方法。

中医学的藏象学说就是以“司外揣内”方法来揣测、分析、判断脏腑的内在变化。脏者藏也，即藏于体内的器官；象就是脏腑表现于外的生理、病理现象。也就是说，藏象学说就是借助对外在生理、病理现象的观察分析，来揣测判断内在脏腑功能的生理、病理变化情况。如通过对脉象、舌象、面色及心胸部症状等外在征象和症状的观察分析，了解心主血脉功能的正常与否，并由此做出诊断，决定治疗等。

二、援物比类

援物比类又称取象比类，指运用带有感性、形象、直观的概念、符号表达对象世界的抽象意义，通过类比、象征方式把握对象世界联系的思维方法，又称为“意象”思维方法。

援物比类是中医学广泛运用的认知方法。《素问・五脏生成论》提出“五脏之象，可以类推”的原则，王冰注释：“象，谓气象也。言五脏虽隐而不见，然其气象性用，犹可以物类推之”（《类经・藏象类》）。根据五行之象，《素问・金匮真言论》从直观经验入手，按照功能行为的相同或相似归为同类的原则，将自然界和人体分为五类，然后发掘出蕴涵于“象”中的深层的藏象理论。首先，以五行之象类推五脏的功能。以五行之象类推五脏外合体窍、通于天气的理论。将人体脏腑、器官、生理部位和情志活动与外界的声音、颜色、季节、气候、方位、味道等分门别类地归属在一起。

另外，运用取象比类法认识疾病的状态和表现。如中医从体表五色和不同器官组织的改变所归属的五行，以诊断五脏的疾病。如“肺热者色白而毛败，心热者色赤而络脉溢……”又如，眩晕欲扑、手足抽搐、震颤等病症，都具有动摇的特征，与风之善动特点相同，故可归为“风证”。

三、摆脱表象的束缚

摆脱表象的束缚也是形象思维的特征之一，在此主要指摆脱肉眼可见的形象及语言文字等概念形式。

中医学的诸多重要概念，其真谛往往在文字形式及肉眼可见的形态之外。虽然“取类比象”是中医的思维方法之一，如阴阳二十五人之象，诸风掉眩皆属于肝之象等。但是，在中医概念体系的较高层次上，就已经没有肉眼可见之象来比拟了，正所谓“大音希声，大象无形”（《道德经》）。例如，对于阴阳概念，《灵枢・阴阳系日月篇》就明确指出：“阴阳者，有名无形。”“藏于内而象于外”的“藏象”，无法用肉眼可见的解剖形态来比拟。所以，无论是语言、文字，还是可见之形象，在这里不过是传达真谛的媒介或载体，思维与认知活动不能停留在这些表象之上。正如徐春甫所说：“以言传之者，亦下学之事耳；上达者，以心领，以神悟，而后得其妙焉”（《古今医统》）。因此，不排除表象的干扰，就不能真正了解中医概念的内涵。

综上简述，中医思维方法的优势在于可以克服认知手段的局限性，可以在不破坏事物整体完整性的情况下，去了解事物内在的变化。即中医学是通过充分发挥与运用其特有的“透过现象看本质”的认知方法，从宏观角度认知人体的生命活动与病理变化，有别于西医学自微观角度认识人体，从组织解剖学定位。中医学认为人体是一个物质与精神和谐统一的整体，着眼于对机体生理、病理状态的调整，倡导“整体调节”的治病理念。与现代医学“生物 - 社会 - 心理 - 环境”模式相似。

第四节 中医学未来发展展望

自20世纪中叶以来，中国社会发生了极为深刻的变革。随着现代科学技术、现代文明在中国古老大地上的普及，现代医学已成为医疗卫生事业的主体。进入21世纪后，中医学与世界文化和医学的相互碰撞日益加剧，中医学面临着前所未有的挑战。展望中医学的未来，我们有必要回顾中医学的历史，只有知道过去，才能展望未来。

中医学以其久远的历史传承造成了它“一成不变”的错觉。其实，在其存在的数千年中，进步与演变始终没有停止过。中医理论体系的形成就经历了一个很长的历史时期。《黄帝内经》的问世，是中医理论体系确立的标志。而《黄帝内经》的成书，跨越了公元前4世纪至公元2世纪600多年的时间。现已出土的《五十二病方》，显然是更早期医疗经验的记录，其所存的五种医书中，均很少提到阴阳，更没有五行的痕迹；经络系统只有十一条经脉，而且未与脏腑相连，并且没有具体的腧穴名称。表明中医理论体系由初创到基本确立，远不止六百年的时间。

自《黄帝内经》之后，中医的理论与证治体系在实践中不断地深化与充实。又经历了三个学术活跃期：《伤寒论》的问世，奠定了中医辨证论治体系；刘完素《素问玄机原病式》开启金元学术活跃期；叶天士《温热论治》问世，成就了清初学术活跃的鼎盛时期。这充分体现中医学应时代的要求始终处于不断的发展与充实之中。

中医药学凝聚着深邃的哲学思想和中华民族几千年的健康养生理念及其实践经验，是中国古代科学的瑰宝，也是打开中华文明宝库的钥匙，更是中华文化伟大复兴的先行者。中医药是我国医药卫生体系的特色和优势，是国家医药卫生事业的重要组成部分。中华人民共和国成立以来，党和国家高度重视中医药工作，坚持中西医并重，中医药事业取得了显著成就。

2008年，陈竺在分子水平阐明中药复方作用机制和配伍原理，向国际社会展示中药复方科学合理性的内涵。屠呦呦团队从中医古籍中得到启迪，提取中药青蒿抗疟有效部位的方法成为发现青蒿素的关键性突破。2015年诺贝尔生理学或医学奖揭晓，屠呦呦因在疟疾治疗研究中的突出贡献荣获该奖项，是第一位获得诺贝尔奖的中国本土自然科学家、第一位获得诺贝尔生理学或医学奖的科学家；2017年又折桂国家科技最高奖。

现从中医临床和理论两方面展望中医学的未来。

一、中医临床

中医学数千年丰富临床经验的积淀以及无可替代的临床疗效，是中医证治体系显示出巨大生命力的基础。同时，历史已经表明，中医的证治体系具有极大的兼容性。

自清代中叶展开的“中学为体，西学为用”，还是“西学为体，中学为用”的讨论一直持续至今。并演化为“是中医现代化，还是中西医结合的讨论”。这说明中医学一直在认真探索如何更好地适应新的社会现实的需要。20世纪50年代以后，在传统中医证治体系的基础上，又逐渐形成了中西医结合证治体系，两者并存发展，这既是社会的需要，又是以实用著称的中医学无可回避的选择。

目前，随着现代医学知识的普及，中西医结合已经成为具有重要影响的学术潮流。以现代医学疾病概念为对象的辨证论治，即西医辨病、中医辨证论治模式，已成为中医学从教科书到临床实际，一脉贯通的证治规范。现代医学所提供的生化、影像等临床证据，既是中医辨证论治的对象，也是客观评价临床疗效的标准之一。这些都为传统辨证论治的发展开拓了一个崭新的领域，并且已经取得许多新的进展。如心脑血管疾病、肿瘤、免疫性疾病、代谢性疾病、多组织多系统疾病、心身性复杂病证以及病毒感染等治疗中，中医学都取得了良好的疗效，或显示出可开发的潜力。在调整亚健康状态、养生摄生、延缓衰老等领域，也都具有一定的优势。

在中国目前的临床医疗中，以西医为主还是以中医为主，成为区分中西医结合与中医两大学术流派的分水岭，也是“体用”之争的延续。在可以预见的未来，“中西医结合”是中、西医思维方式在临床上的优势互补，两种医学的结合将会持续进行，直至现代科学的进步足以解析中医学记录的医学现象的机制时，才会发生根本性的变革。

注重高水平中医临床人才的培养，是近几十年乃至本世纪中，中医临床医学发展的重中之重。因为，这是继承和发展中医临床优势的根本。面对未来，高水平的中医临床人才，既要有扎实的中医理论根基、广博的中医临床知识，又要通晓现代医学的机制和诊疗规范，同时对现代科学的前沿保持足够的敏感。但有一点是优秀中医临床人才必须具备的条件，必须遵从、坚守中医理论指导下的辨证论治，坚持运用中医药取得理想的临床疗效，舍此别无他途。

自 20 世纪 70 年代以来，中医学逐渐走向世界。其过程就像中医学自身发展的历程，先有针灸，后有中药、方剂；先有实用的临床技能，后有理论的升华。目前，针灸的疗效已得到世界的公认；对中药的研究也由单味药发展到了对复方多层次、多靶点研究的新阶段；中医学养生防病的观念和技能正在逐步为世人所接受；一些较早接受中医药的国家正在进入中医理论研究的阶段。用现代医学乃至现代科学解析中医学所积累的临床经验，是中医临床医学走向世界、走向未来的必经途径。

二、中医理论

如前所述，中医理论由初创到基本确立经历了一个很长的历史时期，这一过程比现代医学的全部历史还要久远。此外，中医理论体系是在其独特的思维方式指引下，并且是一个力图解释一切与生命及健康相关问题，以能够流传永远为初衷的学术体系。不论中医理论是否实现了这一构想，仅就其初衷而言，中医学所创建的理论体系便带有强烈的终极真理色彩。这也许是中医理论体系至今仍能指导临床的原因之一。

中医经典在中医发展史上发挥了重要作用，具有里程碑意义，对古代乃至现代中医都有着巨大的指导作用与研究价值。近年来，对中医基础理论的研究也取得了重要成果。组织整理抢救了一大批中医药经典、珍籍、秘典，收回整理散失海外的中医古籍百余种，并建立了中医古代文献数字化平台。全国各地建设了各具特色的中医药博物馆、中医药研究院。运用现代科学技术和医学科学手段，对藏象学说中“心主神明”“汗为心之液”“肺与大肠相表里”“肺病从肠论治”“肝藏血、主疏泄”“脾主运化”“血瘀证实质”，四诊中舌诊、脉诊，腹诊，中药方剂配伍规律，以及经络学说、针灸理论等的现代研究均取得较大进展。

展望中医理论的未来，我们可以从中医理论所独具的特点出发，推测其未来的走向。

结合当代科学、哲学的发展及中医理论研究的现状，有学者指出：“当我们还在埋头寻找中医的‘物质实体’的时候，西方人已经在‘勾消物质’，关注关系实在、客观实在；如同我们还在迷恋线性科学方法的时候，西方已经高度重视非线性科学方法了”。而作为我国古代思想的传载者之一，中医学中已经有了关系实在的思维倾向。与西方式的实体思维和实体逻辑相反，东方特别是中国古代就形成了以关系即事物的相关性和相对性为中心的思想方法。又如，中医学由表测里方法与现代控制论“黑箱”理论有所类同。对于内部有着复杂联系又不便于打开，或打开后可能干扰破坏原有状态的研究对象，如生命活体变化的过程，借助“黑箱”方法，通过对输入信息和输出信息之间关系的对比研究，常可测知该对象内部的大致联系及其变化规律。

由此可见，不能简单地运用现有的科学学说研究中医理论。中医理论的核心问题，只有站在更高的层次上才能有一个比较清晰的解读。目前，只有期待着科学、哲学的进一步发展。

20世纪50年代以后，中医教学实现了以现代医学教育模式为镜像的变革，无论是教材编写，还是课程设置，都步入了现代医学规范化的教学模式。中医药大学的规模不断扩大，毕业的学生逐年递增。但随之而来的是理论与临床脱节的倾向。临床与教学成为两个不同的职业，从事教学工作的人员缺少规范化临床实践的经验；从事临床工作的人员缺乏理论提高及基础研究的机会。没有临床实践的理论研究，不可能深化对理论的理解；失去理论指导的临床，极易蜕变为“废医存药”的工具。这是当前影响中医学继承与发展的重要因素之一。

此外，对中医思维、整体观念、辨证论治、未病先防、既病防变、文化内涵，以及理论中的核心理念等，用今天人们熟悉的方式进行整理与表达，也是近期中医理论发展的走向之一。

当前，中医药发展站在更高的历史起点上，迎来天时、地利、人和的大好时机。国务院印发实施《中医药发展战略规划纲要（2016—2030年）》，将中医药发展摆在了经济社会发展全局的重要位置。

为继承和弘扬中医药，保障和促进中医药事业发展，保护人民健康，2016年，第十二届全国人大常委会第二十五次会议表决通过《中华人民共和国中医药法》，于2017年7月1日正式实施。中医药法的通过对中医药事业发展具有里程碑的重要意义。中医药法第一次从法律层面明确了中医药的重要地位、发展方针和扶持措施，为中医药事业发展提供了法律保障。

小结

中医学属于生命科学范畴，是中华民族在长期医疗、生活实践中，积累总结而成的具有独特理论风格和丰富诊疗经验的医学体系。本章讲述了中医学的起源与演变过程；简要介绍了中医学的主要结构与学术特点；概括了中医学的认识方法；分析了中医学面临的问题及今后的学术走向。重点了解与现代医学不同的中医学独特的思维方法与学术体系。

中医学博大精深，即使穷一生之精力，也难得其什一。《黄帝内经》指出：“知其要者，一言而终。不知其要，流散无穷。”其中“一”，即代表中医学独具的思维方法。中医学所记载的医学现象和积累起来的医疗经验以及独特的思维方法，无疑是中华民族对世界医学做出的宝贵贡献。随着现代科学的发展，它对于人类智慧的启迪，将会透射出更加夺目的光彩。

上篇第1章思考题参考答案

思考题

1. 如何理解中医学的“天人相应”观？
2. 中医学的思维方法是什么？有什么优势？
3. 如何看待辨证论治的发展趋势？

（陈津生　黄小波　唐　方　李萍萍）

第2章 阴阳五行学说

阴阳和五行学说是中国古代的自然观。中医学大约在春秋末期（公元前5世纪）开始采用阴阳的理论；至战国后期（公元前3世纪）伴随五行及其思想的不断完善，阴阳五行学说对古代中国文化产生了深远影响。古代医学家开始运用阴阳五行学说阐释人类生命起源、生理现象、病理变化，并指导临床的诊断和防治，从而构成了中医基础理论体系的基本框架。中医阴阳学说既遵循着阴阳理论共同的基本规律，又保持自己的独特形式——三阴三阳。通过分析相关事物的相对属性或同一事物内部存在着的对立双方的相互关系及其变化规律，来认识和解释人体生理或病理现象。五行学说将所有事物及生命活动归纳为五种基本元素，并通过“生克制化”的原理，组成一个动态平衡的模式。阴阳五行学说是中医理论体系的重要组成部分，是指导中医学预防、诊断和治疗的重要理论依据。

第一节　阴阳学说

阴阳学说是萌生于商周，成熟于战国与秦汉之际的哲学思想，属于中国古代哲学范畴。阴阳，是一个既规定了具体属性，又没有具体物质承担者的理性概念。正如《灵枢·阴阳系日月》所言：“阴阳者，有名而无形。”在阴阳概念形成的初期，虽然其中包含着丰富的辩证法思想和方法论内容，但还不是一个完整的哲学概念。准确地讲，是一个高度抽象了的属于自然科学范畴的理性概念。只是在它进入哲学范畴之后，才成为中国古代哲学的重要组成部分。当它演化为中医的阴阳学说后，就成为对于自然及生命活动、疾病等现象理性认识高度概括的医学学说。阴阳学说是中医基础理论的核心，影响着中医学的形成和发展，指导着一直延续至今的临床医疗实践。“明之阴阳，如惑之解，如醉之醒”（《灵枢·病传》），“设能明彻阴阳，则医理虽玄，思过半矣”（《景岳全书·传忠录》）。这说明掌握阴阳学说，对学习和研究中医学至关重要。

上篇第2章阴阳学说

一、阴阳学说的主要内容

（一）阴阳的基本特征

阴阳，是对相关事物或现象的相对属性，或同一事物内部相反相成属性的概括。

古人在长期生活实践中，注意到自然界存在着许多既密切相关，又相互对立的事物或现象，如男和女、冷和暖、明和暗等。其中，最显著的就是因向日与背日的不同，所形成的事物或现象性质迥异的特点，由此萌生了“阴”与“阳”的初始概念。其中，“阳”指向日所具有的特点，“阳”字的象形之意是山阜朝向太阳（日）；“阴”则相反，是从背日所具有的特点中抽象而出的。

从“向日”“背日”这一初始的阴阳含义展开，通过取象比类进一步推衍、引申，把所有与“向日”特征相类似的事物或现象皆归属于“阳”；同时把与之相反事物或现象均归属于“阴”。如就气温而言，炎热、温暖为阳，凉爽、寒冷为阴；就昼夜而言，白昼为阳，黑夜为阴；就气候而言，晴朗为阳，淫雨为阴；就季节而言，春夏为阳，秋冬为阴；就明暗而言，光亮为阳，黑暗为阴；就内外而言，外显为阳，内藏为阴；就上下而言，上部为阳，下部为阴；就水火而言，火为阳，水为阴；就方位而言，东南为阳，西北为阴；就动静而言，运动为阳，相对静止为阴；就物质形态而言，气态为阳，液态、固态为阴；就形质与功能而言，功能为阳，形质为阴；就生命状态而言，具有推动、温暖、兴奋等相应特性的作用为阳，具有凝聚、滋润、抑制等相应特性的作用为阴。

总之，阴和阳的特征可概括为：凡是运动的、外向的、上升的、温热的、明亮的、无形的、兴奋的，都属于"阳"；凡是相对静止的、内向的、下降的、寒冷的、晦暗的、有形的、抑制的，都属于"阴"（表 1-2-1）。

表1-2-1 事物、现象阴阳属性归类表

属性	空间	时间	季节	温度	湿度	重量	亮度	运动状态
阳	天、上、外、南	昼	春、夏	温、热	干燥	轻	明亮	动、升、兴奋、亢进
阴	地、下、内、北	夜	秋、冬	凉、寒	湿润	重	晦暗	静、降、抑制、衰退

（二）阴阳的普遍性、相关性、相对性和可分性

阴阳的普遍性，是指自然界任何事物或现象都包含着既相互对立，又互根互用的阴阳两个方面。如白昼、黑夜；运动、静止；寒冷、火热等。即任何事物或现象都可以用阴阳对其属性和变化规律进行概括分析。例如：天地，天为阳，地为阴；四季，春夏为阳、秋冬为阴等。阴阳学说概括了自然界一切事物内部所固有的规律，由于阴阳的相互作用促成了世界的千变万化。所以《易传·系辞》曰："一阴一阳之谓道"。《素问·阴阳应象大论》："阴阳者，天地之道也，万物之纲纪，变化之父母，生杀之本始，神明之府也。"其中"道"就是指万事万物变化的普遍规律。

阴阳的相关性，是指用阴阳所分析的事物或现象应该是在同一范畴、同一层次或同一交点的，即具有相关条件的。例如：以地球自转一周为条件，则昼为阳、夜为阴；若以地球公转为条件，则春夏为阳，秋冬为阴；以人的性别为条件，则男为阳、女为阴。不具有相关条件的事物或现象，不宜用同一阴阳来分析。

阴阳的相对性，指各种事物或现象的阴阳属性不是一成不变的，在一定条件下可以转化。如十月份的气候较七月份的炎夏，属阴；但较十二月份的严冬，又属阳。这也是阴阳"有名而无形"的另一层含义之所在。

阴阳的可分性，指阴或阳之中可再分阴阳。例如：以昼夜言，白昼为阳，黑夜为阴。白昼又可再分，上午为阳中之阳，下午则为阳中之阴；黑夜亦可再分，前半夜为阴中之阴，后半夜为阴中之阳。故《素问·阴阳离合论》曰："阴阳者，数之可十，推之可百，数之可千，推之可万，万之大，不可胜数。"

（三）三阴三阳是中医阴阳学说的基本形式

三阴三阳，即"太阳、阳明、少阳、太阴、少阴、厥阴"。这是在古代哲学阴阳学说四象的基础上加入了阳明和厥阴而形成的。因此，中医阴阳学说无论在形式上，还是在内涵上都具有相对的独立性。

三阴三阳之间通过表里关系相互对应，即太阳、少阴；阳明、太阴；少阳、厥阴互为表里。并通过"标本中气"的关系，分别与外在的风、寒、暑、湿、燥、火六气相联系。如《素问·六微旨大论》言："太阳之上，寒气治之，中见少阴"等。由此而形成了一个在内、在外"天人相应"的整体。由于三阴三阳各自的阴阳属性不同，自然产生了以达到整体平衡为目的的运动。中医学将它们表述为"升降出入"和"开、合、枢"等。通过这样的运动，天地外在

的阴阳之气与人体内在的阴阳之气，在分别保持各自平衡的同时，又息息相通。如果我们将宇宙间的阴阳看作一个总系统的话，那么它又可分为三阴三阳六个子系统；如果将人体看作一个总系统的话，同样也是由三阴三阳六个子系统所构成。中医藏象、经络学说正是在此基础上展开的。

（四）阴阳之间的相互关系

阴阳学说的核心是阐述阴阳之间的相互关系及通过这些关系以认识自然界万物产生、发展和变化的内在机制及规律。阴阳之间的关系是错综复杂的，最主要的有以下几方面：

1. 阴阳的交感相错 阴阳的交感是指阴阳的交互作用，相错则是指这种相互作用十分错综复杂。

阴阳交感是万物得以产生和变化的前提条件。如荀子所言："天地合而万物生，阴阳接而变化起"（《荀子·礼论》）。《素问·至真要大论》则曰："天地合气，六节分而万物化生"。以自然界为例，在天为气，在地成形，形气相感而化生万物。人为例，"男女媾精，万物化生"（《周易·系辞》）。新的生命起源于男女之交媾；在生命的存在过程中，也有赖于阴阳两方面的相互作用和相互维系，一旦阴阳离决，生命活动便告终止。

阴阳交感相错也是万事万物存在变化的前提，如《素问·天元纪大论》曰："阴阳相错，而变由生。"《易经》指出："天地交，泰""天地不交，否"。"泰"，指的是通畅、安康、正常，生机勃勃的阴阳相交状态；而"否"，则是指窒塞、不通、失常，生机被遏制的阴阳不交状态。在中医学中，是强调阴与阳在机体的各个组成部分和各种功能活动之间，应始终顺畅的相互作用。一旦这种相互作用受到阻碍，阴阳之气不相顺接，便可导致厥、逆、闭、脱等严重病症的出现。

2. 阴阳的对立制约 即阴阳相反，具有两层含义：一是指阴阳属性是对立的矛盾的，如上与下、左与右、天与地、动与静、出与入、升与降、昼与夜、明与暗，乃至寒与热、水与火等，这种对立是自然界普遍存在的现象。二是指阴阳在对立的同时，还存在着相互制约的特性。双方相互抑制，相互对立，表现出错综复杂的动态联系。以自然界四季的气候变化为例，春暖、夏热、秋凉、冬寒，就是寒、暖之间的相互对立与制约的结果。即《素问·脉要精微论》所言："是故冬至四十五日，阳气微上，阴气微下；夏至四十五日，阴气微上，阳气微下。"当冬至寒冷最盛之时，阳气即开始生长；当夏至暑热最盛之时，阴气即开始生长。使得寒与热的强度始终保持在一个适当的范围之内。

阴阳的对立制约在人体生理、病理过程中也是广泛存在的。疾病就是致病因素和抗病因素相互制约，相互对抗的过程。邪盛则病进，正胜则邪退，邪正之间始终体现出阴阳的对立制约关系。

3. 阴阳的互根互用 即阴阳相成，也具有两层含义：一是指，凡阴阳皆相互依存。即阴和阳任何一方都不能脱离对方而单独存在。如上为阳，下为阴，没有上，也就无所谓下等。阳依阴而存，阴依阳而在，每一方均以对立面的存在为自身存在的前提条件。故《医贯·阴阳论》指出："阴阳又各互为其根，阳根于阴，阴根于阳；无阳则阴无以生，无阴则阳无以化。"二是指，在相互依存的基础上，还可以出现相互资生、相互为用的关系特点。如《素问·阴阳应象大论》曰："地气上为云，天气下为雨"。地气和天气的循环过程，就是阴阳的相互资生，互相促进的过程。阴阳的相互资生、相互为用关系在人的生命过程中体现得更为突出。如气和血分属于阳和阴，气能生血、行血和统血，故气的正常有助于血的生成和正常运行；血能载气、养气，血的充沛又可使气旺盛并充分发挥其生理效应。

4. 阴阳的消长和平衡 消长指的是阴阳两者始终处于运动和变化之中。所谓"消"，即减少、消耗；所谓"长"，即增多、增长。两者都是数量的变化。阴和阳不是处于静止和不变的状态，而是始终处于不断的运动变化之中，消长是阴阳最常见的运动。其基本形式包括两类：一是阴消阳长，阳消阴长。表现为或你强我弱，或我强你弱。这主要是由阴阳的对立制约关系所产生的。如以四时气候变化而言，从冬至春及夏，气候从寒冷逐渐转暖变热，即是“阴消阳长”的过程。由夏至秋及冬，气候由炎热逐渐转凉变寒，即是“阳消阴长”的过程。二是阴阳皆消，或阴阳皆长。表现为或我弱你也弱，或你强我也强。这主要是由阴阳的互根互用关系所产生的。以人体气血为例，气为阳，血为阴，气能生血，故气虚则化生血的功能自弱而表现为气血两虚，即“阴阳皆消”；相反，若通过补气，气盛则化生血的功能自强，则为“阴阳皆长”。

阴阳之间的消长运动是在一定范围、一定限度、一定时间内进行的，事物在总体上仍旧呈现出相对的稳定，这种消长运动往往不易被察觉，或者变化不显著，这是一种动态“平衡”。中医学认为：健康人的主要标志就是阴阳的消长的动态平衡，故又称作“平人”。如《素问·调经论》云：“阴阳匀平，以充其形，九侯若一，命曰平人”。以及《素问·生气通天论》所言“阴平阳秘，精神乃治”等。反之，阴阳之间的消长变化若持续地超出了一定的限度、一定的范围，动态平衡就会遭到破坏，就会转而进入疾病状态。如《素问·生气通天论》曰：“阴不胜其阳，则脉流薄疾，并乃狂；阳不胜其阴，则五脏气争，九窍不通”，“阴阳乖戾，疾病乃起”等。同理，阴阳的皆消或者皆长超过一定的限度范围，也会表现为病理状态。如气血两虚、阴阳俱损、气血壅盛等。治疗的总原则就是《素问·至真要大论》所谓“谨察阴阳所在而调之，以平为期”，目的在于恢复阴阳消长运动过程中的动态平衡。

5. 阴阳的相互转化 是指在一定条件下，阴阳可向其各自的对立面转化。这是事物的阴阳属性发生了质的改变。事物内部阴阳的主次是相对稳定的，一旦消长变化超过一定的限度，就会破坏原有的稳定，导致阴阳属性的转化。这种转化一般都出现在事物变化的“极致”阶段，即“物极必反”。如果说“阴阳消长”是一个量变过程的话，阴阳转化则是量变基础上的质变。

《素问·六微旨大论》曰：“成败倚伏生乎动，动而不已则变作矣。”新事物生成之时，已倚伏着败亡之因；旧事物衰竭之际，也孕育着新事物产生之源，而所有这些转化都是在“动而不已”的消长过程中实现的。因此，可以说阴阳的相互依存、相互为用，是阴阳有可能转化的内在根据；而永不止息的阴阳消长，则是转化得以进行的主要动力。

阴阳的转化必须具备一定的条件。《灵枢·论疾诊尺》曰：“四时之变，寒暑之胜，重阴必阳，重阳必阴。故寒甚则热，热甚则寒。”《素问·阴阳应象大论》云：“寒极生热，热极生寒。”这里的“重”和“极”指的是消长运动发展到了极限、顶点，这时，促进转化的条件也就随之形成。原先以阴为主的事物就有可能转化为以阳为主；寒在“极”的条件下，便有可能向热转化；热在“极”的条件下，也有可能向寒转化。

阴阳的转化既可以表现为渐变形式，如四季中的寒暑交替，昼夜中的阴阳转化；又可以表现为突变形式，如急性热病过程中，高热至极，正气衰竭，邪气不解，可以突然出现虚脱，四肢冰凉，阳证顷刻转化为阴证。但不管哪种转化形式，都有一个由量变到质变的发展过程。

综上所述，阴和阳是相关事物的相对属性，存在着无限可分性；阴阳的相互作用是事物发生、发展和变化的根本原因；阴阳的对立制约、互根互用和相互转化，就是阴阳之间相互关系和相互作用的具体形式；而阴阳之间的相互作用是在阴阳双方不断的消长运动中实现的；若阴阳消长运动处于一定限度、一定范围、一定时间之内，表现为动态平衡，整个事物就处于正常状态；反之，就往往陷于异常状态。

二、阴阳学说在中医学中的具体应用

阴阳学说渗透于中医学的各个方面，构筑了中医学理论体系的基本框架，指导着中医学的理论思维和诊疗实践。

（一）阐释组织结构

根据阴阳对立统一的观点，中医学认为人是一个由阴阳构成的有机的整体，如《素问·宝命全形论》曰："人生有形，不离阴阳"。因此，人体的组织结构可以借阴阳划分为既相互对立、又相互依存的若干部分。具体划分为三阴三阳六个部分，即太阳、阳明、少阳、太阴、少阴、厥阴。三阴三阳在内分别与手足十二经脉，五脏六腑相联系，在外与六气相对应，再通过一阴一阳的表里相连，维持着总体阴阳动态的平衡。

就人体部位而言，上部为阳，下部为阴；体表为阳，体内为阴。就背腹而言，背部为阳，腹部为阴；就四肢而言，四肢外侧为阳，内侧为阴；就筋骨皮肤而言，筋骨在内，故为阴，皮肤在外，故为阳；就内脏而言，六腑传化物而不藏，故为阳，五脏藏精气而不泻，故为阴；就五脏本身而言，心、肺居于胸腔，故为阳，肝、脾、肾居于腹腔，故为阴。具体到某一脏还可继续划分阴阳，如心阴、心阳，肾阴、肾阳等。

（二）概括生理功能

中医学认为：人的正常生命活动是阴阳对立双方相互制约，相互促进，协调平衡的结果。如以物质与功能而言，物质属阴，功能属阳，二者体现着相反相成、对立互根的关系，物质是功能的基础，没有物质的摄入就没有生理功能，如《素问·病能》所言："食入于阴，长气于阳"；而生理活动既消耗物质与能量，又有助于物质的摄入和能量的贮藏。

再以气血生理为例，气与血分属于阳和阴，气具有生血、行血、统血、摄血等功能，所以，气功能的正常确保血的正常；而血又具有载气、养气等功能，所以，血的功能正常也有助于气充分发挥其生理效应。气血之间也体现着阴阳之间的多种关系。

（三）说明病理变化

中医学把人的各个环节的阴阳交互作用、消长变化处于协调、和谐状态视为健康，"阴阳平，则天地和而人气宁"（《中藏经·阴阳大要调神论》）。反之，种种因素导致机体的阴阳失去协调、和谐时，便进入疾病状态。因此，中医学把"阴阳失调"作为疾病发生、发展和变化的根本机理，用以分析不同疾病的具体病变。概括起来阴阳失调的类型主要有：

1. 阴阳偏胜　包括阴偏胜和阳偏胜，指阴或阳的一方偏于亢奋的病理状态。如《素问·阴阳应象大论》曰："阴胜则阳病，阳胜则阴病。阳胜则热，阴胜则寒。"

阳胜，多指阳邪致病，或机体功能亢奋，表现出一派热象，故曰："阳胜则热"。阳热胜，极易耗伤阴液，引起阴的不足，故曰："阳胜则阴病"。

阴胜，多指阴邪致病，或阴邪滞留体内导致机能障碍，表现出一派寒象，故曰："阴胜则寒"。阴寒胜，最易损伤阳气，故曰："阴胜则阳病"。

2. 阴阳偏衰　包括阴偏衰和阳偏衰，指阴或阳的某一方低于正常水平的病理状态。如《素问·调经论》云："阳虚则外寒，阴虚则内热。"由于阳虚，温暖功能低下，不能制约阴寒，可出现虚寒征象；由于阴虚，无力制约阳热，可出现虚热征象。

应当指出的是，阳胜则热的"热"与阴虚则热的"热"，以及阴胜则寒的"寒"与阳虚则寒的"寒"，虽同为"热"和"寒"，却有着"实"和"虚"的本质区别。前者属于亢奋、有余的病理状态为实，后者属于虚弱不足的病理状态为虚。

3. 阴阳互损　是指体内正气中阴的成分与阳的成分之间的病理性失调而致虚损不足，包括阳损及阴和阴损及阳。

阳损及阴，指阳虚到了一定程度时，因阳气不足，无力化生阴液，进一步出现阴液亦虚的现象。阴损及阳指阴虚到了一定程度时，因阴虚不能滋养阳气，进一步导致阳气亦虚。不论是"阳损及阴"，还是"阴损及阳"；最终都表现为"阴阳俱损""阴阳两虚"，只不过阴阳两虚中有着先后及主次的不同。阴阳互损是阴阳互根互用关系的失调。

4. 阴阳转化　临床上不同的病理状态，在一定条件下可以相互转化。即原先性质属于阳的病证，在一定条件下可以转化为阴证；原先性质属于阴的病证，也可在一定条件下转化为阳证。如《素问·阴阳应象大论》云："重寒则热，重热则寒""重阴必阳，重阳必阴"，即指这类病理情况。

（四）指导疾病诊断

疾病的发生、发展及其变化的根本机理在于阴阳失调。在诊察疾病时，如果善于运用阴阳，归纳种种征象，就有助于对病理状态的总体属性做出判断，从而抓住病变的关键。故《素问·阴阳应象大论》曰："善诊者，察色按脉，先别阴阳。"

诊察疾病，始自四诊。在分析症状、体征时，色泽、声息、脉象等都可借助阴阳进行属性归类，从而把握其病理意义。辨别色泽分阴阳：从颜色、光泽的不同，可以分辨出病症的阴阳属性。如色泽鲜明的，病属于阳；色泽晦暗的，病属于阴等。辨别声息分阴阳：观察呼吸气息，听其发出的声音，可以区别病症的阴阳属性。如语声高亢洪亮、言多而躁动等为阳，大多属于实证、热证；语声低微无力，少言而沉静等为阴，大多属于虚证、寒证。呼吸有力，声高气粗者，大多属于阳证；呼吸微弱，动则气喘者，大多属于阴证。辨别脉象分阴阳：脉象既可从部位，又可根据脉动过程、脉搏次数来分辨阴阳；另外，还可根据搏动形态、强弱程度区分。故《素问·脉要精微论》曰："微妙在脉，不可不察，察之有纪，从阴阳始。"

在辨证中，八纲辨证是最基本的方法。其中虽有阴、阳、表、里、寒、热、虚、实等具体内容，但以阴阳为总纲。表、实、热三纲属于阳；里、虚、寒三纲属于阴。因此，在临床上，关键是分清阴阳，抓住疾病的本质，执简驭繁，有效地指导临床辨证。

（五）指导疾病治疗

由于疾病发生、发展的根本原因是阴阳失调，因此，调整阴阳，补其不足，泻其有余，恢复机体的阴阳平衡与协调，就是治疗疾病的基本原则。

阴阳学说指导疾病治疗的内容十分丰富。简要介绍如下：

1．确定治疗原则

（1）损其有余：阴或阳的一方偏胜亢奋，尚未导致另一方的虚损，即单纯的实证时，损其有余。如阳胜则热，属于单纯的实热证，宜用寒凉药物抑制其亢奋之阳，清泻其热，即"热者寒之"之意。若在阴或阳偏胜的同时，已导致另一方的虚损不足，这时不宜单纯"损其有余"，而须兼顾对方的不足，在散寒或泻热时，佐以扶阳或益阴，即所谓的攻补兼施。

（2）补其不足：在阴或阳的偏衰或阴阳俱损的虚证时，应补其不足。针对阴或阳的虚损，分别采用滋阴或温阳方法。阴阳两虚，则用阴阳双补法治疗。

损其有余，补其不足只是总的原则，具体运用时，还需要针对具体病证的不同情况，决定补和泻的主次、轻重。其目的在于通过有针对性的调整措施，使机体内阴阳失调的状况得以纠正，复归于协调平衡的健康状态。

2．归纳药物性能

（1）归纳药性：药物通常可分为寒、热、温、凉四种药性，又称为"四气"。其中寒、凉属于阴；温、热属于阳。能减轻或消除热象的药物，一般属凉性或寒性，如黄连、栀子、石膏等。能减轻或消除寒象的药物，一般属温性或热性，如桂枝、附子、干姜等。

（2）分析五味：五味是指药物的酸、苦、甘、辛、咸等味，此外，还有淡、涩等，不止五种，但习惯上仍称为"五味"。其中辛、甘、淡味属阳；酸、苦、咸味属阴。如《素问·至真要大论》曰："辛甘发散为阳，酸苦涌泻为阴；咸味涌泻为阴，淡味渗泄为阳"等。药味不同，药效亦不同。

（3）升降浮沉：升指上升，降指下降，浮指浮散，沉指重镇。大抵具有升阳发表、祛风散寒、涌吐、开窍等功效的药物，多上行向外，其性升浮，属阳；而具有泻下、清热、利尿、重镇安神、潜阳熄风、消导积滞、降逆、收敛等功效的药物，多下行向内，其性沉降，属阴。

中医学对疾病的诊疗过程，是运用阴阳学说判断病证所属阴阳的偏盛与偏衰状态，确定治疗原则；进而结合药物性能的阴阳属性，选择相应的药物，以纠正由疾病引起的阴阳失衡状态，从而达到阴阳恢复平衡之目的。

第二节　五行学说

五行学说是战国至两汉时期形成的很有影响的哲学思想，与阴阳学说同属于中国古代唯物论和辩证法的范畴。五行学说认为木、火、土、金、水是构成整个世界的五种基本物质，世界万物都可以归入这五大类之中。并认为这五者之间存在着内在的次序和联系，由此构建起一个整体关联的世界模式。这一学说渗透进中医学，与阴阳学说相结合成为中医学认识生命与疾病的一个重要方法。

上篇第 2 章五行学说

一、五行学说的主要内容

（一）基本概念

“五”，是指木、火、土、金、水五种基本物质；“行”，有两层涵义：一是指“用”，即五种可用之物。如孔安国注《尚书 · 洪范》曰：“水火者，百姓之所饮食也；金木者，百姓之所兴作也；土者，万物之所资生，是为人用。”二是指运动变化：“行者，若在天则五气流行，在地则世所行用也。”因此，“五行”的定义是：木、火、土、金、水五种有用物质及其运动变化。如果说阴阳是一种古代的对立统一学说，五行则可以说是一种原始朴素的系统论。

（二）五行的特性

古人在日常生活实践中，通过长期观察，抽象出五行的特性，提出“木曰曲直，火曰炎上，土爰稼穑，金曰从革，水曰润下”（《尚书 · 洪范》），并以此归纳各类事物的特点，并做出演绎分析。将五行特性分述如下：

1．木的特性　“木曰曲直”。所谓“曲直”，是以树枝曲直地向上、向外伸长舒展的生发姿态，来形容具有生长、生发、条达、舒畅等特性的事物及现象。凡具有这类特性的事物或现象，都可归属于“木”。

2．火的特性　“火曰炎上”。所谓“炎上”，是指火具有温热、升腾、向上的特征。因此，具有温热、升腾等特性的事物或现象，均可归属于“火”。

3．土的特性　“土爰稼穑”。“稼”指播种，“穑”指收获。所谓“稼穑”，指土地可供人们播种和收获农作物。引申而言，凡具有承载、受纳、生化等特性的事物或现象，均可归属于“土。”由于农耕经济的影响，中国传统文化对“土”特别重视，故有“土载四行”“万物土中生，万物土中灭”以及“土为万物之母”之说。

4．金的特性　“金曰从革”。“从革”本意颇为费解，可以认为有“变革”之意。引申为肃杀、潜降、收敛等。凡具有这类特性的事物或现象，皆可归属于“金”。

5．水的特性　“水曰润下”。所谓“润下”，是指水具有滋润和向下流动的特性。凡具有寒凉、滋润、向下、静藏等特性的事物或现象，均可归属于“水”。

五行的特性，虽然来源于对木、火、土、金、水五者的具体观察，但却是古人抽象概括的结果，已经超脱了本身的具体性状，而具有更为广泛的理性涵义。

（三）事物的五行归类

古人把各种具体事物或现象的性质或特点与五行相类比，凡与其中某一行特性类同的事物或现象，便归纳到该行中去。这种归类具体可分为以下两种情况。

1．直接归类（又称比类法）　即是以五行各自的抽象属性为基准，与某事物所特有的征象相比较，以确定其五行的归属，从事物的形象（指事物的形态、作用、性质）中找出能反映本质的特有征象。如以方位为例，中国大陆东面沿海，为日出之地，富有生机，与木的生发、生长特性相类似，故将东方归属于木；南方气候炎热，植物繁茂，与火的炎上特性相类似，故归属于火；西部高原为日落之处，其气肃杀，与金特性相类似，故归属于金；北方气候寒冷，无霜期短，虫类蛰伏，与水的寒凉、向下和静藏特性相类似，故归属于水；中央地带气候适中，长养万物，统管四方，与土特性相类似，故归属于土。

2．间接推衍（又称络绎法） 自然界中有许多事物无法以直接归类法纳入五行之中。因此，古人根据已知的某些事物的五行归属，演绎归纳其他相关事物，从而确定这些事物的五行归属。例如：以季节为例，春季多风，春主生发属木，风与春的关系密切，风随春季而被归纳于木；夏季炎热，夏季属火，热与夏季关系密切，热也随夏季而被纳入归火；长夏较潮湿，长夏属土，湿与长夏密切关联，湿也随长夏而被纳入归土；秋季气候偏干燥，秋季属金，燥与秋季密切关联，燥也随秋而被纳入归金；冬季寒冷，冬主封藏属水，寒冷与冬季关系密切，寒冷也随冬季而被归纳入水。五脏亦可配五行：肝之性喜舒展而主升，故归于木；心推动血液运行，温煦全身，故归于火；脾主运化，为机体提供营养物质，故归于土；肺主宣肃而喜肃降，故归于金；肾主水而主封藏，故归于水。再以人体为例：肝属木行，肝与胆相表里，肝主筋，肝开窍于目，所以，胆、筋、目等便随肝属木而被纳入木；心属火行，心与小肠相表里，心主脉，心开窍于舌，故小肠、脉、舌等也被归于火（表 1-2-2）。

表1-2-2 五行归类示例表

自然界								五行	人体						
五音	五时	五味	五色	五化	五气	五方	五季		五脏	五腑	五官	五体	五志	五液	五声
角	平旦	酸	青	生	风	东	春	木	肝	胆	目	筋	怒	泪	呼
徵	日中	苦	赤	长	暑	南	夏	火	心	小肠	舌	脉	喜	汗	笑
宫	日西	甘	黄	化	湿	中	长夏	土	脾	胃	口	肉	思	涎	歌
商	日入	辛	白	收	燥	西	秋	金	肺	大肠	鼻	皮	悲	涕	哭
羽	夜半	咸	黑	藏	寒	北	冬	水	肾	膀胱	耳	骨	恐	唾	呻

无论是直接归类，还是间接推衍，被归于同一行类中的事物或现象之间，或多或少地存在着这样那样的联系。这种联系有的属于本质性的，有的只是现象上的，非本质的。因此，肯定这一归类方法有其一定合理性的同时，还必须注意到它的局限性。

（四）五行的生克乘侮关系

五行学说不仅用于归类推衍自然界万物，更重要的是以相生、相克等关系来探索和阐释复杂系统内部各部分之间的互相联系和自我调控机制，这部分内容是五行学说的精华所在。古人认为，相生、相克是事物之间存在的两种最基本的关系。

1．五行相生 事物之间的一种基本关系，便是相生关系。所谓“相生”，指五行中某一行事物对于另一行事物具有促进、助长和资生作用。

自然界存在着这样一种普遍现象：即一事物往往紧接着另一事物而出现，事物常常受到另一事物的促进等。一年之中，对应于五行的春、夏、长夏、秋、冬依次出现；植物在一年中的生、长、化、收、藏等的变化等，都体现着相生关系。生命活动中同样存在着这类现象。这属于自然界的正常现象，正是由于相生的积极促进作用，自然界才有繁茂的景象，生命过程才会生机旺盛。五行相生的提出，就是对这一系列自然现象的总结。如汉·董仲舒《春秋繁露·五行对》云：“天有五行，木、火、土、金、水是也，木生火，火生土，土生金，金生水。”

五行相生的规律和次序是：木生火，火生土，土生金，金生水，水生木（图 1-2-1）。

2．五行相克　事物之间的另一种基本关系就是相克，所谓“相克”，指某一行事物对于另一行事物具有抑制、约束、削弱等作用。又称“相胜”。

古人在注意到相生关系的同时发现，一事物往往受着另一事物抑制和约束，如四季之间的相互制约，一年之中的阴阳之气才能得以保持一个动态的平衡等。于是，将其归纳提炼为五行相克。如《素问·宝命全形论》指出：“木得金而伐，火得水而灭，土得木而达，金得火而缺，水得土而绝，万物尽然。”正是由于这类机制的存在，自然界才得以既生机蓬勃，又不至于因某一类事物偏亢而破坏整体的平衡。

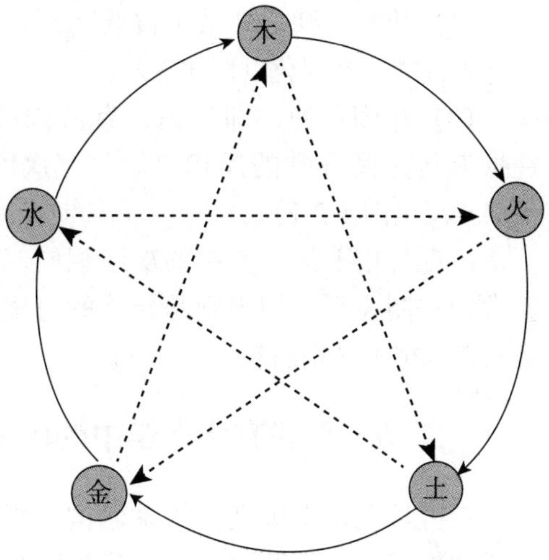

图 1-2-1　——→ 相生关系 - - - -→ 相克关系

五行相克的规律和次序是：木克土，土克水，水克火，火克金，金克木（图 1-2-1）。

董仲舒将五行相生、相克的次序概括为：“比相生而间相胜也”。所谓“比”就是顺接；所谓“间”，就是隔开一位。意即顺着木、火、土、金、水次序的为相生，间隔一位的是相克。

3．相生相克的关系　五行相生和相克是同时存在、相互联系的，即“生中有克”和“克中有生”。只有这样，自然界才能维持协调有序，人体也能维护其生理平稳，这被称作“生克制化”。如张介宾《类经图翼》所言：“造化之机，不可无生，亦不可无制。无生则发育无由，无制则亢而为害。”

根据生克次序，对五行中的任何一行来说，都存在着“生我”“我生”和“克我”“我克”四个方面的联系。就木而言：木之“生我”者为水；“我生”者为火；“克我”者为金；“我克”者为土。

“生我”和“我生”在《难经》中被喻为“母”和“子”。“生我”者为“母”；“我生”者为“子”。“克我”和“我克”在《内经》中被称作“所不胜”和“所胜”。“克我”者即我“所不胜”者，“我克”者即我“所胜”者。可见五行中任何一行都受到其他四行的影响，同时又影响其他四行。

进一步说，“生我”和“我生”是五行中的相生，但生中有制。如木生火，火生土，土生金，金克木；金又通过生水，而促进木生（水生木）；木克土，土生金，金又克木，木生火，火又克金。这样，依次相生，间有相克；依次相克，间有相生，生克有序，生化不息，维持着事物的协调平衡。

4．五行生克无常胜　古人对五行生克机制的认识，存在着“常胜”和“无常胜”两派。“无常胜”派主张五行的相克关系是相对的。如《孙子兵法·虚实》提出：“五行无常胜，四时无常位”的重要命题。墨家学说的核心思想也是“五行毋常胜，说在宜”。意即相克不仅和性质有关，还取决于双方力量对比的多寡、强弱。即“火铄金，火多也；金靡炭，金多也”（《墨子·经说下》）。这体现了古人对自然界制约关系复杂性的认识。明·赵献可认为，五行（五脏）相生关系，在母子之间具有相互性，金能生水，水亦有助于金；土既生金，金亦能助土等（《医贯》）。这一理论的提出使得五行生克机制更加符合事物之间错综的协调制约关系。

5．五行相乘与相侮　相乘、反侮的概念首见于《黄帝内经》。旨在说明当自然界与人体各脏腑间生克制化关系遭到重创时会出现异常的克制现象。相乘是异常的过度克制，相侮则是恃强凌弱，使相互制约性的克制关系变为反向克伐。从而破坏了五行间由生克制化所形成的相对平衡，在人体则表现为疾病状态。

（1）相乘：乘，即乘虚侵袭之意。五行之间相克太过的异常变化（图 1-2-2）。

（2）相侮：侮，即欺侮，有恃强凌弱之意。是指五行之间异常的反相克制。其次序与相克、相乘相反（图 1-2-2）。

相克与相乘虽然克制的次序相同，但相克是正常的克制关系，相乘则是异常的过度克制，这是两者的根本区别所在。

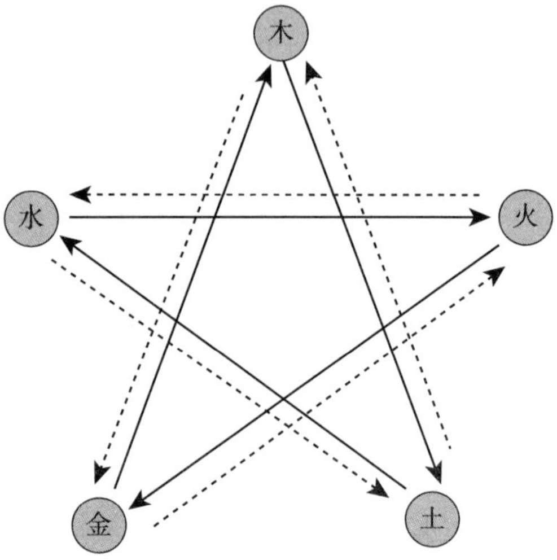

图 1-2-2 ——→ 相乘关系 - - - -→ 相侮关系

二、五行学说在中医学中的应用

五行学说在中医理论体系建构过程中，起到了三个作用：一是利用五行来分析归纳脏腑等组织器官的特点或属性；二是借助五行生克制化来分析各脏腑系统生理功能之间的相互关系；三是运用五行生克的异常来阐释病理情况下各脏腑系统的相互影响。因此，五行学说不仅用于理论阐释，还可用于指导临床诊治。

（一）解释生理现象

五行学说对生理现象的解释，体现在以下两个方面：

1. 说明五脏的生理特性 脏腑归属于五行，五行说明了各脏腑的生理特性。例如，木曰曲直，具有生长、舒展的特性；肝属于木，其秉性也喜条达舒畅，恶抑郁遏制，所以说肝主疏泄。火性温热，其势炎上，具有蒸腾、热烈的气势；心属于火，所以说“心为阳中之太阳”。

五行学说不但将人的组织结构分属于五行，还把自然界的五方、五时、五气、五味、五色等与人的生理系统联系起来，认为同一行的事物之间有着同气相求的关系，体现了人与自然的联系性和统一性。

2. 阐释五脏的相互关系 五脏的功能不是孤立的，而是互相联系的。中医学借助五行学说以探索五脏生理功能之间的内在联系，与五行的生克关系相一致，也存在相互资生和制约的关系。

（1）五脏相互资生关系：肝生心，肝藏血可以济心；心生脾，心阳可以助脾运；脾生肺，脾的健运可以益肺；肺生肾，肺气清肃下行有助于肾的纳气；肾生肝，肾所藏之精能滋养肝血。

（2）五脏相互制约关系：肾制约心，肾阴承制心阳，使其不致过于亢盛；心制约肺，心阳可以制肺，使肺不致于过寒；肺制约肝，肺的肃降抑制着肝的生发，防其太过；肝制约脾，肝之疏泄可以疏达脾气，令其不致壅塞；脾制约肾，脾之健运可以调控肾的主水功能，使水湿不致泛溢。

（二）解释病理传变

五行学说可用于解释一些病理情况，特别是用以说明病理情况下脏腑间的某些相互影响。这种相互影响中医学称之为“传变”。

1. 相生关系的传变 是指病变以相生关系为基础的传变。它可归纳成“母病及子”和“子病犯母”两种类型：①母病及子：指病变由母脏累及子脏。例如：肾属水，肝属木，水能生木，故肾为母脏，肝为子脏，肾病及肝，就是母病及子。临床上常见的“肾阴虚，肝火旺”等病证，就是母病及子所致，又称“水不涵木”。②子病犯母：又称“子盗母气”，即病变由子脏波及母脏。如肝属木，心属火，心病及肝，就是子病犯母。临床上常见到的心肝血虚和心肝火旺，即属此类。如先有心血不足，再累及肝，而使肝血不足，以致形成心肝血虚。

2．相克关系的传变 是指病变以相克关系为基础的传变，包括“相乘”与“相侮”。临床上，这类情况也十分常见。①相乘：指相克太过为病。其原因不外乎或某一行过强，或某一行过弱。以肝和脾为例，正常情况下，肝木本应制约脾土，但若肝木过强，肝气横逆克伐脾胃，就会出现一系列病变，这叫木乘土；这类病变也可以由于脾土太弱而导致，被称作土败木贼。前者多为实证，后者多为虚证。②相侮：意即反克为病。指逆着原本相克的顺序而发生的病理传变，其原因亦不外乎或某一行太盛，或某一行太虚。以肺肝关系为例，正常情况下，肺可制约肝，但在某些病理情况下，如肺虚或肝旺，反出现了肝侮肺的病变，表现为木火刑金的病理传变。由木过旺导致的为实证；由金太弱导致的为虚证。

总之，中医学关于五脏病变相互传变认识的积极意义在于：表明一脏的病变可以通过不同的途径影响他脏；而这一脏本身也可能受到他脏病理变化的影响。

（三）指导诊断疾病

内在脏腑功能紊乱以及相互关系失调时，可以反映到体表的相应器官与部位，表现出色泽、声音、形态、脉象诸方面的异常变化。因此，可以通过望、闻、问、切四诊来收集材料，并根据五行的联属关系来诊断病情。如面见青色，喜食酸味，脉见弦象，可能与肝病有关；面见赤色，口中味苦，脉见洪象，多被诊断为心火亢盛。脾虚患者，如面色黄兼见青色，提示木旺乘土；心病患者，如面色偏黑，可能是水来克火之兆等。

（四）指导临床治疗

五行学说用于指导治疗具体可体现在以下几方面：

1．指导控制疾病的传变 病变过程中，一脏之病常可波及他脏而使疾病发生传变。因此，治疗时，除需对已病之脏进行处理外，还应在五行生克理论指导下，调整各脏之间的相互关系，防止疾病进一步传变，并促进已病之脏的恢复。如肝有病，肝气疏泄太过，木旺每易乘土，此时，常应先健脾护胃防其传变；脾胃不弱则不易传变，肝病也就容易痊愈。“见肝之病，则知肝当传之于脾，故先实其脾气”（《难经·七十七难》），其义即此。

2．确定治则与治法 五行学说可帮助确定治疗原则和制订治疗方法。

（1）根据相生规律确定治疗原则：包括“虚则补其母”和“实则泻其子”。前者主要用于虚证；后者主要用于实证。

根据相生规律制订具体治法：体现“虚则补其母”的具体治法有：

滋水涵木法：又称滋肾养肝法或滋补肝肾法。指通过滋肾阴以养肝阴的方法。

培土生金法：又称补脾养肺法。指通过培补脾气以助益肺气的方法。

金水相生法：又称补肺滋肾法、滋养肺肾法。指通过肺肾同治以纠正肺肾阴虚状态的治法。

益火补土法：又称温阳健脾法，通过温阳以补助脾胃。应当指出，这里的阳，原本指心火，但自从命门学说兴起之后，多专指肾阳或命门之火。

体现“实则泻其子”的具体治法有：

肝旺泻心法：是指用清心火以治疗肝火旺的方法。

火旺泻土法：用泻胃火的方法达到泻心火的目的。

（2）根据相克规律确定治疗原则：不外乎或某一方面过强，表现为功能亢进；或某一方面过弱，表现为功能不足。因此，治疗原则就是“抑强”“扶弱”。抑制功能过亢之脏；扶助虚弱之脏，从而纠其偏颇，使双方力量对比恢复均衡。

根据相克规律制订具体治法，具体有以下几种：

抑木扶土法：又称平肝健脾法或调理肝胃法。即通过抑肝平肝，佐以健脾和胃以治疗肝气犯胃、肝旺脾虚等证。

培土制水法：指通过温运脾阳，以治疗水湿停聚的方法。

佐金平木法：又称泻肝清肺法。指通过清肃肺气以抑制肝木，或抑制肝木以利肺气清肃，多用于肝火偏盛，肺气清肃失常之证。

泻南补北法：又称泻火补水法或滋阴泻火法。即泻心火同时滋肾水的治疗方法，适用于肾阴不足，心火偏亢之证。

此外，五行学说还可用于指导脏腑用药的选择和针灸取穴，以及帮助调整精神情志病变等。

总之，五行学说虽然可在一定程度上指导诊疗活动，然而，其毕竟具有一定的机械性，不可盲目地套用。在具体应用时，必须根据具体情况进行辨证论治。

第三节 阴阳、五行学说的关系

上篇第2章阴阳五行学说的关系

阴阳学说和五行学说都是中国古代哲学思想的重要组成部分。在进入中医学领域后，成为中医理论体系的基本框架，促进了中医学理论体系的建立和发展。

中医阴阳学说以“六”为基数。即宇宙这个总系统，又分为三阴三阳六个子系统。六个子系统之间相互制约的运动，实现并维持着总系统的稳定与平衡。这种平衡，既是生命活动赖以产生、存在的外在条件，也是生命活动保持自身独立与稳定的内在依据。五行学说较阴阳学说为晚出，以“五”为基数，对中医学建立以五脏为中心的藏象学说以及天人相应的生命观起着非常重要的作用。

阴阳与五行学说在中医学术体系中实现了最佳的融合。一方面，两者在学术内涵上，原本就是相辅相成的。另一方面，由于引入了干支甲子模式，使得两者的演绎中更具有严谨的逻辑性。五行与阴阳相比较，五行有形而为阴，阴阳无形而为阳；十天干为阳，十二地支为阴。这样一来，天干与五行相合，是阴阳相合；地支与三阴三阳相合，也是阴阳相合；天干与地支相合，又演化出六十甲子的时空模式；五行在天，化为风寒暑湿燥火六气，六气又与三阴三阳一一对应等，这些都是阴阳与五行具体结合的事例。中医学正是通过这些模式，构建了阴阳五行学说的理论框架。可以说，阴阳五行学说的完美结合，是中医理论体系成熟的标志之一。

小结

中医阴阳五行学说是医学学说。阴与阳是有具体属性，而无具体物质承担者的理性概念。三阴三阳是中医阴阳学说的特定形式。中医阴阳学说遵循阴阳理论的一般规律，即对立互根与消长转化的规律。同时，阴阳双方能否共处一体，能否相互转化，能否相互制约，还取决于是否具有相应的“条件”。五行学说将物质世界归结为五种基本元素，通过这五者的“生克制化”，以实现客观世界的动态平衡。阴阳与五行结合建立起了中医学的天人相应模式，成为中医理论的核心框架。

思考题

上篇第2章思考题参考答案

1．阴阳的具体属性是什么？
2．三阴三阳具体指的是什么？有什么重要意义？
3．如何理解阴阳的对立互根与消长转化？
4．如何理解五行的属性与生克？

（刘 炜 王存选 罗庆盛）

第3章 藏象学说

上篇第3章五脏1

藏象学说是中医学基础理论的核心部分。藏象学说把人体看作一个有机的整体。它是以五脏为中心，通过经络与六腑、五官、五体、九窍相互联络，形成五个相互联系的系统。藏，即藏于体内的脏腑；象，即现象、征象。脏腑虽藏于体内，但其生理、病理都有征象表现于体外。藏象学说就是通过人体的外在征象、现象，来研究人体内在脏腑、经络、组织器官及人体生命活动的物质基础—精、气、血、津液、神的生理功能、病理变化及其相互关系的学说。

第一节 脏腑的生理功能

脏腑是内脏的总称。按其解剖形态、生理功能的特点可分为脏、腑、奇恒之腑三类。

脏，即心、肝、脾、肺、肾，合称五脏。其形态多为实体性器官，其共同的生理功能是化生和贮藏精气。《素问·五脏别论》曰："所谓五脏者，藏精气而不泻也，故满而不能实。"

腑，即胆、胃、小肠、大肠、膀胱、三焦，合称六腑。其形态多为管腔性器官，其共同的生理功能是受盛和传化水谷。《素问·五脏别论》曰："六腑者，传化物而不藏，故实而不能满也。"

奇恒之腑，即脑、髓、骨、脉、胆、女子胞。其形态多类似管腔性器官，与六腑相似；其功能是贮藏精气，与五脏类同。功同脏，形似腑，故称奇恒之腑。

一、五脏

（一）心

心位于胸中，有心包卫护其外。心的生理功能是主血脉、主神明。手少阴心经与手太阳小肠经相互络属，故心与小肠相表里。

1．心主血脉 血即血液，脉即脉管，脉管是血液运行的通道。心主血脉，是指心气有推动血液在脉管中运行的功能。心主血脉的功能是以心气的旺盛，心血的充盈，脉道的通利为基础的。心、血、脉三者关系密切，相互协调，共同完成心主血脉的生理功能（表1-3-1）。

表1-3-1 心主血脉

心主血脉	含义	生理功能	病理表现
主血 主脉	主管血液的运行 主管脉管的通畅	心气有推动血液在脉管中运行，使血液周流全身，濡养五脏六腑、形体官窍等组织器官	心气血不足，则血脉空虚，或血脉不畅，甚则血脉不通，出现乏力、心悸、胸闷、胸痛、脉细无力

2．心主神明 又称心藏神。神有广义与狭义之分。广义之神是指人体的生命活动及其外在表现，狭义之神是指人的精神、意识、思维等活动。心在五脏六腑之中居于首位，起主导地位。人的神志活动与五脏有关，主要与心相关。心有主宰人的神志活动和协调五脏六腑共同完

成人体生命活动的功能。血是神志活动的物质基础，心气血充盛，才能精力充沛、神志清晰、思维敏捷、反应灵活。心血不足，则可见失眠、多梦、健忘、心神不宁、反应迟钝等症。热入营血，扰乱心神，可见神昏、谵语等症。

3．与形、窍、志、液的关系 心在体合脉，其华在面，开窍于舌，喜为心志，汗为心液。

心在体合脉，其华在面。心在体合脉，是指心与全身的血脉相连，全身的血脉都归属于心。其华在面，是心主血脉功能在面部色泽上的表现。因为全身十二经脉的气血皆上注于面，故面部的色泽反映着心气血的盛衰。心气旺盛，血脉充盈，气血充养于面，则面色红润而有光泽。

开窍于舌，心经的别络上系舌本，心的气血与舌相通。舌是心的外候。观察舌的形态和色泽，可以了解心主血脉和心主神志的功能，故有“心开窍于舌”“舌为心之苗”之说。舌的主要功能是司味觉和表达语言。心气血旺盛，充养于舌，则舌体红润而柔软，运动灵活，语言流利，味觉正常。

喜为心志，“喜”的情志活动与心的生理功能有关。适当的喜乐能缓和精神紧张，使人的心情舒畅，血脉通利。

汗为心液，汗是津液所化生的，津液和血同源于水谷精微，津液又是血的重要组成部分，故有“血汗同源”之说。血又为心所主，故称“汗为心液”。

【心包】 又称心包络，是心脏外面的包膜。心包是心的外围组织，有保护心脏的作用。当外邪侵袭心脏时，由心包代心受邪。如外感热病中，温邪内陷，出现神昏、谵语等心神受累的症状，称为“热入心包”。

（二）肺

肺居胸中。肺的生理功能是主气，司呼吸，主宣发肃降，主通调水道，肺朝百脉，主治节。手太阴肺经与手阳明大肠经相互络属，故肺与大肠相表里。

1．肺主气，司呼吸 肺主气包括主一身之气和主呼吸之气。肺的呼吸功能丧失，生气无源，主气无能，生命活动也就终结（表1-3-2）。

表1-3-2 肺主气，司呼吸

肺主气	含义	生理功能	病理表现
主一身之气	主持调节一身之气	气的生成，由肺吸入的清气和脾转输的水谷精微相结合而生成宗气	肺气虚弱，宗气不足，少气、声低
		调节全身气机，全身之气的升降出入运动	气机不畅，呼吸不利，咳嗽，气喘
主呼吸之气	肺司呼吸	肺是体内外气体交换的场所，吸入清气，呼出浊气，气机调畅，则呼吸功能正常	

2．肺主宣发肃降 肺的宣发和肃降，是气机相反相成的运动。肺的宣发和肃降功能正常，则气道通畅、呼吸均匀、体内外气体得以正常交换，并促进气、血、津液的正常运行。肺失宣发，可见呼气不利、胸闷、鼻塞、咳嗽、无汗；肺失肃降，肺气上逆，可见呼吸表浅、咳喘、咳痰等症（表1-3-3）。

3．肺主通调水道 肺对水液的疏通、调节的作用，亦称“通调水道”（表1-3-4）。

4．肺朝百脉，主治节 朝百脉，指肺有辅助心气推动和调节血脉运行的功能。主治节，指肺有治理、调节全身脏腑功能的作用（表1-3-5）。

表1-3-3　肺主宣发肃降

含义		生理功能	病理表现
肺主宣发	肺的气机有向上升宣和向外周布散的作用	①通过肺的呼气作用，排出体内的浊气 ②将脾转输至肺的水谷精微和津液布散到全身，外达肌腠皮毛 ③宣发卫气，调节腠理的开合，将代谢后的津液化为汗液，排出体外	肺气不宣，呼吸不畅，咳嗽，憋气。水谷精微、水液不能布散肌肤，肌肤干燥，无汗，水肿
肺主肃降	肺的气机有向下通降和使呼吸道保持洁净的作用	①通过肺的吸气作用，吸入自然界的清气 ②将由肺吸入的清气和由脾转输的水谷精微和津液，向下布散到各个脏腑、组织器官，并将代谢后的水液下输于肾 ③肃清肺和呼吸道的浊气，保持肺和呼吸道的洁净、通畅	肺气不降，水谷精微和津液不能布散，宗气不足，气短。水液不能下输于肾，尿少，水肿。肺失肃降，痰湿阻滞，咳嗽，咳痰

表1-3-4　肺主通调水道

含义	生理功能	病理表现
通，即疏通；调，即调节。水道，即水液运行和排泄的通道。肺对全身水液的输布、运行和排泄具有疏通和调节的作用	①通过肺气的宣发，水液向上、向外输布至全身，外达皮毛，代谢后的津液以汗液的形式由汗孔排泄	水液不能外达肌肤，肌肤干燥，无汗
	②通过肺气的肃降将体内的水液向下输送，下归于肾，生成尿液，注入膀胱而排出体外	水液不能下归于肾，少尿或无尿

表1-3-5　肺朝百脉，主治节

含义		生理功能	病理表现
肺朝百脉	朝：具有会聚和朝向之意 百脉：诸脉、所有的脉	①全身的血液都要通过百脉会聚于肺，经过肺的呼吸，进行体内外清浊气体的交换，然后再通过肺的宣发和肃降的气机运动，将富含清气的血液通过百脉输送到全身 ②肺朝百脉，又能辅助心气推动和调节血液运行	肺气壅塞，血脉不畅，甚则血脉瘀滞，出现心悸、胸闷，唇舌青紫
肺主治节	治节：治理调节	①对呼吸的深度、频率、节律的治理和调节 ②调节全身气机的升降出入运动 ③辅助心脏推动和调节血液的运行 ④通过宣发和肃降通调水道，调节津液的运行、输布和排泄	治理调节气血津液失司，出现全身功能失调，气血瘀滞，呼吸不畅、心悸、水肿

5．与形、窍、志、液的关系　肺在体合皮，其华在毛，开窍于鼻，忧悲为肺志，涕为肺液。

肺在体合皮，其华在毛。皮毛，指皮肤、汗腺等组织。皮毛为一身之表，是机体抵御外邪侵袭的屏障。皮毛有赖于肺气宣发于体表，输于皮毛的水谷精微和津液的滋养润泽。肺气充足，肺气通利，则皮毛润泽，汗孔开合适度，故称“肺合皮，其华在毛”。

开窍于鼻。鼻为呼吸之气出入的通道，与肺直接相连，所以鼻为肺之窍。鼻有主通气和主嗅觉的功能。

上篇第2章五脏2

忧悲为肺志。忧悲过度会损伤肺气，使肺气消耗。

涕为肺液。涕是鼻黏膜分泌的津液，有濡润滋养鼻窍的作用。肺的生理功能正常，涕液能润泽鼻窍，以维持鼻窍的通利和嗅觉功能。

（三）脾

脾位于中焦。脾的主要生理功能是主运化，主统血，主升清。足太阴脾经与足阳明胃经相互络属，故脾与胃相表里。

1．脾主运化　运，即运输，化，即消化。运化是指脾具有把饮食物化为水谷精微并转输至全身的功能。脾主运化包括运化水谷和运化水液两个方面（表1-3-6）。

（1）脾主运化水谷：饮食物入胃，经过胃的初步腐熟消化，进入小肠，经过小肠的化物和脾的运化水谷作用，将水谷转化为水谷精微，再靠脾的升清功能将水谷精微上输于肺，经心肺的气化作用生成气血。脾为气血等生命物质化生的来源。所以称脾为"后天之本""气血生化之源"。

（2）脾主运化水液：是指脾对水液有运行、输布的功能。脾在运化水谷精微的同时，也把水液运化、输布到全身。

表1-3-6　脾主运化

脾主运化	含义	生理功能	病理表现
运化水谷	把饮食物化为水谷精微并转输至全身的功能	脾的运化功能健全，则化生的水谷精微充盛	脾失健运，可见食欲不振、腹胀、便溏。日久气血化生不足，可见疲乏无力、肌肉消瘦、面色萎黄、口唇苍白
运化水液	对水液有运行、输布的功能	脾的运化功能正常，则水液正常输布和排泄	脾失健运，则导致水液在体内停留，出现水肿、泄泻、痰饮

2．脾主统血　统，即统摄。脾主统血是指脾气能统摄血液在脉管中运行，而不溢于脉外的功能。若脾气健运，则气血充盈，气的固摄作用健全，统摄血液不致外溢。若脾失健运，脾气虚弱，脾不统血，可导致出血，可见肌衄、便血、尿血、崩漏等各种出血症。

3．脾主升清　升即上升和托举之意。表现为升清和托举内脏两方面的生理作用。升清是指脾气的升举转输，将胃肠吸收的水谷精微上输于心和肺，通过心肺的作用化生气血，以营养濡润全身。托举内脏是指脾气上升是防止内脏位置下垂的重要保证。若脾气虚弱，无力升举，反而下陷，可导致某些内脏下垂，如胃下垂、肾下垂、子宫脱垂等。

4．与形、窍、志、液的关系　脾在体合肉，主四肢，脾开窍于口，其华在唇，思为脾志，涎为脾液。

脾在体合肉，主四肢。是指肌肉、四肢的营养来源于气血。脾运化水谷精微，化为气血，充养于肌肉、四肢，故称"脾合肉，主四肢"。脾气健运，气血充盛，营养肌肉、四肢，则肌肉丰满，四肢强劲有力，运动灵活。

脾开窍于口，其华在唇。脾的运化功能与饮食的口味、食欲的变化及唾液的分泌有关，故称"脾开窍于口"。脾合肉，口唇为肌肉组织，口唇的色泽变化与脾的运化有密切关系，故称"其华在唇"。

思为脾志。思，即思考、思虑，是人体精神、意识、思维活动的一种状态，这是正常的精神活动。若思虑过度，会影响气的升降出入运动，形成气机郁结，气滞，脾失健运则出现食欲不振，脘腹胀满，大便不调等症。

涎为脾液。涎，亦称口津，唾液中较稀薄的为涎。涎的化生和功能与脾有关，故称"涎为脾液"。涎上行于口，起滑润口腔黏膜的作用，涎分泌有助于食物的吞咽和消化。

（四）肝

肝位于膈下，右胁之内。肝的生理功能是主疏泄，藏血。足厥阴肝经与足少阳胆经相互络属，故肝与胆相表里。

1．肝主疏泄　疏，即疏通，泄，即宣泄。肝的生理特性是主升，主动。肝喜条达，恶抑郁。肝的疏泄功能是调畅全身气机，推动血液和津液正常运行的一个必要的条件。包括以下 5 个方面：

（1）调畅情志：详见表 1-3-7。

表1-3-7　精神情志活动与肝的疏泄功能的关系

含义	生理功能	病理表现
调节精神情志	肝的疏泄功能正常，气机调畅，气血调和会使人的精神愉悦，心情舒畅	疏泄不及，则肝气郁结情志抑郁，可见胸胁胀满、郁闷不乐、多疑善感，悲伤欲哭 肝气升泄太过，气逆于上，可见头晕头痛，精神情志易于亢奋，性情急躁，易怒

（2）调畅气机：详见表 1-3-8。

表1-3-8　调畅气机

含义	生理功能	病理表现
调畅气机	肝主动、主升的生理特点，对于全身气机的疏通、畅达，对气机的升降出入的平衡起着调节作用。气机调畅，血行平和，脏腑器官的功能活动正常	气的流通障碍，气机不畅，肝气郁结，可见胸胁、乳房、少腹胀满疼痛。 肝气上逆，肝火上炎，可见头晕头痛、面红目赤、急躁易怒

（3）促进脾胃的运化和胆汁的分泌排泄功能：肝的疏泄功能正常是维持脾胃正常运化和胆汁分泌排泄的一个极其重要的条件（表 1-3-9）。

表1-3-9　脾胃的运化、胆汁的排泌与肝的疏泄功能的关系

含义	生理功能	病理表现
促进消化吸收	调畅脾胃的气机，维持脾胃功能，以保证脾胃对水谷的受纳、消化、水谷精微的输布	肝的疏泄功能异常，导致脾胃气机紊乱 肝气犯脾：脾的运化功能失常，可见腹胀、泄泻 肝气犯胃：胃的功能失常，可见纳呆、呕吐、嗳气
	肝的疏泄正常，气机调畅，则胆汁的排泌正常	肝失疏泄而影响胆汁的排泄，可见胁肋胀满疼痛、口苦、黄疸

（4）促进血液的运行和津液的代谢：肝的疏泄功能正常，气机调畅，能促进血液的运行；能疏通三焦水道，气行则水行，促进人体水液的输布代谢。肝气郁结可导致血瘀，出现胸胁刺痛，癥瘕肿块，月经不调等症。水液的代谢与调节虽主要与肺、脾、肾三脏相关，但肝主疏泄功能也很重要。它有疏利三焦水道的作用。若肝失疏泄，气机阻滞不畅，水道不利，水液停滞，亦可见痰饮、水肿等病症。

（5）调理生殖功能：冲脉为血海，任脉主胞胎，冲任二脉与肝经相连，所以肝主疏泄，调节气机，又可调节冲任二脉生理功能，故女子月经与妊娠受肝的调节。精室为男子藏精之所，肝的疏泄作用和肾的闭藏作用相反相成，协调平衡，则精室开合有度，精室排泄有节，保证男子的性与生殖功能正常。

2．肝藏血 是指肝具有贮藏血液和调节血量的生理功能。肝是人体贮藏血液的主要器官，故有“肝为血海”之说。肝贮藏血液和调节血量的功能，还体现于女子的月经来潮（表1-3-10）。

表1-3-10 肝藏血

含义	生理功能	病理表现
贮藏血液和调节血量	机体活动时，外周所需血量增加，肝通过疏泄功能把贮存的血液向外输布，运送到全身；当机体在安静或睡眠状态时，外周所需血量减少，外周多余的血液回流肝贮藏起来	肝血不足，血不养目，则双目干涩，视物昏花或夜盲；血不养筋则肢体麻木，筋脉拘挛，屈伸不利；冲任脉虚衰，则月经量少，甚至闭经 肝不藏血，血液妄行，可见各种出血倾向，如吐血、崩漏

3．与形、窍、志、液的关系 肝在体合筋，其华在爪，怒为肝志，肝开窍于目，泪为肝液。

肝在体合筋，其华在爪。筋是连接骨、关节、肌肉的组织，通过筋的收缩和弛张，主持肢体的运动。筋膜功能正常要依赖于肝血的濡养，肝血充盛，濡养筋膜，肢体的运动才能灵活自如，强劲有力，故有“肝主筋”“肝合筋”之说。其华在爪，即爪甲，包括指甲和趾甲。爪甲是筋的附属。爪甲要依赖于肝血的濡养，“其华在爪”是说肝血充盛，爪甲红润、坚韧、饱满而有光泽。

怒为肝志。怒，即生气、气愤，是情绪激动时的一种情志表现。怒的情志活动过于剧烈也会伤肝，即所谓“怒则气上”“怒则气逆”，造成气血逆乱。

肝开窍于目。肝的经脉上连于目系。目之所以能视万物，依赖于肝气的疏泄和肝血的濡养。故称“肝开窍于目”。

泪为肝液。生理情况下，泪液濡润而不外溢，保护眼睛。肝阴不足时，泪液不足，出现双目干涩。

（五）肾

肾位于下焦、腰部，脊柱两旁，左右各一，故有“腰为肾之府”之说。肾的生理功能是藏精、主水、纳气。足少阴肾经与足太阳膀胱经相互络属，故肾与膀胱相表里。

1．肾藏精 精是构成人体具有生命活力的精微物质。精又是人体生长发育、维持生命活动的物质基础。根据精的来源、生成和生理功能的不同，可将精分成两大类：

（1）先天之精：为禀受于父母的生殖之精，是构成胚胎的原始物质，先天之精与生俱来，藏于肾。《灵枢·经脉篇》曰：“人始生，先成精，精成而脑髓生”。人体形成之前，由父母之精结合，而后逐步发育，所以此精是先身而有的，故称“先天之精”。先天之精的功能是主持生殖和繁衍后代，所以又称之为“生殖之精”。

（2）后天之精：是由后天之本脾胃运化产生的水谷精微，故称“后天之精”。后天之精充盛注于肾，与先天之精结合，转化为肾精。当机体发育到一定阶段，生殖功能成熟，肾精又转化为生殖之精。

先天之精和后天之精相互依存。胎儿形成之前，先天之精为后天之精准备了物质基础，没有先天之精就不可能有后天之精。胎儿形成之后，后天之精又不断地供养先天之精，使之不断地充实壮大，故有“先天生后天，后天养先天”的说法。在人体生命活动中，精不断地被消耗，又不断地得到水谷精微的补充。精不仅是生命起源的物质基础，还是生命活动的物质基础。

人体生长、发育、强壮、衰老、死亡的生命过程与肾中精气的盛衰密切相关。从幼年起，肾的精气逐渐充盛，有齿更、发长的变化；发育到青春期，肾气更加充盛，性功能逐渐成熟，男子能排精，女子有月经来潮，而有生殖能力；人到老年，肾中精气渐衰，形体衰老，性功能、生殖功能减退或消失。机体的齿、骨、发的生长状态，是肾中精气盛衰的外候，是判断人体生长发育的状况和衰老程度的客观标志。肾中精气不足时，小儿可见发育迟缓；青年人可见生殖器官发育不良，性成熟迟缓，女子月经紊乱，闭经，不孕，男子精少不育；中年人可见性功能减退，出现早衰；老年人衰老，齿、发脱落，骨软，这些都可称为肾精亏虚。

肾中精气是人体生命活动之本，从阴阳属性可分为肾阳，肾阴，其区别如下（表 1-3-11）：

表1-3-11　肾阴、肾阳的比较

	含义	生理功能	病理表现
肾阴	元阴、真阴，人体阴液的根本	对人体起着滋养濡润的作用	肾阴不足，可见潮热、盗汗、五心烦热、口干舌燥、耳鸣、腰酸腿软、遗精、早泄
肾阳	元阳、真阳，人体阳气的根本	对人体起着温煦生化的作用	肾阳不足，可见畏寒、肢冷、浮肿、精神萎靡、反应迟钝、腰酸腿软、阴部冷痛、阳痿、不育等性功能、生殖功能减退

2．肾主水　是指肾中精气的气化功能对于体内津液的输布和排泄，维持体内津液代谢的平衡，起着极为重要的调节作用。人体内的水液代谢通过上焦肺主宣发肃降、通调水道；中焦脾主运化水液；下焦通过肾阳的蒸腾气化，肾关的开合来调节水量，对尿液的生成、津液的输布、水液的排泄起调节作用。上、中、下三部，总称“三焦气化”，这种气化的动力是肾阳。肾关的开合靠肾阳的气化来调节，肾中阴阳平衡，则肾关开合适度。

3．肾主纳气　纳，即受纳、摄纳。人的呼吸功能虽为肺所主，但必须依赖肾的纳气作用协助肺吸气，以保证呼吸运动达到一定的深度，此称为“纳气”。故有“肺主呼气，肾主纳气”“肺为气之主，肾为气之根”之说（表 1-3-12）。

表1-3-12　肾主水、主纳气

	含义	生理功能	病理表现
肾主水	肾有主持和调节水液代谢的作用	水液以三焦为通道输布全身，由肺降至肾的水液，经肾的气化分为清浊两部分，清者上归于肺，再经肺的宣发输布全身，代谢后的水液以汗液的形式经毛窍排出体外；浊者生成尿液，下降注入膀胱排出体外	“肾阳为开”“肾阴为合”。阳虚阴盛，则肾关开少合多，水液不能气化留滞体内而致尿少，水肿；若阴虚阳盛，肾关开多合少，水液不能固摄，水液排出量增加，则尿量增多
肾主纳气	肾的纳气作用能保证吸气达到一定的深度，防止呼吸表浅	肺吸入之气下纳于肾。肺肾共同完成呼吸运动。肾主纳气功能正常，则呼吸均匀和调	肾的纳气功能减退，可见呼多吸少、呼吸表浅、动则气喘、呼吸困难

4．与形、窍、志、液的关系　肾主骨生髓，其华在发，肾开窍于耳和前后二阴，恐为肾志，唾为肾液。

肾主骨生髓，其华在发。肾藏精，肾精有促进骨骼生长、发育，滋生骨、髓的作用。肾精充足，则骨髓化生有源，充养于骨，骨骼坚固有力，四肢轻健，行动敏捷。牙齿是骨骼的一部分，与骨同出一源，亦称“齿为骨之余”。牙齿的生长脱落与肾中精气的盛衰密切相关。发的生长依赖于精血的滋养。肾藏精，精血充足，头发润泽，故称“其华在发”“发为血之余”。青壮年精血充盛，发黑而润泽，老年人精血虚衰，发白而脱落，这是自然的规律。

肾开窍于耳和前后二阴。耳是听觉器官，耳的听觉功能依赖于肾中精气的充养，故有“肾精通于耳”“肾开窍于耳”的说法。肾中精气充盛，脑髓得养，充养于耳，则听觉灵敏。二阴，即前阴和后阴。前阴，包括尿道和外生殖器，是排尿和生殖的器官；后阴，即肛门，是排泄粪便的通道。尿液的贮存和排泄虽属膀胱的功能，但要依赖于肾的固摄和气化功能才能完成。性功能、生殖功能亦由肾所主。粪便的排泄虽属大肠的功能，但与肾的气化有关。故称“肾开窍于二阴”“肾主二便”。

恐为肾志。恐，即惊恐、害怕。惊恐过度，可使上焦的气机闭塞，气迫于下，导致肾气不固，气泄于下，出现二便失禁、遗精、昏厥。

唾为肾液。唾与涎同为口津，其中较稠厚的部分为唾，为肾精所化。它的功能是滑润口腔，辅助舌体的运动和食物的吞咽。唾出于肾，故古今养生主张舌抵上腭，唾液泌出，满口咽下，有补养肾精作用。

【附】命门

命门，即生命之门，是说它在人体生命活动中的重要地位，命门内寓真火，亦称“命门之火”，它是生命活动的原动力，是全身阳气的根本。命门之火能温煦全身，促进生长发育，成为各个脏腑功能活动的动力。若命门火衰，可导致全身之阳气衰微。

二、六腑

（一）胆

上篇第3章六腑、奇恒之腑与脏腑间的相互关系

胆为六腑之一，又为奇恒之腑，胆附于肝，位于胁下，与肝相连。胆内贮藏胆汁（又称精汁）。胆的主要生理功能是贮藏和排泄胆汁，主决断。

1．贮藏和排泄胆汁 胆汁来于肝，贮藏于胆。在消化食物过程中，胆囊收缩，向小肠排泄胆汁，以助食物消化。肝的疏泄功能正常，有利于胆汁的排泄。胆汁排泄不利，而见胁痛、腹胀；胆汁上逆，可见口苦；胆汁外溢于肌肤，可见黄疸。

2．胆主决断 胆气亦喜升发条达而主决断。肝的疏泄正常，气机调畅，以保持胆的正常决断功能，即所谓“肝气虽强，非胆不断，肝胆相济，勇敢乃成”。若决断能力正常，则胆气豪壮，善于应变，判断准确，当机立断；若胆气虚弱，则胆小怕事，不善决断，或数谋虑而不能决断，善恐易惊、失眠多梦等。

（二）胃

胃位于膈下，上连食管，下连小肠。胃上口为贲门，胃下口为幽门。胃又称胃脘，分上、中、下三脘。胃上部称上脘，包括贲门；胃的中部为中脘，即胃体部分；胃的下部称下脘，包括幽门。胃的主要生理功能是受纳和腐熟水谷。

1．胃主受纳和腐熟水谷 受纳，即容纳。胃主受纳，饮食物入口，经食管容纳于胃中，经过胃气的作用，对水谷进行初步的腐熟消化，靠胃气的下降，将食糜状物又下传于小肠。饮食物的摄入先聚集于胃，胃是容纳水谷最多的地方，故称“胃为水谷之海”。胃气旺盛，胃主受纳和腐熟水谷的功能越强，从食物中摄取的水谷精微就越多，故有“脾胃为后天之本”“人以胃气为本，有胃气则生，无胃气则死”之说，所以治疗上也十分重视保护胃气。胃不受纳，饮入则吐。腐熟水谷不足，则水谷不易化为精微，气血生化不足，机体羸弱。

2．胃气主降 胃气以降为和，以通为用。降，即下降；和，即调和；通，即疏通、通畅。饮食物首先受纳于胃，经过胃的初步腐熟消化，食糜靠胃气的下降下传于小肠。胃的气机运动以下降为主，只有饮食物不断向下传导，胃的受纳功能才能调和。胃为六腑之一，胃气的通降

不仅使水谷化物由胃下输小肠，还由小肠到大肠，以至糟粕的排出，都属于胃气的通降作用。胃气上逆，则出现嗳气酸腐，恶心呕吐，呃逆。

（三）小肠

小肠位于腹腔，上接幽门与胃相通，下接阑门与大肠相通。小肠的生理功能是主受盛和化物，泌别清浊。

1．主受盛和化物 受，即接受；盛，即盛物。化物，即消化饮食物。小肠是接受经胃初步消化的饮食物的盛器，又可使食糜在小肠内进一步消化、化生为精微。饮食物在小肠内要有相当时间的停留，以利于水谷分化为精微与糟粕两部分。停留时间过短，则出现完谷不化，消化不良。

2．泌别清浊 清，指水谷精微；浊，即食物的糟粕。泌别清浊，是指小肠对饮食物进一步消化的同时，发挥着分清别浊的功能。分清，是将食物中的水谷精微和大量的津液吸收，再经脾运化到全身。别浊，是将食物的残渣下输大肠形成粪便。代谢后的水液经肾的气化形成尿液注入膀胱。小肠泌别清浊功能正常，则二便正常；如泌别清浊功能异常，则大便稀溏，小便短少。

（四）大肠

大肠位于腹部，上接小肠于阑门，下接肛门。大肠的生理功能是传化糟粕。大肠接受小肠下输的食物残渣，向下传导的同时，吸收其中部分水液，将糟粕变化为粪便，经肛门排出体外。大肠与肺相表里，肺气肃降，有利于大肠传导糟粕，促使粪便排出体外。传化不良，则出现便秘、腹胀。

（五）膀胱

膀胱位于小腹，上通于肾，下出尿道。膀胱的主要生理功能是贮存和排泄尿液。

水液经过肾的气化作用生成尿液下输于膀胱，尿液在膀胱内潴留至一定程度时，即可自主地排出体外。膀胱贮尿功能有赖于肾气的固涩，肾气不固，则膀胱失约，可见遗尿，甚则小便失禁。膀胱的排尿有赖于肾气与膀胱的气化功能，若气化失司，则膀胱不利，可见尿痛、尿涩，排尿不畅，甚则癃闭。

（六）三焦

三焦指三焦腑，为六腑之一。三焦是“脏腑之外，躯体之内，包罗诸脏，一腔之大腑也”，因无脏与之相合，也称“孤腑”。实际上三焦并不是一个单独的实质性的器官，是囊括诸脏腑和体腔的腑，总称为三焦。三焦还指把人的躯体按上、中、下分划分为三部分，横膈以上包括心肺两脏为上焦；横膈以下至脐，包括脾、胃、胆等脏器为中焦；脐以下，包括肝、肾、大肠、小肠、膀胱、女子胞等脏器为下焦。上焦、中焦、下焦合称为三焦。

三焦的生理功能是通行元气、总司人体气化和运行水液。

1．通行元气，总司人体气化 元气是人体生命活动的原动力，根源于肾，经三焦敷布全身，内而脏腑，外达腠理肌肤，无处不到，所以说三焦是元气运行的通道。人体各脏腑组织得到元气的推动和激发，才能发挥各自不同的功能，元气关系到全身的气化，故说三焦总司人体气化。

2．运行水液 三焦有疏通水道和运行水液的作用。是水液升降出入的通道，三焦气机通畅、水道通利，水液才能运行全身，这就是“三焦气化”。全身水液代谢，由肺、脾、肾三脏协同完成，但必须以三焦为通道，三焦水道不够通畅，则肺、脾、肾输布调节水液功能将难以实现，故称“上焦不治，则水泛高原，中焦不治，则水留中脘，下焦不治，则水乱二便”。

上、中、下三焦各自的生理功能特点：

（1）上焦：主宣发卫气输布水谷津液，借助于心肺之气，将气、血、津液和水谷精微等“若雾露之溉”样地布散全身，故称“上焦如雾”。

(2) 中焦：指脾胃的运化，具有消化吸收，输布水谷津液，化生气血的功能，如酿酒发酵一样，故称“中焦如沤”。

(3) 下焦：主要功能是泌别清浊，排泄糟粕和尿液，称为“下焦如渎”。

三焦气化功能失常，多表现水道不利，引起水液潴留，见小便不利，水肿等症。

三、奇恒之腑

奇恒之腑，包括脑、髓、骨、脉、胆、女子胞。其中胆既属六腑，又属奇恒之腑。胆在形态上属管腔性器官，但本身不是水谷之道，与一般的六腑不同。其功能上，胆内贮藏胆汁，有助于消化水谷，与五脏类同，故将胆列入奇恒之腑。髓、骨、脉、胆前面已有论述，本节只介绍脑和女子胞。

(一) 脑

脑居颅内，由髓汇聚而成。

1．脑与精神活动有关 人的精神活动包括意识、思维和感觉。“头者，精明之府也”的说法。藏象学说将脑的生理功能分属于五脏而统归属于心，称“心为五脏六腑之大主，精神之所舍也”。脑的功能还要依赖于肾的充养。肾藏精，精生髓，髓聚为脑。肾精充盛，脑髓充盈，则精神活动正常。表现为精神饱满、意识清楚、思维敏捷、记忆力强、情志活动正常。脑病可见各种精神和情志的异常。对于精神、意识、思维活动和情志方面的病症，常以心为主，按五脏分别辨证论治。

2．感觉功能以及言语、思维等功能归于脑 人的视、听、言、动、嗅等感觉功能都归于脑。脑的功能正常，则耳聪目明、嗅觉灵敏、思维敏捷、言语流畅、肢体运动灵活。

(二) 女子胞

女子胞又称胞宫，子宫。位于小腹，女子胞的生理功能是主月经和孕育胎儿。

1．主月经 月经的来潮取决于三大要素。一是天癸的作用。它能促进性腺和生殖器官的发育。青春期 14 岁左右，肾中精气旺盛，生殖器官发育成熟，天癸至，任脉通，太冲脉盛，月经才能规律来潮。进入 50 岁左右，肾中精气渐衰，天癸竭，冲、任二脉的气血衰少，就进入了绝经期，形体衰老，子宫萎缩。二是冲、任二脉的作用。冲为血海，任主胞胎。冲、任二脉的气血充盛是月经来潮的物质基础和必备条件。三是心、肝、脾的作用。心主血，肝藏血，主疏泄，脾为气血生化之源，又统血，三者对血液的化生和运行有调节作用，气血充盈，月经按期而至。

2．孕育胎儿 子宫发育成熟，月经来潮，就有生殖和养育胎儿的能力。受孕后，胎儿在子宫内发育，女子胞聚集气血以养胎，成为保护和孕育胎儿的主要器官。由于胎儿的孕育主要依赖气血的充盈和血液的正常调节，所以，孕育胎儿与肾、心、肝、脾及冲、任二脉密切相关。

第二节 脏腑之间的相互关系

一、脏与脏之间的相互关系

(一) 心与肺

心与肺的关系，是气与血的关系。血的运行虽为心所主，还赖肺气的推动。肺有助心行血的作用。血为气之母，气附于血运行全身。若肺气虚弱，宗气不足，则运血无力，心血瘀阻，可见胸痛、心悸、唇青、舌紫。

（二）心与脾

心与脾的关系，表现在血液的生成和血液的运行两个方面。

1．血液的生成 脾气健运，气血化生旺盛，心血才能充盈。若脾气虚弱，气血生化不足，可导致心血虚。

2．血液的运行 心主血，脾统血。血液的运行既靠心气的推动，又赖脾气的统摄，使血液在脉中正常运行而不溢于脉外。心脾协同，血液运行正常。若心气不足，血行无力，或脾气虚损，统摄无权，可导致血行失常，或气虚血瘀，或气虚失摄的出血之象。

（三）心与肝

心与肝的关系表现在血液和精神情志两个方面。

1．血液运行与贮藏 心主血，肝藏血。血脉充盈，则心有所主，肝有所藏。肝主疏泄，调畅气机，有助于心主血脉功能的发挥。心血充足，肝血亦旺。

2．精神情志的调畅 心主神明，肝主疏泄，在调畅精神情志方面关系密切。人的精神情志活动虽由心所主，但也依赖于肝的疏泄来调畅精神情志。血液是神的物质基础，心肝都赖血液的滋养，共同主持精神情志活动。情志所伤，多易化火伤阴。心肝阴血虚，或心肝火旺常相互影响，多见心悸心烦、失眠多梦、急躁易怒等精神情志症状。

（四）心与肾

心与肾是“心肾相交”“水火既济”的关系。心位居上属阳，肾位居下属阴。根据阴阳、水火升降的理论，在上之心火，以下降为顺，在下之肾水，以上升为和。心火下降于肾，与肾阳共同温煦肾阴，使肾水不寒，阴精得化而上济于心；在下之肾水上济于心，与心阴共同涵养心阳，使心阳不亢，而能下交于肾。这种心肾阴阳、水火、升降的动态平衡，称为“心肾相交”“水火既济”。这种动态平衡遭到破坏时，称为“心肾不交”。可见心悸、心烦、失眠、健忘、头晕耳鸣、腰酸膝软，遗精梦交等症。

（五）肺与脾

肺与脾的关系表现在气的生成和水液代谢方面：

1．气的生成方面 肺主气，脾益肺气。肺吸入自然界的清气与脾化生的水谷精气结合成为后天之精气，它是气的重要组成部分。脾主运化，为气血生化之源，脾气健运，水谷精气源源不断地化生，以补益充实肺气，维护肺主气的生理功能，所谓“脾益肺气”。若脾虚生气不足，不能益肺气，则导致脾肺气虚，出现体倦乏力、少气懒言、自汗、咳喘、腹胀、便溏等症。

2．水液代谢方面 脾气主升，将水谷精微和津液上归于肺，通过肺的宣发肃降，通调水道，将水液布散到全身。肺气的升降出入有助于脾运化水液功能的发挥。“脾为生痰之源”“肺为贮痰之器”，概括了脾肺在病理上的相互影响。若肺气虚弱，宣降失职，水道不得通调，亦可导致水液潴留，湿困脾阳，而影响脾的运化功能，出现腹胀、便溏、水肿等症。

（六）肺与肝

肺与肝的关系表现在气机升降调节方面：肺气主肃降，肝气主升发。肝与肺协调，才能维持人体气机的正常运动。若肝气郁结，肝郁化火，火气上逆，上灼于肺，使肺失宣降，亦称“肝火犯肺”“木火刑金”。若肺失肃降，燥热内盛，则会导致肝气疏泄不利，在咳嗽的同时，亦可见胸胁疼痛、头晕、头痛、面红目赤等症。

（七）肺与肾

肺与肾的关系主要表现在水液代谢、呼吸运动和肺肾之阴相互滋生方面。

1．水液代谢方面 肺为水之上源。肺的宣发肃降，通调水道的功能，有赖于肾阳的蒸腾气化。肾为主水之脏，肾主水的功能亦赖于肺的宣发肃降，通调水道功能的协助。若肺失宣降，水道不通，可伤及肾，引起尿少、浮肿；而肾阳亏虚，气化无能，肾水上泛，在出现水肿的同时，还可见咳喘，倚息不得平卧等肺气上逆之症，亦称“寒水射肺”。

2．呼吸运动方面 肺主呼气，肾主纳气，以维持呼吸达到一定的深度，故称“肺为气之主，肾为气之根”。肾中精气不足，摄纳无权，气浮于上，或肺气久虚，伤及肾气，均可致肾不纳气，肺气上逆，可见呼吸表浅，气短喘促，动则加重。

3．肺肾之阴相互滋生方面 肺在五行属金，肾在五行属水。肺肾为母子之脏，有相互滋生的关系，亦称“金水相生”。若肺阴久虚，不能滋养于肾，可致肾阴不足。反之，肾阴久虚，子病及母，也可导致肺阴虚，最后引起肺肾阴虚的证候。

（八）肝与脾

肝与脾的关系表现在气血生化、运行和食物消导运化方面。

1．对食物消导运化的调节 肝的疏泄正常，全身气机疏通畅达，有助于脾升胃降两者之间的协调及对饮食物的消化、吸收及水谷精微的转运。脾得肝之疏泄，则运化健旺，也称“土得木而达”。而脾为“后天之本”，气血化生之源，脾“散精于肝”滋养肝体，疏泄之用才能正常。若肝失疏泄，则影响脾的运化和升清，为“肝乘脾土”，肝病及脾；脾失健运，湿浊内生，抑制肝之疏泄，为“土壅肝木”，脾病及肝。出现胸胁、脘腹胀满，纳呆，便溏等共有症状。

2．对气血生化、运行的调节 脾生血、统血，肝藏血。在防止血液妄行方面相互协调。脾气健运，则气血化生得以保障，并统摄血液行于脉中，而不溢于脉外。肝藏血充足，肝体得养，肝阳潜藏而不为亢。若脾虚不能统血，血行失常，则可发生血证，如肌衄、鼻衄，或脾虚生血无源，均可导致肝血不足的证候。

（九）肝与肾

肝与肾的关系表现为“肝肾同源”“母子相生”。

1．精血同源 肝藏血，肾藏精。肾精是肝血化生的物质基础之一，肾阳则为人体精血相互滋生，相互转化的动力来源。故称“精血同源”“肝肾同源”。肾精和肝血相互影响，肾精亏虚可导致肝血不足；肝血不足可导致肾精衰少。

2．肝肾之阴相互滋生 五行之中，肾属水为母；肝属木为子。肾阴滋养肝阴，则肝血能保持充盈，从而维持肝体柔润，肝阳潜敛的生理特性。此称为“水能涵木”。若肾阴不足，“水不涵木”则引发肝阳上亢，证见头晕目眩，面赤耳鸣。反之，肝阴不足，致使肾阴亏耗过甚，则肝阳暴张，引发肝风内动。亦称“子病及母”。

3．肝主疏泄肾主封藏的关系 肝主疏泄肾主封藏的功能对立统一，相互制约，相互协调，以维持人体的生殖、荣筋养骨等生理功能。肝失疏泄，影响肾之封藏功能，则会引起生殖的失调及体内精微物质的下泄。

（十）脾与肾

脾与肾是先天与后天相互滋养的关系；脾与肾在水液代谢方面相互协调。

1．先天与后天的关系 肾藏精，为先天之本；脾主运化，乃气血生化之源，为后天之本；脾阳依赖于肾阳的温煦气化，故有“脾阳根于肾阳”“先天生后天”之说。肾中精气的充盈，有赖于脾运化的水谷精微的充养，即所谓“后天养先天”。若肾阳不能温煦脾阳，可见腹部冷痛、下利清谷、五更泄泻、水肿等症。反之，脾阳久虚也可伤及肾阳，而见脾肾阳虚的证候。

2．在水液代谢方面 脾主运化水液；肾主水，肾阳的气化为一身水液代谢的主宰。肾阳的气化助脾运化水液，脾的运化使水液不能泛滥。肾阳不足，则气化无能，肾水泛滥，水湿内停，湿困脾阳，造成脾阳虚，而致水肿。

二、腑与腑之间的相互关系

六腑是传化饮食物的通道，以通为用。六腑之间的关系主要体现在饮食的消化、营养的吸收和糟粕的排泄过程中的相互联系。饮食入胃，经胃的初步腐熟消化，靠胃气的下降，食糜下传小肠。胆排泌胆汁进入小肠促进消化。小肠泌别清浊，清者为水谷精微和津液，经脾的运化输布到全身；浊者为剩余的水液和食物的残渣。水液部分经肾的气化作用生成尿液注入膀胱，再经过肾和膀胱的气化排出体外；食物的残渣下传大肠，经大肠吸收水液，形成粪便向下传导排出体外。六腑在不断地传化过程中，腑与腑之间进行虚实更替，如饮食入胃，则胃实肠虚，食糜下传小肠，则胃虚肠实。六腑以通为用，宜通而不宜滞，体现了六腑传化物而不藏的生理特点。六腑之间在病理上相互影响，如胃腑实热，消灼津液，可使大肠传导不利，大便秘结；大肠传导失常，亦可影响胃气的下降，胃气上逆，可见嗳气、恶心、呕吐；脾胃湿热，熏蒸肝胆，肝失疏泄，胆汁外溢，可见黄疸。

三、脏与腑之间相互的关系

脏与腑的关系是阴阳表里的关系。脏属阴为里，腑属阳为表。一脏一腑，一阴一阳，一表一里，相互配合。其经络相互络属。脏与腑在生理上相互联系，病理上相互影响。

（一）心与小肠

心与小肠的关系表现在病理上的相互传变：心火可循经下移于小肠，引起小便短赤、灼热疼痛，甚至尿血等症。小肠的实火也可循经上扰于心，引起心烦、舌尖赤痛、口舌生疮。

（二）肺与大肠

肺气的肃降有助于大肠传导糟粕，而大肠的传导功能正常，又有利于肺气的肃降下行。若肺失肃降，津液不能下达，可见大便干结。肺气虚弱，推动无力，可见大便不畅。

（三）脾与胃

脾与胃的关系是纳化协调、升降相因、燥湿相济，共同完成饮食物的消化、吸收和水谷精微的输布。

1．胃纳与脾运相协调　胃主受纳腐熟水谷，脾主运化，为胃行其津液。脾的运化和为胃行其津液的功能正常，又是胃再次受纳和腐熟水谷的前提，脾胃密切配合，共同完成饮食的受纳、消化，精微吸收及输布的一系列生理活动。

2．脾升胃降的协调　脾主升清，水谷精微才得以吸收和输布；胃主降浊，则水谷糟粕才得以传导下行。脾胃升降相因，才保证了纳化功能的正常进行。脾升胃降不仅是水谷精微的输布和食物残渣下行的动力，还是人体气机升降的枢纽。

3．脾燥与胃润相互协调　脾喜燥恶湿，胃喜润恶燥。脾胃燥湿相济，保持了纳化功能的正常进行。

（四）肝与胆

1．肝的疏泄与胆汁的排泄相互协调　胆附于肝，胆汁的贮藏和排泄功能，受肝的疏泄功能的调节和控制。相反，胆汁的排泄通畅又有利于肝主疏泄功能的发挥。肝失疏泄，导致胆汁贮藏和排泄障碍，而见胸胁胀痛、黄疸。

2．肝与胆在精神活动上的联系　肝为将军之官，而主谋虑；胆为中正之官，而主决断，二者协调配合，既深谋远虑，又果断准确，对保持正常的决断功能十分重要。

（五）肾与膀胱

两者表现在肾的气化与膀胱贮尿和排尿的关系上。肾为水脏，膀胱为水腑。膀胱的贮尿和排尿的生理动能有赖于肾的气化和固摄作用。肾气充足，气化、固摄有权，膀胱开阖有度。肾既能固摄尿液，又能通利小便，以维持膀胱正常的贮尿和排尿的生理功能。肾气不足，气化失常，固摄无权，膀胱开阖失度，导致小便不利、尿闭或尿频、遗尿、尿失禁。若湿热之邪下注膀胱，日久及肾，亦可导致肾的气化失常。

（曹　锐　朱宏勋　李　京）

上篇第 3 章精、气、血、津液、神

第三节 精、气、血、津液、神

精、气、血、津液是人体生命活动的基本物质基础。人体脏腑、经络等组织器官功能活动不断地消耗精、气、血、津液等物质，而精、气、血、津液的生成与代谢又依赖于脏腑、经络等组织器官的正常生理活动。所以说，无论是生理上还是病理上，精、气、血、津液与脏腑、经络等组织器官之间始终存在着相互依存、相互为用、相互影响的关系。

神是人体高级生命活动和精神活动的外在表现，是以精、气、血、津液为物质基础的。

精的概念、生成、分类、功能在五脏之肾的生理功能中已作详细阐述，在此从略。

一、气

（一）气的基本概念

气有两个含义。一是指构成人体和维持人体生命活动的最基本物质，如水谷之气、呼吸之气等；二是指脏腑组织的生理功能活动，如五脏之气、六腑之气、经络之气、心气、肺气、胃气等。即气既有物质属性，又有功能属性。

（二）气的生成和运动

气的生成来源有三个方面：一是禀受于父母的先天精气；二是由脾胃化生的水谷之精气；三是由肺吸入的自然界清气，通过肺、脾胃、肾等脏腑生理功能的相互作用而生成。

气在人体内不断运动，气的运动称为“气机”，气机有升、降、出、入四种对立统一、协调平衡的基本运动形式。气的运动产生脏腑、经络的生理功能，并通过生理活动体现脏腑之气各种不同形式的运动规律及脏腑生理活动的特性。如肺的呼吸运动，吐故纳新，吐出浊气，吸入清气。脾气主升，胃气主降。气的升降出入失调，会导致脏腑、经络发生病变，气的升降出入运动停止，生命活动也将终结。

（三）气的功能

气的功能主要表现在五个方面。

1．推动作用 气是人体功能活动的动力。人体的生长发育，各脏腑、经络等组织器官的生理活动，血的生成和运行，津液的生成、输布和排泄等均靠气的激发和推动作用。

2．温煦作用 气是机体热量的来源。气有温煦、熏蒸的功能。人体正常体温的维持，脏腑、经络等组织器官的功能活动，血和津液的运行等，均要依赖气的温煦作用。

3．防御作用 气能护卫肌表，防御外邪入侵，又能驱邪外出，使身体康复。若气虚，防御功能减弱，抗病能力下降，则容易反复发生内伤外感之变。

4．固摄作用 气对体内的液态物质有统摄、控制的作用，对脘腹的脏器有固护和升举的作用。气能固摄汗液、尿液、唾液、胃液、肠液、精液、月经、白带等，使其有节制地排泄，控制其分泌排泄量；气能统摄血液，使其循脉运行，而不溢于脉外；气能固护胃、肾、子宫、肛门等脏器，使其位置恒定而不下移。若气虚固摄无力，可见出血、自汗、尿失禁、泄泻、滑精、早泄、崩漏、带下，以及胃、肾、膀胱、子宫下垂、脱肛等症。

5．气化作用 通过气的正常运动而产生各种生理性变化，具体来说，是指精、气、血、津液各自的新陈代谢和相互转化。如饮食物先转化成水谷精气，水谷精气又可化生为营气、卫气、宗气等；肾中精气、水谷精气、肺吸入的清气，三者通过肺、脾、胃、肾气的综合气化作用化生成元气；津液经过代谢转化成汗液和尿液；食物经过消化吸收后，其残渣转化成粪便等，都是气化作用的具体表现。总之，体内的精、气、血、津液的生成和相互转化都依赖于气化作用。此外，气化也专指一些脏腑的某种功能，如肾、膀胱、三焦的气化。如果气化功能失常，就会影响全身各部代谢失常的病变。所以说气化的过程实际上就是体内物质代谢的过程，是物质转化和能量转化的过程。

（四）气的分类、分布与功能

气由于生成、分布部位、功能特点的不同，而有不同的名称。

1．元气　又名“原气”“真气”，是人体最基本、最重要的气。

（1）生成：元气根源于肾，由肾中精气所化生，以禀受于父母的先天之精为基础，又赖后天水谷精气的充养而成。

（2）分布：元气发于肾，以三焦为通道循行于全身，内而五脏六腑、经络，外达肌肤腠理及组织器官。

（3）功能：元气有推动人体生长发育，温煦和激发各脏腑、经络等组织器官功能活动的作用。元气是人体生命活动的原动力，元气充沛，各脏腑、经络等组织器官的功能旺盛，机体强健而病少。若因先天禀赋不足，或后天失养，或久病损伤元气，则会出现元气虚衰，生长发育迟缓，脏腑虚弱，机体抗邪无力。

2．宗气

（1）生成：宗气是由肺吸入的自然界清气和由脾胃化生的水谷精气相互化生而成的。

（2）分布：宗气聚集于胸中，上出喉咽，贯注心肺之脉，下蓄丹田，经气街注入足阳明经而下行至足。

（3）功能：宗气的生理功能有两个方面，一是走息道，以司呼吸。凡语言、呼吸、声音的强弱均与宗气有关。二是贯注心脉，以行气血。凡气血的运行、肢体的寒温和活动能力、视听的感觉能力，心搏的强弱和节律都与宗气的盛衰有关。

3．营气　又称“荣气”。营气与血的关系密切，常“营血”并称。营气与卫气相对而言，属于阴，故又称“营阴”。

（1）生成：营气主要来自脾胃运化的水谷精气，由水谷精气中的“精华”部分组成。

（2）分布：营气分布在血脉之中，循脉运行全身。

（3）功能：主要功能是为脏腑、经络等组织器官的生理活动提供营养，化生血液，成为血液的组成部分。

4．卫气　卫气与营气相对而言，属于阳，故又称“卫阳”。

（1）生成：卫气主要来自脾胃运化的水谷精气，由水谷精气中的“慓悍”部分组成。卫气“慓疾滑利”，不受脉管的约束，运行于皮肤、分肉之间，熏于肓膜，散于胸腹。

（2）分布：卫气分布在脉外，流动疾速，经肺宣发运行全身。

（3）功能：卫气的主要功能有三个方面：一是护卫肌表，抗御外邪。二是温煦脏腑，润泽皮毛。三是调节控制肌腠的开阖，汗液的排泄，以维持体温的相对恒定。

营气和卫气都以水谷精气为其主要的生成来源，营在脉中，卫在脉外，营主内守而属于阴，卫主外卫而属于阳，二者之间必须协调配合，才能维持正常的腠理开阖、体温的恒定和防御能力等。若营卫不和，则出现恶寒发热，无汗或汗多，抵御外邪能力下降等。

二、血

（一）血的基本概念

血是在脉管中循环流动的红色液态营养物质，具有营养和滋润全身各脏腑、经络等组织器官的作用，它是构成人体和维持人体生命活动的基本物质。

（二）血的生成

血主要由营气、津液所组成。由于营气和津液都来源于脾胃化生的水谷精微。所以说，脾胃是“气血生化之源”，饮食物经脾胃的运化产生了水谷精微。其中包含营气和津液，经脾的升清作用，上输于肺，与吸入的自然界清气相结合，通过心肺的气化作用，化生为血，注入血脉之中。此外，肾藏精，精可化血，故血液的化生与精亦有关。所以说血液的生成与脾、胃、肺、肾等脏腑的关系密切。血属性为阴，故又称阴血。

（三）血的功能

1．营养和滋润全身各脏腑组织器官 血在脉中循行，内至脏腑，外达皮肉筋骨，对全身各脏腑组织器官起着充分的营养和滋润作用。血的营养和滋润功能可从面色、唇舌、皮肤，肌肉、毛发、爪甲、感觉和运动等方面反映出来。血液充盛，面色、唇舌、皮肤红润有光泽，肌肉丰满壮实，视觉、听觉等感觉和肢体运动灵活。若血虚，机体除脏腑功能低下外，还见面色萎黄、唇甲舌色淡，头晕目眩，毛发干枯，肌肤干燥，肢体麻木，运动不灵活等。

2．维持精神意识思维活动的物质基础 血脉充盈，则精力充沛，神志清晰，思维敏捷，活动自如。血虚则会出现精神萎靡，健忘，失眠，多梦。

（四）血的运行

血在脉中循环运行，是多个脏器共同作用的结果。血液的正常运行，依赖于气的推动和固摄作用。心气是推动血液运行的主要动力。肺朝百脉，主宗气，贯心脉，以行气血。肝能调畅气血的运行。脾气统摄血液在脉中运行，使血不溢于脉外。任一脏器功能失调都可能引起出血或血瘀。此外，脉道通畅与否、机体寒热变化、痰浊、瘀血均会影响血之运行。

三、津液

（一）津液的基本概念

津液是人体内一切正常水液的总称，是构成人体和维持人体生命活动的基本物质。包括各脏腑组织器官中的内在体液及其正常的分泌物。津和液虽同属水液，但因津和液的性状、分布和功能不同，而又有所区别。性质清而稀，流动性较大者为津，渗透浸润于肌肤腠理、孔窍之中，性质稠厚，流动性较小者为液，灌注于关节、脏腑、脑、髓等处，津和液的整体功能是一致的，有滋养和濡润的生理功能。津和液可以相互转化，所以常并称“津液”。

（二）津液的生成

津液来源于水谷精微。饮食水谷通过胃的腐熟消化和游溢精气、小肠的分清泌浊、脾的运化升清，转化为水谷精微的液体部分，即为津液。

（三）津液的输布和排泄

津液是以三焦为通道输布全身。通过肺的通调水道，脾的运化水液，肾的蒸腾气化，清者化为津液蒸腾上升，散布于肌肤腠理、孔窍、关节、脏腑、脑、髓；浊者化为汗液、尿液排出体外。可见在津液的生成、输布和排泄过程中，肺、脾、肾三脏起着重要的作用。

（四）津液的功能

津液运行于肌肤、孔窍、脏腑，有滋润和濡养肌肉，充润皮肤，润泽孔窍，滑润关节，滋养脑髓，濡润脏腑等作用。津液注入血脉，成为血液的重要组成部分，具有充养和滑利血脉的作用，若津液的生成、输布和排泄障碍，破坏津液代谢的平衡，过多的水液在体内停留，形成水肿、腹水、痰饮等症。津液损伤过多，可形成伤津、脱液等津液不足的病理变化。

四、神

（一）神的基本概念

神是人体生命活动现象的总称。神有广义和狭义之分。广义的神是指人体生命活动的外在表现。人体的神志表情，精神意识，面色眼神，呼吸言语，体态动作等都属于广义“神”的范畴。狭义的神是指人的精神活动，包括精神意识、思维活动、情志、记忆、感觉、理解、领悟、判定等。

（二）神的生成

神是先天之精生成的。当胚胎形成之际，生命之神也就产生了。神虽生成于先天，但必赖于后天精气的滋养。水谷之精气充盛，神的功能才能旺盛。所以说先天之精是神的基础，后天精气是神的保障。

（三）神的作用

神是生命的主宰，它对脏腑功能的正常进行以及脏腑之间的相互协调起着重要的作用。“得神者昌，失神者亡”，就是强调神在生命活动中的重要地位。

神是脏腑功能活动的外在表现。人体精气充盛，血脉充盈，生命活动旺盛，神气才能活现，可见精神充沛，神采奕奕，面色红润光泽，两目炯炯有神；反之，精气血津液不足，脏腑功能虚衰，则神气不足，可见精神萎靡，面无光泽，目无神采。因此，观察神气可以判断人体的健康状况，病势的轻重和预后。

五、精、气、血、津液、神的相互关系

（一）气与血的关系

气的功能以推动、温煦为主，血的功能以营养滋润为主，“气主煦之，血主濡之”。气和血之间相互依存、相互滋生，这种关系可概括为“气为血帅”和“血为气母”。

1．气为血帅

（1）气能生血：是指血液的生成过程离不开气的运动变化。因此，气旺则血旺，气虚则血虚，临床上治疗血虚时常配伍补气药以提高疗效。

（2）气能行血：血液的循行有赖于心气的推动；宗气贯心脉，以行气血，故气行则血行，气滞则血瘀。

（3）气能摄血：是指气对血液有固摄约束的作用，使血液正常运行于脉管之中，而不溢于脉外。若气虚不能摄血，则可致各种出血症，治疗须补气摄血。

2．血为气母

（1）血能载气：是指血是气的载体，气必须依附于血，靠血液的运行而通达全身。

（2）血能养气：是指气的化生是以血为物质基础。故血虚时气亦虚。

（二）气与津液的关系

气属阳，津液属阴，气与津液的关系和气与血的关系相似。

1．气对津液的作用

（1）气能生津：津液的生成主要依赖脾胃之气的运化功能。脾气旺则津液充足；脾气虚运化无力，则津液也不足。

（2）气能行津：指津液的输布、运行和排泄全赖气的升降出入运动和气的气化功能。气虚、气滞均可导致津液停滞，称为“气不行水”；津液停聚又可致气机不利，称为“水停气滞”。二者互为因果，治疗时行气、利水常并用。

（3）气能摄津：指气对津液的固摄作用，防止津液的无故流失，维持津液的代谢平衡。气虚固摄无力，可多汗、遗尿、流涎、流泪、女子带下等。

2．津液对气的作用

（1）津能载气：指津液是气存在于体内的载体，气存在于津液之中。气随津液的输布而散于全身。

（2）津能化气：指气的化生以津液为物质基础。

（三）津液与血的关系

津液和血均为水谷精微所化，二者都具有滋润和濡养的作用。在生理上，津液注入于脉中

成为血液的主要组成部分，血液中的清稀部分渗出脉外，即为津液，故有“津血同源”之说。如失血过多，则津液大量渗于脉内，可导致津液不足，出现口渴、尿少、皮肤干燥等，称为“耗血伤津”；若津液大量耗损，脉内血的一部分亦可渗出脉外，形成血脉空虚，称为“津枯血燥”。

（四）精与血的关系

血的化生有赖于肾中精气的气化，肾中精气的充盛亦有赖于血液的滋养，所以说精能生血，血能化精，精和血之间存在着相互滋生和相互转化的关系，故称“精血同源”。如肾虚则精少，可导致肝血不足；肝血不足亦可引起肾精亏损。

精、气、血、津液是构成人体和维持生命活动的基本物质，它们虽然来源、生成、分布、生理功能各有所不同，但它们之间相互依存、相互转化，关系十分密切。

小结

藏象学说是研究人体五脏（肝、心、脾、肺、肾）、六腑（胆、胃、小肠、大肠、膀胱、三焦）、奇恒之腑（脑、髓、骨、脉、胆、女子胞）的生理功能、病理变化及其精、气、血、津液、神之间相互关系的学说。

藏象学说是阴阳五行学说在中医学领域的具体体现，依据阴阳五行学说归纳脏腑的特点或属性，论述五脏之间、六腑之间、脏腑之间以及精、气、血、津液之间的相互关系，借助五行生克制化来分析各脏腑生理功能之间的相互联系和病理情况下的互相影响。

藏象学说是脏腑辨证的基础，是中医学基础理论的重要内容之一。

（李彤中　李志英　范春琦）

藏象学说研究进展

上篇第3章思考题参考答案

一、心的现代研究

（一）心主神明的研究

1．心功能活动对脑的影响　人脑的耗氧量约为全身耗氧量的1/5，充足的脑血流量是保证脑部正常活动的首要条件。如果心脏泵血功能异常，可导致脑及全身组织的血液供给减少。由于脑血管舒缩的相对限制性、脑组织的高血流量性、高氧耗量性、能源单一性、血脑屏障，脑组织又不能像其他组织那样利用脂肪酸氧化供能。因此，脑组织受体循环影响的程度较其他机体器官组织明显。脑血流供应不足，则很快严重影响脑的功能，表现出精神活动异常症状，如失眠、健忘、烦躁，甚至神昏、谵妄等，严重的导致昏迷，甚至死亡。

2．现代心理神经免疫学与心主神明　目前认为，人体中存在着精神 - 神经 - 内分泌 - 靶器官轴。这方面的研究已形成一门新的学科——心理神经免疫学。心脏不仅是血液循环器官，还是一个重要的内分泌器官。心脏和血管受全身神经、激素、细胞因子的支配和调节，同时会产生和分泌多种激素和血管活性物质，如心钠素、血管紧张素、儿茶酚胺、前列环素、内皮素等，这些血管活性物质既可作为循环激素直接作用心脏血管，影响局部和全身循环，同时又可通过血循环运送到全身各器官，包括脑组织，在一定程度上起到调控人的精神意识、思维活动的作用。

3．心血管疾病与精神状态 心血管疾病易导致精神障碍，逐渐受到医学界的关注与重视。国内外学者研究显示，心血管疾病患者及精神心理问题患者都存在高交感状态、高儿茶酚胺水平、血小板激活、炎症激活以及内皮功能紊乱状态，说明心血管疾病与精神心理疾病存在着密切联系。心血管疾病伴发焦虑抑郁等疾病的原因主要是由于交感肾上腺神经的兴奋和儿茶酚胺的过度释放激活自主神经所致。胡大一在长期临床工作中发现此类问题，首先提出了“双心医学”，强调在治疗患者躯体上存在的心血管疾病的同时应关注患者的精神心理问题。

上述科学新解提示：“心主神明”学说作为中医学藏象理论体系的主要学术思想，至今依然有效指导临床诊疗的理论，具有重要的医学价值与进一步深入研究的意义。

（二）汗为心之液的现代研究

出汗是人体排泄和调节体温的一种生理功能。人体汗腺受自主神经系统调节，当交感神经兴奋时，汗腺分泌增多。心脏是推动血液流动的动力器官，机体的一切新陈代谢要靠心脏泵出的血液来提供能量源泉，心脏发生病变时常会引起机体的神经、体液等发生变化，从而产生一系列症状，常伴有汗出。当交感兴奋时，各脏器广泛反应，但心脏和血管是反应最敏感、最显著的，心脏病变有时又可加重交感神经兴奋，导致汗出加剧。临床统计证明，心力衰竭患者血浆中去甲肾上腺素浓度越高，生存时间也越短，故控制心力衰竭时交感神经的过度兴奋，控制排汗量，已成为治疗心力衰竭和改善心功能的重要措施之一。

二、肺与大肠相表里的研究

1．肺病从肠论治 慢性阻塞性肺疾病急性发作期，患者多有便秘症状。运用通腑泻肺方治疗痰热壅肺型慢性阻塞性肺疾病，在减少痰量、减轻气喘、减轻便秘等方面有明显优势。

一项204例急性肺损伤（acute lung injury，ALI）/急性呼吸窘迫综合征（acute respiratory distress syndrome，ARDS）患者中医证候学研究发现：ALI/ARDS发病后的临床症状表现以肺系为主，有多脏腑受累的特点，以肺与大肠相关性最强。用通腑泻肺疗法治疗ALI/ARDS大鼠，发现经中药治疗后大鼠肺功能各项指标均得到改善，且肠屏障功能损伤亦明显改善。另一项研究发现，通过清肺通腑能够显著改善大肠腑实证患者的氧合指数、肠屏障功能，说明肺功能的改善与肠功能的改善密切相关。

2．肠病从肺论治 溃疡性结肠炎（UC）又称非特异性溃疡性结肠炎，临床表现除有典型的腹泻、黏液脓血便等肠道症状外，还可累及肺、口腔、皮肤等部位，其中以气短、胸闷、咳嗽症状出现较多，且肺功能也常呈现不同程度的损伤性改变。一项261例溃疡性结肠炎的流行病学调查显示：58.6%的UC患者表现出呼吸系统症状，63.3%的患者肺功能显示异常。结果表明，UC可累及肺而致其损伤，从而为肠病从肺论治提供了临床依据。便秘患者肺气郁滞影响胃肠传输功能，导致便秘，采用宣肺运肠汤治疗结肠慢传输型便秘（STC），发现宣肺运肠汤能够显著改善STC患者便秘症状，对肺气郁滞型慢传输型便秘有较好的治疗作用，可以从根本上起到治疗STC的作用。小儿脏腑娇嫩，“阳常有余，阴常不足”，便秘时不宜过度使用通法，范亚丽运用泻白散加味治疗小儿便秘，取得较好疗效，取其“提壶揭盖”，上焦肺气通畅，脏腑功能才得以恢复正常。

3．肺肠同治 付钰基于肺与大肠相表里理论进行针灸选穴，观察针刺肺经穴和大肠经穴对支气管哮喘患者肺功能的影响，发现从肺、肠论治以及肺肠合治均可使哮喘患者的肺功能得到改善，且肺肠合治的改善作用更明显，说明肺经穴与大肠经穴具有协同作用。

三、肝藏血、主疏泄的研究进展

现代医学研究发现肝与大脑的边缘系统有关，涉及神经、内分泌、生殖、免疫等多个系统，因此，研究肝主疏泄、调畅情志的发病机制，应多层次、多学科、立体互通、交叉渗透，从整体、器官、细胞、分子、基因等各个方面着手，从宏观以及微观角度明确多个系统之间的相互关系。张浩等尝试从促红细胞生成素（EPO）信号通路途径探讨“肝藏血，主疏泄”的分子机制，并得出结论：EPO既与血液生成、调节相关，又兼具抗抑郁等作用，成为中医“肝藏血，主疏泄”的可靠依据。

四、脾主运化的研究进展

中医认为脾为后天之本，脾主中气，司运化，为气血生化之源。脾主运化，其功能用现代医学的观点来解释就是消化、吸收和胃肠蠕动功能。

肠道微生物稳态是中医“脾主运化”的理论依据之一，脾失健运会引起肠道微生物组改变，贾连群等认为脾失健运，肠道微生物组改变，导致膏脂转输障碍是血脂异常的关键病机，研究以肠道微生物驱动的TMA/FMO3/TMAO通路为切入点，揭示肠道微生物组与膏脂转输的关系。

五、“肾主水”理论与AQP的关系

现代研究发现，参与人体水液代谢的主要分子是水通道蛋白（aquaporin，AQP）。其主要的生理功能是介导自由水的跨膜转运，水通道蛋白的正常表达可能是津液输布的分子生物学基础，因此，推测肺、脾、肾对水液代谢的调节作用是通过水通道蛋白实现的。肾主要是调节人体尿液的生成与排泄，肾AQP-2的重要生理功能之一就是在尿液的浓缩过程中起一定的调节作用，进而对人体水液代谢平衡起关键调节作用。研究发现，在糖尿病模型大鼠肾组织中AQP-2表达增多，AQP-2的增多可能参与了糖尿病多尿的形成。另有研究发现，AQP的表达与儿童遗尿的严重程度呈负相关，AQP-2表达增多，则遗尿程度较轻，反之，AQP-2表达减少，则遗尿程度较重。

思考题

1．五脏及六腑各有何生理功能？
2．五脏六腑间的相互关系如何？
3．分别叙述精、气、血、津液的生成、分布及其生理功能。

（曹　锐　李　京　朱宏勋）

第4章 病因、病机

中医学认为，人体是一个有机的整体，人体各脏腑组织之间以及人体与外界环境之间时刻处于相对动态平衡状态，从而维持着人体的正常生理活动。当这种动态平衡因某种原因遭到破坏，又不能自行调节得以恢复时，人体就会发生疾病。引起疾病发生的原因称为病因。各种致病因素作用于人体，导致疾病发生、发展与变化的机制，就是病机。

上篇第4章病因

第一节 病 因

病因，指引起人体发生疾病的原因。中医学认为导致疾病发生的原因是多种多样的，诸如气候异常、疠气传染、精神刺激、饮食失宜、劳逸不当、跌仆金刃以及虫兽所伤等，均可导致疾病的发生。此外，原因和结果也是相对的，在某一病理阶段是结果的产物，在另一阶段中则可能成为病因。例如痰饮、瘀血等，既是脏腑气血功能失调形成的病理产物，又能成为某些病变的致病因素。病因归纳起来主要有外感致病因素、内伤致病因素和其他致病因素。

中医病因学说是中医学理论体系中的重要组成部分，它不仅研究病因的性质和致病特点，同时更注重各种致病因素所致病证的临床表现，因此，中医病因学说对临床辨证和治疗有着重要的意义。

一、外感致病因素

外感致病因素主要指来自于自然界，从肌表、口鼻侵入人体而导致人体发病的病因，包括六淫、疠气等。

（一）六淫

六淫：即风、寒、暑、湿、燥、火六种外感病邪的统称。淫，谓水满而外溢，故有太过、浸淫之意。由于六淫是不正之气，所以又称为“六邪”。风、寒、暑、湿、燥、火，本是自然界六种不同的正常气候变化，称为“六气”。六气是自然界万物生长的条件，人体亦适应其变化，所以六气一般不会使人致病。当气候变化异常，六气发生太过或不及，或非其时而有其气，以及气候变化过于急骤，在人体正气不足，抵抗力低下时，六气才成为致病因素，侵犯人体发生疾病，这种情况下的六气，即称为“六淫”。

此外，还有些并非外感六淫之邪，但也出现了类似风、寒、湿、燥、火所致的病证表现，这是由于脏腑和气血津液功能失常而产生的不同病理反应。因病起于内，故分别称为内风、内寒、内湿、内燥、内火，统称“内生五邪”。内生五邪与六淫邪气既有区别，又有一定联系和影响，故临床上应注意加以区别。

六淫致病具有以下特点，见表1-4-1。

表1-4-1 六淫致病的特点

特点	具体表现
外感性	六淫邪气多从肌表、口鼻或同时从这两个途径侵犯人体而发病，故有“外感六淫”之称，又称为外感病
季节性	六淫致病具有明显的季节性。如春季多风病，夏季多暑病，长夏多湿病，秋季多燥病，冬季多寒病等，又称为时令病
地域性	六淫致病常与生活地区和环境密切相关，如西北高原地区多寒病、燥病；东南沿海地区多湿病、温病。久居潮湿环境多湿邪为病，高温环境作业者又常因燥热或火邪致病等
相兼性	六淫邪气既可单独侵袭人体而致病，又可两种或两种以上兼夹同时侵犯人体而致病，如风寒感冒、湿热泄泻、风寒湿痹等
转化性	六淫邪气在致病中，其证候在一定条件下可以相互转化，如寒邪入里可化热，暑湿日久可化燥伤阴等

1．风邪 风是春季的主气，但四季皆有，故风邪引起的疾病虽以春季为多，但又不限于春季，其他季节也可因风发病。风邪是外感发病中较重要和最常见的一种致病因素。

风邪的性质和致病特点：

（1）风为阳邪，轻扬开泄，易袭阳位：风邪具有轻扬、升发、向上、向外的特性，故属于阳邪。其性开泄是指风邪侵犯人体易使腠理疏泄而开张。正因其具有轻扬、升发、向上、向外的特性，所以风邪常易侵袭头面、肌表、肩背等属阳的部位。临床常见头痛、身背项痛、鼻塞咽痒、汗出恶风等症状。

（2）风善行而数变：善行，是指风性走窜无定，善动不居，故曰“风性主动”。表现在风邪致病具有病位游移，行无定处的特点，如风痹的关节疼痛游走不定。数变，是指风邪致病具有发病迅速，变幻无常的特性，如风疹的瘙痒无定，此起彼伏等。

（3）风性主动：风主动，即指风具有使物体摇动的特性。如临床常见的面部肌肉抽掣、眩晕、震颤、颈项强直、抽搐等症状，均与风邪致病有关。

（4）风为百病之长：长者，首领之意也，是指风邪为六淫病邪的首要致病因素。由于风常为外邪致病的先导，其他寒、暑、湿、燥、火诸邪多依附于风邪侵犯人体致病，如外感风寒、风热、风湿、风燥等；加之风邪终年常在，致病最多，遍及表里内外，可发生多种病证，故有风为“百病之长”“六淫之首”之说。

2．寒邪 寒是冬季的主气，也可见于其他季节。冬季气温寒冷，常有气温骤降之时，若人体防寒保暖不当，汗出当风、淋雨雪或冻饿露宿，亦常为感受寒邪的途径。寒邪为病，有伤寒、中寒之别。伤寒，是指寒邪外袭于肌表，卫阳被遏而表现的病证；中寒，是指寒邪直中于里，损伤脏腑阳气的病证。

寒邪的性质和致病特点：

（1）寒为阴邪，易伤阳气：感受寒邪，最易损伤人体阳气。阳气受损，失其正常的温煦气化作用，则表现出寒证。如寒邪袭表，卫阳被遏，出现恶寒；寒邪直中太阴，脾阳受损，则见脘腹冷痛、呕吐腹泻等症；寒邪直中少阴，心肾之阳受损，则见畏寒踡卧，手足厥冷，小便清长，下利清谷，脉微细等症。

（2）寒性凝滞：“凝滞”，即凝结，阻滞不通之意。人体气血津液能运行通畅，全赖阳气的温煦推动。寒邪侵犯人体，阳气受损，会使经脉气血凝结，阻滞不通，不通则痛，从而出现各种疼痛，如寒邪袭表之太阳伤寒证，可见头项强痛、骨节疼痛；痹病中的寒痹，因寒邪偏盛，故以关节剧痛为主要表现，故又称为“痛痹”，因此有“寒主疼痛”之说。

（3）寒性收引：收引，即收缩牵引之意。寒邪侵袭人体，可使气机收敛，皮肤、肌腠、筋脉收缩挛急。如寒邪侵袭肌表，则腠理紧密，毛窍闭塞，卫阳被郁不得宣泄，可见恶寒、无汗、战栗、肤起粟粒、脉紧；若寒邪客于经络关节，则使经脉拘急，出现肢体屈伸不利或兼冷厥不仁；寒入厥阴肝经，则见少腹拘急不仁。

（4）寒性清澈：分泌物或排泄物出现清稀状，均属寒邪所致。如风寒感冒初起，鼻流清涕；寒邪束肺，咳痰清稀等亦属寒之征象。

3．暑邪 暑是夏季的主气，为火热所化。暑邪致病有明显的季节性，主要发生于夏至以后，立秋之前。暑邪纯属外邪，无内暑之说。

暑邪的性质和致病特点：

（1）暑为阳邪，其性炎热：暑为夏季火热之气所化，火热属阳，故暑属阳邪。由于夏季气候炎热，故暑邪与其他季节的温热邪气相比，还有其独特的炎热之性，即比其他季节的火热之邪更为炽盛。因此，暑邪侵犯人体可迅速出现壮热、面赤、目红、心烦、脉象洪数等一派阳热亢盛之症。

（2）暑性升散，耗气伤津：暑为阳邪，主升主散，易上扰心神及头目，故见心烦闷乱、头昏目眩；侵犯人体，常致腠理开泄而多汗，汗出过多，则易伤津，津液亏损，则口渴喜饮、小便短赤。在汗出的同时，往往气随津脱而致气虚，故见气短乏力。如津气耗伤太过，可使人猝然昏倒，不省人事，冷汗自出，手足厥冷，是为中暑。

（3）暑多夹湿：夏季炎热，且多雨潮湿，热蒸湿动，暑湿之气弥漫空间，故暑邪多夹湿邪致病。其临床表现除见暑热症状外，常伴有四肢困重、胸闷呕恶、大便溏泻不爽等湿阻脾胃之症。

4．湿邪 湿为长夏主气。长夏乃夏秋之交，为一年之中湿气最盛的季节，故长夏多湿病。此外，居处潮湿或从事水中作业等均可招致湿邪而致病。脾主运化水湿，脾失健运则水湿内停，易致湿邪为病。

湿邪的性质和致病特点：

（1）湿为阴邪，阻遏气机，易伤阳气：湿邪重浊，其性类水，故属阴邪。湿邪侵犯人体，留滞于脏腑经络，聚而有形，易阻遏气机，使气机升降失常，经络阻滞不畅，而见胸脘痞闷，小便短涩，大便不爽等症。湿为阴邪，易伤阳气。由于脾喜燥恶湿，所以湿邪以伤脾阳为最，脾阳不振，运化失职，则见纳呆腹胀、便溏、水肿、尿少等症。

（2）湿性重浊：重，即沉重之意，湿邪致病，其临床症状有沉重的特点，如头重身困或四肢酸楚沉重等；湿留关节，则滞着不移，阳气不能布达，见肌肤不仁、关节疼痛重着，甚者痛有定处，沉重不举，故又称“着痹”。浊，即秽浊，多指分泌物、排泄物秽浊不清。湿邪致病可出现各种秽浊症状，如面垢眵多，大便溏泻，下痢黏液脓血，小便混浊，妇女白带过多，湿疹浸淫，流脓渗水等。

（3）湿性黏滞：“黏”，即黏腻；“滞”，即停滞。湿性黏滞是指湿邪致病具有黏腻停滞的特点，这一特点主要表现在两个方面。一是湿病症状的黏滞性，如湿留大肠，则见大便黏腻不爽或里急后重、大便脓血；湿阻膀胱，则见小便涩滞不畅，或小便频急量少涩痛；湿浊内盛，舌苔多见黏腻。二是病程的缠绵性，如湿痹、湿疹、湿温等病，均有反复发作，或时起时伏，病程较长，缠绵难愈的特点。

（4）湿性趋下，易袭阴位：湿性属水，水性下行，故湿邪有下趋的特性。因人体下部属阴，湿邪致病每易伤及人体下部。如湿邪为病的水肿，多以下肢较明显。此外，淋病、尿浊、带下、泄泻、痢疾等疾病，均为湿性趋下之表现。

5．燥邪 燥是秋季主气，故称“秋燥”。也可因久晴无雨、骄阳久曝、火热烘烤而致病。燥邪易从口鼻而入，侵犯肺卫。燥邪为病有温燥、凉燥之别。初秋尚热，有夏热之余气，多为温燥；深秋已凉，有近冬之寒气，多为凉燥。

燥邪的性质和致病特点：

（1）燥性干涩，易伤津液：燥为干涩之病邪，每易伤损津液，造成阴津亏虚的证候，而使机体失于津液滋润濡养，出现一派干燥枯涩之症，常见口鼻干燥，咽干口渴，皮肤干涩，甚则皲裂，毛发不荣，小便短少，大便干结等症，故有“燥性则干”之说。

（2）燥易伤肺：肺为娇脏，喜润而恶燥。肺外合皮毛，开窍于鼻。燥邪伤人，必从口鼻皮毛而入，故最易伤肺。燥邪犯肺，耗伤肺津，使宣发肃降失司，甚则伤及肺络，出现干咳少痰，或痰黏难咳，或喘息胸痛，痰中带血的症状。

6．火（热）邪 火与热常并称，火热之邪一般旺于夏季，当夏热或其他季节气温骤升时，人体不注意适时调理、通风降温，每易感受热邪而形成外感热病。温、热、火三者属同一性质的病邪，均为阳盛所化，虽常混称为温热或火热之邪，但三者之间却有程度之不同，一般认为热为温之渐，火为热之极。就致病邪气而论，热邪多指外邪，属“六淫”之一，如风热、燥热、湿热之类；而火邪多由内生，如“内生五邪”的心火、肝火等。

火（热）邪的性质和致病特点：

（1）火（热）为阳邪，其性炎上：火性燔灼，升腾上炎，故属阳邪。火（热）邪伤人，多见壮热、恶热、烦渴、汗出、脉洪数等阳热症状。其性炎上，是指火（热）邪还具有向上升腾的特性，常侵犯人体上部，如表现为头痛、耳鸣、咽喉红肿热痛、齿衄、龈肿或口舌糜烂等症状。

（2）火（热）易扰心神：心属火，火热之邪伤人易扰心神。如入营血必扰心神，轻者见心神不宁、心烦躁动、惊悸失眠；重者见神不守舍、狂躁不安、神昏谵语。所谓“诸躁狂越，皆属于火”即为此意。

（3）火（热）易伤津耗气：火热之邪，一是迫津外泄，使津液化汗丢失；二是消灼阴液，使人体阴津耗伤，故火邪致病，除有热象外，往往伴有口渴喜饮，咽干舌燥，小便短赤，大便秘结等津液耗伤的症状。同时，因汗出而气脱，或阴伤日久损阳，可使人体的正气损伤，而致全身性的津气衰脱，出现气脱亡阴，阴损及阳，亦可见亡阳之危象。

（4）火（热）易生风动血：热盛生风，又称“热极生风”。是指火热之邪燔灼肝经，劫灼阴液，筋脉失养而致肝风内动，常见高热神昏、四肢抽搐、目睛上视、颈项强直、角弓反张等；另外，热邪侵犯人体，灼伤脉络则迫血妄行，从而导致各种出血病证。如吐血、咯血、衄血、溲赤、皮下瘀斑、丹痧及妇女月经过多、崩漏等。

（5）火（热）易致肿疡：火热之邪入于血分，火郁局部，“热胜则肉腐，肉腐则成脓”而发为痈肿疮疡。可见局部红肿热痛，久则化脓等。

（二）疠气

疠气，即疫疠之气，是一类具有强烈传染性的外邪，在中医文献中又称“瘟疫”“戾气”“异气”“毒气”“乖戾之气”等，可见其烈、毒、厉之特性。明代《温疫论》明确提出：“温疫之为病，非风非寒，非暑非湿，乃天地间别有一种异气所感。”因此，疫疠有别于六淫。《温疫论·原病》曰：“疫者，感天地之疠气，……此气之来，无论老少强弱，触之者即病，邪从口鼻而入”。这些说明我国古代医家早已认识到疫疠具有强烈的传染性，同时也认识到疫疠主要是通过空气传染，从口鼻等传播途径侵入人体而致病。此外，疫疠也可随饮食、接触、蚊虫叮咬及其他途径侵犯而致病。既可散在发生，亦可形成瘟疫流行。

1．疠气的致病特点

（1）发病急骤，病情危重：疠气致病，具有发病急骤，病情重笃，症状相似的特点。其与温热邪气、火邪致病有相同之处，但疫疠之气更加急、猛、凶险，发展变化快。如大头瘟、蛤蟆瘟、白喉、疫痢、霍乱、烂喉、天花、丹痧、疫毒痢等，均发病急骤，来势凶猛，病情危笃。

(2) 传染性强，易于流行：疫疠之气具有强烈的传染性和流行性，可通过空气、水源、食物及其他途径传播。祖国医学对其危害性早有认识，《诸病源候论·卷十》云："人感乖戾之气而生病，则病气转相染易，乃至灭门"。说明其传染性强及易于流行的特点。

(3) 一病一气，症状相似：一种疠气仅导致一种疫疠发生，且临床症状基本一致。疠气不同于六淫、痰饮瘀血等其他病邪那样，一种邪气可能导致多种疾病的发生。如风邪除可引起常见的"伤风"之外，还可因风邪袭部位的不同，导致"风疹""痹证""眩晕"等多种疾病而出现不同的症状。

2. 疠气发生与流行的主要因素

(1) 气候因素：自然界气候的反常，如久旱、酷热、阴雨湿雾、瘴气等均可助长疠气滋生传播而导致疫疠的流行。

(2) 环境与饮食因素：环境、水源和饮食卫生的不良习惯均易滋生疠毒；动物尸体未及时掩埋，秽恶杂物处理不善，均易导致疫毒的孳生，引起疫疠的发生和流行。

(3) 预防因素：预防和隔离是防止疫疠发生、控制其流行蔓延的有效措施，疫疠具有很强的传染性，发现患者应立即隔离，对易接触感染的人群应早期预防、固护正气、提高机体的抵抗力，控制疫疠的发生与流行。

(4) 社会因素：疫疠的发生与流行与社会制度和社会状态密切相关，社会动荡不安、贫穷落后、环境恶劣等因素，均能造成抗御疫疠能力的低下，而使疫疠暴发流行；如国家安定，经济繁荣，政府注重卫生防疫工作，疫疠的发生与流行就会得到控制。

二、内伤致病因素

内伤致病因素主要指因人的情志变化或不良的饮食起居、生活习惯损伤脏腑而发病的病因，包括七情、饮食失宜、劳逸过度等。

(一) 七情

七情是指人的喜、怒、忧、思、悲、恐、惊七种情志变化，是人体对客观事物和现象所做出的七种不同的情志反应，在正常情况下，一般不会使人发病。只有突然、强烈或长期持久的情志刺激，超过了人体自身生理活动的调节范围与耐受能力，使人体气机紊乱，脏腑阴阳气血失调，才会导致疾病的发生。由于它是直接影响有关内脏的阴阳气血而发病的，是造成内伤性疾病的主要致病因素，故称为"内伤七情"。

1. 七情与五脏气血的关系 人的精神情志活动必须以脏腑气血作为物质基础，即情志为五脏精气所化生。《素问·阴阳应象大论》曰："人有五脏化五气，以生喜怒悲忧恐"，可见情志活动的物质基础是五脏之精气津血。由于五脏所藏精气各有所别，所以五脏所主的情志活动也各不相同。如肝在志为怒，心在志为喜，脾在志为思，肺在志为忧，肾在志为恐。"喜怒思忧恐"，简称五志。悲与惊分属于肺和肾。不同的情志变化对各脏有不同的影响，而五脏气血的变化也可引起情志的改变。

2. 七情的致病特点

(1) 情志致病，伤及五脏：不同的情志刺激对各脏有不同的影响，如《素问·阴阳应象大论》曰："怒伤肝""喜伤心""思伤脾""忧伤肺""恐伤肾"。但临床上并非绝对如此，因人是一个有机的整体，而心则是人体生命活动的主宰，各种情志刺激都与心有关，心神受损可涉及其他脏腑。故情志所伤的病症，以心、肝、脾三脏的气血失调多见，而心在七情致病中起着主导作用。

(2) 情志变化，影响气机：七情对内脏的直接损伤，主要是通过影响脏腑气机，导致气血运行紊乱而致。①怒则气上：大怒可致肝气上逆，血随气逆并走于上，则面赤、气逆、吐血、呕血，甚至昏厥。②喜则气缓：一是可缓和精神紧张，营卫通利；二是暴喜狂笑，可致心气涣散，失神狂乱。③忧悲则气消：过度的忧愁、悲哀损伤肺气，则消沉抑郁，肺气耗伤，致气短声低，倦怠乏力，精神萎靡。④恐则气下：恐惧太过，以致肾气不固，气泄于下使二便失禁、遗精、流产，血亦随之下行甚则可见面白、昏厥。⑤惊则气乱：突受惊骇，以致心无所依，神无所附，可见心悸、慌乱失措。⑥思则气结：思虑过度，伤神损脾，以致气机郁结，可见食欲减退、脘腹胀满、便溏等，久之还可暗耗心血，导致“心脾两虚”。

（3）情志波动，影响疾病转归：在疾病的发展过程中，患者如有剧烈的情志波动，可使病情加重，甚至恶化。如素体肝阳有余之人，再遇恼怒，可致肝阳暴亢，亢而生风而出现眩晕欲仆，甚至引发中风。胸痹患者也常因情志波动而使病情加重。

（二）饮食失宜

饮食是人体摄取营养以维持机体生命活动的必要物质，但饮食失宜则又是导致疾病发生的重要原因之一。脾主运化水谷精微，胃主受纳腐熟水谷，故饮食所伤，脾胃首当其冲，然后累及其他脏腑而发病。饮食失宜主要包括以下三个方面：

1．饮食不节 饮食以适量、规律为宜。过饥则摄食不足，气血生化之源缺乏，久之则气血衰少而为病。反之，过饱或暴饮暴食，超过脾胃的运化能力，可导致饮食停滞，脾胃损伤，出现脘腹胀满，嗳腐反酸，厌食吐泻等症。《素问·痹论》曰：“饮食自倍，肠胃乃伤”，就是这个道理。

2．饮食不洁 进食不洁的食物，可引起多种胃肠道疾病、寄生虫病或其他疾病。肠道疾病常出现腹痛、吐泻、痢疾等。寄生虫病多见蛔虫、蛲虫、绦虫等病症，若进食腐败变质有毒食物，常出现剧烈腹痛、吐泻等中毒症状，重者可出现昏迷或死亡。

3．饮食偏嗜 饮食要适当调节，保持平衡，才能全面满足人体对营养的需求。若任其偏嗜，如厌食蔬果；过寒过热，如恣食生冷；五味偏嗜，如过食辛热燥烈、过酸过咸；偏嗜饮酒或过食肥甘等，均可导致脏腑功能失调、机体阴阳失去平衡，从而发生疾病。故饮食五味应适当为宜。饮食内容要多样化，不应偏嗜，这也是中医养生保健、防病治病的重要内容之一。

（三）劳逸失度

劳逸失度指过度劳累和过度安逸两方面。正常的劳动、各种体育锻炼，有助于气血流通，增强体质。必要的休息可以消除疲劳，恢复体力和脑力，不会使人致病。只有过劳、过逸，劳逸不能结合，才能成为致病因素而使人发病。

1．过劳 是指过度劳累，包括劳力过度，劳神过度和房劳过度。

（1）劳力过度：是指过度用力或超时间劳作不得休息而言。劳力过度则耗气，可见气少力衰，四肢困倦，懒于言语，精神疲惫，动则气喘等症。

（2）劳神过度：是指思虑用脑过度，劳伤心脾而言。阴血暗耗，心神失养，可出现心悸、健忘、失眠、多梦、疲倦等症；脾气损伤，脾不健运则见纳呆、腹胀、便溏等症。

（3）房劳过度：是指性生活不节、房事过度而言。房劳过度易耗伤肾精，可出现腰膝酸软，眩晕耳鸣，精神萎靡，性功能减退，男子遗精、早泄甚至阳痿，女子月经不调、带下等病症。

2．过逸 是指过度安闲，不参加劳动及运动，使气血运行不畅，脾胃功能减弱，机体抵抗力降低，出现食少乏力，精神不振，或肥胖臃肿，动则心悸气喘、汗出等，或继发其他疾病。《素问·宣明五气篇》说：“久卧伤气，久坐伤肉”，就是这个道理。

三、其他致病因素

在疾病发展进程中，痰饮、瘀血等既是在疾病过程中所形成的病理产物，也可作为新的致病因素作用于机体，是继发于其他病理过程的致病因素，又称为继发性病因。

（一）痰饮

1. 痰饮的含义 痰饮是机体水液代谢障碍所形成的病理产物。一般较稠浊者称为痰，较清稀者称为饮，故并称为痰饮。痰又分为有形、无形两种。视之可见，触之可及或听之有声者为有形之痰；停滞在脏腑经络等组织中，虽然直接视之不可见，但通过其致病特点及所表现的临床症状可确定者，为无形之痰。饮，因其停留的部位和症状不同而有不同的名称，如“痰饮”“悬饮”“溢饮”“支饮”。痰饮的形成多由六淫或饮食、劳逸、七情内伤，使肺、脾、肾、三焦等脏腑气化功能失常，水液代谢障碍，水津停滞所致。

2. 痰饮的致病特点 痰饮既可停滞为病，亦可流窜为患，导致许多病证发生，故有“百病皆由痰作祟”之说。其所犯部位不同，临床表现各异，但总以阻滞脏腑经络，影响气血运行为主。

（1）痰的致病特点：痰浊上犯于头，眩晕昏冒；痰气凝结于咽喉，形成如有物梗阻的“梅核气”；痰滞在肺，咳喘咳痰；痰阻于心，胸闷心悸；痰迷心窍，神昏痴呆；痰阻于胃，恶心呕吐，胃脘痞满；痰在经络筋骨，可致瘰疬痰核，肢体麻木，或成阴疽流注等。

（2）饮的致病特点：饮留肠胃，则肠鸣沥沥有声，称之为狭义“痰饮”；饮停胸胁，则胸胁胀满，咳唾引痛，称之为“悬饮”；饮在膈上，则胸闷，喘促，不能平卧，称之为“支饮”；饮溢肌肤，则见肢体浮肿，无汗，身体疼重，称之为“溢饮”。

（3）痰饮致病的共同特点：痰饮因其所犯部位不同，临床表现各异，但总以阻滞脏腑经络的气机，影响气血运行为主。因痰饮由水湿停滞，积聚而成，同样具有湿性重浊黏滞的特性，所致病症大多具有沉重、秽浊、黏滞不爽的症状，病情反复发作，缠绵难愈，因痰饮为水湿内停所致，故临床上舌苔多见滑腻，脉多见滑、弦等。痰浊内停，还可扰乱神明，导致痴呆、癫痫。

（二）瘀血

1. 瘀血的含义 瘀血是指体内有血液停滞，包括离经之血积存体内，或血行不畅，阻滞于血脉、经络及脏腑内的血液，均称为瘀血。其形成有两方面：一是由气虚、气滞、血寒等，使血行不畅而凝滞；二是由内外伤、气虚失摄或邪热迫血妄行，造成血离经脉，积存体内而形成瘀血。

2. 瘀血的致病特点 瘀血所致的病证极为广泛，其临床表现常因瘀血阻滞的部位不同而异。瘀阻于心，见心悸、胸痛心痛、口唇指甲青紫；瘀阻于肺，见胸痛、咯血；瘀阻胃肠，见呕血或大便色黑如漆；瘀阻于肝，见胁痛痞块；瘀阻胞宫，见少腹疼痛、月经不调、痛经、闭经或崩漏；瘀阻肢体末端，可成脱疽；瘀阻肢体肌肤局部，见局部肿痛、青紫。其证虽多，但其共同特点归纳起来有以下六个方面：

（1）疼痛：以刺痛为主，痛处固定不移，拒按，夜间痛甚。

（2）肿块：固定不移。在体表，则局部青紫肿胀；在体内，则多为痞块或积块，按之痞硬。

（3）出血：血色多呈紫暗色，或夹有血块。

（4）面色皮肤：面色黧黑或紫暗，或皮下瘀点、瘀斑，爪甲青紫，肌肤甲错。

（5）舌象：舌质紫暗，或有瘀点、瘀斑，舌下脉络青紫、粗张、迂曲。

（6）脉象：多见细涩、沉弦或结或代。

（三）其他

除了痰饮、瘀血之外，还有外伤、寄生虫、胎毒等。

1. 外伤 指因受外力如扑击、跌仆、利器等击撞，以及虫兽咬伤、烫伤、烧伤、冻伤等而致皮肤、肌肉、筋骨损伤的因素。

2. 寄生虫 寄居于人体内动物性寄生物的统称。其消耗人体气血津液等营养物质，并能损伤脏腑的生理功能，导致疾病的发生。

3. 胎毒 禀赋和疾病经胎传使胎儿出生之后易于发生某些疾病，成为一种由胎传而来的致病因素。胎病的发生多分为胎弱和胎毒两类。胎弱与禀受于父母的精气及母体的营养状态密切相关。胎毒指胎妊期间受自母体毒邪，婴儿出生后发生疮疹和遗毒等病。

第二节 病 机

上篇第 4 章病机

病机，是指疾病发生、发展和变化的机制。它与患病机体的体质强弱和致病邪气的性质密切相关。病邪作用于机体后，正气奋起抗邪，正邪相争使人体阴阳失去相对平衡，脏腑、经络、气血的功能失常，从而产生各种病理变化，尽管不同的病证有不同的病机变化，但从总体来讲，离不开正邪相争、阴阳失调、气机失常的基本规律。

一、正邪相争

正，即正气，是指人体的功能活动及其产生的抗病、康复能力。邪，即邪气，泛指各种致病因素。疾病发生的过程，即邪正相争的过程，邪正的消长决定着疾病的发生、发展与变化，正能胜邪可不发病，正不胜邪则发病。其病机变化有以下四方面：

（一）正邪相争与发病

正气不足是发病的内在因素，正气旺盛，脏腑功能正常，卫外功能固密，则病邪难入，病无以发生。在正气相对不足的情况下，邪气方能乘虚而入，使人体阴阳失调，脏腑功能紊乱，导致疾病的发生。

邪气侵袭是发病的重要条件，有时甚至可能起主导作用，如烧伤、冻伤、疫疠、毒蛇咬伤、食物中毒等，此时正气强盛亦难免不被伤害。

正邪相争，正胜则邪退，邪胜则正衰。正能胜邪则不发病，即使邪气入侵，正气亦能驱邪外出，疾病无以发生；邪气胜正气不足则发病，卫外不固抗邪无力，则邪气乘虚侵入而发病，所谓“正气存内，邪不可干”“邪之所凑，其气必虚”，即为此意。另邪气毒烈、致病作用强，正气相对不足，亦能导致疾病的发生。

（二）正邪相争与病邪的出入

疾病发生后，在其发展变化过程中，正邪两种力量的消长盛衰变化可导致疾病发展趋势上表现为表邪入里或里邪出表的病理变化过程。

1. 表邪入里 是指外邪侵入机体，停留于肌肤卫表而引发表证，而后内传入里转为里证的病理传变过程。多因邪气过盛，或因失治、误治，使正气受损，正不胜邪，使疾病由表入里。如外感风温，初见发热恶寒、头痛鼻塞等风温在表的症状，若失治或误治，继而出现发热不恶寒、口渴汗出、咳嗽胸痛、咳痰黄稠、脉滑数等邪热壅肺的症状，这是表热证转化为里热证的表现。

2. 里邪出表 是指病邪由里透达于表的传变过程。是因正气渐复，邪气日衰，正气驱邪外出，邪气由里出表，预示病势好转和向愈。如温病内热壅盛，治疗得当，则可汗出热退，这是里病出表的变化过程。

（三）正邪相争与疾病的虚实变化

正邪相争的运动变化贯穿于疾病过程的始终。《素问·通评虚实论》指出：“邪气盛则实，精气夺则虚。”是说邪正双方力量对比的盛衰，决定着患病机体表现为虚或实两种不同的病理状态。

1．实证　主要指邪气亢盛的一种病理反应。由于致病邪气和机体抗病能力都比较强盛，故正邪相搏剧烈，临床上称为实证。实证常见于外感病的初期和中期，或由于痰、食、水、血等滞留于体内而引起的病证。

2．虚证　主要指正气不足的一种病理反应。由于机体的精、气、血、津液亏少和脏腑经络的生理功能减退，抗病能力低下，导致临床上出现一系列虚弱、衰退和不足的证候，称为虚证。虚证常见于外感病的后期，或内伤杂病的后期，亦可见于体质素虚或多种慢性病证的患者。

在邪正相争过程中，邪正的消长盛衰变化不仅可表现为较典型的虚证和实证，在某些复杂的疾病过程中，还可表现出虚实错杂、虚实转化以及虚实真假等复杂的病理变化。

（四）正邪相争与疾病的转归

疾病过程中，邪正消长盛衰的变化不仅能左右疾病的发展趋势，还对疾病的转归也起着决定性的作用。

1．正胜邪退则病势向愈　正胜邪退，疾病向好转和痊愈方面转归。由于患者的正气比较充盛，抗御病邪的能力较强，或及时得到正确的治疗，邪气难以进一步发展，进而促使病邪对机体的损害作用消失或终止，机体阴阳两个方面在新的基础上又获得了新的相对平衡，疾病好转或痊愈。

2．邪胜正衰则病势恶化　邪胜正衰，疾病向恶化甚至死亡方面转归。由于机体正气虚弱，抗御病邪的能力日趋低下，病情因而趋向恶化、加剧。若正气衰竭，邪气独盛，出现阴阳离决，则机体的生命活动亦终止而死亡。

总之，疾病的预后取决于邪正斗争的消长变化。若邪正双方的力量对比出现邪正相持，或正虚邪恋，或邪去而正气未复等情况，则常常是许多疾病由急性转为慢性，或慢性病持久不愈的主要机制。

二、阴阳失调

阴阳失调，是指机体在疾病过程中，由于致病因素的作用导致机体阴阳两个方面失去相对的协调与平衡。由于各种致病因素作用于人体，引起机体内部的阴阳失调才能发生疾病，故阴阳失调是疾病发生、发展与变化的内在根据。

（一）阴阳偏胜与寒热变化

1．阴阳偏胜

（1）阳胜：是指机体在疾病过程中所出现的一种阳气偏盛，功能亢奋，代谢活动亢进，机体反应性增强，阳热过剩的病理状态，其病机特点是阳盛而阴未虚或虚亏不明显。由于阳主热、主动，所以临床上多见壮热、汗出、面赤、舌红、脉数等实热证。即所谓“阳胜则热”。在阳热偏胜的同时，可存在着亢盛之阳在不同程度上耗伤人体阴液的病变，如见口渴、尿赤、便干等症。

（2）阴胜：是指机体在疾病过程中所出现的一种阴气偏盛，功能障碍或减退，产热不足，以及病理性代谢产物积聚的病理状态。其病机特点是阴盛而阳未虚或虚损不甚。由于阴主寒、主静，所以临床上多见恶寒肢冷、畏寒、喜暖、脘腹冷痛、下利、脉迟等实寒证，即所谓“阴胜则寒”。

2．阴阳偏衰

（1）阳衰：即阳虚，是指机体在疾病过程中出现阳气虚损，功能减退或衰弱，代谢活动减退，机体反应性低下，阳热不足的病理状态。阳虚，推动温煦不足，阳不制阴，阴相对偏盛，形成虚寒证，如面色㿠白、畏寒肢冷、喜静踡卧、小便清长、下利清谷、舌淡脉迟等。

（2）阴衰：即阴虚，是指机体在疾病过程中所出现的精、血、津液等阴液亏耗，导致阴不制阳，阳相对偏亢的病理状态。阴虚，阴不制阳，阳相对偏盛，形成虚热证，如五心烦热、潮热盗汗、心烦失眠、舌红少苔、脉细数等。

（二）阴阳盛衰与疾病转归

阴阳的盛衰消长变化，不仅是疾病发生、发展与变化的内在依据，也是疾病好转或恶化，痊愈或死亡的根本机制。

在疾病发生、发展与变化的过程中，当机体阴阳的失衡经调整得以重新恢复后，则是疾病向好转和痊愈方面转归的内在机制；当机体的阴液或阳气突然大量脱失或消耗，导致阳或阴的功能严重衰竭，出现生命垂危的病理状态时，这将是导致疾病恶化甚至向死亡方面转化的根本原因。

当出现亡阴和亡阳时，在病机和临床征象等方面虽表现不同，但因阴阳互根，故阴亡则阳无所依附而散越；阳亡则阴无所化生而耗竭。所以，亡阴可迅速导致亡阳；亡阳也可继之出现亡阴。最终导致“阴阳离决，精气乃绝”的病理状态。

三、气机失常

气机失常，是指气机失调，气的升降出入运行障碍而导致的病理变化。一般而言，气机失常主要有气滞、气逆、气陷、气闭、气脱等病理状态。

（一）气滞

气滞是指气机郁滞而阻塞不畅的病理状态。气滞的发生多与情志不畅、痰饮、水湿、食积、瘀血、结石等阻滞有关。气滞的临床表现主要以闷、胀、痛为主。因气滞可导致血行滞涩，而形成瘀血。“气行则血行，气滞则血瘀”。气滞导致水湿停滞，则可形成痰饮。气滞还可以使某些脏腑功能失调而形成脏腑气滞，当机体某一局部出现气滞时，就可出现胀满、疼痛。如肺气壅滞，常见咳喘、胸膺胀满疼痛；肝气郁滞常见胁肋或少腹胀痛、善太息；脾胃气滞，常见脘腹胀痛，时作时止，得嗳气则舒、完谷不化等症。

（二）气逆

气逆是指体内气机升降失常，表现上升过度或下降不及，使脏腑气机上逆的病理状态。气逆的发生多由情志内伤、饮食寒温不适、痰浊壅阻及外邪侵袭等所致，与肝、肺、胃等脏腑关系密切。肝气上逆，可见头痛而胀、目赤面红、烦躁易怒等症状，甚则导致血随气逆，出现咯血、吐血、中风、昏厥等症。肺气上逆，可见咳嗽、气喘、痰鸣诸症。胃气上逆，可见呕吐、嗳气、呃逆、腹胀等症。

（三）气陷

气陷是指在气虚的情况下，以气的上升不及和升举无力为主要特征的病理状态。气陷的发生常因素体虚弱、久病耗伤等所致。气陷多发生于脾，故又称“中气下陷”。在气虚升举无力的情况下，既可导致脾的升举无力，清气不能上养头目清窍，而见头晕、视物模糊、耳鸣等症；又可出现脏腑器官的维系乏力，而引起某些内脏的下垂，如胃下垂、子宫下垂、脱肛等；还可兼见脘腹或腰腹胀满重坠、便意频频等症。

（四）气闭

气闭是指气之出入障碍，不能外达，闭郁结聚于内，而出现的突然闭厥的病理状态。气闭多由情志刺激或痰饮、外邪、秽浊之气阻闭气机所致。其发生，可因感受秽浊之气而致闭厥、外感热病过程中的热盛内厥、突然遭受巨大的精神刺激所致的气厥等。临床上，还可因气机闭郁，壅于心胸，闭塞清窍，可见突然昏倒、不省人事；阳气内郁，不能外达，则见四肢逆冷、拘挛、两掌握固、牙关紧闭；肺气闭郁，气道阻滞，则见呼吸困难、气急鼻煽、面青唇紫；气闭于内，腑气不通，则见二便不通。

（五）气脱

气脱是指气不内守，大量向外逸脱，从而导致全身性严重气虚不足，出现功能突然衰竭的病理状态。气脱多由正不胜邪，正气骤伤或正气长期持续耗损而衰弱，以致气不内守而外脱；或因大出血、大汗出、频繁吐泻等，使气随血脱或气随津泄所致。临床上，因气大量脱失，脏腑功能突然衰竭，常出现面色苍白、汗出不止、目闭口开、手撒肢冷、脉微欲绝等危象。

小结

病因病机学说是在长期医疗实践中，通过观察和经验积累逐渐形成完善起来的。是中医学认识疾病、分析疾病发展的进、退、转折，用以指导临床辨证施治的重要组成部分。其内容与中医学的辨证、诊断、治则与治法等理论密切相关。

病因主要包括：外感致病因素，六淫、疠气；内伤致病因素，情志、饮食、劳倦及痰饮、瘀血等其他致病因素。中医病因学说认为：观察、分析、归纳临床症状与体征，结合对病因、病位、病理的综合分析“推求病因”，是提高寻求、判断病因的重要方法。它有别于西医学，是将客观判断与“辨证求因”“审因论治”的推理思维有机结合的判断方法。

病机是疾病发生、发展、变化的机制，尽管不同的病证有不同的病机变化，但从总体来讲，任何个体差异的病理变化都离不开正邪相争、阴阳失调、气机失常的基本规律，故称之为基本病机。临床中正确把握病机规律，是认识病证本质，判断疾病发生、发展、预后和转归的前提和依据。

思考题

1. 如何理解中医学“正气存内，邪不可干”，“邪之所凑，其气必虚”？
2. 简述风、寒、暑、燥的致病特点。
3. 如何理解湿邪致病特点“重浊、黏滞”？
4. 概述中医学病机的基本规律。

上篇第 4 章思考题参考答案

（朴胜华）

第5章 诊 法

诊法是指中医诊察和收集疾病有关资料的方法。主要包括望、闻、问、切四诊，简称“四诊”。“四诊”各有其独特作用，但又相互联系，相互补充，相互参照，不可分割。通过“四诊”收集疾病的相关资料，为准确地判断病情及辨证论治提供充分依据。

第一节 望 诊

上篇第 5 章望诊

望诊是医生运用视觉观察患者的神、色、形态、舌象、分泌物和排泄物色、质的异常变化来诊察病情的方法。

望诊应在充足的光线下进行，以自然光线为佳。望诊须结合病情，有步骤、有重点地仔细观察，一般先诊察全身情况，再局部望诊，进而对舌、排泄物等进行观察。此外，望诊还必须注意合参其他诊法。

一、全身望诊

全身望诊主要是望患者的精神、面色、形体、姿态等整体表现，从而对病性的寒热虚实，病情的轻重缓急形成总体的认识。

（一）望神

神，狭义的神是指神志、意识、思维活动，广义的神是指人体生命活动的外在表现。望神通过观察人体生命活动的整体表现来判断病情。神与精气相互依存，相互为用，因而观察神之变化，可知正气存亡，脏腑盛衰，病情轻重，预后善恶。

1．得神 亦称有神，多见精力充沛，神志清楚，言语正常，反应灵敏，面色红润而有光泽，两目灵活明亮，呼吸顺畅，形体壮实等。提示正气尚足，脏腑功能未衰，预后良好。

2．少神 又称为神气不足，介于得神与失神之间。可见精神倦怠，动作迟缓，气短懒言，反应迟钝，面色少华等。提示正气已伤，脏腑功能不足，多见于虚证。

3．失神 又称为无神。多见神志昏迷，或烦躁狂乱，或精神萎靡；目睛呆滞或晦暗无光，转动迟缓；形体羸瘦或全身浮肿；面色晦暗或鲜明外露；此外，还可见呼吸低弱，甚则猝然仆倒，目闭口开，手撒尿遗或循衣摸床等。提示正气大伤，脏腑功能虚衰，病情严重，预后较差。

4．假神 多见于重病、久病之人。原本精神萎靡，面色晦暗，声低气弱，懒言少食，病未好转，突然见精神转佳，两颊色红如妆，语声清亮，喋喋多言，思食索食等。提示病情恶化，脏腑精气将绝，预后不良。古人比喻假神为“回光返照”“残灯复明”。

（二）望色

望色包括望皮肤的颜色和光泽。皮肤的色泽是脏腑气血外荣变化之一，其变化可以反映疾病的不同性质和不同脏腑的病证；皮肤的光泽，即肤色之荣润或枯槁，可以反映脏腑精气的盛衰。

由于面部为十二经脉、三百六十五络的气血上注之处，是脏腑气血之外荣，加之其皮肤薄嫩，色泽变化易显露于外，所以观察面部色泽以判断脏腑气血的盛衰和疾病性质，是望诊的主要内容。《素问·脉要精微论》云："夫精明五色者，气之华也。"望色以望面部气色为主，兼望肤色、目睛、爪甲等部位。

1．常色 即正常面色与肤色，因种族不同而异。有主色与客色之分，主色指由禀赋而来，终生不变的颜色；客色指受季节气候、生活和工作环境、情绪及运动等不同因素影响所致颜色的短暂性改变。中国大部分属黄种人，正常面色应是微黄透红，明润光泽。但由于体质禀赋的不同，可有偏青、偏赤、偏黄、偏白、偏黑的差异。

2．病色 即人体在疾病状态下面部出现的色泽，主要有青、赤、黄、白、黑五种颜色变化，分别反映病位、病性和病机的不同（表1-5-1）。

表1-5-1 五种病色主病、病位、病机、病性

病色	主病	病位	病机	病性
青色	寒证 痛证 惊风 血瘀	以肝经的病证为主，常见于面部、口唇、爪甲、皮肤等	属木，青色为阴寒内盛、瘀血内阻、阳虚寒湿，热盛动风致气血运行不畅	小儿惊风，常见于眉间、鼻梁、口唇四周青色；面、唇、爪甲青白为寒，青黑晦暗为阳虚，面见青黑多为寒痛证
赤色	热证	常见于颜面、唇、舌、皮肤等	属火，火热内盛，鼓动气血，充盈脉络所致	有实热、虚热之分，实热证可见高热、口渴、便秘，面赤；虚热常见面色苍白而两颧嫩红或潮红
黄色	湿证 虚证 黄疸	常见于面部、皮肤及白睛等	属土，多为脾失健运，水湿不化，或气血乏源，肌肤失养而致	面色黄白无泽、萎黄不华是脾肺气虚；黄疸见身目俱黄，鲜明如橘皮为阳黄，属湿热；晦暗如烟熏为阴黄，属寒湿
白色	虚证 寒证 失血	多表现为颜面、口唇、舌及皮肤爪甲、眼眦等	属金，乃阳气虚衰，血行无力，脉络空虚，气血不荣所致	血虚者苍白无华；气虚者淡白少华；脾肺虚寒见面色淡白；猝然失血，气随血脱之危候，多见苍白无华
黑色	寒证 肾虚 水饮 瘀血	多见于面部或口唇及眼眶	属水，为阳虚阴寒，水饮内泛，气血凝滞，经脉肌肤失养而致	面色黧黑，唇甲紫暗可见于心血瘀阻或肾阳虚证；面唇色黑，发枯齿槁多为肾阴亏耗之重证；鼻头色黑，目窠微肿多为水饮内停

病色根据其有无光泽分为善色和恶色两大类。其中明润光泽而含蓄为善色，表示病情较轻，预后较佳；晦暗枯槁而显露为恶色，表示病情较重，预后不佳（表1-5-2）。

表1-5-2 常色、善色、恶色鉴别表

五色	正常面色（常色）	轻病面色（善色）	重病面色（恶色）
青	如以缟裹绀	如翠羽	如草兹
赤	如以缟裹朱	如鸡冠	如衃血
黄	如以缟裹栝蒌实	如蟹腹	如枳实
白	如以缟裹红	如豕膏	如枯骨
黑	如以缟裹紫	如乌羽	如炱

（三）望形体

望形体是观察患者外形和体质。

1．胖瘦 主要反映阴阳气血的偏盛偏衰。形体肥胖，皮肤细白，少气乏力，为形盛气虚之痰湿体质；形体干瘦，皮肤苍黄，肌肉削瘦，易躁易怒为阴虚内热之多火体质。

2．浮肿 面浮肢肿而腹胀为水肿证；腹胀大如裹水，脐突、腹部有青筋是鼓胀之证。

3．瘦瘪 极度消瘦，肌肤干瘪，形肉已脱，为病情危重之恶病质。

（四）望姿态

望姿态指观察患者的行、坐、卧等体态。

1．动静 阳证、热证、实证者多以动为主，可见卧时面常向外，转侧时作，喜仰卧伸足，揭衣弃被，不欲近火，坐卧不宁，烦躁不安；阴证、寒证、虚证患者多以静为主，可见卧时面常向内，蜷缩成团，不欲转侧，喜加衣被，喜卧少坐。

2．咳喘 呼吸气粗，咳嗽喘促，难于平卧，坐而仰首者，是肺有痰热，肺气上逆之实证；喘促气短，坐而俯首，动则喘甚，是肺虚或肾不纳气。

3．抽搐 多为动风之象。可见手足拘挛，面颊牵动。伴有高热烦渴者，多为热盛动风先兆；伴有面色萎黄，精神萎靡者可为血虚风动；四肢抽搐，目睛上吊，眉间唇周色青灰，时发惊叫，牙关紧闭，角弓反张可为破伤风；手指震颤蠕动者，多为肝肾阴虚，虚风内动。

4．偏瘫 多因猝然昏仆，不省人事，此后出现一侧手足麻木，运动障碍，口眼㖞斜，为中风偏枯证。

5．痿痹 关节肿痛，屈伸不利，沉重麻木或疼痛者多是痹证；四肢痿软无力，行动困难，多是痿证。

二、局部望诊

（一）望头面

头过大过小均为异常，多由先天不足而致；小儿囟门陷下或迟闭，多为先天不足或津伤髓虚；面肿者，或为水湿泛溢，或风邪热毒；口眼㖞斜者，为风中经络。

（二）望五官

1．望眼 望眼除观察眼神外，还应注意色泽、形态、动态的变化。目眦赤为心火；白睛赤为肺火；全目肿赤为肝火或肝经风热；白睛色黄为湿热或寒湿。目窠浮肿，眼皮发亮多为湿象；目窠内陷多因津液耗伤或气血不足；睡中露睛多为脾胃虚弱或小儿疳积；两目上视、直视可见肝风内动或精气衰竭。

2．望耳 主要反映肾与肝胆的情况。耳轮肉厚，色红明润为肾精充足或病浅易愈，肉薄干枯则为肾精不足；耳中疼痛，耳聋流脓者为胆经有热或肝胆湿热；久病血瘀可见耳轮甲错。

3．望鼻 主要反映肺与脾胃的情况。色青多为虚寒或腹痛，色赤多为脾肺热盛，色白则为气血不足，鼻塞多嚏为外感，涕清为风寒，涕浊为风热；久流浊涕，色黄黏稠，香臭不分多为鼻渊；鼻翼煽动，发病急骤者为风热痰火或实热壅肺；鼻头或鼻翼部生红色粉刺，称为酒齄鼻，多因脾胃湿热所致。

4．望口唇 主要反映脾胃的情况。色红明润为正常。唇色红紫为实热，鲜红为阴虚，樱红为煤气中毒；淡白为脾虚血少，色青而紫为痛，色青而淡为寒，口角㖞斜可见于中风；口唇糜烂多为脾胃有热。

5．望齿龈 主要反映肾与胃的情况。牙齿干燥不泽，为阴液已伤；牙齿黄垢为胃浊熏蒸；牙干焦有垢是胃肾俱热；干焦无垢是胃肾阴虚；齿如枯骨是肾阴涸竭。齿龈色淡白为血虚；牙龈肿痛是胃火上炎。

6．望咽喉 主要反映肺胃与肾的情况。咽部红赤肿痛可见肺胃有热，兼见黄白脓点为肺胃热盛；咽红干痛为热伤肺津；若咽部嫩红，痛不甚剧，为阴虚火旺；乳蛾红肿疼痛多是风热或痰火；咽喉有灰白点膜，迅速扩大，剥落则出血可见于白喉。

（三）望躯体

望躯体的内容包括望颈项、胸胁、腹部和腰背部。颈项见瘿瘤者，为肝气郁结，气结痰凝；见瘰疬者，为肺肾阴虚，虚火灼津，或感受风火时毒，郁滞气血；项强者，或为风寒外袭，经气不利，或为热极生风；鸡胸者，多为先天不足，或后天失养；腹部膨隆可见于鼓胀、积聚等病证；腹部深陷，多为久病虚弱，或新病津脱；脊柱过度弯曲可见驼背、脊柱侧弯，二者均可由肾气亏虚、发育不良或脊柱疾患所致。

（四）望皮肤

主要观察皮肤的外形变化及斑疹、痘疮、痈疽、疔疖等情况。

1．望外形 全身皮肤肿胀，按之有凹痕者，为水肿。若头面四肢不肿，只是腹部膨胀有振水声，或兼见皮肤有血痣者多为鼓胀；皮肤干瘪枯槁者是津液耗伤；小儿骨弱肌瘦，皮肤松弛多为疳积证。皮肤甲错者常为瘀血内阻。

2．望斑疹 斑与疹不同，一般斑重于疹，多为热毒炽盛，内迫营血所致。斑形如锦，或红或紫，平摊于肌肤，抚之不碍手，消失后不脱皮，其有阴斑、阳斑之分；疹色红，形如米粟，稍高于皮肤，抚之有碍手感，消失后脱皮，其有麻疹、风疹、隐疹之别。斑疹均有顺逆之分，以其色红活润泽，分布均匀，疏密适中，松浮于皮面为顺证，预后良好；其色紫红稠密而紧束有根，压之不易褪色，若色如鸡冠为逆证，预后不良。

3．望痈疽疔疖 若皮肤赤色如涂丹砂，边缘清楚，热痛并作，或形如云片，上有粟粒小疹，发热作痒，渐及他位者多为丹毒；若局部红肿热痛，高出皮肤，根部紧束者为痈；漫肿无头，坚硬而肤色不红者为疽；初起如粟米，根部坚硬，麻木或发痒，顶白痛剧者为疔；形如豆粒梅核，红热作痛，起于浅表，继而顶端有脓头者为疖。

（五）望毛发

应注意色泽、分布及有无脱落等情况。头发茂密，分布均匀，色黑润泽，为肾气充盛之象；若毛发稀疏脱落，色枯无泽，多为肾气亏虚或血虚不荣；病久发脱多为精血亏虚；不规则片状脱发常因血虚或血瘀；小儿发黏如穗，干枯不荣，多为疳积之象。

三、望排出物

望排出物是观察患者排出物的形、色、质、量等变化，以诊察疾病的方法。主要反映有关脏腑的盛衰和邪气的性质。一般而言，凡排出物色白、清稀者，多属虚证、寒证；色黄、稠浊者，多属实证、热证。

1．望痰涎 外感病邪，色白清稀为寒痰；痰多色白，咳之易出多为湿痰；痰黄稠黏为热痰；痰少色黄，不易咳出，或痰夹血丝者是燥火；咳唾腥臭脓痰或脓血的是肺痈证；多涎喜唾可见于胃寒；劳瘵久咳，咳吐血痰多为虚火伤肺。

2．望呕吐物 胃热则吐物稠浊酸臭，胃寒则吐物清稀无臭；食滞则呕吐酸腐；朝食暮吐，暮食朝吐，多为胃反；胃络伤则见呕血；呕吐黄绿苦水，多为肝胆湿热。

3．望大便 虚寒之证大便溏薄，实热之证大便燥硬；便如羊粪为肠燥津枯；便黄如糜状，溏黏恶臭多为肠胃湿热；大便脓血，赤白相杂是下痢；便血色鲜红者是血热，色黑如漆为瘀血内积；先便后血，其色褐黑者，病多在脾胃，又称远血。先血后便，其色鲜红或深红者，病多在大肠与肛门，又称近血。

4．望小便 小便清澈而长为寒，赤涩短少为热；其色黄甚可见于湿热证；尿血多见于血淋、肾痨，多因热伤血络，或脾肾不固，或湿热蕴结膀胱所致；尿中砂石见于石淋患者，多因湿热蕴结日久煎熬津液中杂质成为砂石所致。

四、望小儿指纹

望指纹是适用于3岁以内小儿的诊察方法。对诊断小儿疾病具有与成人诊寸口脉相同的意义。小儿指纹是手太阴肺经的分支，按部位可分为风、气、命三关。示指第一节为风关，第二节为气关，第三节为命关。主要观察示指掌侧靠拇指一侧的浅表静脉。包括望指纹浮沉、深浅、色泽、长短及形状等方面。

正常小儿指纹为红黄相兼，隐现于风关之内。其临床意义可概括为：①色泽辨寒热，即指纹紫红多为内热证，青色主惊风或疼痛，淡白多为虚证；②淡滞定虚实，即色浅淡者为虚证，色浓滞者为实证；③浮沉分表里，即指纹浮显者多表证，指纹深沉者多为里证；④三关测轻重，即指纹突破风关，显至气关，甚至显于命关，表明病情渐重，若直达指端称为“透关射甲”，多为危象。

五、望舌

上篇第5章舌诊

望舌又称舌诊，是观察舌象以了解病情的诊察方法。所谓舌象，是指舌质与舌苔的外部形象。舌质也称舌体，是舌的肌肉脉络组织。舌苔是附于舌面的一层苔垢，其由胃气上蒸而成。一般舌质反映正气情况，脏腑虚实、气血盈亏；舌苔反映邪气情况，病邪深浅，以及胃气存亡。通过望舌可以判断正气的盛衰，判别病位的深浅，辨别病邪的性质，推断病势的进退，指导立法及处方用药。

望舌时应注意光线充足，以自然光线为佳。患者应自然伸舌，不可太过用力。医生应循舌尖、舌中、舌根、两旁顺序察看，先看舌苔、后看舌质，并注意辨别染苔。

正常舌象可概括为淡红舌，薄白苔，即舌质淡红明润，胖瘦适中，柔软灵活；舌苔薄白均匀，干湿适中，不黏不腻，揩之不去。

（一）望舌质

1．望舌神 是判断疾病预后的关键。舌质红活明润为有神，说明津液充足，气血充盈，或病情轻浅，正气未伤；舌质干瘪晦暗为无神，说明津液亏乏，气血虚衰，正气已伤，病较危重的表现。

2．望舌色

（1）淡白舌：舌色较淡红舌色泽浅淡，主虚证、寒证。多为阳气衰弱或气血不足，使血不盈舌，舌失所养而致。舌淡白而胖嫩多为阳虚寒湿；淡白而瘦薄多为气血两虚。

（2）红舌：舌色鲜红或正红，主热证。多由热邪炽盛，迫动血行，舌之血脉充盈所致。全舌深红，质粗有苔，甚至起芒刺者多为实热新病；舌红而舌心干燥可为热灼胃津；舌边红赤为肝胆有热；舌尖红起刺多为心火上炎；舌质嫩红，少苔或无苔，多为阴虚少津。

（3）绛舌：舌色深红甚于红舌。主邪热炽盛，主瘀。实热者多为外感热病，舌绛而起刺为热入营血；绛而苔黑者是实热盛极。虚热者多为内伤杂病，舌绛无苔，舌面光亮无津称为镜面舌，为内热阴液亏耗；舌绛色暗或有瘀斑、瘀点，是血瘀夹热。

（4）青紫舌：色淡紫无红者为青舌，舌深绛而暗者是紫舌，两者常常并见。青舌主阴寒、瘀血。舌色淡紫带青，嫩滑湿润，多为寒邪直中肝肾阴经，阴寒内盛；舌色深青，或舌边青，口干漱水不欲咽，可见气血凝滞，瘀血内停。紫舌主气血壅滞，瘀血。舌色紫绛，干燥苔黄，多为瘀热闭阻，热毒炽盛。

3．望舌形

（1）老嫩：辨虚实的关键。舌质粗糙，坚敛苍老，主实证或热证，多见于热病极期；舌质细腻，浮胖娇嫩，或边有齿痕，主虚证或寒证，多见于疾病后期。

（2）胖瘦：舌体肥大肿胀为胖肿舌，舌体瘦小薄瘪为瘦瘪舌。舌淡白胖嫩，苔白水滑，多为脾肾阳虚，水湿停留；舌红绛胖大，苔黄厚腻，多是脾胃湿热，痰浊停滞；舌瘦瘪淡红而嫩为心脾两虚，气血不足；舌瘦薄绛干多为阴虚热盛。

（3）芒刺：舌面有突起的星点，状如草莓，为热盛之象；舌有芒刺，色红而干为热入营血；舌有芒刺紫绛而干为热甚伤阴；舌边芒刺为肝胆火盛；舌中有芒刺为胃肠热甚；舌尖红赤起刺为心火上炎。

（4）裂纹：舌面有裂沟，深浅不一，浅如划痕，深如刀割，常见于舌面的前半部及舌尖两侧，多因阴液耗伤。舌质红绛，少苔燥裂为热盛伤阴；舌淡红而嫩，有裂纹者多为肾阴不足或血虚阴亏；舌生裂纹细碎常见于年老阴虚。

（5）齿印：舌边有齿痕印称为齿痕舌，常与胖大舌并见，多属气虚或脾虚。舌质淡红胖嫩，边有齿痕，多为脾虚；舌质淡白，苔白湿润而有齿痕，常为寒湿困脾。

4．望舌态

（1）痿软：舌体痿软无力，伸卷不灵，多为病情较重。久病舌淡而痿多属气血虚极；久病舌痿软色绛，舌光无苔为肝肾阴液枯涸；新病舌干红而痿，是热灼津液。

（2）强硬：舌体板硬强直，活动不利，言语不清，称舌强，为无胃气之重证。舌强而干，舌色红绛多为热入心包，灼伤津液；舌强语謇，口眼㖞斜，半身不遂者，多为中风。

（3）震颤：舌体震颤抖动，不能自已。舌色红绛，震颤明显，常因热极生风；舌色淡白，蠕蠕微动，多为虚风内动。

（4）歪斜：舌体伸出时，舌尖向左或向右偏斜，多为中风而致。

（5）卷缩：舌体卷缩，不能伸出，多为危重之证。舌卷缩而赤干，属热极伤阴；舌卷缩而淡白湿润，是阳气暴脱，寒凝经脉；舌胖黏腻而短缩多为痰浊内阻。

（6）吐弄：舌体伸出，久不回缩为吐舌。舌体反复伸出舐唇，旋即缩回为弄舌。舌红吐弄为心脾有热；小儿弄舌多是惊风先兆，或久病危候；先天不足，智能低下者，也可见弄舌。

（二）望舌苔

1．苔质

（1）厚薄：透过舌苔能隐约见到舌质者为薄，不见舌质者为厚。苔质的厚薄可反映病邪的浅深和轻重。苔薄者多邪气在表，病轻邪浅；苔厚者多邪入脏腑，病较深重。由薄渐厚，为病势渐增；由厚变薄，为正气渐复。

（2）润燥：反映津液之存亡。苔润表示津液未伤；太过湿润，水滴欲出者为滑苔，主脾虚湿盛或阳虚水泛。苔燥多为津液耗伤，或热盛伤津，或阴液亏虚。

（3）腐腻：主要反映中焦湿浊及胃气的盛衰情况。颗粒粗大，苔厚疏松，状如豆腐渣，边中皆厚，易于刮脱者，称为腐苔，多因实热蒸化脾胃湿浊所致。颗粒细小，致密而黏，中厚边薄，刮之不脱者，称为腻苔，多为湿浊内蕴，阳气被遏所致。苔厚腻色黄，是湿热或痰热；苔滑腻而色白多为寒湿。

2．苔色

（1）白苔：多主表证、寒证、湿证。苔薄白为病邪在表，病情轻浅。苔白而厚，主湿浊内盛，或寒湿痰饮；苔白滑黏腻多主痰湿；若舌苔白如积粉，舌质红赤，则主湿遏热伏，或瘟疫初起；苔白燥裂，可见于湿瘟病邪热炽盛，暴伤津液。

（2）黄苔：多主里证、热证。黄色越深，热邪越重。薄黄苔常为风热在表；舌苔黄滑，舌淡胖嫩，多为阳虚水湿不化；苔黄厚滑，多因湿热积滞；苔黄黏腻，为脾胃湿热或痰湿食滞；老黄焦裂或有芒刺，为里热盛极，耗伤气阴。

（3）灰苔：为浅黑色的舌苔。多主痰湿、里证。舌苔灰而润滑，为寒湿内阻或痰饮内停；舌苔灰而干燥，舌质红绛，为热炽津伤或阴虚火旺。

（4）黑苔：主里证，多见于病情较重者。苔黑干焦而舌红，多为实热内炽；苔黑燥裂，舌绛芒刺，为热极津枯；苔薄黑润滑，多为阳虚或寒盛；苔黑生刺，舌中黑燥或黑刺，可见于阳明腑实证；苔黑坚敛而起刺者，多为津枯液涸。

3．苔形 舌苔布满全舌者为全苔，分布于局部者为偏苔，部分剥脱者为剥苔。全苔主痰湿阻滞；苔偏舌之左右者，多属肝胆病证；苔剥多处而不规则称花剥苔，主胃阴不足；小儿苔剥，状如地图者，多见于虫积；舌苔光剥，舌质绛如镜面，为肝肾阴虚或热邪内陷。

第二节 闻 诊

上篇第5章闻诊与问诊

一、听声音

（一）声音

实证和热证，声音重浊而粗、高亢洪亮、烦躁多言；虚证和寒证，声音轻清、细小低弱，静默懒言。声音重浊或声音嘶哑，见于新病骤起，多为外感风寒或风热犯肺；见于久病形瘦体弱者，多属肺肾阴亏或虚劳等证。

（二）语言

1．谵语 神志不清，语无伦次，语意数变，声音高亢，多为热扰心神之实证。

2．郑声 神志不清，声音低弱，语多重复，时断时续，为心气大伤，精神散乱之虚证。

3．独语 喃喃自语，喋喋不休，逢人则止，属心气不足之虚证；或痰气郁结，清窍阻闭所致。多见于癫病。

4．狂言 精神错乱，语无伦次，不避亲疏，为痰火扰心。多见于狂病。

5．言謇 舌强语謇，言语不清，为风痰阻络，多见于中风病。

（三）呼吸

1．呼吸 呼吸声高气粗而促，多为实证和热证；呼吸声低气微而慢，多为虚证和寒证。

2．气喘 呼吸急促，甚则鼻翼煽动，张口抬肩，难以平卧。实喘者，发作较急，呼吸喘促，胸满声高而气粗，呼出为快，多为病邪壅塞肺气；虚喘者，来势较缓，呼吸喘促，气怯声低，吸少呼多，气不得续，吸入为快，动则喘甚，为肾虚不纳气或肺气虚衰。

3．哮 呼吸时喉中有哮鸣音。哮证有冷热之别，多时发时止，反复难愈。

（四）咳嗽

有声无痰为咳，有痰无声为嗽，有痰有声为咳嗽。暴咳声嘶为肺实；咳声低弱而少气，或久咳音哑，多为虚证；外感病多咳声重浊。

（五）呕吐

有声无物为呕，有物无声为吐，有声有物自口而出为呕吐。虚证或寒证，呕吐来势徐缓，呕声低微无力；实证或热证，呕吐来势较猛，响亮有力。

（六）呃逆

气逆于上，自咽喉出，其声呃呃，不能自主，俗称“打嗝”。虚寒者，呃声低沉而长，气弱无力；实热者，呃声频发，高亢而短，响而有力；新病呃逆，声响有力，多因邪客于胃；久病呃逆不绝，声低气怯，多为胃气衰败征兆。

（七）嗳气

嗳气是指胃中气体上出咽喉而发出的长而缓的声音。古称“噫”，为胃气失和而上逆所致。虚证嗳气，其声多低弱无力，嗳气后胁腹胀满可暂减，顷刻如故；实证嗳气，其声多高亢有力，嗳气后胁腹胀满得减。

（八）太息

太息又称叹息，是指患者情绪抑郁时，因胸胁胀闷不畅发出的长吁短叹声。为情志不遂，肝气郁结的表现。

二、嗅气味

1．口气 酸馊者是胃有宿食；臭秽者是脾胃有热，或消化不良。

2．汗气 汗有腥膻味为湿热蕴蒸；腋下汗臭者，多为狐臭。

3．二便气味 大便酸臭为肠有积热；大便清薄味腥为肠寒；矢气奇臭为宿食积滞；小便臭秽黄赤多为湿热；小便清长色白而无臭为虚寒。

4．经带气味 白带气味臭秽，多为湿热；带下清稀腥臊，多为虚寒。

第三节 问 诊

问诊是医生通过对患者或陪诊者有目的地询问，了解疾病的起始、发展及治疗经过、现在症状和其他与疾病有关的情况，以诊察疾病的方法。

问诊时首先要问清一般情况、主诉、既往史、个人生活史、过敏史、家族史等。更须围绕主诉重点询问现在证候表现。问诊涉及的范围较为广泛，自明代医家张景岳以后，一般认为《十问歌》比较全面且重点亦较突出，可作为问诊时的参考。其内容是“一问寒热二问汗，三问头身四问便，五问饮食六胸腹，七聋八渴俱当辨，九问旧病十问因，再兼服药参机变，妇女尤必问经期，迟速闭崩皆可见。再添片语告儿科，天花麻疹全占验。”

一、问寒热

问寒热是询问患者有无寒热的感觉。询问患者寒与热的不同表现，为确定疾病的表里寒热虚实提供依据，临床上常见以下四种情况：恶寒发热、但寒不热、但热不寒、寒热往来。

1．恶寒发热 恶寒是患者有寒冷的感觉，虽覆被加衣、近火取暖仍不能解其寒。发热是患者体温升高，或体温正常而患者全身或局部有发热的感觉。恶寒发热指恶寒与发热同时出现，多为外感病的初期，是表证的特征。若恶寒重发热轻，多为外感风寒证；发热重恶寒轻，多为外感风热证。

2．但寒不热 但寒不热多为里寒证。新病畏寒多为寒邪直中；久病畏寒多为阳气虚衰。

3．但热不寒 即患者仅感发热而无畏寒感觉，见于里热证。有壮热、潮热和微热之分。高热不退为壮热，多因里热炽盛。如按时发热，或按时热甚则为潮热。其中日晡潮热者，多为阳明腑实证；午后潮热，入夜加重，或骨蒸潮热者，多因阴虚；午后热盛，身热不扬者，可见于湿温病；身热夜甚者，也可见温热病热入营血。微热即轻度发热，其热势较低，常见于某些内伤病和温热病的后期。

4．寒热往来 为恶寒与发热交替而发，为正邪交争于半表半里，互为进退之象，见于少阳病或疟疾。

二、问汗

汗液是阳气蒸化阴液出于腠理而成，问汗可辨邪正盛衰、腠理疏密和气血盈亏。问汗主要诊察有无汗出、部位、时间、性质、多少等。

1．表证辨汗 表实无汗，多为外感风寒；表证有汗，为表虚证或表热证。

2．里证辨汗 主要有自汗与盗汗。汗出不已，动则加重者为自汗，多因阳气虚损，卫阳不固；睡时汗出，醒则汗止者为盗汗，多属阴虚内热。

三、问疼痛

（一）疼痛的性质

导致疼痛的病因病机不同，可使疼痛的性质及特点各异。凡新病疼痛，痛势剧烈，持续不解而拒按者为实证；久病疼痛，痛势较轻，时痛时止而喜按者为虚证。

疼痛伴有胀感者为胀痛，为气滞所致，见于胸胁为肝郁气滞，发于头部为肝阳上亢或肝火上炎；痛如针刺刀割者为刺痛，为瘀血所致；痛处走窜，病位游移者为游走痛，或为气滞，或为风袭；痛处固定者，发于胸胁脘腹多为血瘀，见于关节为痹证；冷痛者，常因寒邪阻络或阳虚所致；灼痛者，多因邪热亢盛；绞痛者，或有形实邪阻滞气机，或阴寒之邪凝滞气机；隐痛者，多为精血亏虚，或阳虚有寒；重痛者，常为湿邪困阻，气机不畅所致；酸痛见于肢体多为湿阻，见于腰膝多属肾虚。

（二）疼痛的部位

1．头痛 痛连项背，病在太阳经；痛在前额或连及眉棱骨，病在阳明经；痛在两颞或太阳穴附近，为少阳经病；头痛而重，腹满自汗，为太阴经病；头痛连及脑齿，指甲微青，为少阴经病；痛在巅顶，牵引头角，气逆上冲，甚则作呕，为厥阴经病。

2．胸痛 多为心肺之病。常见于热邪壅肺、痰浊阻肺、气滞血瘀、肺阴不足所致的肺痨、肺痈、胸痹等病证。

3．胁痛 多与肝胆病关系密切，可见于肝郁气滞、肝胆湿热、肝胆火盛、瘀血阻络及水饮内停等病证。

4．脘腹痛 其病多在脾胃。有寒热虚实之分，一般喜暖为寒，喜凉为热，拒按为实，喜按为虚。既可因寒凝、热结、气滞、血瘀、食积、虫积而发，也可由气虚、血虚、阳虚所致。

5．腰痛 或为寒湿痹证，或为湿热阻络，或为瘀血阻络，或为肾虚所致。

6．四肢痛 多见于痹证。风邪偏盛，疼痛游走者，为行痹；寒邪偏盛，剧痛喜暖者，为痛痹；湿邪偏盛，重着而痛者，为湿痹；热邪偏盛，红肿疼痛者，为热痹。足跟或胫膝酸痛者，多为肾虚。

四、问饮食口味

1．食欲与食量 食少纳呆者，或为脾胃气虚，或为湿邪困脾；厌食脘胀，嗳腐吞酸，多为食停胃脘；喜热食或食后常感饱胀，多是脾胃虚寒；厌食油腻，胁胀呕恶，可见于肝胆湿热，横逆犯胃；消谷善饥者，多为胃火炽盛。伴有多饮多尿者，可见于消渴病；饥不欲食者，常为胃阴不足；小儿嗜食异物，如泥土、生米等，可见于虫积、疳积证。

2．渴与饮水 口渴可见于津液已伤，或水湿内停，津气不运。渴喜冷饮为热盛伤津；喜热饮者为寒湿内停，气化受阻。渴不多饮，或水入即吐者，可见于痰饮水湿内停，或湿热内困，水津不能上承。口干但欲漱水不欲咽者，多为瘀血之象。

3．口味 口苦多见于胃热胃火，或肝胆湿热；口淡多见于脾胃虚寒，或水湿内停；口甜多见于脾胃湿热；口酸多见于肝胃不和；口咸多见于肾虚内热；口腻多见于脾胃湿阻；口臭多见于胃火炽盛，或肠胃积滞；口腥多见于肺胃血络损伤，咯血呕血。

五、问睡眠

主要有失眠与嗜睡。不易入睡，或睡而易醒不能再睡，或睡而不酣，易于惊醒，甚至彻夜不眠者为失眠，为阳不入阴，神不守舍所致。其原因有虚实之分，虚者或为心血不足，心神失养，或为阴虚火旺，内扰心神；实证可由邪气内扰，或气机失调，或痰热食滞等所致。时时欲睡，眠而不醒，精神不振，头沉困倦者为嗜睡，实证多见于痰湿内盛，困阻清阳；虚证多见于阳虚阴盛或气血不足。

六、问二便

主要是问二便次数、便量、性状、颜色、气味，以及便时有无疼痛、出血等方面。

1．问小便 主要通过小便的色、量辨别寒热虚实。小便色黄赤而短少者，多属热证；尿色白而清长者，多属寒证；尿频尿急而色赤，甚至尿血尿痛，多为膀胱湿热；夜间遗尿或尿失禁，多为肾气不固，膀胱失约。尿频数而不畅，或尿流中断，有砂石排出者为石淋；老人膀胱胀满，小便不利或癃闭，多因肾气虚弱，或血瘀湿热所致。

2．问大便 大便次数减少，大便质硬，或排便困难，或排便时间延长，称为便秘。有寒热虚实之分，实热者，多腹胀满闷，痛而拒按，苔黄燥裂，为热邪炽盛，腑气不通；实寒者，多腹痛拒按，苔白身冷，为寒邪阻遏阳气，腑气不通；大便燥结，硬如羊粪，排便困难，常见于病久不愈、年老体弱、孕中产后，乃因气虚不足，阴血亏少，无水行舟所致。

大便次数增加，一日数次或更多，便质溏稀或稀水状，称为泄泻，有寒热虚实之别，湿热泄泻，可见暴发泄泻，大便臭秽，腹痛肠鸣，肛门灼热；寒湿泄泻，可见泻如稀水，色淡黄而味腥臭；食滞泄泻，可见吐泻交作，吐物酸臭，泻下臭秽，完谷不化，便稀溏薄，迁延日久，可见脾虚泄泻；大便脓血，下利赤白，多为痢疾；里急后重者，多为湿热痢疾，肠道气滞；每日黎明前腹痛泄泻，泄后则安，多为肾阳虚泄泻，又称五更泄；肛门下坠，甚则脱肛，多属中气下陷。

七、问小儿及妇女

1．问小儿 主要应了解出生前后的情况，以及预防接种、传染病史和传染病接触史，小儿常见致病因素有易感外邪、易伤饮食、易受惊吓等。

2．问妇女 除常规问诊内容外，尤应了解其月经、带下、妊娠、产育等情况。对于月经，主要了解末次月经的日期、初潮或绝经年龄、月经周期、行经天数、经量、经色、经质，以及有无经闭或行经腹痛等情况。如月经先期或量多，多为脾不统血，或邪热迫血；月经后期或量少，多为血海不充，或气滞血瘀，或寒凝血瘀；痛经者，可因气滞、血瘀、寒凝、阳虚及气血两虚等所致。对于带下，主要了解色、量、质、气味等情况。如白带量多质稀如涕，淋漓不绝者，多为脾肾阳虚，寒湿下注。带下色黄，质黏臭秽，多属湿热下注。带下有血，赤白夹杂，多属肝经郁热或湿热下注。

第四节 切 诊

上篇第5章切诊

切诊包括脉诊和按诊，是医生运用指端的触觉在患者的一定部位进行触、摸、按、压，以了解病情的方法。

一、脉诊

脉诊是医生用手指切按患者的动脉探察脉象，通过脉象诊察病情的一种方法。

（一）脉诊的部位和方法

脉诊的常用部位是手腕部的寸口脉，其为手太阴肺经的原穴所在，是脉之大会。脏腑的生理和病理变化能在这里有所反映。寸口脉分为寸、关、尺三部。通常以腕后高骨为标记，其内侧为关，关前（腕侧）为寸，关后（肘侧）为尺。其临床意义大致为左手寸候心，关候肝胆，右手寸候肺，关候脾胃，两手尺候肾。

脉诊时以环境安静，气血平和为佳。患者体位应正坐或仰卧，手臂与心脏近于同一水平，前臂平伸，掌心向上，腕下垫脉枕。布指时，以中指定关位，示指切寸位，环指切尺位，三指呈弓形，指头平齐，以指腹切按脉体，三指布指疏密应根据患者手臂长短而调整。诊脉时用轻指力切在皮肤上称为举，即浮取或轻取；用力不轻不重称为寻，即中取；用重力切按筋骨间称为按，即沉取或重取。脉诊时，医生的呼吸要自然均匀，以医生正常的一呼一吸的时间去计算患者的脉搏至数。切脉的时间应不少于 1 分钟。

（二）正常脉象

正常脉象又称平脉，其基本形象是：三部有脉，沉取不绝，不浮不沉，不快不慢（一息四至，每分钟 60 ~ 80 次），和缓有力，节律均匀，即脉象“有胃、有神、有根”。以从容、和缓、流利为主要特点，反映脾胃运化功能旺盛和消化吸收良好——有胃气；以应指有力柔和、节律整齐为主要特点，反映心主血脉藏神的功能正常——有神；以尺脉有力、沉取不绝为主要特点，反映肾气旺盛，生机不息——有根。平脉反映了机体气血充盈、脏腑功能健旺、阴阳平衡、精神安和的生理状态，是健康的标志。

正常脉象可由于人体内外诸多因素的影响而发生相应的生理性变化，如性别、年龄、体格、情绪、劳逸、饮食、季节气候、地理环境等。但总以有胃、有神、有根者为平脉范围。此外，临床所见斜飞脉、反关脉均为脉道位置变异，不属于病脉。

（三）常见病脉及主病

疾病反应于脉象的变化，即为病脉。不同的脉标志着不同的病，但不能单纯凭脉象来诊断疾病，须四诊合参。现将临床常见的 18 种脉分述如下：

1．浮脉

【脉象】轻取即得，重按反减；举之有余，按之稍弱而不空。特点是脉搏显现部位表浅。

【主病】表证。浮而有力为表实，浮而无力为表虚。

【分析】浮脉主表，反映病邪在经脉肌表的部位。为卫阳与邪气交争，脉气鼓动于外而致。也见于虚证，多因精血亏损，阴不敛阳或气虚不能内守，脉气浮散于外而致。内伤里虚见浮脉，为虚象严重。

2．沉脉

【脉象】轻取不应，重按始得。特点是脉搏显现部位深。

【主病】里证。有力为里实，无力为里虚。

【分析】所主里实证可见于气滞血瘀、积聚等，为邪气内郁，气血困阻，阳气被遏，不能浮应于外而致，多脉沉而有力，按之不衰。所主里虚证，为气血不足，阳气衰微，不能运行营气于脉外而致，多脉沉而无力，越按越弱。

3．迟脉

【脉象】脉来缓慢，一息脉动不足四至。特点是单位时间较正常脉搏次数少，每分钟在 60 次以下。

【主病】寒证。有力为实寒证，无力为虚寒证。

【分析】里虚寒者，多阳气衰微，脉迟而无力；里实寒者，多因阴寒积冷，凝滞阻闭，脉迟而有力。久经体力锻炼者，脉象迟来和缓而有力，为健康之象。

4．缓脉

【脉象】一息四至，应指徐缓。

【主病】湿证、脾虚。又见于正常人。

【分析】脉势缓慢，懈怠无力，多因湿邪内困或脾虚气血不足所致；若脉来和缓有力，则见于正常人或为胃气恢复之象。

5．数脉

【脉象】脉来急促，一息脉来5至以上。特点是单位时间较正常脉搏次数多，每分钟在90次以上。

【主病】热证。有力为实热证，无力为虚热证。

【分析】若数而有力，多因邪热鼓动，气盛血涌，血行加速而致；数而无力，甚则数大而空，多因精血不足，虚阳外越所致。

6．虚脉

【脉象】三部脉举之无力，按之空虚，应指软弱，为无力脉的总称。

【主病】虚证，多见于气血两虚。

【分析】气血不足，气不足以运行血，则脉来无力；血不足以充于脉，则脉道空虚。

7．实脉

【脉象】脉来坚实，来去俱盛，特点是三部脉举按皆有力。为有力脉的总称。

【主病】实证。

【分析】邪气亢盛，正气不衰，正邪剧烈交争，气血涌盛，脉道坚满而致。

8．滑脉

【脉象】往来流利，应指圆滑，如盘走珠。

【主病】痰饮，食滞，实热。

【分析】痰食热内滞，邪气壅盛，气实血涌，脉来应指滑利。脉滑和缓者，可见于青壮年的常脉和妇人的孕脉。

9．涩脉

【脉象】脉细行迟，往来艰涩不畅，有如轻刀刮竹。

【主病】气滞，血瘀，伤精，血少。

【分析】实证脉涩有力，多为有形之邪闭阻气机，脉道不畅而致；虚证脉涩无力，多因阴血亏虚，脉道不充而致。

10．芤脉

【脉象】浮大中空，如按葱管。

【主病】失血，伤阴。

【分析】阴血不足，阳气无所依附而浮散于外，故中空无力而浮大。

11．洪脉

【脉象】脉来如波涛汹涌，来盛去衰。特点是脉阔，且波动大。

【主病】热盛。

【分析】证属实证，乃邪热炽盛，正气抗邪有力，气盛血涌，脉道扩张而致。

12．细脉

【脉象】脉细如线，应指明显，按之不绝。特点是脉窄，且波动小。

【主病】气血两虚，诸虚劳损；又主伤寒、痛甚及湿证。

【分析】虚证因营血亏虚，脉道不充，血运无力而致。实证暴受寒冷或疼痛，则脉道拘急收缩，细而弦紧。湿邪阻遏脉道，则见脉象细缓。

13．濡脉

【脉象】浮而细软。

【主病】诸虚，又主湿。

【分析】气血亏虚则脉浮而软，阴血不足则脉形细小；湿邪内侵，机体抗邪，气血趋于肌表则脉浮，湿邪阻遏脉道，则脉细而软。

14．弦脉

【脉象】端直体长，如按琴弦。

【主病】肝胆病，诸痛，痰饮，疟疾。

【分析】弦为肝脉，以上诸因致使肝失疏泄，气机失常，肝气不柔，脉气劲急，呈现弦脉；老年人脉象多弦硬，为精血亏虚，脉失濡养而致。

15．紧脉

【脉象】脉来绷紧有力，屈曲不平，左右弹指，如牵绳转索。特点是脉搏动的张力大。

【主病】寒证，痛证，宿食。

【分析】寒主收引，受寒则脉道收缩而拘急，故见紧脉；痛证多因寒邪所致，故亦多见紧脉；宿食为邪气内扰，气机阻滞，可见脉道拘急紧张。

16．代脉

【脉象】脉来迟缓力弱，时发歇止，止有定数，间歇时间较长。

【主病】脏气衰微，痹证，痛证，七情内伤，跌仆损伤。

【分析】虚证多脉代而无力，良久不能自还，为脏气衰微，脉气不复所致；实证多脉代而有力，多为痹证、痛证、七情内伤、跌仆损伤等邪气阻遏脉道，血行涩滞而致。

17．结脉

【脉象】脉来缓中时止，止无定数。

【主病】阴盛气结，寒痰瘀血，气血虚衰。

【分析】实证者脉实有力，迟中有止，为实邪郁遏，心阳被抑，脉气阻滞而致；虚证者脉虚无力，迟中有止，为气虚血衰，脉气不相顺接所致。

18．促脉

【脉象】往来急促，数而时止，止无定数。

【主病】阳盛实热，邪实阻滞，脏气衰败。

【分析】实证多为阳盛热实或邪实阻滞，见脉促有力。前者因阳热亢盛，迫动血行而脉数，热灼阴津，津血衰少，致血气不相接续，故脉有歇止；后者由气滞、血瘀、痰饮、食积等有形之邪阻闭气机，脉气不相接续而致。虚证多为脏气衰败，可见脉促无力。多因阴液亏耗，真元衰疲，气血不相顺接而致。

（四）相兼脉及主病

由于疾病常由多种病因相兼而致，因而脉象也常是两种以上的脉象兼夹出现。凡脉象由两种或两种以上复合构成的称为“相兼脉”，也称为“复合脉”。相兼脉象的主病往往就是脉象主病的综合。临床常见相兼脉象与主病见表 1-5-3。

二、按诊

按诊是医生用手直接触摸或按压患者某些部位，以了解局部冷热、润燥、软硬、压痛、肿块或其他异常变化，从而推断疾病部位、性质和病情轻重等情况的一种诊病方法。

表1-5-3 临床常见相兼脉象与主病简表

脉象	主病	脉象	主病
浮紧	表寒证	细数	阴虚或血虚有热
浮缓	表虚证	沉数	里热证
浮数	表热证	洪数	气分热盛
浮滑	风痰或表证气血夹痰湿	弦数	肝热、肝火

续表

脉象	主病	脉象	主病
沉迟	里寒证	弦滑	肝热夹痰、停食
沉紧	里寒证、痛证	弦迟	寒滞肝脉
沉滑	痰饮、食积	弦紧	寒痛、寒滞肝脉
沉弦	肝郁气滞	弦细	肝肾阴虚、阴虚肝郁
沉涩	阳虚、寒凝、血瘀	滑数	痰热、湿热、食积
沉细	里虚、气血虚	细涩	血虚夹瘀、精血不足

按诊是切诊的重要组成部分，在辨证中起着至关重要的作用。其手法主要是触、摸、按、压四法。临床上多先触摸，后按压，由轻到重，由浅入深，先远后近，先上后下地进行诊察。

1．按胸胁 主要了解心、肺、肝的病变，前胸高起按之气喘者，为肺胀；胸胁按之胀痛者，多为痰热气结或水饮内停；胁下肿块，多属气滞血瘀；疟疾日久，胁下痞块为疟母。

2．按虚里 虚里位于左乳下心尖搏动处，反映宗气的盛衰，若微动不显，多为宗气内虚；若动而应衣，为宗气外泄；若洪大不止或绝而不应，为危重之象；其动欲绝而无恶兆者，多为悬饮证。

3．按脘腹 主要审察有无压痛及包块。腹部疼痛，按之痛减，局部柔软者为虚证；按之痛剧，局部坚硬者为实证。右少腹疼痛拒按者为肠痈。腹中包块固定不移，痛有定处，按之有形者，称为积，病在血分；若包块往来不定，痛无定处，聚散无常者，称为聚，病属气分。脐腹包块，起伏聚散，往来不定，按之指下蠕动者多为虫积。

4．按肌肤 主要了解寒热、润燥、肿胀等内容。肌肤灼热为热证，清冷为寒证；湿润多为汗出或津液未伤，干燥者多为无汗或津液已伤；肌肤甲错，为内有瘀血；按之凹陷，应手而起者为气胀，不能即起者为水肿。

5．按手足 诊手足的冷暖可判断阳气的盛衰。手足冷凉者属寒证，多为阳虚或阴盛；手足俱热者属热证，多为阴虚或阳盛。手足心热甚于手足背者，多为内伤发热。

小结

诊法在中医学中如桥梁和枢纽的作用，将前面所讲的阴阳学说、五行学说、藏象学说、病因病机学说等中医基础理论运用到望、闻、问、切这四诊的诊察、分析、综合、推理、判断之中，抓住疾病的本质，为下一步辨证论治（理、法、方、药）提供了全面的依据。

辨证分析贯穿在四诊的整个诊察过程中，“望诊”中，对五种病色总的分析，明润光泽而含蓄为善色，表示病情较轻，预后较佳；晦暗枯槁而显露为恶色，表示病情较重，预后欠佳；“闻诊”中，实证和热证声音重浊而粗，高亢洪亮，而虚证和寒证则声音轻清，细小低弱；“问诊”中，实证的疼痛，痛势剧烈，持续不解而且拒按，而虚证的疼痛，痛势较轻，时痛时止而且喜按；“切诊”中，脉象有力多为实证，无力多为虚证；数脉多见热证，迟脉则多见寒证。因此，学习本章要以辨证分析的思维模式指导始终，即辨别阴阳，辨别表里，辨别寒热，辨别虚实，对病因、病性、病位、病情轻重及疾病转归和预后做出准确的判断。

上篇第5章思考题参考答案

思考题

1．试述赤色、青色、黄色、白色、黑色这五种病色的主病及其发生机制。
2．试述舌诊在辨证论治中的临床意义。
3．试举例说明常脉、病脉、相兼脉。

（曹 锐 权 红 胡文忠）

诊法研究进展

舌诊属于中医诊断望、闻、问、切中的望诊，早在《内经》就记载了察舌辨证和治疗。中医认为舌与人的五脏六腑都存在着联系，一旦脏腑出现病变，也会从舌上反映出来，所以观察舌质和舌苔，可以了解脏腑、气血的病理变化，辨别疾病寒热、表里和虚实等性质，为辨证论治提供依据。

一、舌诊的客观化研究

舌诊在诊治疾病过程中具有简便和直观的特点。但由于受到医师自身经验局限、诊察环境的限制等因素影响，其诊察结果常产生偏差，并因此在某种程度上限制了中医临床疗效的提高和临床经验的继承和推广。四诊的现代化研究就是从舌诊开始的。

（一）舌象生物特征研究

中医舌诊的观察对象主要是舌质和舌苔，两者又各自包括颜色与纹理两部分内容。

1．舌色的研究 舌色分析是舌诊图像分析的重要内容，也最能直接、直观地体现舌象的变化，可以为临床诊断、治疗、预后提供有力的依据。舌色的客观化主要是在标准化采集条件、数字化成像仪器研究的基础上，应用各种颜色空间模型对舌色信息进行定量化的研究分析。主要包括RGB颜色模型：红色（R），绿色（G），蓝色（B）；YUV颜色模型：明亮度（Y），色调与饱和度（UV）；Lab颜色模型：亮度（L），正值为红光，负值为绿光（a），正值为黄光，负值为蓝光（b）；YCrCb颜色模型：明亮度（Y），红色色度分量（Cr），蓝色色度分量（Cb）；HIS颜色模型：色调（H），色饱和度（S），亮度（I）等相关的研究成果已逐渐应用于临床，为辨证论治和疗效评价提供客观依据。

2．舌质纹理的研究 王爱民采用基于多尺度边缘检测的方法，用裂纹指数来定量反映裂纹的深浅与多少，还有研究者应用灰度共生矩阵的不变矩的方法，通过几个不变矩参数，也对点刺进行了定量的纹理分析。许家佗等报道了采用灰度差分统计方法，对舌质纹理的粗糙度进行量化分析，并进一步研究计算机对舌象老嫩的识别。

3．舌苔纹理的研究 Chiu.C.C等人应用空间灰度相关矩阵和Fourier能量频谱方法对厚苔、薄苔与腻苔的纹理进行分析。卫保国等提出了一种舌苔腐腻的图像分析算法——舌苔块分类，采用子空间模式识别方法分析舌苔纹理结构的疏密，用Rosenfeid/Tamura粗糙度计算方法来表达舌苔颗粒的粗细，获得腐腻指数。

4．舌下络脉的检测研究 舌下络脉是舌较为特殊的表面性状，舌下络脉的诊察是中医舌诊的主要组成部分。因此，研究舌下络脉的客观检测也为舌诊客观化进展提供了条件。有研究认为，舌下络脉异常在舌微循环上表现为流态改变和毛细血管管袢增加；在甲皱微循环表现为张力减退，静脉丛可见率增加；全身表现为细胞免疫功能下降，血液黏、聚、凝、稠状态，血脂的合成代谢减弱；在严重舌下络脉异常者还表现为造血功能低下。

（二）舌诊的信息处理研究

计算机舌象图像分析处理方法的研究发展迅速，如标准化采集、色彩校正、舌图分割提取、区域划分（舌质与舌苔的分离）、舌象图像分析与分类、舌体分析等。上海中医药大学联合研制了TP-1型舌象数字化分析仪，包括舌象采集和分析两大模块。相对于舌诊图像的采集，有专业人员研究了舌诊报告单的设计与应用，也对舌诊指标客观化后期进入临床分析提供了一条规范化的应用途径。丁成华等应用图像处理技术对舌象进行定性、定量分析及数据融合，探索数字化舌诊。张晓丹等对基于色度学理论、视觉技术和彩色图像处理技术等计算机技术研制的舌诊客观化检测仪器在临床中的应用进行概述，并提出其在临床应用中函待解决的问题。施展集中讨论了图像采集过程中数字舌像的标准采集、图像的预处理阶段和舌像拍摄的硬件选取，以及舌像预处理的相关问题。西原辰一等选择健康人80例采用可视光分光光度计及舌诊用特注探针量舌颊面皮肤的各部位血氧气饱和度，突破了传统舌诊方法的主观局限性，为中医提供了一种无创伤、定量及客观的舌诊分析工具，对中医的教学、临床、科研具有重要的意义。

（三）舌诊数据库构建的研究

中医舌诊信息的数字化是实现中医现代化、信息化的必由之路。从流行病学调查的角度看，舌象纹理特征的获取与规范需要进行大样本随机抽样调查，建立一个舌象及其特征的数据库，使舌象研究具有统一的标准。杨福来从多方位对构建中医舌诊图谱数据库进行研究。许家佗等设定了标准化采集条件，建立了分类标准与数据库，实现了舌象特征的提取算法，进一步完善了相关理论。

二、舌诊的临床研究

目前舌诊临床研究报道涵盖了临床各科疾病。

（一）循环系统疾病

张虹等观察了113例急性心肌梗死患者的舌象，观察发现舌质的血络最丰富，首先反映心脏功能，心功能不全表现为心脏不能将血液正常地分布于各脏器，舌之表现为淡白，说明心功能不全者更易出现气阴两虚型的证候，体现中西医理论的一致性。翁维良等运用“中医舌诊专家系统”对照观察了352例血瘀证舌质和218例非血瘀证舌质的改变，进行了舌质RGB的量化观测，显示舌质RGB对血瘀证量化诊断具有重要参考价值。同时还对冠心病的舌质、舌苔进行客观定量化临床研究，以确立冠心病舌诊的色度量化指标，为冠心病的中医辨证治疗提供良好的参考依据。

（二）呼吸系统疾病

朱惠蓉等应用TP-1型中医舌象数字化分析仪检测肺癌患者的舌色、苔色、润燥、胖瘦、腐腻5个指数，结果所有指数均低于正常组。苏婉等应用Lab颜色空间定量描述肺癌患者各证型的舌象客观特征，发现Lab值与肺癌各证型舌象图像整体的判别符合率为67.5%。

（三）消化系统疾病

刘兴山等通过对365例胃镜下不同黏膜象患者的舌诊及辨证分型的观察研究发现，慢性胃病以湿热中阻及脾胃虚寒证型居多。林秀萍等通过对CAG癌前病变患者从舌质、舌苔、舌形、舌下脉络、舌尖微循环、舌苔涂片、舌面pH、唾液癌胚抗原（CEA）检测等多方面进行对照观察研究发现，CAG癌前病变的舌质、舌苔、舌形、舌下脉络、舌尖微循环等检测各有相应特点，从CAG癌前病变的舌诊特点可推测湿浊中阻、脾胃虚弱，兼有血瘀是其发病的病机关键，临床上当以健脾化湿，行气化瘀为治疗原则。针对肝病的舌诊研究较为系统。从脂肪肝人群数字舌图的分析到乙型肝炎中医辨证与舌诊客观化指标的关系研究。肝炎后肝硬化患者舌诊信息以及对肝癌患者舌下络脉指标进行的聚类分析，给予临床较大的参考价值。

（四）神经精神系统疾病

刘孟安等选取 328 例发病 1 ～ 7 天内，经颅脑检查确诊为急性脑血管病患者为观察对象，发现缺血性与出血性脑血管病的舌象随证候的演变而有相应变化。舌象变化与偏瘫程度、意识状态有一定关系，提示舌诊可作为急性脑血管病辨证的客观指标之一，对观察疾病的顺逆、判断病情的轻重、推断疾病的预后具有重要临床意义。于秀珍等对 90 例神经症患者舌苔分析，发现恐怖性神经症、抑郁性神经症及疑病症大多以虚证舌象为主要表现，三症的舌诊大部表现为齿痕舌。焦虑性神经症、神经衰弱和部分神经症性反应患者表现为实证舌象。常素清等对 100 例精神科患者进行舌苔观察发现，腻苔的出现率为 66%，提示舌苔是辨证用药、判断疗效的一个比较可靠的客观指标。崔敏圭等利用彩色数字图像处理和模式识别技术，观察了 378 例中风病患者的舌质、舌苔变化。发现厚黄腻苔、厚黄苔、薄黄腻苔例数与急性期其他舌苔例数比较差异均有显著性。反映了中风病急性期以痰、火为主要病机特点。提示应用“中医舌诊专家系统”从舌质、舌苔方面对中风病的证候学进行定量研究为中风病证候规范化、定量化研究奠定了一定的基础。

（五）其他疾病

李灿东等研究证实，舌苔脱落细胞能够反映机体性激素周期性变化。尤昭玲等观察 LDH、G-6-PDH 在增生期的滑坡现象和 MDH 的反抛物线状曲线改变是评价黄体功能不全的重要指标。发现舌苔细胞的化学变化随月经周期的变化而变化，与体内激素水平变化同步，同阴道脱落细胞一样，可以反映机体内激素水平的变化。仝小林教授认为糖尿病的发生与发展都能在舌诊上反映出变化，糖尿病不同阶段的舌诊特点各有不同，舌诊对指导临床用药有着重要意义。

李乃民等初步认定舌是人体全息胚投影，其全息胚在舌的表象，即舌是一个俯卧人体投影，对舌脏腑分区法为舌诊的临床观察与应用，提供了有意义的参考资料。

脉诊是通过脉象诊察病情的一种方法。

中医理论认为，脉象是血脉搏动显现的部位、速率、形态、强度等的综合形象。脉象的形成同脏腑、气血密不可分。心主血脉，心将血液排到血管内生成脉搏。血液在脉管中不断循环与往复流动，除了靠心脏提供动力外，还需要人体其他脏器功能的整体协调。中医脉诊学的基本特点是从局部的脉象以检测整体的变化，也是内在变化从局部所反映的信息，与中医基本理论中的脏腑经络学说紧密联系。通过诊脉能够得到人体全身阴阳、气血、内部脏腑功能的综合信息，脉诊是对人体血脉的全面诊察。

三、脉象形成的机制研究

中医理论认为，脉象是血脉搏动显现的部位、速率、形态、强度等的综合形象。脉象的形成同脏腑、气血密不可分。心主血脉，心脏将血液排到血管内生成脉搏。血液在脉管中不断循环与往复流动，除了依靠心脏提供动力外，还需要人体其他脏器功能的整体协调。中医脉诊学的基本特点是从局部的脉象以检测整体的变化，也是内在变化从局部所反映出的信息，与中医基本理论中的脏腑经络学说紧密联系。通过诊脉能够得到人体全身阴阳、气血、内部脏腑功能的综合信息，脉诊是对人体血脉的全面诊察。

从现代生理学角度来看，脉搏是由心脏射血活动引起的一种血液和血管壁的振荡，这种振荡所产生的波从主动脉根部开始，沿动脉树向外周血管传播。脉搏信号源于心脏，心脏搏动把血液排入血管形成脉搏，心脏的搏动和血液在血管中的运动，流经身体各个脏器，最终汇聚在桡动脉处，使其不但包含了心脏血流血管信息，还包含了其他脏器血流血管及相应微循环信息。

心血管系统及血液为脉诊的产生奠定了物质基础。那么，一段桡动脉何以能与全身的生理病理现象联系在一起呢？现代医学的研究为认清这一机制提供了依据。其他系统是脉诊变化的调控中枢，心血管系统是人体物质交换的场所。无论是生理的物质代谢还是病理的不同反应，人体其他系统的各种调控信息，如神经递质、免疫调质、内分泌激素等都直接或间接地聚集到血液中，经血液循环至全身，对各系统器官进行调控，直接或间接地影响和调控心脏的搏动次数、收缩力度、心脏排血的多少、血管的紧张度等，从而引起血管搏动次数和节律、血管容积、血管弹性、血流速度等一系列生理指标的改变，而这些改变都直接反映到脉诊的变化上。因此，脉诊正是通过心血管系统这一信息平台，综合来自全身各系统的信息反映全身的生理病理改变。

邵学鸿认为，诊脉辨病不是信则灵的唯心主义哲学理论，而是唯物的客观事实。脉象的生理基础是经脉，经脉的实体是血管和流动的气血，心神是经脉的灵魂。

刘静溪等认为，中医实际上是将人体分成五大功能态的模块：心脏模块、肝脏模块、肺系统模块、脾系统模块、肾系统模块，如果这五个模块工作正常，就不会发生疾病。寸口脉能够统诊五大系统疾病的依据与中医的全息论密切相关。除脉诊外，耳针、足疗等中医诊疗方法也都是五大系统的全息反映。寸口脉是周身气血运行的全息反应点。这与中医肺朝百脉的理论相契合。如果用现代科学理论来解释，那就是五大模块系统都有以自己独特的振动方式而共同推动人体的血液循环完成人体的功能。当振动波运行到气口的时候，正常人就会以一种和谐、统一的与心搏波形一致的波反映出来。一旦处于疾病状态，在运行到气口处就会被干涉而使病态波分离出来。根据分离部位的不一样，就可以诊断各个系统的疾病。

四、脉诊的客观化研究

脉诊客观化研究作为一项意义重大又极具挑战性的工作，需要在客观的研究思路指导下，分别从信息采集标准化、分析方法完整化、本底数据权威化等方面进行探讨，同时深入开展脉诊机制基础研究，为中医脉诊更加客观、准确地进行临床诊断、辅助诊断、疗效判定提供研究基础。目前国内外脉诊客观化的研究成果可将其分为：脉搏信号的采集系统、脉搏信号预处理及特征提取研究、脉搏信号的模式分类研究和脉象的应用研究。

从20世纪50—80年代初，主要涉及脉诊仪的研制及时域内对脉搏波进行详细的分析和测定。通过运用现代化电子学技术研制了不同形式的脉诊仪，测绘了常见脉的图像，并对脉图进行了定量分析，同时结合中医切脉的经验给各型脉图赋予中医脉诊的定义，建立了典型的脉诊图谱。

到20世纪90年代，牛欣等运用彩色多普勒超声显像技术、血流动力学方法、血流阻抗频谱，来检测脉管口径变化、三维运动、血流速度等信息；同时建立了一些脉象模型，并将中医脉象归为四种属性：脉位、脉数、脉形、脉势，结合模型探讨四种属性形成机制及影响因素。其中除了这一因素可以结合现代化计时设备进行客观量化外，其余三方面都是凭人的主观感受。大多的脉诊客观化研究多客观化了脉诊的现象，却没有对脉诊的本质进行客观化，而所谓脉象图的检测只是一种现象图的检测，不能客观化脉与疾病之间的联系。

脉诊仪通过采集脉象信息并进行分析处理，得出客观定量指标，是描记脉象的主要仪器。脉诊仪的研发与应用是中医实现脉诊客观化的主要手段。

脉诊仪研制的最早雏形见于宋代施发所著《察病指南》一书中，绘制了多幅图形来描述脉搏的搏动。明代《图注难经脉诀》《人元脉影归指图说》都采用这种形式。这种脉象的模示图为仪器描记图和脉诊仪的研制开发奠定了基础。

我国学者从20世纪50年代初开始使用脉搏描记器进行对中医脉象的研究，试图使用现代技术客观化、数据化描述出传统的中医脉象。目前设计的脉象检测装置以描图为主，便于脉象的客观表达，具有直观性。脉象传感器是研制开发脉诊仪的重要技术核心。目前常见的传感器包括压力传感器、光电传感器、传声器和超声多普勒式传感器等。

2000 年以后，国家对中医脉诊仪、脉象仪的研制项目的关注，中医脉诊仪研制又得到进一步的重视。但是对中医脉诊仪的研制仍没有跳出七五、八五的研制思路，只是计算机的应用比较普及了，研制的方法也多了，诸如小波分析方法、混沌分析方法、模糊数学分析方法都应运而生。检测的传感器也由单传感器变成了多传感器，还研制出新型传感器，并申请了专利。

近年来，杨杰等利用生物力学方法及超声波的检测手段，运用动态图像分析技术将脉动信息转化为视觉信息，用非线性弹性腔理论和位移理论对其进行精确表达。同时利用计算机和其他各种数学分析方法（时域分析法、频域分析法、模糊识别、速域图识别、时差图识别、计算机分析）对脉图进行分析，以进一步建立脉诊客观化的创新性方法。

在中医脉诊现代化研究中，应建立完整的脉诊信息分析方法，在运用脉诊仪器获取脉诊信息之后，如何对收集的数据和信息进行特征提取、数据分析和数据挖掘是脉诊现代化的重点，也是中医脉诊发展的难点；同时，如何将脉诊信息中所包含的特征完整、真实地提取和收集，是目前中医脉诊现代化研究面临的挑战。但是，中医脉诊作为一种无创性的诊断技术，不仅是传统中医学诊法中的宝贵财富，还对于现代医学的发展和突破具有重要的意义。所以，加大力度对脉诊的现代化进行探索与研究，实现中医脉诊的标准化、客观化，有利于中医学的进一步发展与创新。

五、脉诊的教学研究

脉诊是中医诊断学的重要组成部分，是一门实践性很强的学科，初学者很难在短时间内掌握各种典型脉象。中医脉诊学术传承一直依靠“师承法”，即老师通过对弟子口授心传的方式进行教学。但此方法只适合少部分学习者，和现代规模化教育的需求相差甚远；另外，传授者对脉象的理解不同，加之个体感觉也存在差异，后学者往往有“心中易了，指下难明”之疑惑，这限制了中医脉学的学术传承和国际间交流。近年来，随着国内外学习中医的外国学生人数不断增加，他们很难对汉语中形象而生动的脉诊专业语句的表达内容予以充分理解，所以采用形象化、直观化的教学手段开展有关脉诊教学的研究已日趋深入。

20 世纪 80 年代，原上海中医学院中医诊断教研室与上海交通大学人体科学研究室协作，根据中医脉学理论结合脉诊科研成果进行仿生模拟，研制出全套四只模拟手，能模拟出迟、数、滑、涩、弦、洪、浮、沉等十几种脉象，开创了脉诊教学仿生模型研制的先河。

有教师进行了脉诊教学模式的探索研究，除了脉诊理论教学内容外，通过应用计算机脉象仪进行试验教学，建立模型与真人混合的脉诊实训教学模式。通过学习、验证、实践构成了中医脉诊的三联教学模式，充分调动了学生的积极性。

骆文斌等根据“脉象是医生对脉动应指形象的主观感觉”这一基本规律，应用基于指感特征 Flash 动画的脉诊教学方法，突出“指感特征”的表述，深化学生对脉象要素的直观立体理解，有利于对常见脉象的特征的掌握。

李清等将程序式教学法应用于中医诊断学脉诊教学中，通过有序地选择脉诊教学信息，把脉诊教学活动按照一定程序有步骤地进行强化，从而有效地控制脉诊学习过程，让学生同时掌握脉诊操作流程及部分脉象的指下感觉，并及时重复体会指下感觉。

董晓英等使用小型猪为实验动物，利用其与人循环系统接近的特点，以经典的中医理论为指导，运用现代科学技术的手段，通过脉象形成机制进行造模，再通过脉图形式直观表达，即从机制上认识、从手感上感觉、从图形上辨别，建立了三位一体新型脉诊教学模型。

狄九军等学者介绍了在中医诊断教学中的工程学方法，重点构建了一个符合人体构造的运动的流体模型，在此基础上开发了一套针对中医诊断教学的模拟系统——中医脉象发生仪。该系统将中医学与仿生学、机械学、传感技术及计算机技术等工程学方法结合起来。成功模拟了人体常见的26种脉象，体现了各种脉象的指下特征，适用于课堂教学、教学测试和科学研究等。借助于这种模型，研究人员还可以深入进行血液流变学、脉诊学、脉象特征提取等方面的研究。

六、脉诊的临床研究

目前在疾病与脉象关系的研究中，临床研究报道涵盖了临床各科疾病，包括心脑血管疾病、消化系统疾病、妇产科疾病、泌尿系统疾病、皮肤疾病，还有如非典型肺炎、抑郁症、骨伤科疾病、再生障碍性贫血等。

脉诊与辨证客观化及西医检查指标的相关性研究，丘瑞香等通过71例心气虚证、67例肺气虚证患者和53例正常人左右寸脉图各参数对比分析，发现心气虚证左寸局部动脉血管内压力和外周阻力增高，动脉管壁张力增大，应指较为有力，指感相对较强；肺气虚证右寸局部动脉血管壁顺应性相对较强，外周阻力较低，应指相对柔和而滑利。认为心肺不同病证在寸口分候的相应脉位上有不同反应，可以进一步为寸口脉分候脏腑理论提出新的佐证。

正常人脉象研究，青年人脉多滑利，以平脉为多，中年人脉渐变弦，老年人脉以弦脉为主。随年龄的增长而脉象逐渐变弦，以40岁前后最为显著，这与人体血管退行性变化一致。

通过长期观察一年四季的脉搏，张伯纳等发现人体脉搏在冬季偏沉，而在夏季偏浮。同时，山东、上海、贵州等地的很多学者长期跟踪测试并分析正常人的四季脉搏和昼夜脉搏发现，人体脉搏是随着昼夜阴阳而消长、随着四季气候的改变而变化的。

有学者进行正常人体质和脉象的相关性研究，发现阴虚体质以脉细数为常，阳虚体质多表现为沉迟无力，湿热体质以脉数多见，痰湿体质以滑脉为主，气虚体质多见脉沉细数无力，瘀血体质多见涩脉。

张爱华等认为脉搏信号中蕴涵着丰富的人体生理病理信息，是传递和窥视体内功能变化的窗口，某些异常信息在疾病的早期就已经反映在脉象信号之中。利用HK-2000C集成化数字脉搏传感器提取人体左关处桡动脉脉搏信号，然后计算脉搏功率谱，并在此基础上提取功率谱峰值及功率谱重心，并将它们对应的频率作为特征量，利用线性判别式分析（LDA）对所提特征进行分类。分析脉象信号进行亚健康状态的诊断不失为一条有效的手段，为亚健康诊断的研究提供了一条有效的途径。

（曹 锐 胡文忠 权 红）

第6章 辨　证

上篇第6章辨证

第一节　辨证的基本概念

辨证，就是辨别、认识、判断证候，是中医认识和诊断疾病的方法。辨证的过程就是诊断的过程，也就是从整体观念出发，运用中医理论将四诊所收集的病史、症状、体征等资料综合分析，辨别疾病的病因、病机、病性、病位、病势等，从而做出证候诊断的过程。

证，即证候，是中医学特有的诊断学概念，是对四诊收集的完整资料进行全面的综合和分析，而得出的诊断性结论。它概括了疾病发生的因素与条件，确定了病变的部位、性质，揭示了发病机制与趋势，指明了治疗的方向。

症，即症状，是指患者自身察觉到的各种异常感觉，或由医生在诊治过程中发现机体病理变化的外在表现。

证比症更深刻、更全面、更正确地反映了疾病的本质，其主要区别在于症状是疾病的外在表现，证候是疾病的本质反映。

病，即疾病，是指在致病因素作用下，机体所受到的一系列损伤和破坏，阴阳失去平衡的连续过程。一个病既可以有不同的证，不同的病也可以有相同的证。

证、症、病三者既严格区别又紧密联系，由于证候是疾病发展中的中心环节，是对具体的人和具体时间内疾病的特殊本质的反映，具有个体化、特殊性的特点，所以中医对疾病的诊断和治疗，更重视对证候的辨别、认识和判断。

上篇第6章拓展阅读：证实质的现代研究

第二节　主要的辨证方法

经过历代医家长期的临床实践，逐步总结形成了一套系统的辨证体系，主要辨证方法有八纲辨证、脏腑辨证、病因辨证、气血津液辨证、六经辨证、卫气营血辨证和三焦辨证等。其中，八纲辨证是各种辨证的总纲；脏腑辨证是各种辨证的基础，主要用于内科疾病。这些辨证方法虽各有特点，对不同疾病的诊断各有侧重，但彼此又相互联系，相互补充，都是以脏腑、经络、气血的理论为基础。本节仅介绍临床常用主要辨证方法：八纲辨证和脏腑辨证。

一、八纲辨证

八纲，即阴、阳、表、里、寒、热、虚、实。八纲辨证是以阴阳、表里、寒热、虚实为纲，分析疾病的病位深浅，病性寒热，邪正盛衰和阴阳属性。八纲辨证是概括性的辨证纲领，它是根据患者整体证候表现的总和概括出来的规律。因为任何一种疾病，从类别上可分为阴证、阳证；从部位上可分为表证、里证；从性质上可分寒证、热证；从邪正盛衰上可分为实证、虚证。运用八纲辨证就能将千变万化的复杂临床表现概括归纳，使之条理化、规律化，便于把握证候的本质。其中阴阳是总纲，概括其他六纲，有执简驭繁、提纲挈领的作用。表、热、实属阳，里、寒、虚属阴。

(一) 辨表里

表里是辨别病位深浅、病情轻重和病势趋向的两个纲领。表是指人体的皮毛、肌肉、经络等在外部分，里是指人体的脏腑、气血、骨髓等在内的部位。

1．表证 是六淫外邪从皮毛、口鼻侵入机体所致病位浅在肌肤的证候。表证多具有起病急，病程短，病位浅的特点。表证的临床表现是以发热恶寒（或恶风）、舌苔薄白、脉浮为主，常兼见头身痛、鼻塞、咳嗽等症状。

2．里证 可由表邪不解内传入里或外邪直接侵犯脏腑而发病，或因脏腑功能失调而引发。病变部位在脏腑所致的证候。里证的临床表现多种多样，概括起来则以脏腑的证候为主。里证病程长，不恶风寒，脉象多沉，并伴有舌质及舌苔的改变。

3．表证与里证的鉴别 表证不具有里证所表现的脏腑或气血津液功能紊乱的临床征象（表1-6-1）。

表1-6-1 表证与里证鉴别表

辨证	病史	病程	寒热	舌苔	脉象
表证	新病	短	恶寒发热	常无变化	浮
里证	久病	长	发热不恶寒，或但寒不热	有异常变化	沉

4．表证与里证的关系

(1) 表里同病：患者同时出现表证和里证时，称为表里同病。如患者既有发热、恶寒、头痛、无汗等表证，同时又有腹胀、便秘、小便短赤等里证，辨证就属于表里同病。一般多见于表证未解，邪已入里；或病邪同时侵犯表里，或旧病未愈，复感外邪。

(2) 表里转化：表证和里证还可以相互转化，即所谓“由表入里”和“由里出表”。相互转化主要取决于正邪斗争的结果。机体抵抗力不足，或邪气过盛，或调护不当，或失治误治等因素，均能导致表证转化为里证。如外感表邪不解，病情发展，出现高热不退，咳喘痰黄稠或带血，说明病邪由表入里，留阻于肺，形成痰热壅肺的里实热证。若经及时治疗，患者热势渐减，咳喘渐平，则表示里邪外透，由里出表。凡病邪由表入里表示病势加重，病邪由里出表表示病势减轻。

(二) 辨寒热

寒热是辨别病性的纲领。通过辨寒热，辨别阴阳之盛衰，是辨证论治中立法用药的依据之一。

1．寒证 是感受寒邪，或阳虚阴盛，机体功能活动衰退所表现的证候。多因外感寒邪，或因内伤久病，耗伤阳气，阴寒偏盛所致。其主要临床表现：恶寒或畏寒喜暖，口淡不渴，面色苍白，肢冷踡卧，小便清长，大便稀溏，舌淡苔白而润滑，脉迟。

2．热证 是感受热邪，或阳盛阴虚，机体功能活动亢进所表现的证候。多因外感热邪，或素体阴虚，或寒邪入里化热，或情志内伤，郁而化火，或过食辛辣，蓄积为热，而使体内阳热过盛。其主要临床表现：发热喜凉，口渴喜冷饮，面红目赤，烦躁不宁，痰、涕黄稠，大便秘结，小便短赤，舌红苔黄而干，脉数。

3．寒证与热证的辨别 见表1-6-2。

表1-6-2 寒证与热证鉴别表

辨证	面色	四肢	寒热	口渴	大便	小便	舌象	脉象
寒证	苍白	不温	怕冷	不渴或热饮不多	稀溏	清长	舌淡苔白润	迟
热证	红赤	燥热	发热	口渴喜冷饮	干结	短赤	舌红苔黄干	数

4．寒证与热证的关系 寒证与热证虽有阴阳盛衰的本质区别，但又互相联系。它们既可同时出现于同一患者，表现出寒热错杂的证候，又在一定条件下互相转化，在疾病的危重阶段，还可出现假象。

（1）寒热错杂：寒证和热证同时并存，称为寒热错杂。临床所见上热下寒、上寒下热、表寒里热、表热里寒等。如患者在同一时间内，既可见胸中烦热，频频呕吐的上热证，同时又可见腹痛喜暖，大便稀清的下寒证，即为上热下寒证。

（2）寒热转化：先出现寒证，后出现热证，热证出现，寒证消失，是寒证转化为热证。反之即为热证转化为寒证。如风寒束肺初起表现为咳嗽、咳痰清稀，苔白滑，但因失治、误治，寒邪郁久化热而见发热、胸痛、咳黄稠痰、苔黄等痰热壅肺症状，即是寒证转化为热证。寒热转化是病情进一步发展的表现。

（3）寒热真假：在疾病的危重阶段，有时出现热证见寒象的真热假寒证和寒证见热象的真寒假热证，因其临床症状与疾病本质不一致，故需要细心辨别。

1）真热假寒：即阳盛格阴。由于内热过盛，阳气被郁不能外达，会出现一些假寒的现象。如四肢厥冷、脉沉等，似属寒证，但身寒不喜加衣被，脉沉而有力，并且又见口渴喜冷饮、咽干口臭、谵语、小便短赤、大便燥结等热象，说明内热炽盛是真，外呈寒象是假。

2）真寒假热：即阴盛格阳。由于阴寒内盛迫阳于外，临床可见身热、面红、口渴、脉大，似为热证，但身热而欲加衣被，面红而四肢冷，口渴而喜热饮，饮不多，脉大无力，并且又见小便清长、大便稀、舌淡、苔白等寒象，阴寒内盛是真，外呈热象是假。

（三）辨虚实

虚实是辨别邪正盛衰的纲领。虚是指正气虚，实是指邪气盛。辨别证侯的虚实，是确定扶正或祛邪治疗原则的主要依据。

1．虚证 指人体正气不足，脏腑功能衰退所表现的证候，多见于素体虚弱，或后天失养，或久病、重病之后。但因气血阴阳虚损的程度不同，所以临床又有气虚、血虚、阴虚、阳虚的区别（表 1-6-3）。

表1-6-3 气虚、血虚、阳虚、阴虚临床鉴别表

辨证	病机	临床主症	舌象	脉象
气虚	脏腑功能减退	面白无华，少气懒言，语声低微，疲倦乏力，自汗，动则诸证加剧	质淡	虚弱
血虚	血液不足，不能濡养脏腑	面色苍白或萎黄，唇色淡白，头晕，视物模糊，心悸失眠，手足麻木，妇女月经量少，延期或经闭	质淡	细无力
阳虚	机体阳气不足	形寒肢冷，面色㿠白，神疲乏力，自汗，口淡不渴，小便清长，大便稀溏	质淡苔白	沉迟无力
阴虚	机体阴液亏损	午后潮热，盗汗，颧红，咽干，手足心热，小便短黄	质红少苔	细数

2．实证 指邪气过盛、脏腑功能活动亢盛所表现的证候。由于邪气的性质及所在部位的不同，临床表现亦各异。多见于形体壮实之人，表现为发热，声高气粗，精神烦躁，胸胁脘腹胀满，疼痛拒按，大便秘结或热痢下重，小便短赤，苔厚腻，脉实有力。

3．虚证与实证的鉴别 见表 1-6-4。

4．虚证与实证的关系 疾病的变化是一个复杂的过程，常由于体质、治疗、护理等各种因素的影响，使虚证和实证发生虚实夹杂、虚实转化等证候。

表1-6-4 虚证与实证鉴别表

辨证	病程	体质	形态	疼痛	二便	舌象	脉象
虚证	久病	虚弱	精神萎靡，身倦乏力，气弱懒言	隐痛喜按	大便稀溏 小便清长	质淡嫩少苔	细弱
实证	新病	壮实	精神亢奋，声高气粗	疼痛拒按	大便秘结 小便短赤	苔厚腻	实而有力

（1）虚实夹杂：虚证和实证同时出现，即为虚实夹杂。如肝硬化腹水患者，可见腹部膨隆、青筋暴露、二便不利的实象，但又有形体消瘦，气弱乏力，脉沉细弦的虚象。虚实夹杂的证候，或以实证为主而夹有虚证；或以虚证为主夹有实证；或表现为虚实并重。

（2）虚实转化：在疾病发展过程中，由于正邪相争，在一定的条件下，虚证和实证可相互转化。实证转化为虚证，多由实证失治或误治，或邪气过盛伤及正气而成。例如高热、口渴、烦躁、脉洪大等实证日久不愈，邪气久留损伤正气，即可出现消瘦、少气无力、面色苍白、脉细无力等虚证。与之相对，虚证转化为实证，临床较为少见。先为虚证，后转化为虚实夹杂证者则多见。例如脾虚食滞可见食少、纳呆、身倦乏力等脾虚证，由于脾失健运，继而出现脘腹痞满、嗳腐吞酸、大便秽臭、舌苔厚腻等虚实夹杂证。

（四）辨阴阳

阴阳是概括病证类别的纲领，是八纲辨证的总纲。它概括其他三对纲领，即表、热、实属阳；里、寒、虚属阴。一切病证，尽管千变万化，但总不外乎阴证和阳证两大类。

1．阴证与阳证 阴证是体内阳气虚衰，或寒邪凝滞的证候，机体反应多呈衰退的表现。阳证是体内热邪壅盛，或阳气亢盛的证候，机体反应多呈亢盛的表现（表 1-6-5）。

表1-6-5 阴证与阳证鉴别表

辨证	属性	精神	面色	口渴	声音	寒热	二便	舌象	脉象
阴证	寒虚	萎靡	面白	不渴	气短声低	畏寒肢冷	大便稀溏 小便清长	舌淡胖嫩 苔白	迟弱
阳证	热实	烦躁	面赤	口渴喜冷饮	气壮声高	身热喜凉	大便秘结 小便短赤	舌红绛 苔黄	洪滑实

2．亡阴证与亡阳证 亡阴与亡阳是疾病过程中的危重证候，一般在高热大汗或发汗太过，或剧烈吐泻、失血过多等阴液或阳气迅速亡失的情况下出现。

亡阴证是指体内阴液大量消耗，而表现阴液衰竭的病变和证候。临床主要表现：汗出而黏，呼吸短促，身热，手足温，烦躁不安，渴喜冷饮，面色潮红，舌红而干，脉细数无力。

亡阳证是指体内阳气严重耗损，而表现阳气虚脱的病变和证候。临床主要表现：大汗淋漓，面色苍白，精神淡漠，身畏寒，手足厥逆，气息微弱，口不渴或渴喜热饮，舌淡，脉微欲绝。

（五）八纲之间的相互关系

在临床应用八纲辨证过程中，虽然每一纲都有独特的内容，但它们是相互关联而不能截然分割的。如辨别表里应与寒热虚实相联系，辨别虚实又必须与表里寒热相关联。因为表证有表寒、表热、表虚、表实之别，还有表寒里热、表实里虚等错综复杂的变化，表证如此，其他证也是如此。在一定的条件下，表里、寒热、虚实可以互相转化，在疾病严重阶段，往往还会出现与疾病本质相反的假象。因此，运用八纲辨证既要掌握八纲各自不同的证候特点，又要注意八纲之间的相兼、转化、夹杂、真假，才能对疾病做出全面正确的判断。

二、脏腑辨证

脏腑辨证是根据脏腑的生理功能、病理表现，结合八纲、气血、病因等理论，通过四诊收集病情资料，对疾病证候进行分析归纳，借以推究病机，判断病位、病性、正邪盛衰状况的一种辨证方法，是中医辨证方法的重要组成部分。

（一）心与小肠病辨证

1．心气虚、心阳虚 是指心气不足，心之阳气虚衰所表现的证候。

【证候】心悸，气短，活动时加重，自汗，脉细弱或结代，为其共有症状。若兼见面白无华，体倦乏力，舌淡苔白，则为心气虚；若兼见形寒肢冷，心胸憋闷，舌淡胖，苔白滑，则为心阳虚。

【分析】临床出现共有症状与气虚证并见的为心气虚；与阳虚证并见的为心阳虚。心气虚鼓动乏力，则心悸。心气虚，胸中宗气运转无力，则气短。动则耗气，故活动劳累后加重。气虚卫外不固，则自汗。心气不足，血液运行无力，不能上荣，则面白无华，舌淡。气血不足，不能充盈脉管或脉气不相连续，故脉细弱或结代。气虚及阳，心阳虚，心脉阻滞，则心胸憋闷，舌质紫暗。心阳虚不能温煦周身，故形寒肢冷。

2．心血虚、心阴虚 心血虚证是由心血亏虚，心失濡养所表现的证候；心阴虚证是由心阴亏损，虚热内扰所表现的证候。

【证候】心悸，失眠，健忘，多梦为其共有症状。若面白无华、眩晕、唇舌色淡，脉细，为心血虚；若五心烦热、颧红、潮热、盗汗、舌红少津，脉细数为心阴虚。

【分析】临床出现共有症状与血虚证并见为心血虚证；与阴虚证并见为心阴虚证。心阴（血）不足，心失所养，故心悸、健忘、失眠多梦。心血虚，不能上荣充盈于脉，故眩晕、面白无华、唇舌色淡、脉细。心阴虚，心阳偏亢，虚火内扰，故五心烦热、潮热、盗汗、舌红少津、脉细数。

3．心火炽盛 是指心火炽盛所表现的实热证候。

【证候】心胸烦热，失眠，面赤口渴，舌尖红赤，苔黄脉数；或口舌生疮，糜烂疼痛，或吐血衄血，溲赤便秘，甚或狂躁、谵语。

【分析】心火炽盛，内扰心神，轻者为心胸烦热、失眠，重者见狂躁、谵语。心火炽盛，灼伤津液则口渴、溲赤便秘。心火上炎，则面赤舌尖红赤，或见口舌生疮，糜烂疼痛。火伤络脉，迫血妄行，故吐衄。苔黄、脉数有力均为实热之象。

4．痰火扰心、痰迷心窍 是指痰火、痰浊之邪侵扰心神，蒙闭心窍所表现的证候。

【证候】发热，失眠心烦，面赤气粗，口苦，痰黄，或神志错乱，哭笑无常，狂躁谵语，甚则毁物打骂，舌红苔黄腻，脉滑数为痰火扰心。面色晦滞，喉有痰声，脘闷作呕，精神抑郁，表情淡漠，甚则神志痴呆，喃喃自语，或不省人事，苔白腻，脉滑为痰迷心窍。

【分析】痰火扰心系痰与火结，以神志兴奋躁动、有热象为特征。痰迷心窍系心窍为痰浊所蒙蔽，以神志迷蒙、无热象为特征。痰火上炎，故见发热心烦，面赤气粗，痰黄，舌红苔黄腻；痰热内扰心神，出现失眠，神志错乱，哭笑无常，躁狂谵语，毁物打骂之神志狂乱症。痰浊阻塞气机，则面色晦滞，喉有痰声，脘闷作恶，苔腻脉滑；痰浊阻闭心神，可见精神抑郁，神志痴呆，喃喃自语。重则出现突然昏倒，不省人事。

5．心血瘀阻 是指瘀血、痰浊阻滞心脉所表现的证候。

【证候】心悸，怔忡，心胸憋闷或刺痛，痛引肩背内臂，时发时止，舌紫暗或见瘀点瘀斑，脉细涩或结代。

【分析】本证多为心气虚或心阳虚发展而来。心阳不振，气血运行不畅，心脉痹阻，故心悸，怔忡，心胸憋闷或刺痛。手少阴心经循肩背而行，故痛引肩背内臂。心血瘀阻，故面唇青紫，舌紫暗或见瘀点瘀斑，脉细涩或结代。

6．小肠实热　是指小肠里热炽盛所表现的证候。

【证候】心烦，渴喜凉饮，口舌生疮，小便赤涩，尿道灼痛，尿血，舌红苔黄，脉数。

【分析】本证多由心热下移小肠所致。心与小肠相表里，心火移热于小肠，故小便赤涩，尿道灼痛；热盛灼伤血络，故见尿血；心火炽盛，内扰心神，则心烦；心火上炎则见口舌生疮；热盛伤津，故渴喜凉饮；舌红苔黄，脉数，为里热证之征。

（二）肺与大肠病辨证

1．肺气虚　是指肺气不足所表现的证候。

【证候】咳喘无力，动则气短，痰清稀，声音低微，倦怠乏力，面白无华，或有自汗畏风，易于感冒，舌淡，脉虚弱。

【分析】肺气亏虚，宗气不足，故咳喘无力，气短。动则耗气，故动则益甚。肺气虚，输布水液功能减弱，水液停聚于肺，故痰液清稀。肺气虚，腠理不固，致自汗畏风，易于感冒。面白无华，倦怠乏力，声音低微，舌淡脉虚弱，均为气虚之象。

2．肺阴虚　是指肺阴不足，虚热内生所表现的证候。

【证候】干咳无痰，或痰少而稠，或咳痰带血，口干咽燥，声音嘶哑，形体消瘦，潮热，颧红，盗汗，五心烦热，舌红少津，脉细数。

【分析】肺阴不足，虚热内生，气机上逆，而为咳嗽。津为热灼，炼液为痰，故痰少质黏，虚火灼伤肺络，故咳痰带血。津液耗伤，不能上润于咽喉，故口干咽燥，声音嘶哑。潮热、盗汗、五心烦热、颧红、脉细数，均为阴虚内热之象。

3．风寒束肺　是指感受风寒，肺卫失宣所表现的证候。

【证候】咳嗽痰稀色白，鼻塞流清涕，或恶寒发热，无汗，头身痛，苔薄白，脉浮紧。

【分析】肺失宣降，肺气上逆而咳嗽。寒属阴，故痰液稀薄色白。鼻为肺窍，肺气失宣，故鼻塞流清涕。邪客肺卫，卫气郁遏则恶寒，正邪相争则发热，毛窍郁闭则无汗。脉浮紧，苔薄白，均为风寒束表之象。

4．风热犯肺　是指由风热之邪侵犯肺卫所表现的证候。

【证候】咳嗽，咳黄稠痰不爽，口渴，咽喉痛，头痛，恶风发热，舌边尖红，苔薄黄，脉浮数。

【分析】外感风热犯肺，肺失宣肃，肺气上逆，故咳嗽。热伤津液故口渴。热灼肺津，故痰黄稠不爽。风热上壅，故咽喉痛。头身痛，恶风发热，舌尖红苔薄黄，脉浮数，均为外感风热之象。

5．燥邪犯肺　是指由燥邪侵犯肺卫所表现的证候。

【证候】干咳无痰，或痰少而黏，不易咳出，唇、舌、咽、口、鼻干燥欠润，或身热恶寒，或胸痛咯血，大便干结，舌红苔薄黄，或舌干苔薄白，脉数或浮数或细数。

【分析】燥邪犯肺，耗伤肺津，津亏液少，肺失滋润，清肃失职，故干咳无痰，痰少黏不易咳出。燥伤肺津，则唇、舌、口、鼻、咽喉干燥，大便干结。肺合皮毛，燥邪袭肺，肺卫失宣，故身热恶寒脉浮。燥邪化火，灼伤肺络，则胸痛咯血。燥邪有凉燥、温燥之分，若为温燥，舌尖红苔薄黄脉数，或细数；若为凉燥，则见舌干苔薄白。

6．痰热壅肺　是指热邪夹痰内壅于肺所表现的实热证候。

【证候】咳嗽气喘，呼吸气促，甚则鼻翼煽动，痰黄黏稠，或痰中带血，或咳脓血痰，气味腥臭，发热，胸痛，烦躁不安，口渴，小便黄，大便秘结，舌红苔黄腻，脉滑数。

【分析】热邪壅肺，炼液成痰，痰热郁阻，肺气不利，宣降失常，故有咳喘，呼吸气促，鼻翼煽动，痰黄黏稠。痰热阻滞肺络，则胸痛。血腐化脓，则咳吐血腥臭痰。热扰心神，则烦躁不安。热邪郁遏于里，肺热炽盛，内灼阴津，故发热，口渴，小便黄，大便秘结；舌红苔黄腻，脉滑数，均为痰热内蕴之象。

7．痰湿阻肺 是指由痰湿阻滞于肺而表现的证候。

【证候】咳嗽痰多，色白质黏稠，易咳出，胸闷，或见气喘，喉中痰鸣，舌淡苔白腻，脉滑。

【分析】痰湿阻肺，肺气上逆，故咳嗽痰多，痰黏色白，易咳出。痰湿阻滞气道，肺气不利，气机升降失调则胸闷，甚则气喘痰鸣。舌淡苔白腻，脉滑，皆是痰湿内阻之征。

8．大肠湿热 是指湿热蕴结于大肠所表现的证候。

【证候】腹痛，泄泻秽浊，或下痢脓血，里急后重，肛门灼热，小便短赤，或发热口渴，舌红苔黄腻，脉滑数。

【分析】暑湿热毒侵犯胃肠，湿热蕴结大肠，阻滞气机，故腹痛，里急后重；湿热熏灼肠道，脉络损伤，血腐为脓，故下痢脓血；湿热下注大肠，则泄泻秽浊；发热口渴，肛门灼热，舌红苔黄，脉滑数，均为湿热内结之象。

（三）脾与胃病辨证

1．脾气虚 是指脾气不足，失其健运所表现的证候。

【证候】食少纳呆，口淡无味，脘腹胀满，便溏或先干后溏，少气懒言，四肢倦怠，消瘦，面色萎黄，舌淡苔白，脉缓弱。

【分析】脾气虚，运化失常，故食少纳呆，口淡无味，食后脘腹胀满；脾气虚，水湿不得运化，清浊不分，流注肠中，则便溏或先干后溏。脾气虚，气血生化不足，故少气懒言，四肢倦怠，消瘦，面色萎黄，舌淡，苔白，脉缓弱。

2．脾阳虚 是指脾阳虚衰，阴寒内盛所表现的证候。

【证候】腹胀纳少，脘腹冷痛，喜温喜按，形寒肢冷，大便稀溏，口淡不渴，或肢体浮肿，或白带清稀量多，舌质淡胖，苔白滑，脉沉迟无力。

【分析】脾阳虚，运化减弱，故腹胀纳少。阳虚阴盛，寒凝气滞，故脘腹冷痛，喜温喜按，口淡不渴。脾阳虚，水湿不化，溢于肌肤，则肢体浮肿。脾湿下注，则白带清稀量多。形寒肢冷，便溏，舌淡胖，苔白滑，脉迟无力，均为阳虚之象。

3．脾气下陷 是指脾气虚弱，升举功能失常所表现的证候。

【证候】脘腹有坠胀感，食后益甚，或便意频数，肛门坠重，或久痢不止，甚则脱肛，内脏下垂，或小便混浊如米泔。伴头晕目眩，少气无力，肢体倦怠，食少便溏，舌淡苔白，脉虚弱。

【分析】脾气虚弱，升举无力，内脏无以维持恒定位置，故脘腹坠胀，便意频数，或见脱肛，内脏下垂；固摄无权，故久痢不止，小便混浊如米泔。清阳不升，故头晕目眩，少气无力，肢体倦怠，食少便溏，舌淡苔白脉虚弱，均为脾气虚弱之征。

4．脾不统血 是指脾气虚弱，不能统摄血液所表现的证候。

【证候】便血，尿血，鼻衄、肌衄，齿衄或妇女月经过多，崩漏等，伴有食少便溏，神疲乏力，少气懒言，面白无华，舌淡，脉细弱。

【分析】脾气虚弱，统血无权，血液不能循经而行，溢于肌肤、鼻腔、胃肠、膀胱，则见肌衄、鼻衄、便血、尿血；脾虚冲任不固，故月经过多，崩漏。食少便溏，神疲乏力，舌淡脉细弱，均为脾气虚弱之征。

5．寒湿困脾 是指寒湿内盛，脾阳受困所表现的证候。

【证候】脘腹痞闷，不思饮食，泛恶呕吐，口黏不爽，腹痛便溏，头重身困或浮肿，舌淡胖，苔白腻，脉濡缓。

【分析】脾为湿邪所困，升降失常，气机不畅，故脘腹痞闷，不思饮食，泛恶呕吐，腹痛便溏。湿性黏滞重浊，阳气被困，故头重身困，口黏不爽。中阳被寒湿所困，不能温化水湿，水湿溢于肌肤，则为浮肿。舌淡胖，苔白腻，脉濡缓，皆为寒湿内盛之象。

6．脾胃湿热 是指湿热蕴结脾胃所表现的证候。

【证候】脘腹痞闷，纳呆，恶心欲吐，口黏而甜，肢体困重，便溏不爽，小便短赤不利，或面目肌肤发黄，或皮肤发痒，或身热起伏，汗出热不解，舌红苔黄腻，脉濡数或滑数。

【分析】湿热之邪蕴结脾胃，升降失常，故脘腹痞闷，纳呆，恶心欲吐，口黏而甜。湿性黏滞重浊，故肢体困重，便溏不爽，小便短赤不利。湿热互结，故身热起伏，汗出而热不减。湿热熏蒸肝胆，胆汁外溢，故面目肌肤发黄，皮肤发痒。舌红苔黄腻，脉濡数或滑数，均为湿热之象。

7．胃阴虚 是指胃阴亏虚，虚热内生所表现的证候。

【证候】胃脘隐痛，饥不欲食，口燥咽干，大便干结，或脘痞不舒，或干呕呃逆，舌红少津，脉细数。

【分析】胃阴不足，虚热内生，胃气不和，致胃脘隐痛，饥不欲食。胃阴亏虚不能滋润咽喉，则口燥咽干；不能下润大肠，故大便干结。阴虚热扰，胃气上逆则干呕呃逆，脘痞不舒。舌红少津，脉细数，均是阴虚内热之象。

8．胃火炽盛 是指胃中火热炽盛所表现的实热证。

【证候】胃脘灼热疼痛，吞酸嘈杂，或食入即吐，渴喜冷饮，消谷善饥，或牙龈肿痛溃烂，齿衄，口臭，大便秘结，小便短黄，舌红苔黄，脉滑数。

【分析】胃火煎灼津液，故胃脘灼热疼痛，渴喜冷饮。胃火上逆，则吞酸嘈杂，呕吐或食入即吐。胃热炽盛，腐熟水谷功能亢进，故消谷善饥。胃经上络齿龈，胃热上蒸，故口臭，齿龈肿痛或溃烂；灼伤血络，则齿衄。大便秘结，小便短黄，舌红苔黄，脉滑数，均为热盛之象。

9．食滞胃脘 是指食物停滞胃脘所表现的证候。

【证候】脘腹胀满或疼痛，嗳腐吞酸，或呕吐物酸腐，厌食，矢气酸臭，泄泻，泻下物酸腐臭秽，状如败卵，或夹有不消化食物，吐泻后腹痛得减，舌苔厚腻，脉滑。

【分析】食滞胃脘，阻滞气机，故脘腹胀满疼痛。胃失和降而上逆，胃中腐败谷物夹腐蚀之气上泛，故见嗳腐吞酸，呕吐酸腐馊食而厌食。食浊下趋，积于肠道，则腹痛，泄泻，矢气酸臭，泻下物酸腐臭秽。吐泻后实邪得消，腹痛得减。苔厚腻，脉滑，均为食浊内阻之象。

（四）肝与胆病辨证

1．肝气郁结 是指肝失疏泄，气机郁滞所表现的证候。

【证候】情志抑郁或易怒，善太息，胸胁或少腹胀痛，或咽部有异物梗阻感，或胁下痞块。妇女可见乳房胀痛，痛经，月经不调，甚则闭经。舌紫黯或边有瘀斑，脉弦涩。

【分析】肝失疏泄，故精神抑郁，易怒，胸闷不舒，喜太息。因肝脉布胁肋，肝郁经脉不利，故胸胁少腹胀痛。气郁生痰，痰气搏结于咽喉，故咽部有异物梗阻感。肝气郁结，冲任失调，故月经不调，经前乳房胀痛。如肝郁日久，气病及血，导致气滞血瘀，则可成胁下痞块，痛经，闭经，舌紫或边有瘀斑，脉弦涩等症。

2．肝火上炎 是指肝火上炎所表现的实热证候。

【证候】头胀痛，眩晕，面红目赤，急躁易怒，口苦咽干，失眠或恶梦纷纭，胁肋灼痛，耳鸣耳聋，尿黄便秘，或吐血、衄血，或目赤肿痛，舌红苔黄，脉弦数。

【分析】肝火上攻于头，故头胀痛，眩晕，面红目赤肿痛。肝火循经上扰于耳，则耳鸣耳聋。肝火内盛，不能舒畅情志，故急躁易怒；热扰心神，故失眠，恶梦纷纭。火热内盛，迫血妄行，则吐血、衄血。口干，尿黄便秘，舌红苔黄，脉弦数，均为肝火内盛之象。

3．肝血虚 是指因肝藏血不足，导致肝血亏虚所表现的证候。

【证候】眩晕耳鸣，面白无华，爪甲不荣，两目干涩，视物模糊，夜盲，肢体麻木，筋脉拘挛，月经量少，或闭经，舌淡，脉细。

【分析】肝血不足，不能上荣于头面，故眩晕，面白无华，舌淡；不能上注于目，故视物模糊，目干涩，夜盲。肝血亏虚，血不养筋，故肢体麻木，筋脉拘挛，爪甲不荣；肝血不足，血海空虚，故经少经闭，血少，脉失充盈，故脉细。

4．肝阴虚　是指肝阴不足，虚热内扰所表现的证候。

【证候】头晕，头痛，耳鸣，胁肋隐痛，两目干涩，视物模糊，烦躁失眠，五心烦热，潮热盗汗，咽干口燥，舌红少津，脉弦细数。

【分析】肝阴不足，不能上滋头目，则头晕、头痛、耳鸣；不能濡养肝络，故胁肋隐痛。肝阴不足，不能上注于目，则两目干涩，视物模糊。阴虚生内热，热扰心神，故烦躁、失眠。五心烦热，潮热盗汗，咽干口燥，舌红少津，脉细数，均为阴虚内热之象。

5．肝阳上亢　是指肝气亢奋，或肝肾阴虚，阴不潜阳，肝阳上扰所表现的证候。

【证候】头目胀痛，眩晕或面部烘热，急躁易怒，面红目赤，失眠多梦，腰膝酸软，头重脚轻，舌红少津，脉弦或弦细数。

【分析】肝失疏泄，肝气亢奋，或肝肾阴虚，阴不制阳，肝阳上亢，气血上冲，故头目胀痛，眩晕耳鸣，面红目赤；肝失条达，情志不畅，故见急躁易怒；阳亢内扰心神，则失眠多梦；肝肾阴虚，筋骨失养，故见腰膝酸软；肝阳亢于上，肝肾阴亏于下，上盛下虚，则头重脚轻；舌红少津，脉弦或弦细数均为阳亢阴亏之征。

6．肝风内动　凡病变过程中出现眩晕欲仆、抽搐、震颤等具有“动摇”特点的症状，均称为肝风内动。临床以肝阳化风、热极生风与血虚生风多见。

（1）肝阳化风：是指肝阳亢逆无制而表现风动的证候。

【证候】眩晕欲仆，头痛而摇，项强肢麻，肢体震颤，语言不利，步履不稳，舌红，脉弦细。若猝然昏倒，不省人事，口眼㖞斜，半身不遂，舌强语謇，喉中痰鸣，则为中风。

【分析】阳亢于上，阴亏于下，则风自内生，上达颠顶，横窜脉络，故面红目赤，烦躁易怒，眩晕欲仆，肢体麻木，震颤头摇等动风之象。上盛下虚，故步履不稳。阳盛则灼液为痰，见喉中痰鸣。若风阳夹痰上扰，蒙蔽清窍，则猝然昏倒，不省人事。若风痰窜络，经气不利，则见口眼㖞斜，半身不遂，舌强语謇。

（2）热极生风：是指热邪炽盛引起抽搐等动风的证候。

【证候】高热，烦渴，躁扰不安，抽搐，项强，两目上翻，甚则角弓反张，神志昏迷，舌红苔黄，脉弦数。

【分析】外感温热，邪热炽盛，燔灼肝经，筋脉失养而动风，故抽搐、项强，两目上翻，角弓反张。热入心包，心神被扰，则烦躁不宁；蒙蔽心窍，则神志昏迷。高热，口渴，舌红苔黄，脉数均为热盛之象。

（3）血虚生风：是指血虚筋脉失养所表现动风的证候。

【证候】手足震颤，肌肉瞤动，筋脉拘挛不利，肢体麻木，眩晕耳鸣，面色无华，爪甲不荣，舌淡，脉细。

【分析】肝血不足，不能上荣于头面，故眩晕耳鸣，面色无华，舌淡；血虚不能濡养筋脉，则爪甲不荣；血虚动风则肢麻，筋挛，肉瞤震颤；血少不能充脉则脉细。

7．肝胆湿热　是指湿热蕴结肝胆所表现的证候。

【证候】胁肋胀痛，口苦纳呆，呕恶腹胀，大便不调，小便短黄，苔黄腻，脉弦数。或身目发黄，发热。或见阴囊湿疹，或睾丸肿大热痛，外阴瘙痒，带下色黄，气味臭秽等。

【分析】湿热内蕴，肝胆疏泄失常，气机郁滞，脾胃升降失常，胁肋胀痛，故纳呆，腹胀，呕恶，大便不调。湿热熏蒸则发热；湿热熏蒸，胆气上溢则口苦；胆汁不寻常道而外溢，则身目发黄。肝脉绕阴器，湿热下注，则阴囊湿疹或睾丸肿痛，妇女则见外阴瘙痒，带下色黄，臭秽等。

8．寒凝肝脉 是指寒邪凝滞肝脉所表现的证候。

【**证候**】少腹胀痛，睾丸坠胀，遇寒加重，或阴囊缩，痛引少腹，苔白，脉沉弦或迟。

【**分析**】寒凝肝脉，气血凝滞，故少腹胀痛，睾丸坠胀，遇寒加重。寒主收引，肝脉受寒，则见阴囊冷缩，痛引少腹。苔白，脉沉弦或迟，均属寒滞肝脉之象。

9．胆郁痰扰 是指胆失疏泄，痰热内扰所表现的证候。

【**证候**】惊悸不寐，烦躁不安，口苦泛恶呕吐，胸闷胁胀，头晕目眩、耳鸣，舌苔黄腻，脉弦滑。

【**分析**】痰热内扰，胆气不宁，故惊悸不寐，烦躁不安。胆热犯胃，胃气上逆，故口苦泛恶呕吐。胆气郁滞，可见胸闷胁胀。痰热循经上扰，则头晕、目眩、耳鸣。苔黄腻，脉滑，均为痰热内蕴之象。

（五）肾与膀胱病辨证

1．肾阳虚 是指肾阳虚衰所表现的证候。

【**证候**】腰膝酸软，形寒肢冷，下肢为甚，头晕耳鸣，神疲乏力，阳痿，不孕，尿少，浮肿，或五更泻，面色㿠白，舌淡胖，脉沉弱。

【**分析**】肾阳虚则髓液不充，脑、骨失养故腰膝酸软，头晕耳鸣。阳气不能温煦肌肤，故形寒肢冷；阴寒盛于下，则下肢寒冷明显。肾气虚，则神疲乏力。肾阳不足，生殖功能减退，故阳痿，不孕；阳虚气化不及，故尿少浮肿。肾阳虚不能温脾阳，故五更泻。舌淡胖，脉沉弱，均为阳虚之象。

2．肾气不固 是指肾气亏虚，固摄无权所表现的证候。

【**证候**】腰膝酸软，小便频数清长，遗尿，小便失禁或余沥不尽，夜尿多，滑精早泄，白带清稀，胎动易滑，舌淡苔白，脉沉弱。

【**分析**】肾气不固，膀胱失约，不能贮藏津液，故小便频数清长，遗尿，小便失禁，或尿余沥不尽。夜间为阴盛阳衰之时，肾气虚则阴寒更甚，故夜尿多。肾失封藏，精关不固，滑精早泄；不能固胎涩带，故白带清稀，滑胎。腰膝酸软，舌淡苔白，脉沉弱均为肾气虚弱之象。

3．肾虚水泛 是指肾阳虚不能温化水液，水湿泛滥所表现的证候。

【**证候**】全身水肿，腰以下尤甚，按之没指，腹胀满，小便少，腰膝酸软，形寒肢冷，或见心悸，气短，喘咳痰鸣，舌淡胖嫩有齿痕，苔白滑，脉沉细。

【**分析**】肾阳虚衰，膀胱气化无权，故小便不利而尿少。阳虚不能化气行水，水停于胃肠，故腹胀满；水溢于肌肤则全身水肿，水湿趋下，故腰以下肿甚。若水凌心肺，致心阳受阻，肺失肃降则见心悸，气短，喘咳痰鸣。肾阳虚，不能温煦肢体，则形寒肢冷。舌淡胖嫩有齿痕，苔白滑，脉沉细均为阳虚水泛之征。

4．肾不纳气 是指肾气虚衰，气不归元所表现的证候。

【**证候**】久病咳喘，呼多吸少，气不得续，动则喘息益甚，自汗神疲，声音低怯，腰膝酸软，舌淡苔白，脉沉细无力。

【**分析**】肾气亏虚，摄纳无权，气不归元，故久咳久喘，呼多吸少，气不得续。动则耗气，故动则喘息益甚。自汗神疲，声音低怯，腰膝酸软，舌淡苔白，脉沉细无力，均为肾气虚衰之候。

5．肾精不足 是指肾精亏损所表现的证候。

【**证候**】男子精少不育，女子经闭不孕，性功能减退；小儿发育迟缓，身材矮小，智力低下，动作迟钝，囟门迟闭，骨骼痿软；成人可见早衰，发脱齿摇，耳鸣耳聋，健忘恍惚，足痿无力。

【**分析**】肾精亏虚，则性功能减退，男子精少不育，女子经闭不孕。肾精不足，无以化生，不能充骨养脑，骨骼失养，脑髓空虚，故小儿可见发育迟缓，五迟（立迟、行迟、发迟、语迟、齿迟）、五软（头软、项软、手足软、肌软、口软）。成人则见早衰，发脱齿摇，耳鸣耳聋，健忘恍惚，足痿无力等。

6．肾阴虚 是指肾阴亏虚，虚热内扰所表现的证候。

【证候】眩晕，耳鸣耳聋，失眠多梦，咽干舌燥，腰膝酸软，形体消瘦，五心烦热，潮热盗汗，男子不育、遗精，女子经闭、不孕，或见崩漏，舌红苔少而干，脉细数。

【分析】肾阴虚，不能生髓充骨养脑，故眩晕，耳鸣耳聋，腰膝酸软。肾阴不足，形体失于濡养则消瘦。阴虚生内热，故五心烦热，潮热盗汗，失眠多梦，咽干舌燥。肾阴虚而精少，故男子不育，女子经闭，不孕。虚热内扰，故男子遗精，女子崩漏。舌红苔少，脉细数，均为阴虚之象。

7．膀胱湿热 是指湿热蕴结膀胱所表现的证候。

【证候】尿急，尿频，尿道灼痛，尿黄赤短涩或尿浊，或尿血，或尿有砂石。可伴有发热腰痛，少腹拘急胀痛，舌红苔黄腻，脉濡数。

【分析】湿热蕴结，膀胱气化失常，故小便短涩不利，淋沥不尽。湿热下迫尿道，故尿频，尿急，尿赤混浊。湿热阻滞，故尿痛，少腹拘急胀痛。伤及阴络，则尿血。湿热煎熬津液，渣滓沉结而成砂石。湿热阻滞肾府，故见腰痛。湿热郁蒸，则发热，舌红苔黄腻，脉濡数。

（六）脏腑兼病辨证

人体各脏腑之间生理功能密切联系，病变多相互影响。凡两个以上脏腑相继或同时发病者，即为脏腑兼病。现将脏与脏、脏与腑的常见兼证分述如下：

1．心肺气虚 是指心肺两脏气虚所表现的证候。

【证候】心悸咳喘，气短乏力，动则尤甚。胸闷，痰液清稀，声音低怯，头晕神疲自汗，面白无华，舌淡苔白，或舌淡紫，脉细无力。

【分析】肺气虚弱，宗气生成不足，则使心气亦虚，心气鼓动无力，故心悸，脉细无力。宗气不能推动以行呼吸，则咳喘，气短，声音低怯。胸阳不振，肺气不宣则胸闷，痰液清稀。头痛，神疲，自汗，乏力，面白无华，舌淡，脉细无力，均为心肺气虚之象。

2．心脾两虚 是指心血亏虚，脾气虚弱所表现的证候。

【证候】心悸健忘，失眠多梦，饮食减少，腹胀便溏，倦怠乏力，面色萎黄，或皮下出血，月经色淡，崩漏或经少，经闭，舌淡，脉细弱。

【分析】心血不足，神失所藏，故心悸健忘，失眠多梦。脾气虚，脾失健运，故食少，腹胀便溏，倦怠乏力，面色萎黄。脾虚不能摄血，故皮下出血，月经色淡，崩漏。气血生化无源，故经少、经闭。舌淡，脉细弱，均为心脾两虚之象。

3．心肾不交 是指心肾水火既济失调所表现的证候。

【证候】心烦失眠，心悸健忘，头晕耳鸣，咽干，腰膝酸软，多梦遗精，潮热盗汗，小便短赤，舌红少苔，脉细数。

【分析】心肾不交，肾水不升，心火无制，心神不安，故心烦失眠，健忘，心悸。肾阴虚，则腰膝酸软。虚火内扰，精关不固，故多梦遗精。潮热盗汗，小便短赤，舌红少苔，脉细数，均为阴虚内热之象。

4．心肾阳虚 是指心肾阳气虚衰，失去温运而表现的虚寒证候。

【证候】形寒肢冷，心悸，小便不利，肢体浮肿，甚则唇甲青紫，舌青紫暗淡，苔白滑，脉沉微。

【分析】阳气虚衰，不能温养肌体，故形寒肢冷。心肾阳虚，鼓动乏力，不能温运血液而血行瘀滞，故心悸，唇甲青紫，舌青紫暗淡，脉沉微。心肾阳衰，不能气化水液，水液内停，故小便不利，泛滥肌肤则身肿。

5．肝脾不调　是指肝失疏泄，脾失健运所表现的证候。

【**证候**】胁肋胀闷痛，情志抑郁或急躁易怒，纳呆腹胀，便溏，或腹痛欲泻，泻后痛减。苔白腻，脉弦。

【**分析**】肝失疏泄，气机不利，致脾失健运，而形成肝脾不调。肝郁气滞，则胁肋胀闷痛，情志抑郁或急躁易怒。脾失健运，则腹胀，纳呆，便溏。肝郁乘脾，气机失调，则腹痛泄泻，泻后气滞得畅，故泻后疼痛缓解。苔白腻，脉弦，均属肝脾不调之象。

6．肝胃不和　是指肝失疏泄，胃失和降所表现的证候。

【**证候**】胸胁、胃脘胀满疼痛，呃逆嗳气，吞酸嘈杂，苔薄黄，脉弦。

【**分析**】肝郁气滞，疏泄不畅，故胁肋胀痛。肝气横逆犯胃，故胃脘胀痛。胃失和降，则呃逆嗳气。气郁于胃中而生热，故吞酸嘈杂，苔薄黄，脉弦。

7．肝火犯肺　是指肝郁化火，上逆犯肺所表现的证候。

【**证候**】胸胁灼痛，咳逆上气，甚则咯血，急躁易怒，头晕目赤，烦热口苦，舌红，苔薄黄，脉弦数。

【**分析**】肝郁化火，故胸胁灼痛，急躁易怒。肝火上逆犯肺，肺失清肃，故咳逆上气。若火热灼伤肺络则咯血。肝火上炎，故烦热口苦，头晕目赤，舌红，苔薄黄，脉弦数。

8．肝肾阴虚　是指肝肾两脏阴液亏虚所表现的证候。

【**证候**】头晕目眩，视物模糊，耳鸣，胁痛，腰膝酸软，咽干，颧红，盗汗，五心烦热，遗精，月经不调，舌红少苔，脉细数。

【**分析**】肝肾阴虚，虚火上扰，故头晕目眩，耳鸣。虚火扰动精室则遗精。肝阴不足，目和肝之经脉失养，故视物模糊，胁痛。肝肾阴亏，冲任失调，故月经不调。五心烦热，盗汗，咽干，颧红，舌红少苔或无苔，脉细数，均为阴虚内热之象。

9．肺脾气虚　是指肺脾两脏气虚所表现的证候。

【**证候**】久咳不止，气短而喘，痰多稀白，食欲不振，腹胀便溏，甚则面浮足肿，舌淡苔白，脉细弱。

【**分析**】肺气受损，故久咳气短而喘。气虚水津不布，聚湿生痰则痰多稀白。脾虚运化失常，故食欲不振，腹胀便溏。脾不运湿，气不行水，故面浮足肿。舌淡苔白，脉细弱，均属肺脾气虚之征。

10．肺肾阴虚　是指肺肾两脏阴液不足所表现的证候。

【**证候**】咳嗽痰少，间或咯血，腰膝酸软，消瘦，骨蒸潮热，口干咽燥或声音嘶哑，盗汗，颧红，遗精，舌红少苔，脉细数。

【**分析**】阴虚肺燥，津液不能上承，肺失清润，故干咳少痰，口燥咽干，甚或声音嘶哑。虚火上炎，灼伤肺络，故咯血。肾阴不足，故腰膝酸软，遗精。骨蒸潮热，颧红，盗汗，舌红苔少，脉细数，均属阴虚内热之象。

11．脾肾阳虚　是指脾肾两脏阳气亏虚所表现的证候。

【**证候**】形寒肢冷，面白，腰膝或下腹冷痛，下利清谷，或五更泻，或面浮肢肿，小便不利，甚则出现腹水，舌淡胖大，脉沉弱。

【**分析**】脾肾阳虚，不能温养形体，故面白，形寒肢冷。阳虚内寒，经脉凝滞，故腰膝或下肢冷痛。水谷不得腐熟运化，故下利清谷，五更泻。脾肾阳虚不能运化水液，水液潴留，故面浮肢肿。水湿内聚，则小便不利，甚则水停于腹内，出现腹水。舌淡胖大，苔白滑，脉弱，均为阳虚之象。

上篇第6章拓展阅读：辨证方法体系的现代研究

小结

辨证是中医认识和诊断疾病的基本方法，是从整体观念出发，运用中医理论将四诊所收集的病史、症状、体征等资料综合分析，判断疾病的病因、病机、病性、病位、病势从而做出诊断的过程。其核心是对证候的认识和把握。证候是中医学特有的诊断学概念，它概括了疾病发生的因素与条件，确定了病变的部位、性质，揭示了发病机制与趋势，提示了治疗的方向，是疾病本质的反映。由于证候是疾病发展中的中心环节，具有个体化、特殊性的特点，中医诊断治疗疾病是既辨病又辨证，辨病与辨证相结合，但更重视对证候的辨别、认识和判断。这种病证结合的诊断模式，是中医学的一个重要特点。

临床上常用的辨证方法为八纲辨证和脏腑辨证。八纲辨证是各种辨证的总纲，脏腑辨证是各种辨证的基础。八纲辨证是概括性的辨证纲领，以阴阳、表里、寒热、虚实为纲，分析归纳疾病的病位深浅，病性寒热，邪正盛衰和阴阳属性。其中阴阳是总纲，它概括了其他六纲，表、热、实属阳，里、寒、虚属阴。对错综复杂的临床症状，舌象，脉象，用八纲辨证的方法分辨疾病的表里病位，寒热虚实属性。脏腑辨证是根据脏腑的生理功能、病理表现，对疾病证候进行分析归纳，借以推究病因病机，判断病位、病性和病势的一种辨证方法。其要点是根据脏腑生理功能失调所表现的临床症状、舌象、脉象的不同，归纳所病脏腑证候的阴阳、寒热、虚实。

思考题

上篇第6章思考题参考答案

1．证、症、病的概念有何不同?
2．简述八纲辨证的主要内容。

（谢　甦　潘艳伶　胡文忠）

第7章

防治原则与治法

中医学历来非常重视疾病的预防，治未病是其核心理念之一，提出了“不治已病治未病”的预防思想。

治则是中医治疗疾病时所遵循的总原则，是在整体观念和辨证论治思想的指导下，临床治疗立法、处方、用药的基本原则。疾病的过程是邪正相争、消长盛衰的动态过程；机体的阴阳失调是疾病发生发展的主要原因，因而祛邪泻实与扶正补虚，调整阴阳的偏盛偏衰是指导疾病治疗的总则。病在脏腑、气血失调时，则需调整脏腑气血，同时要求根据天时气候、地域环境和患者的年龄、性别、体质等不同情况，确立相应的治疗原则。对于单一的病证的某个阶段，可制定一种治则，但一种病证的不同阶段，由于病情变化可制定不同的治则，对于复杂的病证，常需两种或两种以上的治则联合应用。内治法如汗、吐、下、和、温、清、消、补等；外治法如药物外敷法、手术疗法及其他疗法等。

上篇第7章防治原则与治法

第一节　防治原则

一、预防为主

所谓预防，就是采取积极措施，防止疾病的发生与发展。预防为主是我国卫生工作的主导方针之一。中医药学对预防疾病的重要性有深刻的认识。早在《内经》中就指出治未病的重要意义，强调“防患于未然”，防重于治的思想对现实仍有指导意义。“治未病”包括未病先防、既病防变、病盛防危、新愈防复等内容。

上篇第7章拓展阅读：中医“治未病”研究进展

（一）未病先防

未病先防就是疾病未发生之前，做好各方面预防工作，调养身体，增强体质，提高机体抗病能力，以防止疾病的发生。《素问遗篇·刺法论》曰：“正气存内，邪不可干”。至今采用药物预防传染病及某些疾病的发生和流行，其内容和手段不断增多，使预防工作更加完善。

（二）既病防变

既病防变是在疾病发生后，要早期诊断，早期治疗，根据疾病的传变规律，先安未受邪之地，以防止疾病的发展及传变。《难经·七十七难》曰：“所谓治未病者，见肝之病，则知肝当传之与脾，故先实其脾气，无令得受肝之邪。”做到病盛防危、新愈防复。

二、调整阴阳

疾病发生、发展变化的根本原因是机体阴阳的相对平衡遭到破坏，造成体内阴阳失调，偏盛偏衰的结果。因此，调整阴阳，损其偏盛，补其偏衰，恢复机体阴阳的相对平衡，阴平阳秘，是治疗疾病的根本法则之一。

（一）损其偏盛

损其偏盛，亦称损其有余，主要是阴阳偏盛，阴或阳的一方过度亢奋，过盛有余，应采用“损其有余”的法则。如阳热亢盛的实热证，应“治热以寒”，即用“热者寒之”的方法以治其热。

（二）补其偏衰

补其偏衰，亦称补其不足，主要是阴或阳的一方偏衰或阴阳双方俱损，虚损不足，应采用“补其不足”的法则。针对阴或阳的虚损，分别采用滋阴或温阳方法。阴阳两虚，则用阴阳双补法治疗。

三、治病求本

治病求本，是指在治疗疾病时，必须寻找出疾病的根本原因，并针对其根本原因进行治疗。这是辨证论治的基本原则。然而在疾病的发生发展过程中，常出现错综复杂的现象。因而，在中医理论指导下，进行综合分析，透过现象探求疾病本质，从而确立相应的治疗方法就显得极为重要。在临床运用治病求本法则的时候，要掌握“标本缓急”“正治反治”等内容。

（一）标本缓急

“标”是指疾病表面的病征，病的次要矛盾；“本”则是指疾病的本质，病的主要矛盾。标本的含义是多方面的，且有相对的特性。如以正邪而言，则正气为本，邪气为标；以病因和症状而论，则病因为本，症状为标；从发病的先后来分，旧病、原发病为本，新病、继发病为标等亦同此义。然而，在复杂多变的病证中常有标本主次的不同，因而在治疗中应有先后缓急的区别。故采用“急则治其标，缓则治其本”的法则。若标本并重，则应标本兼顾，标本同治。

1．急则治标 是指标病危急，若不先治其标，就会危及生命或者影响对本病的治疗所采用的一种暂时应急方法。如大出血者，无论属于何种出血，均应采取应急措施，先止血以治其标，血止后再治其本。某些慢性病者，原有宿疾复感外邪而新感证又较急重时，亦应先治外感之标，待新病愈后，再治宿疾以治其本。

2．缓则治本 是在病情不急的情况下，针对疾病本质进行治疗的一种方法。适用于慢性病或急性病转变平稳后的治疗。如阴虚燥咳，则燥咳为标，阴虚为本，在热势不甚，无咳血、咯血等危急症状时，当滋阴润燥以止咳，阴虚之本得治，则燥咳之标得除。

3．标本同治 标病本病俱急，在时间和条件上，不允许单治本或单治标而应标本同治所采用的一种法则。如肾阳不足的水肿患者，复感风寒，出现恶寒无汗，咳嗽胸满，腰痛尿少，全身浮肿的症状，病之本在肾虚水泛，病之标为风寒束肺，二者俱急，故须采取解表宣肺与温阳化水同时并举的治疗法则。

总之，标本的治疗法则，既有原则性，又有灵活性。疾病的标本关系并不是绝对一成不变的，在一定条件下，可以互相转化，因此，临证时还须注意掌握标本转化规律，视病情变化实施治本、治标或标本兼治，而辨证施治抓住疾病的主要矛盾，以便进行正确有效的治疗。

（二）正治反治

1．正治 是逆其疾病证候性质而治的一种常规治疗法则，又称“逆治”。“逆”是指采用方药的性质与疾病的性质相反。如临床常用的“寒者热之”“热者寒之”“虚则补之”“实则泻之”等。适用于疾病的征象（症状、体征）与疾病本质（病因、病机）相一致的病证（表1-7-1）。

2．反治 是顺从疾病假象而治的一种治疗法则，又称“从治”。“从”是指采用方药的性质顺从疾病的假象而施治。临床常用的“热因热用”“寒因寒用”“塞因塞用”“通因通用”等。它适用于疾病的征象与疾病本质不一致，甚至相反的病证（表1-7-2）。

表1-7-1　临床常用正治法

正治法	概念	例证
寒者热之	寒性病证表现寒象，应用温热性质的方药进行治疗	表寒证选用辛温解表的方药治疗 里寒证选用辛热温里的方药治疗
热者寒之	热性病证表现热象，应用寒凉性质的方药进行治疗	表热证选用辛凉解表的方药治疗 里热证选用苦寒泄热的方药治疗
实则泻之	应用攻邪泻实的方药治疗实证	邪实过盛之象，使用攻泻实邪的药物治疗
虚则补之	应用补益功用的方药治疗虚证	虚损不足之象，根据虚损情况，适当选用补气、补血、补阴、补阳作用的药物治疗

表1-7-2　临床常用反治法

反治法	概念	适应证	本质
寒因寒用（以寒治寒）	应用寒凉性质的药物治疗具有假寒征象的病证	真热假寒证	热盛
热因热用（以热治热）	应用温热性质的药物治疗具有假热征象的病证	真寒假热证	寒盛
塞因塞用（以补开塞）	应用补益的药物治疗具有闭塞不通的病证	正虚证	正气虚损
通因通用（以通治通）	应用具有通利作用药物治疗有通泻症状的病证	邪实证	邪盛致实

四、扶正祛邪

疾病的演变过程，从邪正关系来说，是正气与邪气双方互相斗争的过程。邪正斗争的胜负决定疾病的转归和预后，正胜于邪则病退，正不胜邪则病进。通过扶助正气，祛除邪气，改变邪正双方的力量对比，使其有利于疾病向痊愈方向转化，这也是治疗学中的一个重要法则。

临床中，虚证宜扶正，实证宜祛邪，根据正邪盛衰及其疾病过程中矛盾双方的强与弱、急与缓，决定扶正祛邪的主次与先后，做到扶正不留邪，祛邪不伤正（表 1-7-3）。

表1-7-3　扶正祛邪的基本内容

	概念	适应证	常用治法	具体措施
扶正	扶助机体正气，增强体质，提高机体抗病能力的一种治疗原则	虚证	益气、滋阴 养血、温阳	服药、针灸、推拿、气功、膳食、体育锻炼、精神调摄
祛邪	祛除邪气，排除或削弱病邪对机体侵袭和损害的一种治疗原则	实证	发汗、攻下、清热、利湿、活血化瘀	随病情变化而定

五、同病异治、异病同治

1．同病异治　指同一种疾病，由于病情发展的不同阶段和病机的变化，以及邪正消长的差异，或机体的反应性不同，表现为不同的证，治疗上应根据其具体情况采用不同的治法加以治疗。如同为感冒，由于病因不同、病机各异，治法也各有不同。证属风寒，治宜辛温解表；证属风热，治宜辛凉解表。采用不同的治法和不同的处方，又称“一病多方”。

2．异病同治　指不同的疾病，在其病情发展过程中，出现相同的病机变化或同一性质的证候，可以采用相同的治法治疗。如久泻脱肛、崩漏、子宫脱垂、胃下垂等不同的疾病，凡辨证符合中气下陷这一证型，都可以采用升提中气治法的补中益气汤进行治疗。即所谓“多病一方”。

六、因时、因地、因人制宜

因时、因地、因人制宜，又称三因制宜。疾病的发生、发展与转归受到多种因素影响。由于天时气候因素、地域环境因素、患者个体差异等因素对疾病的影响，因此，治疗疾病时，必须根据具体因素，区别对待，制订相应的治法。

（一）因时制宜

四季气候的变化对人体生理、病理有一定的影响，而反常的气候是诱发疾病的重要条件。根据季节气候特点指导临床用药的原则称为因时制宜。例如，同为风寒感冒，因夏季人体肌腠疏泄，汗出较多，辛温解表药不宜过用；而冬季人体腠理致密，当重用辛温解表药以促汗出；暑季多雨、气候潮湿，在辛温解表药基础上宜加入化浊渗湿之品。

（二）因地制宜

根据不同地区的地理环境，指导用药的原则称为因地制宜。即由于地域、地势、气候、水质、土质等各异，使在不同地域长期生活的人们生活、工作环境，生活习惯与生活方式各不相同，生理活动与病理变化亦各有特点，因而治疗疾病时要因地制宜。如风寒感冒治宜辛温发汗，西北地区多用麻黄、桂枝等；南方地区多用辛温发散功效较轻的荆芥、苏叶、生姜等。

（三）因人制宜

在疾病的治疗过程中，根据患者不同的年龄、性别、生活习惯、体质强弱以及精神状态的特点，选用适当的治法，称为因人制宜。如年龄不同，药量不同；性别不同，用药各异。

三因制宜具体地反映出辨证论治的原则性和灵活性，只有将诸多因素同疾病的病理变化结合起来具体分析，用不同的方法去治疗，才能更加合理有效地治愈疾病。

第二节 治 法

治法不同于治则，治则指导治法，治法从属于一定的治则。治法中，如发汗法要掌握因时、因地、因人制宜的原则具体运用；攻下法和补益法要根据标本缓急、邪正盛衰，在祛邪扶正的原则指导下选用。

治法包括治疗大法和具体治法两方面内容。治疗大法概括了许多具体治法中共性的东西，在临床上有普遍的指导意义，如解表法、清热法等。具体治疗是针对具体病证，辨别其差异，确定相应的治法，如辛温解表法、辛凉解表法、清热泻火法、清热解毒法等。治法又分内治法和外治法两大类。

一、内治法

临床常用的内治大法有汗、吐、下、和、温、清、消、补等八种基本方法，称“八法”。

（一）汗法（解表法）

汗法是运用发汗解表的方药，以开泄腠理，调和营卫，逐邪外出，解除表证的一种治疗方法。适应于外感六淫之邪的表证，具体临床表现为：恶寒发热，头痛身疼，苔薄脉浮。水肿腰以上肿甚，疮疡初起，麻疹透发不畅等症状。外感风寒证用辛温解表法，外感风热证用辛凉解表法，偏于阴虚、阳虚、气虚或血虚，在解表剂中适当配伍滋阴、助阳、益气或养血药物。应用此法应注意不要发汗太过，以免耗气伤津，凡表邪已尽，麻疹已透、疮疡已溃，以及自汗、盗汗、失血、吐泻、津液亏虚、体质衰弱者，均不宜用。用解表剂时，服药后应避风寒，忌食油腻厚味及辛辣食物。

（二）吐法（催吐法）

吐法是利用药物涌吐的功能，引导病邪或有毒物质从口吐出的一种治疗方法。适应于食积停滞胃脘，顽痰停滞胸膈，误食毒物及过量药品。临床应用举例，热邪壅滞胸脘病证用寒吐法，寒邪留滞胸脘的病证用热吐法，邪实正虚，病在上焦的病证用缓吐法。应用此法应注意病势危笃者，老弱气衰，失血者，喘息不安者，幼儿、孕妇及产后气血虚弱者，均不得使用吐法。吐法一般以一吐为快，不宜反复使用。

（三）下法（泻下法）

下法是运用具有泻下作用的药物通泻大便，攻逐体内实热结滞和积水，以解除实热蕴结的一种治疗方法。适应于宿食、燥屎、实热、冷积、瘀血、痰结、水饮等里实证。临床用寒下法治疗里实热证；用温下法治疗寒冷凝滞，胃肠积滞；用润下法治疗津亏血少的大便秘结；用逐下法治疗阳水实证；用攻瘀法治疗瘀热结于下焦，瘀阻凝滞而体质尚实者。应用此法应注意峻下逐水，易伤正气。故应用时须注意以邪去为度，中病即止。妇女月经期、妊娠期、产后、老人阳虚体弱者禁用或慎用下法。

（四）和法（和解法）

和法是应用和解或疏泄的方药，以祛除病邪，调整机体，扶助正气的一种治疗方法。适应于少阳证、疟疾、脾胃不和、胃肠不和、肝胃不和等。用和解少阳法治疗少阳证；用调和肝脾法治疗肝脾失调；用调和胃肠法治疗胃肠失调；用疏肝和胃法治疗肝气犯胃、胃失和降的肝胃不和证。应用此法应注意凡邪在肌表、未入少阳，或邪已入里，阳明热盛者，均不宜使用和法。

（五）温法（温里法）

温法是应用温热的方药，以祛除寒邪和补益阳气的一种治疗方法。适应于脾胃虚寒证、阴盛阳衰证。温里法有温中散寒、温阳利水、温化寒痰等。温法所用药物，性多燥热，易耗伤阴血，运用此法应注意阴虚证、血虚证、血热妄行的血证，均应慎用或禁用。

（六）清法（清热法）

清法是应用性质寒凉的方药，通过泻火、解毒、凉血等作用，以清除热邪的一种治疗方法。适应于各种热证，有甘寒清热法、苦寒清热法、清热凉血法、滋阴清热法、清热解毒法等。应用此法应注意所用方药为寒凉之品，易伤脾胃阳气，一般不宜久用。凡体质素虚、脾胃虚寒者，表邪未解、阳气被郁而发热者，因气虚或血虚引致虚热证者，皆不宜用。

（七）消法（消导法或消散法）

消法是应用消食导滞、行气、化痰、利水等方药，使积滞实邪消导或消散的一种治疗方法。适应于气、血、食、痰、湿形成的积聚、癥瘕、瘀血、痞块等病证。此法包括消食导滞法、消痞化积法、行气化瘀法、消水散肿法等。消法虽不比下法峻猛，但用之不当，亦能损伤人体正气。临床应用要注意祛邪扶正兼顾。

（八）补法（补益法）

补法是应用具有补养作用的方药，以强筋壮骨、滋阴壮阳、补气益血、清除虚弱证候的一种治疗方法。适应于气虚、血虚、阴虚、阳虚证。此法包括补益心气法、养血柔肝法、滋阴补肾法、脾肾双补法等。临床应用要注意辨证准确，用药恰当，对“真实假虚”，即“大实有羸状”者，应绝对禁补；邪实兼正虚者，亦当慎用，以防“闭门留寇”。

二、外治法

外治法是运用药物和手术或配合一定的器械，直接作用于患者体表或病变部位，以达到治疗目的的一种治疗方法。外治法有广泛的临床应用价值，除外科病以外，还可用于内、妇、儿

上篇第7章拓展阅读：中医治法研究进展

等其他各科疾病的治疗。常用的外治法有药物疗法、手术疗法及其他疗法三大类。

1．药物疗法 指以中医理论为指导，将中药制成不同剂型，施于患处治疗疾病的方法。有膏药（硬膏）、油膏（软膏）、箍围药（敷贴）、掺药（粉药）、溻浴。

2．手术治疗 运用各种器械和手法操作来进行治疗的方法。如切开法、挂线法、结扎法。

3．其他疗法 除上述疗法外的常用外治法。如引流法、垫棉法、药筒拔法、熏法、熨法、热烘疗法等。其中最常用的是引流法和垫棉法。

小结

中医学“治未病”理念，预防为主，防重于治的思想具有重要的指导意义。包括未病先防、既病防变、病盛防危、新愈防复。

治则是中医治疗疾病时所遵循的总原则，是在整体观念和辨证论治思想的指导下，确立治法、处方、用药的基本原则。疾病的过程是邪正相争、消长盛衰的动态过程；机体的阴阳失调是疾病发生发展的主要原因，因而祛邪泻实与扶正补虚，调整阴阳的偏盛偏衰是指导疾病治疗的总则。治病求本是辨证论治的基本原则，分清标本缓急，明晰正治反治，区分同病异治还是异病同治，还要因时因地因人制宜。只有将矛盾的普遍性和特殊性结合起来全面考虑，才能有效地防治疾病。

疾病错综复杂，内治大法有“汗、吐、下、和、温、清、消、补”八种。辨证论治，灵活运用。外治法包括药物、手术及其他疗法，同样要以辨证论治为基础，才能获得满意的疗效。

思考题

上篇第7章思考题参考答案

1．中医学有哪些主要治疗原则？中医学“治未病”的思想体现在哪些方面？如何才能做到未病先防和既病防变？

2．正治法与反治法的概念有何异同？举例说明临床常用的正治法与反治法。

3．何谓“标”“本”？为什么强调“治病求本”？临床上如何掌握治标、治本的原则？

4．临床上如何运用扶正与祛邪法？举例说明异病同治与同病异治有何不同？

5．内治八法的意义及作用是什么，临床应用时有何注意事项？

（刘克林 赵 庆）

第8章

中药与方剂

第一节　中药基本知识

一、中药与现代中药

上篇第8章总论

中药以中医理论为指导，治疗疾病的药物。包括植物、动物和矿物药。

现代中药有别于传统意义上的野生中药，从种子选择、种植条件（如阳光、温度、水等）控制，到药材有效成分及重金属、农药、微生物等有害物质进行监测的中药。中药药材的质量直接关系到中医的临床疗效，因此，保证中药质量是中医药发展的前提。

二、中药的产地、采集、干燥和贮存

相同品种的中药由于产地不同，药材的质量也存在差异，因为不同的产地有不同的自然条件，某一品种产于某一特定的地方才能保证其优良的质量，这就是“道地药材”。如四川的黄连、川芎，江苏的薄荷、苍术，杭州的菊花、白芍等都是著名的道地药材。

根据各种植物的生长规律，植物药采集时间通常为：根部：初春或深秋；茎叶：生长最茂盛或开花时；花：未开放的花蕾或刚开放的花朵；果实：成熟初或未成熟时；种子：果实成熟时。动物和昆虫类药物在其生长活动期捕捉采取；矿物药四季采集。

中药采集后需加工处理，根据药物的特性，选择晒干、阴干、烘干等不同的干燥方法及时干燥，在控制温度、湿度及通风、光线等条件的环境中妥善保存，以防药物的潮湿、霉变或虫蛀，保证药物的质量。但鲜药可随用随采，或保鲜冷藏处理。动物鲜药可快速冷冻保存。

三、中药的炮制

1. 炮制的目的　使药物纯净；用量标准，便于配方；服用方便，且有利于有效成分溶出，充分发挥药效；减少药物的毒性或烈性；增加或改变药物某些性能，矫正不良气味；便于制剂和贮藏。

2. 炮制的方法　包括一般制法、水制法、火制法和水火共制法四类。

（1）一般制法：通过挑选、筛簸、刮刷、粉碎、切制、捣烂等方法，使药物纯净，大片厚片变薄变小，便于炮制。一般制法是炮制前的准备工作。

（2）水制法：分洗（用清水洗去药材上的泥沙和杂质）、漂（将药物放置清水中浸漂，并反复换水，以除去药物中的盐分、腥味）、泡（将质坚的药物放入水中泡软）、润（用少量清水反复喷洒药物，使药物逐渐渗湿，质地变软，便于加工）、水飞（药物加水同研，将不溶于水的矿物药或贝壳类的药材制备成为微细末的方法）。

（3）火制法：分炒（清炒，根据程度分炒黄、炒焦、炒炭，根据辅料的不同，又分为盐炒、酒炒、醋炒、米炒、姜汁炒、土炒等）、炙（用蜜炙药，炒至焦黄色，以不黏手为度）、

煅（将药物直接放于无烟炉火中或适当的耐火容器内煅烧的方法，分明煅法、煅淬法和闷煅法）、炮（用泥或纸裹药物，在草木灰中至泥或纸发焦为止，现常指用锅炒黑）、烘（在火旁烘，现常用烘箱烘干）等。

（4）水火共制法：分煮（药物与清水或液体共同加热）、蒸（药物放入蒸笼或桶内利用蒸汽加热）、淬（火中煅红的药物投入冷水或液体中，使之酥脆）、潬（用沸水烫药物，将药物放入沸水中翻几下，迅速取出）。此外，发芽、制霜、发酵等也是临床常用的炮制法，如谷麦芽、发酵制曲、西瓜制霜等。

四、中药的性能

中药的性能是指描述中药的基本药性理论，包括四气、五味、归经和升降沉浮。

1. 四气 指药物的寒、热、温、凉四种不同的药性，也称四性。这是临床实践经验的总结，其中寒与凉、温与热性质相同，只是程度上有差异。寒凉药物多有清热泻火、凉血解毒、滋阴润燥、清热化痰、泻热通便、凉肝熄风等作用，如黄芩、银花、石膏、生地、大黄、羚羊粉等；温热药物多有温中散寒、补火助阳、温经通脉、回阳救逆等作用，如干姜、吴茱萸、细辛、桂枝、肉桂、附子等。四气之外还有一类寒热界限不很明显，作用平和的药物，称为平性，如山药、甘草等，但实际上平性药物仍有偏温偏凉的不同，如甘草生用偏凉，炙用偏温，所以平性仍未超出四气的范围。

2. 五味 指药物的辛、甘、酸、苦、咸五种不同的味道。五味之外，还有淡味和涩味，淡味附于甘味之中，涩味与酸味作用相似、与酸味并列标明药性。故统称五味。

辛：能散、能行。即具有发散（解表药）、行气（理气药）、活血（活血化瘀药）、开窍（芳香开窍药）等作用的药物多具有辛味。用于治疗表证、气滞证、血瘀证及窍闭证。

甘：能补益、和中、调和药性和缓急止痛。即具有滋补（补益药）、调和脾胃、调和诸药、缓急止痛及中和解毒等作用的药物多具有甘味。用于治疗虚证、脾胃不和、疼痛、中毒和调和群药。淡能渗利，具有淡渗利湿作用的药物多具有淡味。用于治疗小便不利、水肿等证。

酸（涩）：能收、能涩。即具有敛肺止咳、固表止汗、固精止带、涩肠止泻、缩尿止遗等作用的药物（常指收敛固涩药）多具有酸（涩）味。用于治疗久咳久喘、自汗盗汗、遗精带下、久泻久痢、尿崩遗尿。

苦：能泄、能燥、能坚阴。泄分通泄（泻热通便）、降泄（肃肺平喘、降逆止呕）、清泄（清热泻火）。燥即燥湿（分清热燥湿和苦温燥湿）。坚阴即泻火存阴。凡有上述作用的药物多具有苦味。用于治疗火证、热证、实证咳喘、呕吐、便秘、湿证（湿热蕴结、寒湿滞留）和阴虚火旺等证。

咸：能软坚、散结、泻下。即具有软化坚硬、消散结块、泻下或润下作用的药物多具有咸味。用于治疗瘰疬、痰核、痞块与便秘。

四气和五味是相互联系的，只有将两者有机地结合起来，才能真正反映药物的性能。

3. 归经 指药物对于机体某部分（常指脏腑或经络）的选择性作用。根据药物的归经理论，某药对某经络所联络脏腑的疾病有显著的治疗作用，同时又能引导其他药物至该经络作用于脏腑，称该药为引经药。归经理论是药物作用的基础，如黄芩的清肺作用，其前提是黄芩入手太阴肺经。

临床上常用的引经药：手太阴肺经：桔梗、辛夷；手阳明大肠经：白芷、石膏；足太阴脾经：苍术、升麻；足阳明胃经：白芷、石膏；手少阴心经：细辛、黄连；手太阳小肠经：木通、竹叶；足少阴肾经：肉桂、细辛；足太阳膀胱经：羌活；手厥阴心包经：柴胡、丹皮；手少阳三焦经：连翘、柴胡；足厥阴肝经：柴胡、青皮、吴茱萸；足少阳胆经：柴胡、青皮。

药物归经理论的意义：传统药物的归经理论与现代药学的药物靶器官作用的特异性相近，而引经药理论对现代药学中药物的靶向作用具有重要启示作用。

中药归经理论现代研究显示：归经与药物的作用部位有关，如服小柴胡汤前后，实时 B 超显示患者的胆囊形态变化，提示小柴胡汤能入胆经；同位素示踪观察到冰片在短时间内透过血脑屏障，为冰片的芳香开窍理论提供了依据；归经与有效成分有关，应用放射自显影技术观察 ^{3}H- 川芎嗪在动物体内各主要脏器的分布，结果其主要分布在肝和胆囊，与川芎归肝、胆经的文献记载一致；归经与微量元素有关，如明目药常富含微量元素 Zn、Mn、Fe 等，其含量与眼组织中微量元素的浓度呈正相关；此外，也有报道认为归经与受体有关，指出中药的有效成分及其受体是归经的物质基础。

4．升降浮沉 指药物治疗人体疾病时在体内产生的不同作用趋向。人体发生疾病常常表现出不同的病势趋向，因此，治疗中要求药物应分别具有升降、浮沉的作用趋向，使之有助于调整紊乱的脏腑气机，或因势利导祛邪外出。具有升浮特性的药物，作用方向向上向外，表现为发汗解表、宣肺透疹、升阳举陷、催吐等作用；具有沉降特性的药物，则向下向内，表现为敛肺止咳、降气平喘、降逆止呕、平肝潜阳、清热泻火、固表止汗、重镇安神、泻下通便、利水消肿等作用。

药物升降浮沉的决定因素：①气味，药物味辛、甘，气温、热者，多为升浮之品，如防风，味辛、甘，气微温，具有散风解表的作用。味酸、苦、咸，气寒、凉者，多为沉降之品。如鳖甲，味咸，气寒，具有滋阴重镇潜阳的作用。②质地，质轻药物，多主升浮，如花、叶药物多为升浮。如辛夷、菊花主升浮；质重药物，多主沉降，如种子、果实、矿物、贝壳类多为沉降。如龙骨、牡蛎主沉降。共性之中，也有个性，如旋覆花主降、苍耳子主升。③炮制，因加工、炮制而发生改变。酒制药物主升散，姜汁炒药物主发散，醋炒药物的主收敛，盐炒药物多下行。④配伍，在复方中，少数的沉降药可随多数的升浮药上升而上升，少数的升浮药可随多数的沉降药下降而下降。少数药物可以引多数药物到达病所达到治疗疾病的目的，如桔梗能载药上浮于肺。

综上，四气、五味、归经、升降浮沉都是描述药性的重要理论，是历代医家长期临床经验的总结，是临床遣方用药的基础。借助现代科学技术手段的研究已证实，这些理论具有重要的科学内涵。临床上只有全面理解掌握并将其有机地结合，才能有的放矢，活法圆机，提高临床疗效。

5．中药的毒性 广义而言是指药物的偏性。因为，所有的中药均有偏性，故所有的药物均有毒，统称为毒药，如《周礼》“医师掌医之政令，聚毒药以供医事”，这里毒药即指药。又如《类经》“药以治病，因毒为能，所谓毒者，因气味之偏也”，这里的毒就是指药物的偏性。狭义而言指正常药性以外对人体的毒害作用，根据毒害的程度分大毒、中毒和小毒。

随着药物不良反应监测工作的开展，有关中药毒性的报道日渐增多，造成中药中毒的原因归纳起来主要有：①不辨病证，误信偏方；②使用有毒或剧毒药物如砒霜、马钱子、斑蝥方法不当，如药剂过大、时间过长，误将外用药内服；③误用伪品，如以商陆代人参；④炮制或煎服方法不当，如使用生附子、生乌头时没有久煎；⑤未遵医嘱，自行长期服含有毒成分的中成药，如朱砂安神丸、龙胆泻肝丸导致朱砂、关木通长期体内蓄积中毒（龙胆泻肝丸中现用川木通）；⑥个体差异。

加强对有毒中药的研究，充分利用有毒中药的毒性，“以毒攻毒”，治疗某些顽疾痼疾，通过正确的炮制、配伍、用法（剂量、使用时间、内服或外用）以及对可能出现的中毒症状的救治，提高中医治疗疑难疾病的疗效。

6．中药的用法

（1）配伍：是指根据病情和药物性能，有选择地将两种或两种以上的药物组合在一起应用。古代医家在长期实践中，把单味药的应用和药物之间的相互配伍关系总结为“七情”。**单行**：只用一味药，如单味人参（独参汤）治疗气脱证；**相须**：功效相似的药物配合使用，以增强疗效，如石膏配知母增强清热泻火的作用。**相使**：两种性能和功效有某些共性的药物配合应用，以一种为主，一种为辅，以提高主药的疗效。如黄芪与茯苓同用，茯苓可以提高黄芪的补气利水作用。**相畏**：一种药物的副作用或毒性被另一种药物减轻或消除。如半夏的毒性可以被生姜减弱或消除，故半夏畏生姜。**相杀**：一种药物使另一种药物毒性减弱或消除。如绿豆杀巴豆毒。**相恶**：两种药物相配伍后，一药使另一药降低或丧失药效。如人参恶莱菔子。**相反**：两种药物相配伍后，可产生毒性或副作用。如“十八反”和“十九畏”。

（2）用药禁忌：包括配伍禁忌、妊娠用药禁忌和服药禁忌。

1）配伍禁忌：指两种药物相配伍后，可产生毒性或副作用。目前国家《药典》规定的配伍禁忌仍是古代医家总结的“十八反”和“十九畏”。十八反歌：“本草明言十八反，半蒌贝蔹及攻乌，藻戟遂芫俱战草，诸参辛芍叛藜芦”。十九畏歌：“硫磺原是火中精，朴硝一见便相争；水银莫与砒霜见，狼毒最怕密陀僧；巴豆性烈最为上，偏与牵牛不顺情；丁香莫与郁金见，牙硝难合京三棱；川乌草乌不顺犀，人参最怕五灵脂；官桂善能调冷气，若逢石脂便相欺。大凡修合看顺逆，炮爁炙煿莫相依。”

2）妊娠用药禁忌：妊娠期间使用中药应极为谨慎，以免对胎儿的正常发育造成不良影响。根据临床经验，将妊娠禁忌用药分为禁用和慎用两类。禁用药多指毒性较强或药性猛烈的药物，这类药物在妊娠期间严禁使用，如大戟、芫花、甘遂、麝香、虻虫、水蛭、三棱、莪术等。慎用的有破血、活血、通经、攻下导滞及辛热的药物，如乳香、没药、桃仁、红花、王不留行、大黄、附子、肉桂等。

3）服药禁忌：服药时忌口，以免影响药效的正常发挥。如发热患者饮食宜清淡、忌油腻、荤腥、辛臭；中焦虚寒患者饮食宜温热，忌生冷硬食。此外，不吃影响药效的药物，如服药时不要喝茶。

（3）中药的用量：①药性与用量：药性峻猛或有毒药物用量宜小；金石贝壳类用量宜大；植物的花类宜小。②药物的配伍与用量：单方用量宜大；复方中君药用量大；汤剂比丸散剂用量大。③病情、体质、年龄与用量：病情急重或病情顽固者药量宜重；轻病、慢性病用量宜轻；老年人、儿童、孕妇用量宜轻。④季节与用量：夏季辛温药用量宜小。⑤地域与用量：南方较北方用量偏小。此外，人种差异，如美洲、欧洲人与亚洲人不同；鲜药用量宜大；外用药用量大于内服药。

（樊永平 张 庆）

第二节 方剂基本知识

方剂是在对疾病进行辨证，明确诊断和确立治法的基础上，按照组方原则选择适当的药物，酌定用量与剂型，经过配伍而成的中医处方，是中医理、法、方、药的重要组成部分。方剂是连接基础和临床的桥梁，是中医基础理论的重要载体，也是临床治病最常用的工具。

一、组方原则和组成变化

（一）组方原则

方剂的目的是增强药效，或消除某些药物的毒副作用，或使其产生新的治疗作用。根据药物在方剂配伍中的不同作用和地位，将这种组方方法用君、臣、佐、使描述。君药：也即主药，是方中针对主病或主证起主要治疗作用的药物。君药是方中必不可少的药物。臣药：也即辅药，作用有二，一方面辅助君药治疗主病或主证，另一方面针对兼病或兼证起主要治疗作用。佐药：作用有三，其一，协助君、臣药加强治疗作用，或直接治疗次要兼证；其二，消除或制约君、臣药的毒性、烈性；其三，反佐药，与君药药性相反而又能在治疗中起相成作用。使药：作用有二：其一，引经作用，引方中药物到达病所；其二，调和作用，调和方中诸药的药性。临床上，应根据实际情况确立处方及其君、臣、佐、使的关系。组方原则以君、臣、佐、使为纲，以脏腑气机升降、气血关系、水火既济、脾胃后天之本以及药物的升降沉浮、性味归经等理论为目。纲目交错，纲举目张。

（二）组成变化

临床病证因人而异，法与方因人而立。因此，在把握组方原则的前提下，可以灵活处方，随证用药。组方的变化如下：

药味加减：适用于主证未变而兼证不同的病例。方中主药不变而次药出入，如银翘散治疗风热表证，兼口渴者加天花粉。改变配伍：因配伍改变使功效主治改变。如麻黄汤与麻杏石甘汤仅一药之差，前方麻黄配桂枝，重在发汗解表，治疗风寒表证，后者麻黄配大量石膏，重在宣泄肺气，清肺平喘，治疗肺热咳喘。调整药量：桂枝汤治疗营卫不和的中风表虚证，桂枝加桂汤（桂枝汤加桂枝二两）治疗太阳病误用针刺造成奔豚证，桂枝加芍药汤（桂枝汤加芍药三两）治疗太阴病腹满实痛。变更剂型：根据病情选择剂型，如慢性病需要长期服药，可改汤剂为丸剂、散剂。

二、方剂的剂型

中医临床经过两千多年的实践，形成鲜明的特色及丰富多样的剂型。常用的剂型有汤剂、丸剂、散剂、膏剂。其中汤剂是应用最多的剂型，具有吸收快、发挥疗效快、考虑病情全面、针对性强、灵活便于加减的特点。丸剂发挥作用缓慢但药力持久，口服与携带方便，适宜于慢性虚弱性疾病。散剂内服外用均宜，简便省药。膏剂分内服膏和外用膏，内服膏是冬季进补的主要剂型之一，可以自制。外用膏独具特色，尤其是硬膏，对外伤、痹证等引起的疼痛有满意的疗效。此外，还有丹剂、酒剂、栓剂、颗粒剂、片剂、糖浆、口服液、注射液、胶囊、滴丸、气雾剂等多种剂型。其中，注射液的广泛使用为中医临床急症水平的不断提高奠定了基础。

三、方剂的应用

1．汤剂的煎煮　在开始煎煮之前，要知道煎煮方中有无先煎、后下等特殊要求。煎药用具以砂锅或陶罐为上，搪瓷、不锈钢、玻璃器皿也可，铜、铁、铝锅不宜使用。以清洁饮用水即可。药物于煎煮前可先浸泡 0.5 ~ 1 小时。掌握煎药火候的原则。在药物未沸前用武火急煎，沸后可文火慢煎。一般每剂药煎煮 2 次，每次沸后煎煮 20 分钟左右，取药汁 150 ~ 200 毫升，合计 300 ~ 400 毫升。解表剂煎煮时间宜短，以免易挥发成分的丢失。滋补之剂应文火慢煎，保持微沸状态，使其减慢水分的蒸发。因为药物在水中浸泡后用武火加热能增加药物的溶解度，促使有效成分的溶出，但沸后温度恒定，药物的溶解度与溶媒量和煎煮时间成正比。而文火缓煎有利于有效成分的溶出。

2．特殊煎法　先煎（一般贝壳、矿物类药物宜打碎先煎 15 ~ 30 分钟，附子、乌头等有毒中药先煎 1 小时以上或遵医嘱）；后下（芳香类药物在煎药结束之前 5 ~ 10 分钟放入，防止有效成分挥发油的散失）；另炖煎（贵重药如人参，另煎后兑入）；包煎（药物装入纱袋中与其他药物同煎，防止粉末状沉底容易煎焦或因药物绒毛浮于药汁表面刺激咽喉）；烊化［于其他药物煎出的药液（去渣）中加热溶化成液体剂型，指鹿角胶、龟板胶、阿胶等胶类药物，亦可加水或黄酒加热]；冲服（贵重药物或成分易被破坏的药物，不入煎剂，宜研粉冲服，如三七、珍珠、琥珀）。

3．服法 每日 2 ~ 3 次，一般服药宜在饭前，对胃肠有刺激的药物宜饭后服；滋补药宜空腹服；安神药宜睡前服；服药后不宜立即进食或户外活动。近年来，时间生物学研究发现，不同服药时间可影响疗效，如解表退热剂在午后 2 点左右服，可增强退热作用。另外，每日服药次数可随病情而定，高热患者可 2 ~ 3 小时服药一次，有助于加快退热。

第三节 中药方剂的分类

中药和方剂关系非常密切，中药是组成方剂的基本元素，单味中药的不同作用常体现于不同的方剂，在不同的方剂中具有不同的作用。中药和方剂的分类多是在辨证立法的基础上确立的，故在分类上基本相同，如中药分类有解表药和剂、祛风湿药和剂、祛湿药和剂、清热药和剂、消导药和剂、催吐药和剂、泻下药和剂、祛痰止咳药和剂、温里药和剂、理气药和剂、理血药和剂、补益药和剂、固涩药和剂、平肝熄风药和剂、安神药和剂、开窍药和剂、驱虫药和剂、外用药和剂十八类，唯有和解剂是方剂与中药分类不同。

（樊永平 王一庆）

第四节 常用中药与方剂

中药和方剂密不可分，中药的作用源于临床实践，复方出现后，药物的作用又在具体的方剂中体现出来，所以，方剂的配伍离不开具体的中药。为了讲解方便，减少内容上的重复，在此将同一类的中药方剂一同讲解。

上篇第 8 章解表药和解表剂

一、解表药和解表剂

（一）概念

解表药：以发散表邪，解除表证为主要作用的药物。

解表剂：以辛散轻宣的解表药为主配伍组成，具有发汗、解肌、透疹等作用，以治疗表证的方剂。

（二）分类

解表药：辛温解表药和辛凉解表药两类。辛温解表如麻黄、桂枝；辛凉解表如柴胡、薄荷、菊花。

解表剂：辛温解表剂、辛凉解表剂和扶正解表剂三类。辛温解表剂代表方麻黄汤；辛凉解表剂如银翘散、麻杏石甘汤；扶正解表剂如人参败毒散。

（三）特点和适应证

解表药味辛，辛能发散，使肌表之邪从汗而去。性有寒凉之分，故有辛温解表药和辛凉解表药区别，相应的方剂有辛温解表剂、辛凉解表剂。分别适用于风寒表证和风热表证。对一些水肿、咳喘、麻疹不透、风疹、风寒湿痹或疮疡初起及痢疾初起兼有表证者，以解表药（解表剂）为主，适当配伍利水、止咳平喘、透疹祛风、宣痹通络和清热解毒药即可。表证治疗不当，或没有及时治疗，或素体正气不足，正不达邪，邪气久恋不除，更加损伤人体正气，治疗应当扶正与解表兼顾，即称为扶正解表剂。临床根据人体气、血、阴、阳损伤不同，扶正解表剂又不尽相同。

（四）使用注意点

1．分清风寒、风热，正确选择辛温、辛凉解表药和解表剂。

2．发汗力量较强的药物，使用时不要使汗出太过，以免耗气伤津。

3．凡是自汗、盗汗，表虚不固或热病后期，津液亏耗，或剧烈吐泻，或出血，或久患疮疡致血热阴虚等证，应当禁用或慎用解表药与解表剂。

4．解表药及解表剂的使用要注意季节的差异，如夏季暑热易耗气伤津，而外感多兼夹湿邪，故治疗外感多用芳香醒脾之品运脾化湿，稍兼发汗，如广藿香、苏叶；地域不同，用药有别，南方用药多轻灵，北方用药稍峻猛；因人而异，老幼体弱者当量少，身强力壮者当量大。

5．扶正解表剂适合于体弱者复感受外邪，或外邪久恋不除者，分清邪正缓急及气血阴阳不足选择用药，切忌蛮补或早补。

6．解表剂应多浸泡，少煎煮，以免易挥发成分挥发而丧失药效。

7．当温服覆被取汗。发热者，可每 3 ～ 4 小时服药 1 次，温服、覆被、侧卧取汗，以加快退热解表。服药期间，饮食忌油腻、避免辛臭、生冷及不易消化的食物。对外感方愈者，不要急于“进补”，以免补益不当，影响外邪从表而解，或内热积聚，复遭外感。

（五）解表药

辛温解表药

麻黄（处方名：西麻黄、净麻黄、炙麻黄、麻黄绒）

为麻黄科多年生灌木状草本植物草麻黄（Ephedra sinica Stapf.）、木贼麻黄（E.equisetina Bge.）及中麻黄（E.intermedia Schrenk et C.A.Mey.）的草质茎。主产于河北、山西等地。立秋至霜降间采收。生用、蜜炙或捣绒用。

【性味归经】辛、微苦，温。归肺、膀胱经。

【功效主治】

发汗解表：用于风寒表实证见恶寒发热、头痛鼻塞、无汗、脉浮紧等，常配桂枝。

宣肺平喘：风寒外束，肺气不宣的实喘，配杏仁、干姜；内热外寒或痰热内蕴，肺失宣肃，配杏仁、生石膏等。

利水消肿：水肿初起兼有表证，恶风、一身悉肿而发热，配生姜、生石膏、白术等。

【用法用量】3 ～ 10g。水煎服。发汗解表宜生用，止咳平喘多炙用或捣绒用。

桂枝（处方名：嫩桂枝、桂枝尖、桂枝木、炒桂枝、炙桂枝）

为樟科常绿乔木植物肉桂（Cinnamomum cassia Presl.）的嫩枝。主要产于广西、广东等地。春季砍下嫩枝，晒干或阴干。使用时切成薄片或小段。

【性味归经】辛、甘，温。归心、肺、膀胱经。

【功效主治】

散寒解表：外感风寒表实证配麻黄；外感风寒表虚有汗，配白芍、生姜、大枣。

温经通阳：温经以祛风除湿，治疗风寒湿痹，尤以上肢痹痛为宜，配附子、生姜；温经以通血脉，治疗月经不调，痛经、闭经，配茯苓、丹皮等。通阳指温通一身之阳气，流通血脉。温通胸阳，治疗胸阳不展的胸痹，配栝楼、薤白；温通心阳，治疗心阳不足之心悸，常配甘草；温通脾阳，治疗脾阳不足之水湿内停，配茯苓、白术、甘草。

【用量用法】3 ～ 10g。水煎服。

辛凉解表药

柴胡（南柴胡、北柴胡、醋柴胡）

为伞形科多年生草本植物柴胡（北柴胡）（Bupleurum chinese DC.）和狭叶柴胡（南柴胡）

（Bupleurum scorzoneraefolium Willd.）的根。北柴胡产于辽宁、河南等地，南柴胡产于江苏、四川等地。春秋采，晒干。生用、酒炒或醋炒。

【性味归经】苦、辛，微寒。归心包经、肝、胆、三焦经。

【功效主治】

和解退热：用于伤寒邪在少阳，寒热往来、胸胁苦满、口苦、咽干、目眩等证，如小柴胡汤。外感发热本品单用即有较好的退热作用。

舒肝解郁：用于肝郁气滞，胸胁胀痛，头晕，乳房胀痛，月经不调。如柴胡疏肝散、逍遥散。

升阳举陷：用于中气不足，脾阳下陷，见畏寒肢冷久泻、久痢、脱肛、肾下垂、胃下垂、子宫下垂。如补中益气汤。

【用法用量】3 ～ 10g。升阳举陷用 3g，解表退热可用 10 ～ 15g，和解少阳和疏肝解郁量取中可 6 ～ 9g。对于慢性肝炎长期使用柴胡者，用量不宜大，以免“竭肝阴”之弊端。

菊花（处方名：白菊花、甘菊花、亳菊花、黄菊花、杭菊花、滁菊花）

为菊科多年生草本植物菊科（Chrysanthemum morifolium Ramat.）的头状花序。由于产地、花色、加工方法的不同，又分为白菊花、黄菊花、杭菊花、滁菊花。主产于浙江、安徽、河南和四川等地。花期采收，阴干。野菊花各地均产。

【性味归经】辛、甘，微苦、微寒。归肺、肝经。

【功效主治】

疏散风热：用于外感风热证。常与薄荷、连翘、白蒺藜等配伍使用。

清肝明目：目睛不明分虚实两种，菊花均可使用。实证肝经风热而目赤肿痛、肝阳上亢致头晕目眩、头痛。常配生石决明、决明子、桑叶、黄芩等；虚证多因肝肾阴虚，视物模糊，如杞菊地黄丸。

解毒疗疮：治疗疔疮痈肿，用野菊花配蒲公英、紫花地丁等。炒炭可解毒止血，用于肠风下血。

【用法用量】10 ～ 15g。水煎服或入丸散。外感风热用黄菊花，清肝明目和平肝潜阳用白菊花，清热解毒用野菊花。

薄荷（处方名：苏薄荷、南薄荷）

为唇形科多年生草本植物薄荷（Mentha canadaensis L.）和家薄荷的茎叶。全国均有生产，以江苏太仓、江西吉安产者为上品。收获期因地而异，每年可采收 2 ～ 3 次。生用或鲜用。

【性味归经】辛、凉。归肺、肝经。

【功效主治】

疏散风热：用于外感风热及温热初起，头痛、发热、微恶风寒。如银翘散。

清利头目、咽喉：风热侵犯头面见头痛、眩晕、目赤、咽喉肿痛，薄荷善清上焦风热，清利头目，常与荆芥、连翘、山栀、豆豉等配伍使用。

透疹：皮疹初起，风热外郁，或麻疹初起，疹出不畅，使用本品疏风透疹，配葛根、牛蒡子、蝉衣等。

疏肝理气：用于肝郁气滞或疝气腹痛，如逍遥散。

【用法用量】3 ～ 10g，鲜品 15 ～ 30g。水煎服。因含挥发油，不宜久煎。

其他解表药归纳见表 1-8-1。

表1-8-1　其他解表药归纳简表

分类	药名	性味与归经	功效与主治	用法用量
辛温解表药	防风（北防风、关防风）	辛、甘，微温 归膀胱、肝、脾经	祛风解表：风寒表证和风疹瘙痒 胜湿止痛：风寒湿痹；止痉：破伤风	3 ~ 10g，水煎服、酒剂或丸散剂
	羌活（川羌活）	辛、苦，温 归膀胱、肾经	祛风散寒解表：风寒表证 胜湿止痛：风寒湿痹	3 ~ 10g，水煎服
	细辛（辽细辛）	辛、温，小毒 归肺、肾经	祛风散寒止痛：风寒痹痛，头痛，牙痛 温肺化饮：寒饮伏肺 宣通鼻窍：鼻渊头痛。外用敷脐治疗口疮	1 ~ 3g，水煎服或丸散剂。外用适量，研末吹鼻或外敷
	荆芥（另：荆芥穗、荆芥炭）	辛，微温 归肺、肝经	解表：风寒表证；透疹：麻疹不透、风疹瘙痒、荨麻疹。散瘀止血：肠风下血	3 ~ 10g，水煎服
	生姜	辛，微温 归肺、脾经	发汗解表：风寒表证；温中止呕：胃寒呕吐；温肺止咳：风寒犯肺；解半夏、南星、鱼蟹毒	3 ~ 10g，水煎服，呕吐甚捣汁服
	紫苏（嫩紫苏）	辛，温 归肺、脾经	解表散寒：风寒表证；行气和胃：脾胃气滞；解鱼蟹毒：鱼蟹中毒；安胎：胎动不安	5 ~ 10g，入煎剂
	苍耳子	辛，温 归肺经	通鼻窍：鼻渊头痛；祛风湿：风湿痹痛	3 ~ 10g，水煎服
	辛夷（木笔花）	辛，温 归肺，胃经	通鼻窍：鼻渊头痛；散风寒：风寒表证	3 ~ 10g，水煎服
	白芷（香白芷）	辛，温 归肺、胃经	祛风解表止痛：风寒表证，阳明头痛，牙痛；化湿止带：寒湿带下；散结排脓：疮疡	3 ~ 10g，水煎服
辛凉解表药	桑叶（冬桑叶）	苦、甘，寒 归肝、肺经	疏散风热：风热表证 清肝明目：肝经风热	5 ~ 10g，水煎服
	牛蒡子（大力子）	辛、苦，寒 归胃、肺经	疏散风热：风热表证；清利头目：风热上攻；透疹利咽：麻疹不畅、咽痛	3 ~ 10g，水煎服
	蔓荆子	辛、苦，平 归膀胱、肝、胃经	疏散风热：风热表证 清利头目：风热上攻致头痛、目赤、多泪。	6 ~ 12g，水煎剂或丸散
	淡豆豉	辛、甘、微苦，寒 归肺、胃经	宣散表邪：风寒或风热表证 清热除烦：热病胸中烦闷，不眠	6 ~ 12g，水煎剂
	蝉蜕（蝉衣、蝉退）	甘，寒 归肺、肝经	散风明目：风热、肝热目赤、目翳；透疹止痒：麻疹初期不畅，风热皮肤瘙痒；熄风止痉：小儿惊哭、破伤风	3 ~ 6g 入煎剂或丸散

（六）解表剂

麻黄汤《伤寒论》

【组成】麻黄 9g　桂枝 6g　杏仁 9g　甘草 3g

【功用】发汗解表，宣肺平喘。

【主治】外感风寒表实证。恶寒发热，头身疼痛，无汗而喘，舌苔薄白，脉浮紧。

【方解】麻黄辛温，发汗解表，宣肺平喘为君药；桂枝辛甘，发汗解肌，温经散寒，与麻黄相伍，一通经脉，一宣腠理，两药相须相济，发汗解表之力大增，且除身疼，为臣药；杏仁苦温，肃降肺气，止咳平喘，助麻黄宣肺平喘为佐药；炙甘草甘温，调和诸药，既缓中，又制约麻、桂发汗过猛，为使药。

【临证加减】减桂枝，加白术、薏苡仁，治疗风湿或风寒湿痹，肢节疼痛或发热。减桂枝，加苏子、旋覆花、莱菔子等，治疗风寒外感，咳嗽痰多。

银翘散《温病条辨》

【组成】银花 9g 连翘 9g 桔梗 6g 薄荷 6g 淡竹叶 4g 生甘草 5g 荆芥穗 5g 淡豆豉 5g 牛蒡子 9g 芦根 15g

【功用】辛凉透表，清热解毒。

【主治】风热表证或温病初起。发热重，恶寒轻，有汗或无汗，头痛口渴，咽痛，咳嗽，舌尖红，苔薄白或薄黄，脉浮数。

【方解】银花、连翘，辛凉透邪清热；芳香辟秽解毒为君药。荆芥穗、淡豆豉辛温不燥，助君药透散表邪；薄荷、牛蒡子疏散风热，清利咽喉，共为臣药。桔梗宣肺利咽；生甘草清热解毒；淡竹叶、芦根清热生津，共为佐药，其中生甘草调和诸药，兼为使药。

【临证加减】发热甚，多汗，咽痛明显者减荆芥穗、淡豆豉，加赤芍、元参；兼咳嗽，痰黄，加炙桑皮、黄芩；头痛明显加蔓荆子。

麻杏石甘汤《伤寒论》

【组成】麻黄 6g 杏仁 9g 炙甘草 6g 生石膏 18g

【功用】辛凉宣泄，清肺平喘。

【主治】表邪化热入肺，肺热壅盛，宣肃失司致咳喘证。身热不解，咳逆气急，鼻煽口渴，有汗或无汗，舌苔薄白或黄，脉滑数。

【方解】麻黄辛、温，宣肺平喘，透邪外出为君药，即“火郁发之”之意。生石膏辛甘，大寒，清泄肺气，助麻黄宣泄肺气而不留热，肺气肃降，咳喘自平，用量倍于麻黄（一般 3 ~ 4 倍），其甘寒制约麻黄之辛温，为臣药。杏仁苦，微温，降肺气，助麻、石止咳平喘为佐药。炙甘草为佐使药，益气和中，调和诸药。

【临证加减】咳嗽重，痰黄量多，加冬瓜子、芦根、黄芩；咳嗽甚，痰黄黏，伴高热者，加羚羊角粉。

人参败毒散（又名败毒散）《小儿药证直诀》

【组成】人参 柴胡 前胡 川芎 枳壳 羌活 独活 茯苓 桔梗各 9g 甘草 3g 生姜少许

【功用】益气解表，散风祛湿。

【主治】气虚感受风寒湿邪，症见畏寒壮热，头项疼痛，肢体酸痛，无汗，鼻塞声重，咳嗽有痰，胸膈痞满，舌苔白腻，脉浮濡，重取无力。

【方解】羌活、独活，辛温发散，通治一身风寒湿邪，为君药。川芎行血祛风，为止头痛的要药；柴胡和解退热，系退热之良药。两者助君药祛外邪，止疼痛，共为臣药。枳壳降气，桔梗宣肺，升降并用，宽胸理气。前胡祛痰，茯苓健脾渗湿。四味佐药利肺气、止咳嗽、祛痰湿。甘草调和诸药，益气和中；生姜、薄荷发散风寒，共为佐使药。本方原为小儿而设，小儿元气未充，故用小量人参补益元气。本处用于体虚感受风寒湿邪者，以鼓舞正气，祛邪外出。

【临证加减】如表邪偏盛，正虚不著，减人参。

常用解表中成药见表 1-8-2。

表1-8-2　常用解表中成药

药品名称	药物组成	功效	主治	用法用量
通宣理肺片	苏叶，麻黄，苦杏仁，前胡，桔梗，陈皮，半夏，茯苓，枳壳，黄芩，甘草	解表散寒宣肺止咳	风寒感冒所致的咳嗽，发热恶寒，鼻塞流涕，头痛无汗，肢体酸痛	口服，每片 0.3g，4 片 / 次，2 ～ 3 次 / 日
银翘解毒丸	金银花，连翘，薄荷，荆芥，淡豆豉，牛蒡子（炒），桔梗，淡竹叶，甘草	辛凉解表清热解毒	风热感冒，发热头痛咳嗽，口干，咽喉疼痛	芦根汤或温开水送服，1 丸 / 次，2 ～ 3 次 / 日
桑菊感冒片	桑叶，菊花，连翘，薄荷油，苦杏仁，桔梗，甘草，芦根	疏风清热宣肺止咳	风热感冒初起，头痛，咳嗽，口干，咽痛	口服，每片 600mg，4 ～ 8 片 / 次，2 ～ 3 次 / 日
清瘟解毒丸	大青叶，连翘，玄参，天花粉，桔梗，牛蒡子，羌活，防风，葛根，柴胡，黄芩，白芷，川芎，赤芍，甘草，竹叶	清瘟解毒	外感时疫，畏寒，壮热头痛，无汗，口渴，咽干痄腮，大头瘟	口服，1 丸 / 次，1 次 / 日；小儿酌减
清咽滴丸	薄荷脑，青黛，冰片，诃子，甘草，人工牛黄，聚乙二醇	疏风清热解毒利咽	风热喉痹，咽痛咽干，口渴，或微恶风发热，咽部红肿，急性咽炎	含服，每丸 20mg，4 ～ 6 丸 / 次，3 次 / 日
参苏宣肺丸	人参，苏叶，陈皮，法半夏，茯苓，甘草，葛根，木香，枳壳，前胡，桔梗	益气解表散寒宣肺化痰	气虚感冒，风寒与痰湿阻肺的头痛鼻塞，周身不适，咳嗽痰多，胸膈满闷，气逆恶心	姜汤或温开水送服，每次 6g，3 次 / 日

（樊永平　张　庆）

二、祛风湿药和祛风剂

上篇第 8 章祛风湿药和祛风剂、祛湿药和祛湿剂

（一）概念

祛风湿药：凡能祛除肌肉、经络、筋骨间的风寒湿邪，解除痹痛，治疗痹证为主要作用的药物。

祛风剂：以祛风药或除风湿药物为主组成，具有疏散外风和平熄内风作用的方剂。本节重点介绍疏散外风剂。

（二）分类

祛风剂：祛风散邪（治疗外风所致病证），如川芎茶调散；祛风除湿（治疗风邪夹寒夹湿），如独活寄生汤。

（三）特点和适应证

祛风湿药多半是辛、苦，温的药物，辛以祛风，苦能燥湿，温以祛寒。多数入肝（主筋）、肾（主骨），善除肌肉、经络、筋骨肢节间的风寒湿邪，达到祛风除湿，散寒止痛的目的，治疗风寒湿痹；部分祛风湿药辛、苦，凉（寒），具有祛风除湿，清热通络止痛的作用，治疗热痹；部分药物以补肝肾、强筋骨、壮腰膝为主，治疗久痹、顽痹。

（四）使用注意点

1．祛风湿药和祛风剂使用要注意配伍，如初感风湿，邪尚在表，配解表药；风寒湿痹又分风胜（风邪偏盛，疼痛以游走性窜痛为特点，也名风痹、行痹）、湿胜（湿邪偏盛，以关节重着肿胀为特点，也名湿痹、着痹）、寒胜（寒邪偏胜，以疼痛明显为主要特点，也名寒痹、痛痹），故寒胜者配温经散寒止痛药，如附子、乌头、细辛、肉桂；湿胜者配苦温燥湿药或淡

渗利湿药；热痹配清热疏风，通络止痛药；久痹、顽痹配补益药、行气活血药或化痰通络药。

2．多数辛温香燥，易伤阴血，故阴血虚亏者慎用，必要时配伍滋阴养血药。

3．多数病程长，因此，用丸、酒剂长期治疗过程中，应注意脾胃功能。对乙醇过敏者不宜用酒剂治疗。外治可用膏药外贴，也可配合针灸、按摩等法同时治疗。

（五）祛风湿药

独活（香独活）

为伞形科多年生草本植物重齿毛当归（Angelica pubescens Maxim. F.biserrata Shan et Yuan）的根。主产于湖北、四川等地。春初或秋末采挖。生用或炒用。

【性味归经】辛、苦，温。归肝、肾、膀胱经。

【功效主治】

祛风胜湿：风湿痹痛。善治腰以下痹证。常配羌活同用。配杜仲、桑寄生、地黄等补肝肾药同用，如独活寄生汤。

散寒解表：风寒表证，兼有湿邪者亦宜。配羌活。

【用法用量】3 ～ 10g。水煎服。

其他祛风湿药归纳见表 1-8-3

表1-8-3 其他祛风湿药归纳简表

药名	性味归经	功效与主治	用法用量
威灵仙	辛、咸，温 归膀胱经	祛风胜湿，通络止痛：风湿痹痛；软坚消鲠：鱼骨梗喉；骨质增生，骨刺；逐痰消饮：痰饮咳喘	3 ～ 10g，水煎服
防己 （粉防己）	苦、辛，寒 归膀胱、肾、脾经	祛风除湿止痛：风湿痹痛 利水消肿：水肿、腹水、脚气浮肿	5 ～ 10g，水煎服
秦艽（左秦艽，西秦艽）	苦、辛，微寒 归胃、肝、胆经	祛风湿，通经络：风湿痹痛；除湿热：利湿退黄，治黄疸；退虚热：阴虚发热，小儿疳热	5 ～ 10g，水煎服
木瓜 （宣木瓜）	酸，温 归肝、脾经	舒筋活络：湿痹挛急，筋脉拘挛，脚气浮肿 和胃化湿：夏伤暑湿，吐泻	5 ～ 10g，水煎服
桑枝 （嫩桑枝）	苦、平 归肝经	祛风通络：风湿痹痛	10 ～ 30 g，水煎服
桑寄生	苦、平 归肝、肾经	祛风湿，强筋骨：风湿痹痛；补肝肾：肝肾不足，腰膝酸软；安胎：胎漏下血，胎动不安	10 ～ 15g，水煎服
五加皮	辛、苦，温 归肝、肾经	祛风湿，强筋骨：风湿痹痛；补肝肾：肝肾不足，腰膝酸软；利水消肿：水肿，小便不利	5 ～ 10g，水煎服
伸筋草	辛、苦，温 归肝、脾、肾经	祛风除湿，舒筋活络：风湿痹痛	5 ～ 10g，水煎服
络石藤	苦、微寒 归心、肝经	祛风通络：风湿痹痛，偏于治疗热痹	10 ～ 15g，水煎服
忍冬藤 （银花藤）	甘、寒 归肺、胃、大肠经	清热解毒：疔疮痈肿；通络止痛：清络中湿热，治疗风湿热痹	15 ～ 20g，水煎服
鸡血藤	苦、微甘，温 归肝经	养血活血：月经不调；舒筋活络：血虚夹瘀，肢体疼痛，风湿痹痛	10 ～ 15g，水煎服

（六）祛风剂

川芎茶调散《太平惠民和剂局方》

【组成】川芎 12g 荆芥 12g 羌活 12g 细辛 3g 白芷 12g 甘草 12g 防风 4g 薄荷 24g

【用法】共为细末，每服 6g，每日 2 次，清茶调下。或水煎服。或用成药制剂。

【功用】祛风止痛。

【主治】外感风邪头痛。偏正头痛或巅顶作痛，恶寒发热，目眩鼻塞，舌苔薄白，脉浮。

【方解】川芎、羌活、白芷祛风止痛。川芎善治少阳、厥阴头痛（头顶或两侧头痛），羌活善治太阳经头痛（后头痛连及项部），白芷善治阳明经头痛（前额痛），均为君药，根据部位侧重，三药用量适当调整。细辛、薄荷、荆芥、防风辛散上行，疏散上部风邪，其中细辛散寒止痛，善治少阴头痛；重用薄荷祛风解表，清利头目；荆芥、防风疏散上部风邪。四药辅助君药疏风止痛。甘草、清茶为佐使药。甘草调和诸药。全方以散剂服用，并须清茶调下，取茶叶味苦性寒，功能上清头目，兼能制约温燥升散。

【临证加减】如肝经风热，头痛明显，加用夏枯草、杭菊花，减羌活、细辛；顽固性偏正头痛，减羌活，加全蝎、白芍、杭菊花等。

独活寄生汤《备急千金要方》

【组成】独活 9g 桑寄生 杜仲 牛膝 细辛 秦艽 茯苓 肉桂心 防风 川芎 人参 甘草 当归 芍药 干地黄各 6g

【功用】祛风湿，止痹痛，益肝肾，养气血。

【主治】痹证日久，肝肾两亏，气血不足。腰膝疼痛，肢节屈伸不利，或麻木不仁，畏寒喜温，心悸气短，舌淡苔白，脉细弱。

【方解】独活长于祛下焦筋骨间风寒湿邪，蠲痹止痛为君药。细辛散寒止痛，善治少阴风寒，搜剔筋骨风湿；防风祛风胜湿；秦艽祛风湿，舒筋络；肉桂心善于温通血脉治疗痹痛。四药辅助独活祛风湿，止痹痛，共为臣药。桑寄生、杜仲、牛膝补肝肾，强筋骨，祛风湿。当归、川芎、芍药、地黄养血活血。人参、茯苓、甘草健脾益气，共为佐药。甘草调和诸药又为使药。

【临证加减】肝肾亏虚明显，加山萸肉、制首乌；筋骨软弱，加鹿茸、炙龟板；疼痛显著，加制乳香、制没药、全蝎、蜈蚣等。

常用祛风中成药见表 1-8-4。

表1-8-4 常用祛风中成药

药品名称	药物组成	功效	主治	用法用量
川芎茶调丸	川芎，白芷，羌活，细辛，防风，荆芥，薄荷，甘草	疏风止痛	外感风邪所致的头痛或恶寒，发热，鼻塞	饭后清茶送服，每次 3 ~ 6g，2 次 / 日
小活络丸	胆南星，制川乌，制草乌，地龙，乳香，没药	祛风散寒化痰除湿活血止痛	风寒湿邪，痰瘀阻络所致肢体关节冷痛或刺痛或疼痛夜甚，关节屈伸不利，麻木拘挛	黄酒或温开水送服 1 丸 / 次，2 次 / 日
风湿寒痛片	青风藤，牛膝，薏米，枸杞子，当归，赤芍，羌活，独活，秦艽，桂枝，桑寄生，威灵仙，黄芪，附子等	祛风散寒除湿活络滋补肝肾	肝肾不足风寒湿痹，关节肿痛，四肢麻木，腰膝酸痛	口服，每片 0.3g，6 ~ 8 片 / 次，2 次 / 日

（王一庆 樊永平）

三、祛湿药和祛湿剂

（一）概念

祛湿药：以祛除湿邪为主，治疗湿性病证的药物。

祛湿剂：以祛除湿邪的药物为主组成，具有祛除体内湿邪病证作用的方剂。

（二）分类

祛湿药：分芳香化湿药（如广藿香）、淡渗利湿药（如茯苓）、清热利湿药（如茵陈、车前子）三类。

祛湿剂：分芳香化湿剂（如藿香正气散）、淡渗利湿剂（如五苓散）、清热利湿剂（如茵陈蒿汤）三类。

（三）特点和适应证

芳香化湿药气味芳香，性偏温燥，有化湿燥湿、辟秽去浊和强健脾胃的作用，这类药物的有效成分为挥发油。适用于脾为湿困，运化失司导致的脘腹痞满、呕吐泛酸、大便溏薄、纳少乏力、面色少华、舌苔白腻等证。对于湿痰壅滞，以及湿温、暑温、霍乱等症亦可选用。淡渗利湿药性甘味淡，以渗利水湿、通利小便为主要功能；清热利湿药性寒味甘或苦，以清热利湿、祛除湿热为主要作用。这两类适用于水湿内停的多种病症，如小便不利、水肿、淋证、痰饮、湿温、黄疸、湿疹、湿疮等。

（四）使用注意点

1．适当配伍，使用芳香化湿药可适当配伍健脾和胃、理气或温中止痛药。淡渗利湿和清热利湿药也须根据不同病证适当配伍，如水肿骤起兼表证者，配宣肺解表药；水肿日久，脾肾阳虚者，配温补脾肾药；湿热交蒸，湿邪热化，配清热泻火之品；热盛于湿，腑气不通，配泻火通便药。

2．芳香化湿药多属辛温香燥之品，易耗气伤阴，对阴虚津亏，舌绛及气虚者慎用。利水渗湿药应用不当容易损伤阴液，阴虚津伤者应当慎用。

3．芳香化湿药多含挥发油，入煎剂须后下，不宜久煎，以免损耗有效成分，降低药效。

（五）祛湿药

芳香化湿药

藿香（处方名：广藿香、南藿香、土藿香）

为唇形科一年生草本植物藿香 [Agastache rugosa（Fisch.et Mey.）O.Ktze] 的全草，药材为土藿香，全国均产。另有广藿香 Pogostemon cablin(Blanco)Benth. 主产于广东、海南岛及台湾；夏季或初秋采，晒干用、鲜用或生用。

【性味归经】辛，微温。归脾、胃、肺经。

【功效主治】

芳香化湿：用于湿阻中焦证。见脘腹胀满，不欲饮食，恶心呕吐，神疲倦怠，配半夏、茯苓、苍术等。

和中止呕：本品既化湿又止呕，治疗脾胃湿浊引起的呕吐最宜。单用即效，若配半夏、生姜则效果更好；湿热呕吐配黄连、竹茹；脾胃虚弱者配党参、白术等健脾益气。

发散表邪：用于暑湿证及湿温初起。暑湿证见恶寒发热、头痛脘痞、呕吐泄泻，如藿香正气散；湿温初起，湿热并重，如甘露消毒丹。

【用法用量】5 ～ 10g，鲜品 15 ～ 30g。水煎服。因含挥发油，不宜久煎。

苍术（处方名：茅苍术、南苍术）

为菊科多年生草本植物茅苍术 [Atractylodes lancea（Thunb.）DC.] 或北苍术 A.chinensis

（DC.）Koidz. 的根茎。前者主产于江苏、湖北等地，产于江苏茅山一带疗效最好，故称茅苍术。后者产于内蒙古、河北等地。以秋季采收为好。

【性味归经】辛、苦，温。归脾、胃经。

【功效主治】

燥湿健脾：用于湿阻中焦证。见脘腹胀满，不欲饮食，恶心呕吐，神疲倦怠，舌苔浊腻，本品为要药，如平胃散。

祛风胜湿：用于风寒湿痹，腰膝疼痛，脚痿无力。风寒湿邪偏盛，可配羌活、独活、细辛、防风等药；湿热下注，足膝肿痛，痿软无力，如四妙散；与清热药同用治疗湿热痹，如苍术白虎汤。

发散表邪：用于风寒表证，见恶寒头痛无汗，如神术散。

明目：用于夜盲、雀盲、眼目昏花，配羊肝、牛肝。用于维生素 A 缺乏导致的夜盲与角膜软化症。

【用法用量】5 ~ 10g，水煎服。或入丸剂。阴虚内热者不宜。

淡渗利湿药

茯苓（处方名：云茯苓、云苓、白茯苓、片茯苓）

为多孔菌科真菌茯苓 [Poria cocos（Schw.）Wolf] 的菌核。多寄生于松科植物赤松或马尾松等树根上。色白者名白茯苓，淡红者名赤茯苓，外皮名茯苓皮，菌核中间抱有松根者名茯神。主产于云南、安徽、四川等地。7 ~ 9 月采挖，除去泥沙堆放“发汗”，摊开晾干，再“发汗”。反复至现皱纹，切片使用。

【性味归经】甘、淡，平。归心、脾、肾经。

【功效主治】利水渗湿：用于小便不利、水肿、痰饮内停等水湿证，如五苓散；如系湿热，配滑石、木通、车前子；寒湿者配附子、干姜；痰饮病致眩晕、心悸，即苓桂术甘汤；饮停于胃，呕吐清水，配半夏、生姜；饮停在肺，咳嗽、气喘、胸闷、痰多色白清稀者，即苓甘五味姜辛汤。

健脾益气：用于脾虚胀满，食少便溏，即四君子汤、参苓白术散。

安神宁心：用于心悸失眠，配酸枣仁、远志、柏子仁等。

【用法用量】15 ~ 20g，水煎服。或入丸散剂。茯苓皮长于利水消肿，专行皮肤水湿，主治水肿，如五皮饮；白茯苓功于健脾渗湿，用于脾虚湿盛之水肿、便溏；赤茯苓长于清热利湿，善治湿热所致小便淋沥不畅；茯神长于宁心安神，治疗心神不宁之失眠证。

清热利湿药

茵陈（处方名：茵陈蒿、西茵陈、嫩茵陈、绵茵陈）

为菊科多年生草本植物茵陈蒿（Atremisia capillaris Thunb.）的幼苗或滨蒿（Atremisia Scoparia Waldst. Et kit.）。我国大部分地区均有分布，主产于陕西、山西、安徽、江西等地。春季幼苗高约 3 寸时采收，生用。

【性味归经】苦，微寒。归脾、胃、肝、胆经。

【功效主治】清热利湿退黄：主治湿热内阻肝胆所致的黄疸，称阳黄。是以身黄鲜明，如橘子色，伴发热为特征。如湿重于热，宜茵陈五苓散；如热重于湿，宜茵陈蒿汤；如寒湿内郁肝胆之黄疸，称阴黄，以恶寒发黄，色晦暗不鲜为特征，宜茵陈四逆汤。湿热郁结肝胆形成结石，配金钱草、郁金、鸡内金、芒硝以排石；湿疹瘙痒，流黄水，本品煎汤内服或外洗。

【用法用量】10 ~ 30g。水煎服或外洗。阳黄可用 30g，阴黄用量稍小。

车前子

为车前科多年生草本植物车前（*Plantago asiatica* L.）或平车前（*P. depressa* Willd.）的成熟种子。主产于黑龙江、辽宁、河北等地。夏、秋二季种子成熟时采收，晒干，炒用或盐水炒用。

【性味归经】甘，寒。归肾、肝、肺经。

【功效主治】

利水通淋：用于热淋。见尿频、尿急、尿痛、尿赤或血尿，或伴发热，八正散主之。下肢水肿，配牛膝、木通。水肿属脾肾阳虚者配肉桂等。

止泻：用于暑湿泄泻。配白术、茯苓、泽泻同用。

清肝明目：肝热目赤肿痛配夏枯草、黄芩、菊花、栀子；久患内障，视物昏花，属肝肾阴虚者，配生地、麦冬、白菊花、枸杞子等。

清肺止咳：用于痰热蕴肺，咳嗽痰黄，配黄芩、浙贝母、栝楼同用。

【用法用量】10 ~ 15g。布包水煎服。车前草为车前的全草，性味归经与车前子相似，又能清热解毒。治疗疔疮等，内服或捣烂外敷。

其他祛湿药归纳简表见表 1-8-5。

表1-8-5 其他祛湿药归纳简表

分类	药名	性味归经	功效主治	用法用量
芳香化湿	厚朴（川厚朴，紫厚朴）	苦、辛，温。归脾胃、肺、大肠经	行气燥湿：湿阻脾胃证 消积平喘：痰湿内阻，肺气壅滞	3 ~ 10g，水煎服
	佩兰	辛，平 归脾、胃经	化湿：湿阻脾胃证 解暑：外感暑湿、湿温初起	5 ~ 10g，鲜品倍用。水煎服
	砂仁（阳春砂）	辛，温 归脾、胃经	化湿行气：湿阻中焦，脾胃气滞证 温中：脾寒泄泻；安胎：胎动不安	3 ~ 6g。水煎服，后下
	白豆蔻	辛，温 归脾、胃、肺经	化湿行气：湿阻中焦，气滞、食滞；湿温初起，胸闷不饥，疟疾；温中止呕：胃寒呕吐	3 ~ 6g，煎服时打碎入煎
淡渗利湿	泽泻（建泽泻）	甘、淡，寒 归肾、膀胱经	利水渗湿：用于小便不利、水肿、泄泻、淋浊、带下、痰饮等。本品性寒，故下焦湿热尤宜	5 ~ 10g，水煎服
	猪苓	甘、淡，平 归肾、膀胱经	利水渗湿：用于小便不利、水肿、泄泻、淋浊、带下等。水湿停留均可使用，水湿偏热者更宜	5 ~ 10g，水煎服
	冬瓜皮	甘，微寒 归肺、小肠经	利水消肿：用于水肿、小便不利、脚气浮肿等。兼能清热，治疗热性水肿尤宜	5 ~ 10g，水煎服
	赤小豆	甘、酸，平 归心、小肠经	利水消肿：用于水肿、小便不利、脚气浮肿 解毒排脓：乳痈、痄腮、丹毒 利湿退黄：湿热黄疸	9 ~ 30g，水煎服
	薏苡仁（薏米仁、苡仁米）	甘、淡，微寒 归脾、胃、肺经	利水渗湿：水肿、小便不利、脚气浮肿等 健脾：脾虚泄泻 除痹：风湿痹痛，筋脉拘急 清热排脓：内痈	10 ~ 30g，水煎服或入丸散。或煮粥食

续表

分类	药名	性味归经	功效主治	用法用量
清热利湿类	滑石（飞滑石、滑石粉）	甘、淡，寒 归胃、膀胱经	利水通淋：小便不利，淋沥涩痛 清热解暑：暑热烦渴、湿热泄泻 清热祛湿：湿疮、湿疹	10 ~ 15g，布包，水煎服
	木通（川木通、白木通）	苦、寒，归心、小肠、膀胱经	利水通淋：小便不利，淋沥涩痛 泄热：苦寒降泄，上能清心降火，下能利水泄热 通痹：湿热痹痛，关节不利 通乳：产后乳汁稀少	3 ~ 6g，水煎服
	通草（白通草）	甘、淡，微寒 归肺、胃经	清热利水：小便不利，淋沥涩痛 通乳：产后乳汁稀少	2 ~ 5g，水煎服
	金钱草	甘，淡，平。归肝、胆、肾、膀胱经	利水通淋：小便不利，淋沥涩痛；除湿退黄：湿热黄疸；解毒消肿：恶疮肿毒，毒蛇咬伤	30 ~ 60g 鲜品加倍，外用适量。
	海金沙	甘，寒。 归膀胱、小肠经	利水通淋：小便不利，淋沥涩痛。治疗血淋、石淋、热淋、膏淋等	10 ~ 15g，水煎服
	石韦	苦、甘，微寒 归肺、膀胱经	利水通淋：小便不利，淋沥涩痛。治疗血淋、石淋、热淋、膏淋等。清肺平喘：肺热咳喘	10 ~ 15g，水煎服
	瞿麦	苦，寒。归心、小肠、膀胱经	利水通淋：小便不利，淋沥涩痛。治疗热淋。 活血通经：治疗瘀滞经闭	10 ~ 15g，水煎服
	萆薢	苦，平。 归肝胃经	利湿化浊：湿热淋浊，小便如膏 祛风止痛：风湿痹痛	10 ~ 15g，水煎服

（六）祛湿剂

藿香正气散（《太平惠民和剂局方》）

【组成】大腹皮　白芷　紫苏　茯苓各 10g　半夏曲　白术　陈皮　厚朴　苦桔梗各 20g　藿香 30g　甘草 25g

【用法】共为细末，每服 6g，姜、枣煎汤送服，或根据临床调整剂量，水煎服。现有水丸、胶囊、口服液等剂型。

【功用】芳香化湿，解表和中。

【主治】外感风寒，内伤湿滞。霍乱吐泻，发热恶寒，头痛，胸膈满闷，脘腹疼痛，舌苔白腻，脉浮缓。

【方解】藿香解表散寒，芳香化湿，醒脾悦胃，升清降浊，为君药。紫苏、白芷助君药表散风寒，理气和中，芳香化湿；半夏曲既有半夏燥湿和胃，降逆止呕之功，又有神曲消食化积之效；厚朴行气除满，四药共为臣药。陈皮理气燥湿和胃。茯苓、白术健脾祛湿，以除生湿之源。大腹皮行气利湿除满。桔梗宣利肺气，借肺气之宣发以利于解表；借肺气之肃降和通调水道、下输膀胱的作用，以利水祛湿。陈皮、茯苓、白术、大腹皮、桔梗五药健脾胃，祛湿浊，消积滞，利气机，辅助君臣药作用，共为佐药。甘草调和诸药；生姜、大枣调和脾胃，为使药。

【临证加减】恶心呕吐明显者，加佩兰、生姜；表寒不著，内湿化热者，减紫苏、白芷、大腹皮，加焦山栀、滑石、车前子清热利湿。

五苓散（《伤寒论》）

【组成】猪苓 9g 泽泻 15g 白术 9g 茯苓 9g 桂枝 6g

【用法】水煎服。现有丸剂。

【功用】利水渗湿，通阳化气。

【主治】①外有表证，内停水饮。头痛发热，烦渴欲饮，水入即吐，小便不利，舌苔白，脉浮。②水湿内停。水肿，泄泻，小便不利，吐泻。③痰饮。脐下悸动，头眩欲吐，或吐涎沫，气短咳嗽。

【方解】重用泽泻甘淡寒，利水渗湿，为君药。茯苓、猪苓淡渗利湿，辅助君药利水化饮，为臣药。白术健脾燥湿以制水，桂枝外解太阳表邪，内助膀胱气化。共为佐使药。

【临证加减】夏秋季节，脾胃伤冷，泄泻不止，水谷不分，以及水肿，腹胀，小便不利者，加苍术、厚朴、陈皮、甘草，即胃苓汤。

茵陈蒿汤（《伤寒论》）

【组成】茵陈 30g 栀子 15g 大黄 9g

【功用】清热、利湿、退黄。

【主治】湿热黄疸。身目均黄，黄色鲜明，腹微满，口中渴，大便不畅，小便黄赤。舌苔黄腻，脉沉数。初起可伴发热恶寒，身乏倦怠。

【方解】茵陈善清利湿热退黄，是治疗湿热黄疸的要药，药量大为君药，栀子通利三焦，清三焦之火，利三焦之湿，使湿热从小便而除，是臣药。大黄苦寒，药力峻猛。既泻热通腑，又活血化瘀，使湿热瘀滞从大便而去，为佐药。

【临证加减】黄疸早期，湿热较重，加郁金、黄芩、垂盆草、鸡骨草等，增强清热利湿作用。食欲不振，加炙内金、焦三仙，消食和胃，增进食欲。

常用祛湿中成药见表 1-8-6。

表1-8-6 常用祛湿中成药

药品名称	药物组成	功效	主治	用法用量
藿香正气软胶囊 / 滴丸	苍术，陈皮，厚朴，白芷，茯苓，大腹皮，生半夏，甘草，广藿香油，紫苏叶油	解表化湿理气和中	暑湿感冒，头痛身重胸闷，或恶寒发热，脘腹胀痛，或呕吐泄泻	口服 / 含服，每粒 0.4g，每袋 2.6g，2 ～ 4 粒 / 次，或 1 ～ 2 袋 / 次，2 次 / 日
五苓胶囊	泽泻，茯苓，猪苓，肉桂，白术（炒）	温阳化气利湿行水	阳不化气，水湿内停所致水肿。小便不利，水肿腹胀，呕逆泄泻，渴不思饮	口服，每粒 0.45g，3 粒 / 次，2 次 / 日

（王一庆 樊永平）

四、清热药与清热剂

上篇第 8 章清热药与清热剂

（一）概念

清热药：凡具有清泄里热作用的药物。

清热剂：以寒凉药物为主组成，具有清热、泻火、凉血、解毒等作用，是治疗里热证的方剂。

（二）分类

清热药：分清热泻火（如生石膏、知母）、清热解毒（如金银花、连翘、蒲公英）、清热凉血（如生地、丹皮）、清热燥湿（如黄芩、黄连、黄柏）和清虚热药（如银柴胡）五类。本书重点介绍前四类。

清热剂：分清气分热剂，如白虎汤；清热解毒剂，如黄连解毒汤；清脏腑热剂，如龙胆泻肝汤、白头翁汤；清营凉血剂，如清营汤；清虚热剂，如青蒿鳖甲汤。本书重点介绍前四类。

（三）特点和适应证

清热泻火药能清气分之热，治疗气分实热证；清热解毒药均具有清热解毒作用，治疗疔疮痈肿、毒蛇咬伤、毒痢等病证；清热凉血药入血分，清泄血分实热；清热燥湿药性属苦寒，具有清热燥湿作用，用于湿热导致的痢疾、带下、黄疸、淋证等；清虚热药以补为清，性多甘寒或咸寒，清虚热、退骨蒸，治疗阴虚发热。虽然同为清热药，但分类不同，作用侧重有别。清热剂与清热药分类稍有不同，但其特点相同。

（四）使用注意点

1．卫气营血、脏腑经络、虚实辨证是否正确，是选择使用本类药物的关键。

2．清热药多寒凉，易伤脾胃，故脾胃虚弱的患者宜适当配伍健运脾胃的药物。对脾胃虚寒，胃纳不振，滑肠腹泻的患者要慎用。

3．湿热病证病程长，使用清热燥湿药一定要注意合理配伍，防止损伤脾胃清阳，致腹痛腹泻，或苦燥化火伤阴。即清热药以中病即止为原则。

清热泻火药

石膏（处方名：生石膏、煅石膏）

石膏（gypsum）为一种含水硫酸钙（$CaSO_4 \cdot 2H_2O$）的矿石。全国各地均有分布，主要产于湖北、甘肃、安徽等地，以湖北、安徽产者为佳。四季均可采挖。挖出后去泥土、杂质，研碎，生用或煅用。

【性味归经】辛、甘，大寒。归肺、胃经。

【功效主治】

清热泻火：本品为大寒之品，清热泻火力强，善清气分实热，见高热不退、口渴饮冷、大汗烦躁、脉来洪大，取白虎汤。如气分邪热不解，直入血分，造成气血两燔，见高热不退，取清瘟败毒饮。临床所见流行性脑脊髓炎、流行性乙型脑炎等常出现气分实热或气血两燔证，常用石膏配伍他药治疗。

清胃热：用于胃火炽盛所致口渴饮冷，牙龈肿痛，口舌生疮，属实证者配黄连、生地、丹皮、升麻；属虚者即因肾阴亏虚，胃火亢盛，配熟地黄、知母等，如玉女煎。

清肺热：肺热咳喘，痰黄质稠，或发热，首选麻杏石甘汤。

生肌敛疮：煅石膏末有清热、收敛、生肌作用，外用于湿疹、水火烫伤，疮疡溃破后久不收口等，可单用，或配青黛、黄柏研末外用。

【用法用量】15 ~ 60g。内服宜生用。入汤剂宜打碎先煎。外用须经火煅研末。

知母（处方名：盐知母、肥知母、光知母、毛知母）

为百合科多年生草本植物知母 Anemarrhena asphodeloides Bunge. 的根茎。主产于河北（以易县产者最佳）、山西及东北等地。春秋季均可采收。除去地上部分及根须，洗净，晒干。切片，盐炒用。

【性味归经】苦、甘，寒。归肺、胃、肾经。

【功效主治】

清热泻火：本品苦寒质润，清热泻火力量逊于石膏，清气分实热，见高热不退、口渴饮冷、大汗烦躁、脉来洪大。常与石膏相须为用，如白虎汤。

清肺热：肺热咳喘，痰黄质稠，或燥热伤肺、阴虚肺燥而干咳无痰、少痰，色黄质稠，本品具有清热化痰、滋阴润肺作用，常配贝母，即二母散。

滋阴降火：用于肺肾阴虚火旺所致的骨蒸潮热、盗汗、心烦、颧红等证。取知柏地黄丸。本品滋阴润燥、生津止渴作用常用于消渴，证见口渴、多饮、多尿，如玉液汤。

【用法用量】6 ～ 12g。脾胃虚寒便溏者不宜使用。

清热解毒药

金银花（处方名：鸳鸯花、二宝花、双花、二花、银花、净银花、忍冬花）

为忍冬科多年生常绿缠绕性木质藤本植物忍冬（Lonicera japonica Thunb.）的花蕾。我国南北方均有分布。夏初当花含苞未放时采摘，阴干。生用或制为露剂。

【性味归经】甘，寒。归肺、胃、大肠经。

【功效主治】

清热解毒：用于外感风温或温病初起，身热，微恶风寒。配荆芥穗、连翘等，如银翘散。如热入营血，见斑疹隐隐、神烦少寐、发热夜甚、舌绛而干，配连翘、黄连、竹叶等，如清营汤。热毒疮痈，配蒲公英、紫花地丁等。

凉血止痢：用于热毒血痢，见腹痛、里急后重、下利脓血黏冻。用本品炒炭以解毒、凉血、止痢，常配黄连、赤芍、白头翁等。

【用法用量】10 ～ 15g。凉血止痢炒炭用。忍冬的茎叶名忍冬藤，又名银花藤。性味功效与金银花相似，主要作用为清热解毒，用于热毒疮痈；清热通络止痛，用于风湿热邪阻于经络致关节红肿热痛、屈伸不利的风湿热痹证。

连翘（处方名：连召、北连翘、青连翘、黄连翘）

为木犀科落叶植物连翘 [Forsythia suspensa（Thunb.）Vahl.] 的果实。产于我国东北、华北及长江流域等地。野生与栽种均有。白露前采初熟果实，称青翘。寒露前采熟透果实，称黄翘。临床使用以青翘为佳。生用。

【性味归经】苦，微寒。归肺、心、胆经。

【功效主治】

清热解毒：功同金银花。

消痈散结：本品为疮家要药，各种疔疮痈肿、瘰疬痰核均可配伍使用。疔疮痈肿配金银花、野菊花、紫花地丁、蒲公英等；瘰疬痰核配夏枯草、大贝母、生牡蛎、玄参、黄药子等。

【用法用量】6 ～ 15g。连翘心为连翘的子实，味苦，性寒。连翘心善清心除烦，治疗温热病热入心包、神昏谵语等证，常配赤芍、丹皮、牛黄、冰片、天竺黄等清热凉血、豁痰开窍药物同用。

蒲公英（别名：黄花地丁）

为菊科多年生草本植物（Mazz.）及其多种同属植物的带根全草。全国各地均有分布。夏秋采收，洗净晒干防霉。鲜生用两可。

【性味归经】苦、甘，寒。归肝、胃经。

【功效主治】

清热解毒：用于痈肿疮疡以及内痈等证。目赤肿痛、咽喉肿痛、疔疮疖肿，常配银花、连翘、野菊花、紫花地丁。内痈常配赤芍、丹皮、冬瓜仁、生苡仁、红藤、败酱草等。

利湿：湿热黄疸配茵陈、栀子，尿黄涩痛配黄柏、王不留行、川牛膝。

【用法用量】10 ～ 30g。外用适量。

清热凉血药

生地黄（处方名：怀生地、怀地黄、干生地、大生地、小生地、细生地）

为多年生草本植物怀庆地黄 [Rehmannia glutinosa Libosch.Var.hueichingsis（Chao et Schih）Hsiao comb.nov.] 或地黄（Rehmannia glutinosa Libosch.）的根。主产于我国河南、河北、东北及内蒙古。大部分地区有栽培，春秋两季采挖，除去根须。切片，生用或制用。

【性味归经】甘、苦，寒。归心、肝、肾经。

【功效主治】

清热凉血：用于温热病热入营血，证见身热夜甚，心烦少寐，甚至神昏谵语，口干，舌质红绛，少苔，脉细数。常配犀角（水牛角代）、玄参、连翘、竹叶等，如清营汤。

止血：用于血热妄行所致的吐血、尿血、咯血、便血、崩漏等，如犀角地黄汤。或配鲜侧柏叶、鲜荷叶、鲜艾叶，如四生丸。

养阴生津：热病后期伤津口渴，舌红口干或口渴多饮，配玄参、麦冬，如增液汤。热病后期低热不退，夜热早凉，如青蒿鳖甲汤。消渴证，如玉泉散。

【用法用量】10 ～ 30g。煎服或鲜品捣汁服。清热凉血生用，止血炒炭用。脾胃虚寒忌用。

牡丹皮（处方名：粉丹皮）

为毛茛科多年生落叶小灌木植物牡丹（Paeonia suffruticosa Andra.）的根皮。主产于安徽、山东等地。多在秋季采收，除去须根、外皮，趁鲜湿时剥去木心，晒干。生用或炒用。

【性味归经】甘、辛，微寒。归心、肝、肾经。

【功效主治】

清热凉血：用于温热病热入血分而发斑疹，以及血热妄行所致的吐血、尿血、咯血、便血、崩漏等，如犀角地黄汤。

退虚热：热病后期低热不退，夜热早凉，如青蒿鳖甲汤。

活血散瘀：用于血瘀痛经、闭经等证。如桂枝茯苓丸。跌打损伤，局部青紫肿痛，配乳香、没药、血竭、赤芍等。肠痈血热瘀阻，如大黄牡丹皮汤。外痈配金银花、连翘、蒲公英、紫花地丁等。

【用法用量】6 ～ 12g。煎服或入丸剂。血虚有寒、孕妇及月经过多者不宜用。

清热燥湿药

黄芩（处方名：枯黄芩、片黄芩、片芩、子芩、条黄芩）

为唇形科多年生草本植物黄芩（Scutellaria baicalensis Georgi）的根。主产于河北、山西、内蒙古、河南及陕西等地。以河北承德产者质量最好。春秋两季采挖，除去残茎、须根，晒干。切片，生用、酒炒或炒炭用。

【性味归经】苦，寒。归肺、胃、胆、大肠经。

【功效主治】

清热燥湿：治疗湿热所致的多种病证。湿温或湿热发热，汗出热解，继而复热，如黄芩滑石汤；湿热黄疸，胁胀纳呆，配茵陈、郁金、鸡内金等；肠胃湿热，吐泻或下痢，如葛根黄芩黄连汤；治疗下焦湿热，小便涩痛不畅或伴频急，如龙胆泻肝汤；妇女带下量多色黄，臭秽，配椿根皮、蒲公英等。

泻火解毒：清实热，泻肺火。治热病高热，常与黄连、山栀等配伍；治肺热咳嗽，可与知母、桑白皮等同用；对于热毒疮疡，可配蒲公英、紫花地丁。配柴胡清少阳之里热，并具有良好的解热作用。

止血：用于血热妄行的吐血、尿血、咯血、便血、崩漏等，配白茅根、丹皮、生地、侧柏叶等。年轻女子经血量多色红，淋漓不尽，配炙龟板、生熟地，补肾清热止血。

安胎：用于胎热而胎动不安。配白术、当归等，如当归散。

【用法用量】3 ~ 10g。水煎服或入丸散。清热多生用，安胎炒用，清上焦热用酒炒，止血炒炭用。脾胃虚寒，腹满便溏少食者不宜用。

黄连（处方名：川连、细黄连）

为毛茛科多年生草本植物黄连（Coptis chinensis Franch.）、三角叶黄连（C.deltoidea C. Y.Cheng et Hsiao）或云连（C.teetoides C. Y. Cheng）的根茎、根须及叶。黄连多系栽培，主产于我国中部及南部各省。四川、云南产量较大。秋季采挖 5 ~ 7 年的植株，除去苗叶，干燥。生用或姜炒。

【性味归经】苦，寒。归心、肝、胃、大肠经。

【功效主治】

清热燥湿：治疗湿热所致的多种病证。用法同黄芩。

泻火解毒：泻心火，治疗心火亢于上，肾水亏于下，心肾不交，水火不济，导致身热烦躁、不寐，如黄连阿胶汤。泻肝火，治疗肝郁犯胃致胁痛，呕吐、泛酸，配吴茱萸（黄连：吴茱萸为 6 ∶ 1）。清胃火，治疗胃火炽盛，消谷善饥，烦渴多饮的中消证，配生地、天花粉，如崔氏方。透营热，治疗邪热内传营阴，使入营之热“透热转气”，常配金银花、连翘、竹叶。疔疮疖肿，配蒲公英、紫花地丁、连翘、金银花等。或黄连粉适量，醋调敷涂局部。

【用法用量】2 ~ 10g。水煎服或入丸散。外用适量。脾胃虚寒，腹满便溏少食者不宜用。

黄柏（处方名：川柏）

为芸香科落叶乔木植物黄檗（关黄柏）（Phellodendron amurense Rupr.）和黄皮树（川黄柏）（P.chinense Schneid.）除去栓皮的树皮。关黄柏主产于辽宁、吉林、河北等地，川黄柏主产于四川、贵州、湖北、云南等地。清明剥取树皮，刮去粗皮，晒干，切皮生用或制用。

【性味归经】苦，寒。归肾、膀胱、大肠经。

【功效主治】

清热燥湿：治疗湿热所致的多种病证。用法同黄芩、黄连；但以除下焦湿热为佳，如带下黄稠，量多臭秽，常配白果、车前子、山药、芡实，即易黄汤；足膝肿痛，常配苍术、牛膝，即四妙散。泻痢合黄芩、黄连；疗黄疸合栀子、茵陈。

泻火解毒：治疗疔疮疖肿，湿疹可内服、外用；内服常配蒲公英、紫花地丁等，外用可配大黄、滑石等研末局部敷涂。

退虚热：肝肾阴虚发热，骨蒸潮热、盗汗颧红、遗精阳痿等，常配龟板、地黄等，如大补阴丸、知柏地黄丸。

【用法用量】3 ~ 10g。水煎服或入丸散。外用适量。脾胃虚寒，腹满便溏少食者不宜用。

其他清热药归纳见表 1-8-7。

表1-8-7　其他清热药归纳简表

分类	药名	性味归经	功效主治	用法用量
清热泻火	芦根	甘、寒 归肺、胃经	清热生津：热病伤津，烦热口渴；清胃止呕：胃热呕吐；清肺止咳：肺热咳嗽	15 ~ 30g，水煎服 鲜品加倍，可捣汁服
	天花粉	苦、微甘，寒归肺、胃经	清热生津：热病伤津，烦热口渴；清肺润燥：肺热咳嗽；清肺排脓：肺痈、痈肿	15 ~ 30g，水煎服 外用醋调治痈肿
	竹叶	甘、淡，寒 归心、肺、胃经	清热生津：热病伤津，烦热口渴 清心利尿：热淋，心火移热小肠所致小便淋痛	6 ~ 15g，水煎服
	栀子	苦、寒 归心、肺、胃、三焦经	泻火除烦：热病烦躁；清热利湿：肝胆湿热，黄疸，发热，小便短赤；凉血解毒：血热出血；外伤肿痛	3 ~ 10g，水煎服
	夏枯草	苦、辛，寒 归肝、胆经	清肝火：目赤肿痛，头痛目眩；散郁结：痰火郁结瘿瘤等；降血压：肝热、肝阳上亢所致的高血压病	6 ~ 15g，水煎服
	寒水石	咸，大寒 归胃、肾经	清热泻火：温热病热在气分，烦渴，脉洪大 外用研末治疗风火赤眼、口舌生疮	10 ~ 15g，水煎服， 外用适量
	谷精草	甘，平 归肝、胃经	疏散风热，明目退翳：肝经风热，目赤肿痛，生翳	6 ~ 15g，水煎服
	密蒙花	甘，微寒 归肝经	清肝，明目，退翳：肝热，目赤肿痛，生翳	6 ~ 10g，水煎服
	青葙子			3 ~ 15g，水煎服
清热燥湿	龙胆草	苦，寒 归肝、胆、胃经	清热燥湿：湿热黄疸、囊肿、白带、湿疹 清泻肝胆：肝胆实热，肝经实火，热盛生风	3 ~ 6g 水煎服或入丸散
	苦参	苦，寒 归心、肝、胃、大肠、膀胱经	清热燥湿：湿热黄疸、白带、湿疹；祛风杀虫：皮肤瘙痒、癣诸证；清热利尿：下焦湿热，小便涩痛不利	3 ~ 10g，水煎服或入丸散，外用适量
清热凉血	水牛角	咸，寒 归肝经	清热、凉血、解毒：热病壮热，神昏及斑疹，热盛出血	6 ~ 15g，先煎或冲服
	玄参	苦、甘、咸，寒。归肺、胃、肾经	清热：温热病热入营分，舌绛口干；解毒：温热病热盛发斑、咽喉肿痛。对痈肿痰核具有散结消痈功效；养阴：热病伤阴口渴	10 ~ 15g 水煎服，或入丸散
	赤芍	苦，微寒 归肝经	清热凉血：温热病热入血分，身热、发斑及吐血 祛瘀止痛：血瘀经闭、痛经、跌打损伤	10 ~ 15g 水煎服，或入丸散
	紫草	甘、寒 归心、肝经	凉血活血：温热病发斑 解毒透疹：疮疡、阴痒、水火烫伤	3 ~ 10g，水煎服，入散剂，外用油浸或熬膏
清热解毒	紫花地丁	苦、辛，寒 归心、肝经	清热解毒：疔疮、乳痈、肠痈、丹毒、毒蛇咬伤	10 ~ 16g，水煎服鲜品加倍，捣烂外敷
	大青叶	苦、大寒 归心、肺、胃经	清热解毒、凉血消斑：温热病热入血分发斑、神昏、壮热、烦躁等；利咽：热毒封喉肿痛声嘶，口疮	10 ~ 15g 水煎服，外用适量
	板蓝根	苦，寒 归心、胃经	清热解毒、凉血：温热病发热、头痛、斑疹、疮毒、大头瘟；利咽：热毒封喉肿痛声嘶，口疮	10 ~ 15g 水煎服，或入丸散

续表

分类	药名	性味归经	功效主治	用法用量
清热解毒	青黛	咸，寒 归肝、肺、胃经	凉血消斑：温热病热入血分发斑及各种出血 清热解毒：热毒痈疮 清肝泻火：肝经郁火，小儿高热惊厥 清肺化痰：肺热痰黄起急咳嗽	1.5 ~ 3g，入散剂或丸剂服，外用调敷患处
	土茯苓	甘、淡，平 归肝、胃经	解毒、利关节：梅毒肢体拘挛。痈疖 除湿：热淋尿赤涩痛	15 ~ 60g，水煎服
	鱼腥草	辛、微寒 归肺经	清热解毒：热毒疮疡；排脓：肺痈咳吐脓血，肺热咳嗽；利尿：热淋，小便涩痛	10 ~ 30g，水煎服
	射干	苦，寒 归肺经	解毒利咽：咽喉肿痛 清热祛痰：肺热咳嗽 痰黄	6 ~ 10 g，水煎服
	马齿苋	酸、寒 归大肠、肝经	清热解毒、凉血止血：湿热泻痢，赤白带下 疖肿痈疮；赤白痢疾、血淋	30 ~ 60 g，水煎服 鲜品加倍，外用适量
	白头翁	苦，寒 归大肠经	清热解毒、凉血止血：湿热泻痢 下痢赤白脓血	6 ~ 15 g 水煎服或入丸散
	秦皮	苦，寒 归肝、胆、大肠经	清热解毒：热毒泻痢，血痢 清肝明目：肝经郁热，目赤肿痛生翳	3 ~ 12 g 水煎服或入丸散
	白花蛇舌草	微苦、甘，寒归胃、大肠、小肠经	清热解毒消痈：痈肿疮毒、咽喉肿痛、毒蛇咬伤、胃，食管等癌症。利湿：热淋	15 ~ 60 g 水煎服。外用适量
	白鲜皮	苦，寒 归肝、胃经	清热解毒、除湿止痒：湿热疮疹	6 ~ 10 g，水煎服。外用适量
清虚热	青蒿	苦、辛，寒归肝、胆、肾经	清热凉血：温热病后期，邪入阴分，低热不退 退虚热：阴虚发热 截疟：疟疾寒热 解暑：暑热外感	3 ~ 10 g，水煎服 截疟生用绞汁服
	白薇	苦、咸，寒 归胃、肝经	清热凉血：外感热病，邪入营血，久不退热，肺热咳嗽 利尿通淋：血淋、热淋；解毒：疔疮痈肿	3 ~ 12 g，水煎服或入丸散
	地骨皮	甘、淡，寒 归肺、肾经	清肺热：肺热咳喘；凉血：血热妄行 退蒸：阴虚骨蒸；消渴证	6 ~ 15 g，水煎服
	银柴胡	甘，微寒 归肝、胃经	退虚热：阴虚发热 除疳热：小儿疳热	3 ~ 10g，水煎服或入丸散
	胡黄连	苦，寒 归心、肝、胃、大肠经	退虚热：阴虚发热 除疳热：小儿疳热 清湿热：肠胃湿热泻痢	3 ~ 10g，水煎服或入丸散

（五）清热剂

白虎汤《伤寒论》

【组成】石膏（碎）30g　知母 10g　甘草（炙）6g　粳米 15g

【功用】清热生津。清泻阳明高热兼及保护阴液。

【主治】阳明气分热盛。壮热面赤，烦渴饮冷，汗出恶热，脉洪大有力或滑数。

【方解】石膏辛、甘，大寒，清泄阳明气分实热，为君药，寒能清里热，辛能透泄里热。石膏用量宜大。知母苦寒质润，为臣药，助君药清阳明之热，又借其苦寒之性润燥滋阴。炙甘草、粳米为佐使药，益胃护津，防止大寒损伤胃气。

【临证加减】汗多而脉大，或暑病背微恶寒，身热而渴等属气津两伤者，可在上方基础上加人参，即白虎加人参汤，清热同时兼补气津。热病后期，气阴两伤，低热不退，呃逆气短，口渴，石膏减量，减知母，加人参、麦冬、半夏、竹叶，即竹叶石膏汤之意。

白头翁汤《伤寒论》

【组成】白头翁 15g　黄柏 12g　黄连 12g　秦皮 12g

【功用】清热解毒，凉血止痢。

【主治】热痢。腹痛，里急后重，肛门灼热，泻下脓血，赤多白少，渴欲饮水，舌红，苔黄腻，脉弦数。

【方解】白头翁清热解毒，凉血止痢为君药。黄连、黄柏性均苦寒，黄连清热解毒、燥湿，黄柏善清下焦湿热共为臣药。秦皮性寒，味苦而涩，清热收涩止痢为佐药。

【临证加减】里急后重明显，加酒大黄、广木香、炒枳实，泻下导滞；下利脓血，赤多白少，加赤芍、丹皮、银花炭，清热凉血止痢。

龙胆泻肝汤《医方集解》

【组成】龙胆草（酒炒）9g　黄芩（炒）12g　栀子（酒炒）9g　泽泻 15g　川木通 9g　车前子 12g　当归（酒洗）9g　生地黄（酒炒）15g　柴胡 9g　生甘草 6g

【功用】泻肝胆实火，清下焦湿热。

【主治】肝胆实火上扰，症见头痛，耳鸣，耳聋，耳肿，烦躁易怒，目赤，胁痛口苦；或湿热下注，症见阴肿，阴痒，阴囊潮湿，小便淋浊，妇女带下色黄量多，味臭。舌红，苔黄腻，脉弦数。

【方解】龙胆草大苦、大寒，上泻肝胆实火，下清下焦湿热为君药。黄芩、栀子苦寒助君药清肝胆实火，除下焦湿热为臣药。泽泻、木通、车前子三药性寒，清热利湿，使湿热从小便而去共为佐药。生地、当归为佐药，作用有二：其一，滋阴养血以补肝体；其二，因为实火、湿热久居易伤肝胆之阴，且苦寒燥湿药极易化火伤阴，使用生地、当归有预防作用。柴胡、生甘草为使药，柴胡为引经药，引诸药入肝经。柴胡的升发特性助肝气的升发，以免大剂苦寒药物压抑肝气的特性；同时，柴胡配黄芩以泻少阳胆经实火。甘草调和诸药。

【临证加减】以下焦湿热为著，加黄柏；以肝火上炎为甚，去龙胆草，加夏枯草、薄荷。本方药物大苦、大寒，易折伤脾胃，故脾胃虚寒或多服久服皆非所宜。

常用清热中成药见表 1-8-8。

表1-8-8　常用清热中成药

药品名称	药物组成	功效	主治	用法用量
清胃黄连片	黄连，石膏，桔梗，甘草，知母，玄参，地黄，连翘，丹皮，天花粉，栀子，黄柏，黄芩，赤芍	清胃泻火解毒消肿	肺胃之火所致口舌生疮，齿龈、咽喉肿痛	口服，8片/次，2次/日
连翘败毒片	白鲜皮，白芷，蝉蜕，赤芍，大黄，防风，甘草，黄芩，金银花，桔梗，连翘等	清热解毒消肿止痛	疮疖溃烂，灼热发热，流脓流水，丹毒疱疹，疥癣痛痒	口服，4片/次，2次/日
黄连上清片	大黄，连翘，薄荷，旋覆花，黄芩，荆芥穗，栀子，石膏，桔梗，黄柏，蔓荆子（炒），甘草，川芎，菊花等	清热通便散风止痛	头晕目眩，暴发火眼，牙齿疼痛，口舌生疮，咽喉肿痛，耳痛耳鸣，大便秘结，小便短赤	口服，每片0.33g，6片/次，2次/日
清绛片	蚕砂，大黄，玄参，皂角，麦冬，赤芍，连翘，板蓝根，金银花，川贝母，薄荷，甘草等	清热解毒利咽止痛	肺胃蕴热证所致咽喉肿痛，小儿急性咽炎，发热烦躁，大便秘结急性扁桃腺炎	口服，周岁1.5片/次2次/日，3岁2片/次，3次/日，6岁3片/次，3次/日
穿心莲内酯滴丸	穿心莲内酯	清热解毒抗菌消炎	上呼吸道感染风热证所致的咽痛	口服，1袋/次，3次/日
龙胆泻肝片	龙胆，柴胡，黄芩，栀子（炒），泽泻，白木通，车前子，当归，地黄，炙甘草	清肝胆利湿热	肝胆湿热，头晕目赤，耳鸣耳聋，耳肿疼痛，胁痛，口苦，尿赤涩痛，湿热带下	口服，每片0.6g，4～6片/次，2～3次/日
安宫牛黄丸	牛黄，郁金，犀角（水牛角代），黄芩，黄连，雄黄，栀子，朱砂，冰片，麝香，珍珠	清热解毒，镇惊开窍	热病，邪入心包，高热惊厥，神昏谵语；中风昏迷及脑炎，脑膜炎，中毒性脑病，脑出血，败血症见上述证候者	口服，大丸1丸/次，小丸2丸/次，病重者2～3次/日

（王一庆　樊永平　王学习）

五、消导药和消导剂

上篇第8章消导药和消导剂、泻下药和泻下剂

（一）概念

消导药：有消化饮食、导行积滞作用的药物称消导药，又称消食药。

消导剂：凡以消导药为主组成，具有消食导滞、消痞除满、开胃进食的作用，主治食积内停等证的方剂。

（二）特点和适应证

消导剂与泻下剂不同：消导剂主要适用于中脘积滞，多涉及胃腑，与食积而胃不能腐熟水谷有关；泻下剂主要适用于肠道积滞，部位在大肠，与糟粕内滞大肠，大肠传导失司，排便不畅有关。消导剂主要是通过增强胃的腐熟水谷的能力化滞于内，作用较缓。泻下剂主要是借助大肠传导功能将糟粕排出体外，作用较急。

（三）使用注意点

由于食滞停聚体内，常可产生多种变证，如食滞生热、化湿、酿痰、滞气、停血，因此，消导剂的使用常须合理地配伍。积滞化热，便秘，尿赤，口臭，轻者可配黄芩、黄连，重者配伍承气汤。湿浊中阻，脘痞不饥，配合藿香、佩兰、砂仁等芳香化湿药。痰饮配二陈汤，痰热合浙贝母、黄芩，或合小陷胸汤。气滞血瘀配理气活血药，如炒枳壳、桃仁、红花等。素有脾胃虚弱，食少不化者，配党参、白术、山药等健脾益气之品。脾胃有寒，寒凝气滞，脘腹冷痛，配干姜、高良姜、吴茱萸、小茴香等药。

（四）消导药

山楂（处方名：焦山楂）

为蔷薇科落叶灌木或小乔木植物野山楂（Crataegus cuneata Sieb.et Zucc.）或山楂（Crataegus pinnatifida Bunge var. Major N.E.Brown）的果实。主产于河南、江苏、浙江、安徽、广东、贵州、湖北等地。秋末冬初采收，晒干。生用或炒用。

【性味归经】酸、甘，微温。归脾、胃、肝经。

【功效主治】

消食化积：善消肉食积滞，油腻停滞，脘腹胀痛，常配焦神曲、焦麦芽，统称焦三仙。治疗积滞内停，嗳气吞酸，配神曲、麦芽，如保和丸。积滞内停，泻痢腹痛，用酒炒山楂配木香、砂仁、黄芩、黄连等。

活血化瘀：产后瘀血腹痛、恶露不尽，与当归、益母草等合用；胁下肿块，配三棱、炮山甲等；疝气偏坠胀痛，配小茴香、炒橘核等。

【用法用量】10 ～ 15g，大剂量 30g 。

鸡内金（处方名：内金、炙内金）

为雉科动物鸡（Gallus gallus domesticus Brisson.）的砂囊的角质内壁。全国各地均产。研末生用或炒用。

【性味归经】甘，平。归脾、胃、小肠、膀胱经。

【功效主治】

健脾消食：善消面、谷、肉食积滞，油腻停滞，本品是作用较强的消导药，常配焦三仙，治疗积滞内停，嗳气吞酸，脘腹胀满，呕吐泻痢，小儿疳积。脾胃虚弱，或小儿感冒后脾胃运化失调，常须配炒白术、茯苓、党参等以健脾。

涩精缩尿：本品入膀胱经，用于肾气不固的遗精、小儿遗尿，前者配芡实、莲子、菟丝子；后者配黄芪、桑螵蛸、牡蛎等。对膀胱虚寒所致的遗尿，配山药、台乌药、益智仁。

软坚化石：本品能除膀胱湿热所致的热淋、石淋，配海金沙、川牛膝等，也可用细粉 15 ～ 20g 直接吞服。

【用法用量】5 ～ 10g，水煎服。研粉吞服，每次可用 5g，每日 3 次。

其他消导药归纳见表 1-8-9。

表1-8-9　其他消导药归纳简表

药名	性味归经	功效主治	用法用量
神曲（焦神曲）	甘、辛，温 归脾、胃经	消食和胃：饮食积滞，脘腹胀满，纳少腹泻	6 ～ 15g，水煎服或入丸剂
麦芽（焦、炒麦芽）	甘，平 归脾、胃、肝经	消食和中：面米薯芋等积滞；生麦芽健脾和胃通乳；炒麦芽行气消食回乳	10 ～ 15g，水煎服

续表

药名	性味归经	功效主治	用法用量
谷芽（焦、炒谷芽）	甘，平 归脾、胃经	消食和中，健脾开胃：食积和脾虚食少	10 ~ 15g，水煎服
莱菔子	辛、甘，平 归脾、胃、肺经	消食化积：饮食积滞，脘腹胀满，纳少腹泻 降气化痰：痰涎壅盛，咳嗽气喘	6 ~ 10g，水煎服或入丸剂

（五）消导剂

保和丸（《丹溪心法》）

【组成】山楂 180g　神曲 60g　半夏 90g　茯苓 90g　陈皮 30g　连翘 30g　莱菔子 30g

【功用】消食和胃。

【主治】一切食积。脘腹胀满疼痛，嗳腐吞酸，恶心纳呆，呕吐腹泻，舌苔厚腻，脉滑。

【方解】山楂为君药，消食、开胃，消一切饮食积滞，善消肉食油腻之积。神曲、莱菔子为臣药，神曲消食健脾，善消酒食；莱菔子消食、下气、化痰，善消谷面积滞。半夏、陈皮行气化滞，降逆和胃止呕。茯苓健脾利湿，和中止泻。连翘善清伏热，清热而散结。半夏、陈皮、茯苓和连翘共为佐药。

【临证加减】食积重加炒枳实、槟榔；内热盛加黄芩、黄连；便秘加大黄。

常用消导中成药见表 1-8-10。

表1-8-10　常用消导中成药

药品名称	药物组成	功效	主治	用法用量
保和丸	焦山楂，茯苓，半夏，六神曲（炒），莱菔子，陈皮，麦芽（炒），连翘	消食导滞和胃	食积停滞，脘腹胀满，嗳腐吞酸，不欲饮食	口服，浓缩丸每丸 0.2g，8 丸 / 次，3 次 / 日

（王一庆　樊永平）

六、泻下药与泻下剂

（一）概念

泻下药：凡具有引起腹泻，或滑利大肠，通便的药物称为泻下药。攻逐水饮的药物也属泻下药范畴。

泻下剂：凡以泻下药为主，具有通便排滞，荡涤实热，或攻逐水饮、寒积等作用，治疗里实证的方剂。

（二）分类

泻下药：分攻下药、润下药和峻下逐水药。攻下药：多为苦寒之品，泻下强烈，适用于里热积滞，宿食停留或瘀血内停的里实证。如大黄、芒硝。润下药：多为种子、果仁，富含油脂，滑利大肠，润肠通便，药力缓和，适应于老年、体弱、久病、产后等津血不足，阴亏肠燥。如麻子仁、郁李仁。峻下逐水药：攻下最猛，可引起剧烈腹泻，使积水从大便排出，部分兼有利尿作用。适应于水肿胀满，痰饮积聚，喘满痰壅等邪气盛但正气未虚者，如甘遂、芫花等。本书重点介绍前两类。

泻下剂：分峻下剂、润下剂、逐水剂和攻补兼施剂。峻下剂：主要由攻下药物组成。根据药性的寒热又分寒下，如大承气汤，温下，如大黄附子汤。润下剂：主要由润下药物组成，又称缓下剂。如麻子仁丸。逐水剂：主要由峻下逐水药组成，如十枣汤。攻补兼施剂：攻下药与补虚药并用，治疗正虚与里实积滞并存的大便秘结。如新加黄龙汤。本书重点介绍前两类。

（三）特点和适应证

不同的泻下药和泻下剂适应证不同。攻下药和峻下剂适应于正气未虚而里实积滞者，包括里热积滞，宿食停留或瘀血内停等。根据里实的特点分别给予寒下、温下、化瘀等。润下剂适应于里实积滞较轻者；逐水剂适应于体内痰、饮、水内停，严重影响人体正常气机，须及时攻逐者；攻补兼施剂适应于正气亏损与里实积滞并存者。此阶段攻邪会损伤正气，扶正又有助邪之弊，故将扶正与攻下两者兼顾。

（四）使用注意点

1．攻下、峻下药作用猛烈，极易损伤人体的正气，对年老、体弱、久病体虚、津伤阴亏、血虚者、儿童，以及妇女胎前、产后和经期均应慎用。

2．表证未解，里实未成者不宜使用泻下剂。

3．表邪未解，里已成实，可表里双解。

4．对巴豆、牵牛子、甘遂、芫花等有毒副作用药物，严格炮制并限制用量及使用时间，中病即止。

5．选择合理剂型，根据病情缓急决定用量大小。

（五）泻下药

大黄（处方名：生大黄、熟大黄、酒大黄、大黄炭、将军、川军、锦纹）

为蓼科多年生草本植物掌叶大黄（*Rheum palmatum* L.）唐古特大黄（*Rheum tanguticum* Maxim.ex Regel.）或药用大黄（*Rheum officinale* Baill.）的根和根茎。主产于西藏、青海、陕西等地，其中以青海西宁产者最著名。生用、炒炭、酒炒或蒸熟用。

【性味归经】苦，寒。归脾、胃、大肠、肝、心包经。

【功效主治】

泻热通便：本品清热泻火，荡涤胃肠。治疗外感热病邪热内传，与燥屎相结导致高热不退，神昏谵语，大便秘结。如大承气汤。治疗湿热积滞，肠胃传导失司，下痢脓血，里急后重，或消化不良，泻痢不爽，如木香槟榔丸。治疗寒积心腹冷痛，便秘，如大黄附子汤。癫狂属实热邪火上攻所致者也可使用大黄配伍，通过泻热通便，釜底抽薪。

泻火解毒：治疗热毒气血凝滞所致的肠痈，即大黄牡丹皮汤。牙龈肿痛、口舌生疮，配生地、丹皮、黄连等；胆囊炎、湿热黄疸，如大柴胡汤。疔疮痈肿，配紫花地丁、蒲公英、连翘等；水火烫伤，用大黄粉、地榆粉，油调外敷。

凉血止血：用于血热妄行之出血，善清上焦血分热毒，如泻心汤。应激性胃肠道出血可单用大黄粉内服，或配合白芨粉同用。

逐瘀通经：瘀血经闭，产后瘀阻，本品配桃仁等，如下瘀血汤；积聚，配䗪虫、蛴螬、桃仁等，如大黄䗪虫丸；跌打损伤，如复元活血汤。

【用法用量】3 ~ 12g，外用适量。生大黄泻下力强，入汤剂后下，不宜久煎，或用开水泡渍后取汁饮；酒大黄活血见长，泻下作用减弱，适宜瘀血证及不宜峻下者。

郁李仁

为蔷薇科落叶灌木欧李（Prunus humilis Bge.）和郁李（Prunus japonica Thunb.）的成熟种子，全国各地均有分布，主产于辽宁、河北、内蒙古等地，多为野生。秋季果子成熟时采摘，除去果肉，取仁去壳，晒干，去皮。捣碎用。

【性味归经】辛、苦，平。归大肠、小肠经。

【功效主治】

润肠通便：用于气滞津亏肠燥便秘，常配松子仁、柏子仁、杏仁、桃仁，即五仁丸。

利水消肿：常用于水肿胀满，癃闭便秘，即二便不通的水肿证，本品通便的同时也可下气利尿，配大黄、牵牛子等同用。治疗脚气浮肿，配生苡仁、桑白皮等。

【用法用量】5 ~ 12g，用量不可过大，过大可引起腹痛。

其他泻下药归纳见表 1-8-11。

表1-8-11 其他泻下药归纳简表

分类	药名	性味归经	功效主治	用法用量
攻下	芒硝	咸、苦，寒 归胃、大肠经	软坚润燥泻下：里热便秘燥结 清热解毒：目赤肿痛、口疮、咽喉肿痛、肠痈	3 ~ 15g，烊化冲服，或烊化
	番泻叶	甘、苦，寒 归大肠经	泻热通便：热结便秘 行水消胀：腹水臌胀	缓下 1.5 ~ 3g，攻下 5 ~ 10g，用开水泡服，入汤剂后下
	芦荟	苦，寒 归肝、大肠经	泻下：习惯性便秘及热结便秘 清肝：肝经实热头晕、头痛、烦躁、惊痫 杀虫：虫积、小儿疳积	1 ~ 2g，宜入丸散，不入汤剂外用适量，研敷患处。
润下	火麻仁	甘，平 归脾、大肠经	润肠通便：孕妇、年老者血少津枯，肠燥便秘，痔疮便秘、习惯性便秘	10 ~ 30g，水煎服，或入丸剂
峻下逐水	甘遂	苦，寒 归肺、肾、大肠经	泻水逐饮：胸腔积液、腹水、身面浮肿、痰饮积聚、咳逆喘满 消肿散结：湿热肿毒，疮疖，热结便秘	宜入丸散，每次 0.5 ~ 1g。醋制可减低毒性。外用适量
	芫花	辛、苦，温 归肺、肾、大肠经	泻水逐饮：胸腔积液、腹水、身面浮肿 祛痰止咳：痰饮积聚，咳逆喘满 杀虫疗疮：头疮、白秃、顽癣	宜入丸散，每次 1.5 ~ 3g。醋制可减低毒性。外用适量
	巴豆	辛、热，有大毒。归胃、大肠、肺经	泻下冷积：肠寒便秘、腹痛、腹胀 逐水退肿：大腹水肿 祛痰利咽：喉痹，痰涎壅塞甚至窒息欲死者	制霜用减低毒性。内服 0.1 ~ 0.3g，或入丸散

（樊永平 张 庆）

（六）泻下剂

大承气汤《伤寒论》

【组成】大黄（酒洗）12g 厚朴 15g 枳实 12g 芒硝 9 g

【用法】水煎服。厚朴、枳实先煎，开锅 15 分钟后放入大黄，5 分钟后即可。芒硝溶化，兑入群药。现有颗粒剂。

【功用】峻下热结。

【主治】阳明腑实证。症见大便秘结，矢气频作，腹部胀满拒按，或高热神昏，潮热谵语，手足微汗。舌苔黄燥或焦黑燥裂，脉沉实有力。热结旁流之下利清水，色纯青，脐腹疼痛，按之坚硬有块，口舌干燥，脉滑；里热实证之惊厥、抽搐、发狂。

【方解】大黄泻热通便，荡涤肠胃为君药。芒硝软坚润燥助大黄泻热通便，为臣药，两者相须配伍，峻下热结。厚朴破气除满消滞，枳实下气消痞，二者并用有助于消积滞、通腑气、下气散结、消痞除满，故同为佐药。

【临证加减】无燥证者，去芒硝，即小承气汤；无痞满者，去枳实、厚朴，加甘草，即调胃承气汤。

麻子仁丸《伤寒论》

【组成】麻子仁 500g　芍药 250g　枳实 250g　大黄 500g　厚朴 250g　杏仁 250g

【用法】共为细末，炼蜜为丸。或煎服，用量按原方比例酌减。现有软胶囊剂。

【功用】润肠泄热，行气通便。

【主治】脾约证。即津液不足，肠胃燥热，大便秘结，小便频数。

【方解】火麻仁润肠通便为君药。大黄通便泄热；杏仁降气润肠；芍药养阴和里，三药共为臣药。厚朴下气破结，除满消滞；枳实下气消痞；蜂蜜润燥滑肠，三药并用，有助于下气通便，共为佐使。

【临证加减】老人、妇人产后血少津亏，加当归、黑芝麻、天花粉，减枳实、厚朴。

常用泻下中成药见表 1-8-12。

表1-8-12　常用泻下中成药

药品名称	药物组成	功效	主治	用法用量
麻仁软胶囊	火麻仁，苦杏仁，大黄，枳实（炒），厚朴（姜制），白芍	润肠通便	肠燥便秘	口服，平时 1 ~ 2 粒 / 次，1 次 / 日，急用 2 粒 / 次，3 次 / 日

（王一庆　樊永平）

七、化痰止咳药和化痰止咳剂

上篇第 8 章化痰药和化痰剂

（一）概念

化痰止咳药：以减少或祛除痰液为主要作用的药物称祛痰药或化痰药；以缓和、制止咳嗽、喘息为主的药物称止咳平喘药。

化痰止咳剂：以祛痰药和止咳平喘药为主组成，具有消除痰液，缓解或制止咳喘作用的方剂。

（二）分类

化痰止咳药：分清热化痰、温化寒痰和止咳平喘药。清热化痰药：如贝母、瓜蒌；温化寒痰药：如半夏、白芥子、桔梗；止咳平喘药：如杏仁、苏子。

化痰止咳剂：分燥湿化痰剂（如二陈汤）、温化寒痰剂（如小青龙汤）、清热化痰剂（如清气化痰丸）、润燥化痰剂（如贝母瓜蒌散）和治风化痰剂（如半夏白术天麻汤）。

（三）特点和适应证

清热化痰药：性多寒凉，具有清化痰热作用，治疗痰黄、质稠的痰热证。温化寒痰药：性多温燥，具有温肺祛寒，燥湿化痰作用，治疗寒痰或湿痰证，见痰白，量多，清稀兼泡沫，容易咳吐。止咳平喘药：或性寒、或性热、或性平，治疗咳喘证，见咳嗽、喘息、呼吸气粗，甚至张口抬肩，不能平卧。化痰止咳剂分类的前三类适应证同上。润燥化痰剂适用于燥痰证，见痰少质黏，咳吐不爽，咽喉干燥。治风化痰剂治疗风痰，包括外风生痰和内风夹痰。外风生痰多因风邪束肺，宣降清肃失调所致，咳嗽痰多，兼见恶风发热等，治宜疏风化痰。内风夹痰多因素有痰浊，引动肝风，夹痰上扰。临床除咳嗽多痰外，兼见眩晕头痛，甚则昏厥不语，或发癫痫等症，治宜熄风化痰。

（四）使用注意点

临床应用须在正确辨证的前提下进行合理配伍。咳嗽初期兼有表证者，宜与解表剂同用，以使表解气宣，痰浊自化。麻疹咳嗽忌用温燥收涩止咳化痰药，以防有碍疹毒透发；咳嗽带血甚至咯血，应忌用温热燥烈祛痰药，以免伤阴动血，加重咯血。

（五）化痰止咳药

贝母（处方名：浙贝母、象贝母、大贝母、川贝母）

浙贝母为百合科多年生草本植物浙贝母（Fritillaria verticillata Willd.var.thunbergii Bak）的地下鳞茎。原产于浙江象山县，故称象贝，现主产于宁波、杭州，多为人工栽培。在江苏、安徽及湖南也有栽培。立夏前采挖备用。

川贝母为百合科多年生草本植物川贝母（Fritillaria cirrhosa D.Don.）、暗紫贝母（F.unibracteata Hsiao et K.C.Hsia）和甘肃贝母（F.przewalskii Maxim.）或棱砂贝母（F.delavayi Franch.）的底下鳞茎。主产于四川、云南、甘肃及西藏等地。夏季采挖备用。

【性味归经】浙贝母苦，寒；川贝母苦、甘，微寒。归肺、心经。

【功效主治】

化痰止咳：外感风热咳嗽，或痰火郁结，咳嗽黄痰黏稠，用浙贝母配知母，即二母丸；肺阴亏虚，久咳不止，咽燥少痰，用川贝母配北沙参、麦冬等，或配瓜蒌、天花粉等，如贝母瓜蒌散，以润燥化痰。

清热散结：瘰疬，痰核，浙贝母配玄参、生牡蛎，即消瘰丸；乳痈、疮痈，浙贝母配蒲公英、连翘、金银花、穿山甲等，如仙方活命饮。

近年来，一些实质性的肿瘤也常用贝母配伍治疗，如甲状腺瘤配夏枯草、玄参、生牡蛎；子宫肌瘤配夏枯草、生牡蛎、三棱、乳香、没药等，并取得一定疗效。

【用法用量】3 ~ 10g，水煎服。川贝母常研粉冲服，每次 1 ~ 1.5g。临床中使用贝母有所区别，浙贝母苦寒较重，性偏开泄，清热散结作用强，多用于风热、肺热痰火郁结或瘰疬、痰核、乳痈、疮痈。川贝母性凉而甘，兼有润肺，多用于肺阴不足，咳嗽少痰者。反乌头。

半夏（处方名：清半夏、法半夏、制半夏、姜半夏）

为天南星科多年生草本植物半夏 [Pinellia ternata（Thunb.）Breit.] 的块茎。我国各地均有生长，以长江流域生产最多。夏秋收挖，洗净去皮及根须，晒干为生半夏，用生姜、明矾等浸泡后即为制半夏。

【性味归经】辛，温，有毒。归脾、胃、肺经。

【功效主治】

燥湿化痰：用于湿痰咳嗽、痰多色白，量多易咳等症，配茯苓、陈皮，增强燥湿化痰之功，即二陈汤；寒痰咳嗽，痰多色白，清稀带泡沫，如小青龙汤。如咳嗽、痰黄黏稠，不易咳出之痰热咳嗽，当配伍瓜蒌、黄芩、胆星等，如清气化痰丸。

降逆止呕：胃寒呕吐，呕吐物清稀无味，配生姜，即小半夏汤；胃热呕吐，呕吐物气味酸腐，配黄连、竹茹等。妊娠呕吐当伍以安胎药，如苏梗、砂仁等。胃虚呕吐，配人参，补中益气。

消痞散结：痰热互结，胸脘痞满，配黄连、瓜蒌，即小陷胸汤，清热豁痰宽胸；瘿瘤、痰核配海藻、昆布、贝母等，如海藻玉壶汤；痈疽肿毒，用生半夏研末，蛋清调敷患处。本品生用对部分肿瘤有一定疗效，但须注意本品生用毒性较大，多炮制后使用。

【用法用量】5 ~ 10g，水煎服。外用生品适量，研末醋调或鸡蛋清调敷患处。用甘草、石灰水泡为法半夏；用水泡、白矾水煮为清半夏；生姜、白矾水共煮为姜半夏。反乌头。

杏仁（处方名：苦杏仁）

为蔷薇科落叶乔木植物山杏（Prunus armeniaca L.var.ansu Maxim.）、辽宁 [Prunus mandshurica（Maxim.）Koehne]、西伯利亚杏（Prunus sibirica L.）及杏（ Prunus armeniaca L. 的成熟种子。产于我国东北、华北、西北、新疆及长江流域各省。夏季果实成熟时采收种子，晒干。生用，用时捣碎。

【性味归经】苦、辛，温，有小毒。归肺、大肠经。

【功效主治】

止咳平喘：降泄肺气，止咳平喘，治疗咳嗽气喘。风寒咳嗽，配苏叶、半夏或麻黄、生甘草，即三拗汤；风热咳嗽，配桑叶、菊花；肺燥咳嗽，配北沙参、桑叶、川贝母等；肺热咳喘，配石膏、麻黄等，如麻杏石甘汤。

润肠通便：老人、妇女产后，血虚肠燥，大便燥结不畅，配当归、火麻仁、枳壳等，如润肠丸。

【用法用量】3 ～ 10g，水煎服。勿过量，婴儿慎用。

桔梗（处方名：苦桔梗）

为桔梗科多年生草本植物桔梗 [Platycodon grandiflorum（Jacq.）A.DC.] 的根。主产安徽、江苏及山东等地，春秋二季采挖，以秋季采挖质优；除去苗茎，洗净，去皮，晒干，切片。

【性味归经】苦、辛，平。归肺经。

【功效主治】

开宣肺气：用于咳嗽痰多，胸膈痞闷，咽痛音哑等证。风寒咳嗽配杏仁、苏叶等，如杏苏散；风热咳嗽、咽肿疼痛，配桑叶、菊花等，如桑菊饮。气滞胸膈，胸闷憋气，常配枳壳，即枳桔散。

祛痰排脓：治疗肺痈。症见胸痛，咳吐黄痰、脓血，气味腥臭，配甘草，即桔梗汤，以化痰排脓。

【用法用量】3 ～ 10g，水煎服。

其他化痰止咳药归纳见表 1-8-13。

表1-8-13　其他化痰止咳药归纳简表

分类	药名	性味归经	功效主治	用法用量
清热化痰	瓜蒌（全瓜蒌）	甘，寒 归肺、大肠、胃经	清热化痰：痰热咳嗽；行气宽胸：痰阻心胸而胸痹胸痛；润肠通便：肠燥便秘；消肿疗痈：乳痈、肺痈、肠痈	全瓜蒌 10 ～ 20g，瓜蒌皮 6 ～ 12g，瓜蒌仁 10 ～ 15g，水煎服
	天竺黄	甘，寒 归心、肝、胆经	清热化痰：热痰神昏、中风不语 清心定惊：小儿惊厥，发热痰盛	3 ～ 6g，水煎服
	竹茹	甘，微寒 归肺、胃、胆经	清热化痰：痰热咳嗽；清心除烦：痰火扰心失眠；清胃止呕：胃热呕吐	6 ～ 10g，水煎服
	竹沥	甘、寒 归心、肺、胃经	清热滑痰：热咳痰黄、痰热蒙窍；中风痰壅、昏迷不语，乙脑、流脑等高热昏迷	30 ～ 50g，冲服
	海浮石	咸，寒 归肺经	清肺化痰：肺热咳嗽，软坚散结；瘰疬痰核	6 ～ 10g，水煎服
	海藻	咸，寒 归肺、胃、肾经	消痰软坚：瘿瘤、瘰疬 利水消肿：脚气浮肿及水肿	10 ～ 15g，水煎服

续表

分类	药名	性味归经	功效主治	用法用量
清热化痰	昆布	咸、寒 归肺、胃、肾经	消痰软坚：瘿瘤、瘰疬 利水消肿：脚气浮肿及水肿	10 ~ 15g，水煎服
	胖大海	甘、寒 归肺、大肠经	清宣肺气：肺热咳嗽、声嘶 润肠通便：热结便秘	3 ~ 5 枚，沸水泡服或水煎服
	前胡	苦、辛，微寒 归肺经	宣散风热：风热外感 降气祛痰：肺气不降，痰黄咳嗽	6 ~ 10g，水煎服
温化寒痰	天南星	苦、辛，温。有毒。归肺、肝、脾经	燥湿化痰：顽痰咳嗽、痰湿咳嗽；祛风止痉：风痰眩晕、中风痰壅、癫痫、破伤风；消肿止痛：痈疽痰核肿痛。外敷抗肿瘤：宫颈癌	制南星 5 ~ 10g，水煎服生南星入丸散，每次 0.3 ~ 1g。外用适量
	白芥子	辛，温 归肺经	温肺化痰：寒痰阻滞，胸闷咳喘 利气散结，通络止痛：痰湿阻滞，肢体关节疼痛，胸胁胀痛，阴疽流注	3 ~ 10g，水煎服，外用适量。研末醋调
	旋覆花	苦、辛、咸，微温。归肺、脾、胃、大肠经	化痰消饮：痰饮蓄积，胸膈痞满 降气止呕：噫气、呕吐	3 ~ 10g，水煎服，包煎
	白前	辛、甘，平 归肺经	祛痰降气、止咳：肺气壅滞，咳喘痰多	3 ~ 10g，水煎服
	百部	甘、苦，平 归肺经	润肺止咳：新久咳嗽、肺痨咳嗽、百日咳 杀虫灭虱：头虱、体虱、蛲虫病 止痒：荨麻疹、体癣、蚊虫叮咬等	5 ~ 10g，水煎服 生品外用，适量
	紫菀	苦、甘，微温 归肺经	化痰止咳：外感风寒，痰多咳嗽	5 ~ 10g，水煎服
	款冬花	辛，温 归肺经	润肺下气，止咳化痰：痰多咳喘	5 ~ 10g，水煎服
止咳平喘	苏子	辛，温 归肺、大肠经	止咳平喘：痰壅气逆咳喘 润肠通便：肠燥便秘	5 ~ 10g，水煎服
	桑白皮	甘，寒 归肺经	泻肺平喘：肺热痰多咳喘 利尿消肿：水肿实证	10 ~ 15g，水煎服
	葶苈子	苦，辛，大寒 归肺、膀胱经	泻肺平喘：痰多气滞咳喘不能平卧 利尿消肿：水肿实证或胸腹积水	3 ~ 10g，水煎服
	枇杷叶	苦，平 归肺、胃经	化痰止咳：风热咳嗽、燥热咳嗽 降逆止呕：胃热呕吐	10 ~ 15g，水煎服

（樊永平　张　庆）

（六）化痰止咳剂

二陈汤《太平惠民和剂局方》

【组成】半夏 15g　陈皮 15g　白茯苓 9g　甘草（炙）5g　生姜 3g　乌梅 1 个

【功用】燥湿化痰，理气和中。

【主治】湿痰咳嗽。痰多色白易咳，胸膈满闷，恶心呕吐，肢体困倦，或目眩心悸，舌苔白润，脉滑。

【方解】半夏辛温性燥，最善燥湿化痰，且能和胃降逆止呕为君药。陈皮为臣，理气燥湿，芳香醒脾，使气顺而痰消。茯苓健脾渗湿，俾湿无所聚，则痰无由生；生姜降逆化痰，同时还制半夏之毒；乌梅收敛肺气，与姜、夏配合，收散结合，祛痰不伤正。茯苓、生姜、乌梅三药同为佐药。甘草与乌梅配则酸甘敛肺，与茯苓配则健脾和中，还可调和诸药，为使药。

【临证加减】痰湿盛时常去乌梅，加胆星、枳实，即导痰汤；胸闷明显加石菖蒲、桔梗；头晕目眩加天麻、白术，即半夏白术天麻汤；痰热扰心，睡眠差，加黄连、竹茹、远志、枳实，即黄连温胆汤。中风痰迷心窍，舌强不能言语，加胆星、枳实、人参、石菖蒲、竹茹，即涤痰汤。

小青龙汤《伤寒论》

【组成】麻黄 9g　芍药 9g　细辛 3g　干姜 3g　甘草（炙）6g　桂枝 9g　半夏 9g　五味子 6g

【功用】散寒解表，温肺化饮，止咳平喘。

【主治】风寒客表，水饮内停。恶寒发热，无汗，咳喘，痰多清稀，或痰饮咳喘，不得平卧，或身体疼痛，头面四肢浮肿，舌苔白滑，脉浮者。对无恶寒发热表证者也适用。

【方解】麻黄、桂枝辛温，散寒解表，宣肺平喘为君药。半夏燥湿化痰降浊；干姜、细辛温肺化饮，三药共为臣药。五味子敛肺止咳；芍药酸甘化阴。二药合用防止辛散太过，耗散肺气，共为佐药。甘草调和诸药，为使药。

【临证加减】无表证，去桂枝；烦躁者加少量石膏，以清热除烦，即大青龙汤。

常用化痰止咳中成药见表 1-8-14。

表1-8-14　常用化痰止咳中成药

药品名称	药物组成	功效	主治	用法用量
二母安嗽丸	知母，浙贝母，款冬花，罂粟壳，杏仁，紫菀，麦冬，玄参，百合	清肺化痰止嗽定喘	虚劳久嗽，咳嗽痰喘，骨蒸潮热，音哑声重，口燥舌干，痰涎壅盛	口服，每丸 9g，1 丸 / 次，2 次 / 日
清肺抑火片	黄芩，栀子，黄柏，大黄，苦参，天花粉，知母，桔梗，前胡	清肺止嗽降火生津	肺热咳嗽，痰涎壅盛，咽喉肿痛，口鼻生疮，牙齿疼痛，牙龈出血，大便干燥，小便赤黄	口服，每片 0.6g，每次 2.4g，2 次 / 日
橘红化痰丸	橘红，川贝母，锦灯笼，杏仁，罂粟壳，五味子，白矾，甘草	敛肺化痰止咳平喘	肺气不敛，痰浊内阻，咳嗽，咳痰，喘促，胸膈满闷	口服每丸 9g，1 丸 / 次，2 次 / 日
川贝枇杷滴丸	枇杷叶，平贝母，桔梗，半夏，薄荷脑	宣肺降气清热化痰	痰热郁肺所致咳嗽，咳痰，咽干，咽痛，发热，全身不适	口服或含服，每丸 30mg，3 ~ 6 丸 / 次，3 次 / 日

（王一庆　樊永平）

八、温里药与温里剂

（一）概念

上篇第 8 章温里药与温里剂、理气药与理气剂

温里药：凡能温散里寒，治疗里寒证的药物。

温里剂：凡以温热药为主组成，具有温中祛寒，温经通脉，回阳救逆，治疗脾胃虚寒、寒

凝经脉、阴盛阳衰、阳气欲脱的方剂。在八法中属“温法”。

（二）分类

温里药：分温中祛寒（如干姜、吴茱萸、小茴香、高良姜）、温经通脉（如肉桂）、回阳救逆（如附子、干姜）。

温里剂：分温中祛寒剂（如理中丸）、温经通脉剂（如当归四逆汤）、回阳救逆剂（如四逆汤）。

（三）特点和适应证

温里药及温里剂具有辛温大热的特点，可温散里寒、温通血脉、回阳救逆，部分药物还具有温补脾胃、补火助阳、引火归元、散寒通痹等作用。适用于脾胃虚寒，脘腹冷痛，便溏泄泻；寒痰停饮阻肺，咳痰清稀，或多泡沫痰；寒滞肝脉，寒疝腹痛，睾丸坠痛；外感寒邪，寒气蔽阻胸阳之胸痹心痛；肾阳不足，男子阳痿早泄，女子宫寒不孕；虚阳上越或外越。

（四）使用注意点

1．温里剂的使用首先必须辨清寒热的真假。对由于内热过盛，阳气被郁不能外达出现的四肢厥冷、脉沉等假寒证（必须同时具备口渴饮冷、咽干口臭、谵语、小便短赤、大便秘结等真热症状）不能使用。

2．要根据症状适当配伍。临床情况错综复杂，寒热交错更为多见，如上热下寒，上寒下热，脾寒胃热等，故当斟酌配伍，切忌顾此失彼。

3．温里药、温里剂辛温燥烈，极易伤阴助火，对热性病、阴虚火旺者及孕妇等忌用或慎用。天气炎热时亦当少用。

（五）温里药

吴茱萸

为芸香科落叶或小乔木植物吴茱萸 [Evodia rutaecarpa（Juss.）Benth.]、石虎 [E. rutaecarpa（Juss.）Benth.var. officinalis officinalis（Dode）Huang]，或疏毛吴茱萸的 [E. rutaecarpa（Juss.）Benth.var.bodinieri（Dode）Huang] 将近成熟果子。主产于贵州、广西、云南等地。8 ～ 11 月采摘，用甘草制过应用。

【性味归经】辛、苦，热。有小毒。归肝、脾、胃经。

【功效主治】

散寒止痛：治疗脘腹冷痛，配干姜、木香；寒疝腹痛，配乌药、小茴香；治疗中焦虚寒，肝气上逆所致的头痛、吐涎沫，配人参、生姜、大枣，即吴茱萸汤；脾肾虚寒，五更泄泻，配补骨脂、肉豆蔻、五味子，即四神丸。

疏肝下气：肝胃不和，肝气犯胃，呕吐吞酸，偏寒者配生姜、半夏，偏热者配黄连。黄连：吴茱萸 6 ∶ 1，即左金丸，适用于肝郁胃热吐酸，若比例相反，则用于肝郁胃寒吐酸。

燥湿：寒湿脚气，配木瓜、槟榔、苏叶等，即鸡鸣散。

引火下行：口舌生疮。本品研末醋调外敷足心。

【用法用量】1.5 ～ 5g，水煎服。外用适量。阴虚有热者忌用。

附子（处方名：盐附子、制附子、炮附子、白附片、黑附片、淡附片、熟附片）

为毛茛科多年生草本植物乌头（Aconitum carmichaeli Debx.）的侧根（子根）的加工品。主产于四川、湖北、湖南等地也有栽培。6 ～ 8 月采挖。加工成盐附片、白附片、黑附片。

【性味归经】辛，热。有毒。归心、肾、脾经。

【功效主治】

回阳救逆：治疗阴寒内盛，阳气衰微出现的四肢厥冷、冷汗自出，脉微欲绝。配干姜、甘草，即四逆汤。阳衰而表不固，汗出不止配黄芪，即芪附汤，温阳，益气固表。阳衰欲脱，大汗淋漓，气急喘促，与大补元气的人参（红参）同用，即参附汤，回阳固脱。

补火助阳：脾、肾、心阳不足均可使用。肾阳不足，畏寒肢冷，腰膝酸痛，阳痿尿频，不孕不育，配熟地、肉桂、山萸肉等，即八味丸；脾肾阳虚，腹痛泄泻，配人参、白术、干姜，即附子理中丸；心阳虚衰，心悸气短，面白脚肿，配人参、黄芪、茯苓等。冷积便秘，配人参、干姜、大黄、甘草，即温脾汤。

散寒止痛：寒湿痹痛，配桂枝、白术、甘草，即甘草附子汤。

【用法用量】 3 ~ 15g，水煎服。应先煎 30 ~ 60 分钟，以减低毒性。孕妇忌用。

其他温里药归纳见表 1-8-15。

表1-8-15　其他温里药归纳简表

药名	性味归经	功效主治	用法用量
肉桂（官桂、油肉桂）	辛、甘，大热。归肾、脾、心、肝经	补火助阳：肾阳不足，命门火衰，肢冷腰痛，阳痿尿频；散寒止痛：脘腹冷痛，寒湿痹痛，血寒痛经 温通经脉：阴疽或疮口溃后不收口 鼓舞气血：加强补益气血作用	2 ~ 5g，水煎服或入丸散
干姜	辛，热。归脾、胃、心、肺经	温中：脾胃虚寒，脘腹冷痛，呕吐泄泻；回阳：亡阳证，助附子回阳救逆；温肺化饮：寒饮伏肺，咳喘痰多清稀	3 ~ 10 g，水煎服
丁香	辛，温。归脾、胃、肾、肺经	温中降逆：胃寒呕吐、呃逆 温肾助阳：肾阳不足，男子阳痿不育，女子宫寒不孕	2 ~ 5 g，水煎服
高良姜	辛，热 归脾、胃经	温中止痛：脘腹冷痛，呕吐泄泻。常配香附，即良附丸	3 ~ 10 g，水煎服
小茴香	辛，温。归肝、肾、脾、胃经	祛寒止痛：寒疝疼痛、睾丸坠痛 理气和胃：胃寒呕吐，脘腹胀痛。温熨下腹部止腹痛	3 ~ 8g，水煎服或外用适量

（张　庆　樊永平）

（六）温里剂

理中汤《伤寒论》（又名：人参汤）

【组成】 人参 9g　干姜 9g　甘草（炙）9g　白术 9g

【功用】 温中祛寒，补气健脾。

【主治】 中焦虚寒，症见自利不渴，呕吐腹痛，不欲饮食，以及霍乱等；阳虚失血；小儿慢惊；病后喜唾涎沫，以及胸痹等属中焦虚寒者。

【方解】 干姜辛热温中阳，祛散脾胃阴寒为君。人参甘温，补气健脾，助运化为臣药。白术健脾燥湿为佐药。使以甘草调和诸药，益气和中。

【临证加减】 脾肾阳虚，腹痛泄泻，加附子，即附子理中丸。

四逆汤《伤寒论》

【组成】 附子（生用）10g　干姜 9g　甘草（炙）6g

【用法】 水煎服。附子先煎 1 小时，再入余药同煎，取汁温服。

【功用】 回阳救逆。

【主治】 少阴病。症见四肢厥冷，恶寒倦卧，呕吐不渴，腹痛下利，神疲欲寐。舌苔白滑，脉沉微细。

【方解】附子辛热，温肾阳以通十二经，散寒温阳，回阳救逆为君药。干姜温脾阳而散里寒，同时助附子温肾阳为臣药。炙甘草调和诸药，同时解附子毒性；消除附子、干姜辛热伤阴之弊；防止阳回暴散，其甘缓特性使附子、干姜缓缓地发挥回阳作用，为佐使药。

【临证加减】减甘草即为干姜附子汤，使回阳作用更加峻猛；加人参，在回阳同时，益气固脱，即四逆加人参汤。

常用温里中成药见表1-8-16。

表1-8-16 常用温里中成药

药品名称	药物组成	功效	主治	用法用量
附子理中丸	附子（制），党参，白术（炒），炮姜，甘草	温阳祛寒 健脾暖胃	脾胃虚寒所致的呕吐泻利，脘腹冷痛，腹满纳呆，四肢逆冷	口服，每丸6g，1丸/次，2～3次/日

（王一庆 樊永平）

九、理气药与理气剂

（一）概念

理气药：凡能疏畅气机，行气解郁，治疗气机郁滞病证的药物。

理气剂：凡以理气药为主组成，具有行气或降气作用，治疗气滞、气逆病证的方剂。

（二）分类

理气剂：分行气剂（如越鞠丸）、降气剂（如旋覆代赭石汤）。

（三）特点和适应证

气是一身之主，其运动形式包括“升、降、出、入”。气机的病变主要与肺、肝、脾、胃有关。盖肺主一身之气，主宣发肃降；肝主疏泄，条畅情志；脾胃乃全身气机升降的枢纽。故病理情况下，不同脏腑的气机病变表现各异，在肺为宣发肃降的异常，如胸闷不畅、咳嗽、喘息；在肝为主疏泄功能的异常，如胸闷胁胀、乳房胀痛、月经不调；在脾胃为气机升降异常，如脘腹胀满疼痛、呕吐、恶心、呃逆、便秘、腹泻等。除脏腑气机病变之外，气机的病变多表现为气滞和气逆。所以理气药的作用就是通过调气、疏气、行气、顺气、降气恢复气的“升、降、出、入”。两类不同的理气剂就是理气药作用的体现。

（四）使用注意点

1．气机的病变常与寒温失调、情志不畅，或体内的痰、湿、食、火、瘀血等病理产物有关，故使用时应当合理配伍。如肺热郁滞，配清泄肺热药，痰热蕴肺，配清热化痰药；脾胃气滞兼有湿热，配清热利湿药；肝郁气滞化火，配清肝泻火药。

2．注意脏腑功能的协调对气机的影响，即一脏或一腑的病变常与其他脏腑相关，如肺气降于右与肝气升于左是一对气机；脾升与胃降是一对气机；心火下交肾水与肾水上济心火是一对气机。两者互相影响。

3．理气方药辛燥居多，易耗气伤阴，故不宜多用久用，气虚或阴亏者慎用。

（五）理气药

香附（处方名：制香附、香附米）

为莎草科多年生草本植物莎草（Cyperus rotundus L.）的根茎。全国均有分布，主产于广东、山东、河南、四川等地。9～10月份采挖，洗净。生用、醋炒或炒炭用。

【性味归经】辛、微苦、微甘，平。归肝、三焦经。

【功效主治】

疏肝理气：治疗肝郁气滞所致的胁肋作痛、脘腹胀痛及疝痛等。治疗胁痛，配柴胡、白芍、枳壳等；治疗肝气犯胃，呕吐吞酸，配木香、陈皮等；寒滞胃脘疼痛，配高良姜，即良附丸；寒疝腹痛，配小茴香、乌药、橘核等。

调经止痛：香附为妇科圣药，治疗月经病最为常用。配当归、芍药、川芎等，使气血并调。乳房胀痛配柴胡、当归、瓜蒌、橘叶等理气疏肝止痛。

【用法用量】6 ～ 12g，水煎服。阴虚血热、月经先期属热者慎用。

木香（处方名：广木香、云木香）

为菊科多年生草本植物云木香（Saussurea lappa Clarke）、川木香 [Vladimiria Souliei（Franch.）Ling] 的根。 主产于云南丽江、四川安县等地。产于印度、缅甸等地者称广木香。9 ～ 10 月份采挖。生用或煨用。

【性味归经】辛、苦，温。归脾、胃、大肠、胆、三焦经。

【功效主治】

行气止痛：用于脾胃气滞所致的食欲不振、脘腹胀痛、肠鸣泄泻及下痢腹痛、里急后重等证。脘腹气滞胀痛，配枳壳、川楝子、元胡等；湿热泻痢腹痛，配黄连；湿热泻痢，里急后重严重者配槟榔、枳壳、大黄、黄连等，即木香槟榔丸。

运脾调中：脾运失常导致肝失疏泄，出现胁痛甚至黄疸者配柴胡、郁金、枳壳疏肝理气，配大黄、茵陈等清热利湿。脾胃气虚，运化无力而腹胀纳少，呕吐腹泻者，配党参、白术、砂仁等，如香砂六君丸。

【用法用量】3 ～ 10g，水煎服。生用行气，煨用止泻。阴虚火旺者慎用。

其他理气药归纳见表 1-8-17。

表1-8-17 其他理气药归纳简表

药名	性味归经	功效主治	用法用量
橘皮（陈皮，广陈皮）	辛、苦，温 归脾、肺经	理气健脾：脾胃气滞，食欲不振，恶心 燥湿化痰：痰湿内阻，咳嗽痰多，胸膈满闷	3 ～ 9 g，水煎服
枳实	辛、苦，微寒 归脾、胃、大肠经	破气消积：食积停滞，热结便秘，湿热泻痢；化痰消痞：痰阻气滞，痰饮积聚心下之痞证；寒痰内阻胸痹	3 ～ 9 g，水煎服
枳壳	辛、苦，微寒 归脾、胃、大肠经	行气宽中消胀：脾胃气滞，食欲不振，恶心，胸膈满闷	3 ～ 9 g，水煎服
佛手	辛、苦，温 归肝、脾、胃、肺经	疏肝理气：肝郁气滞，胁痛，胸闷 和中化痰：脾胃气滞，食欲不振；痰湿内阻，咳嗽痰多	3 ～ 10g，水煎服
香橼	辛、微苦，温 归肝、脾、肺经	疏肝理气：肝郁气滞，胁痛，胸闷 和中化痰：脾胃气滞，食欲不振；痰湿内阻，咳嗽痰多	3 ～ 10 g，水煎服
乌药（台乌药）	辛，温 归脾、肺、肾、膀胱经	行气止痛：寒凝气滞，胸闷、胁痛、脘腹疼痛、寒疝腹痛及痛经 温肾散寒：肾阳不足，尿频与遗尿	3 ～ 10g，水煎服
沉香（沉水香）	辛、苦，温 归脾、胃、肾经	行气止痛：寒凝气滞，胸闷、胁痛、脘腹疼痛 降逆止呕：胃寒呕吐、呃逆 温肾纳气：肾阳虚不能纳气而咳喘痰多	1 ～ 3g 开水冲服

续表

药名	性味归经	功效主治	用法用量
川楝子（金铃子）	苦，寒。有小毒 归肝、胃、小肠、膀胱经	行气止痛：肝郁气滞，胸闷、胁痛、脘腹疼痛、疝气腹痛及痛经 杀虫疗癣：虫积腹痛；头癣	3 ~ 10g，水煎服 疗癣细末调猪膏，外敷
薤白	辛、苦，温 归肺、胃、大肠经	通阳散结：寒痰凝滞胸中之胸痹 行气导滞：气滞、泻痢后重	5 ~ 10g 水煎服
青皮	辛、苦，温 归肝、胆、胃经	疏肝破气：肝郁气滞，胁痛、脘腹疼痛、疝气腹痛、乳房胀痛；散结消滞：食积不化，积聚，疟母	3 ~ 10 g，水煎服

（樊永平 张 庆 胡以明）

（六）理气剂

越鞠丸《丹溪心法》（又名：芎术丸）

【组成】苍术 香附 川芎 神曲 栀子各等份

【功用】行气解郁。

【主治】以气郁为主的气血痰火湿食六郁证。症见胸膈痞闷，脘腹胀痛，嗳腐吞酸，恶心呕吐，饮食不化。

【方解】香附疏肝理气，行气解郁。六郁以气郁为先，故以香附理气为君，俾气畅则其余五郁皆除。川芎行气活血，治疗血郁为臣药。苍术健脾燥湿，治疗湿郁；栀子清热泻火，治疗火郁；神曲消食和胃，治疗食郁。三药共为佐药。

【临证加减】气郁重加木香、枳壳等行气解郁；血郁重加桃仁、红花等活血行血；湿郁甚加茯苓、泽泻等健脾利湿；食郁重加山楂、麦芽等消食导滞；火郁重加黄连、青黛等清热泻火；本方虽然治疗六郁，但没有治疗痰郁的药物，如痰郁明显者，加半夏、瓜蒌等化痰。

旋覆代赭石汤《伤寒论》

【组成】旋覆花 9g 人参 6g 生姜 9g 代赭石 9g 甘草（炙）6g 半夏 9g 大枣 4 枚

【功用】降逆化痰，益气和胃。

【主治】胃气虚弱，痰浊内阻，气逆不降，症见胃脘痞硬，嗳气或呕吐，舌苔白滑，脉弦而虚。

【方解】旋覆花性温，下气消痰，降逆和胃为君药。代赭石因其性寒故用量宜小，取其重镇降逆之功为臣药。生姜温胃散寒，化痰止呕。半夏祛痰消痞，散结和胃。二药助君药和胃降逆。人参健脾益气以补气虚。大枣养胃健脾。二药补益胃气。四药共为佐药。使以炙甘草温中益气，调和诸药。

【临证加减】若胃气虚明显，加重人参用量；若胃气虽虚，但痰蕴日久化热者，加重代赭石用量；呕逆严重，呕吐物色黄有酸腐气味，加陈皮、竹茹、焦三仙。

常用理气中成药见表 1-8-18。

表1-8-18　常用理气中成药

药品名称	药物组成	功效	主治	用法用量
舒肝丸	川楝子，延胡索，姜黄，白芍，沉香，枳壳，木香，砂仁，豆蔻仁，茯苓，厚朴等	舒肝和胃理气止痛	肝胃气滞，胸胁胀痛，胃脘疼痛，嘈杂呕吐，嗳气泛酸	口服，每丸 9g，1 丸 / 次，2 ~ 3 次 / 日
沉香舒郁丸	木香，沉香，陈皮，厚朴，豆蔻，青皮，香附，延胡索，柴胡，姜黄	舒气开胃化郁止痛	胸腹胀痛，胃部疼痛，呕吐酸水，消化不良，食欲不振，郁闷不舒	口服，每丸 6g，1 丸 / 次，2 次 / 日
胃肠安丸	木香，沉香，檀香，麝香，枳壳，厚朴，川芎，大黄，巴豆霜	芳香化浊理气止痛健胃导滞	消化不良引起的腹泻，肠炎，菌痢，脘腹胀满，腹痛，食积乳积	口服，小儿酌减，每丸 0.02g，4 丸 / 次，3 次 / 日
越鞠保和丸	香附，苍术，川芎，六神曲，栀子，槟榔，木香	舒肝解郁开胃消食	气郁停滞，倒饱嘈杂，胸腹胀满，消化不良	口服，每袋 6g，1 袋 / 次，1 ~ 2 次 / 日

（樊永平　王一庆）

十、理血药与理血剂

上篇第 8 章理血药与理血剂

（一）概念

理血药：以活血、凉血、止血和补血为主要作用，治疗血分病证的药物。鉴于凉血药在清热药中提及，补血药在补益药讲述，这里只介绍活血和止血药。

理血剂：凡以理血药为主组成，具有活血调血或止血作用，治疗血瘀或出血证的方剂。

（二）分类

理血药：分活血药和止血药。活血药如川芎、丹参、红花，止血药如三七、白芨。

理血剂：分活血祛瘀剂和止血剂。活血祛瘀剂如血府逐瘀汤、补阳还五汤，止血剂如小蓟饮子。本书重点介绍活血祛瘀剂。

（三）特点和适应证

瘀血的成因有寒凝（血脉凝涩）、热搏（血热搏击）、气虚气滞（气不行血）和外伤（损伤血脉，造成离经之血）。出血的成因有血热妄行、气不摄血、瘀血阻滞（导致血不循经）。

活血药具有通利血脉、促进血液运行、消瘀化滞的作用，根据作用程度的差异，又分活血药和破血药。分别适用于新瘀、轻瘀，以及久瘀、顽瘀。止血药也有不同的特点，有些药性寒凉，擅长凉血止血，多用于血热出血；有些药性酸涩，侧重收敛止血，适用于出血时间较长，或出血势头较猛；有些药性辛散，功能化瘀止血，适用于瘀血内阻，血不循经出血；有些药性甘温，借助益气而摄血，适用于气虚不能摄血的出血证。由这些药物组成的活血祛瘀剂和止血剂也有同样的特性。

（四）使用注意点

理血方药使用时要注意标本缓急，急则治标，缓则治本或标本兼顾。

1．辨证正确，用药处方轻重有节。切忌活血过轻，杯水车薪，亦防活血过猛，损伤新血，甚至造成出血。止血不辨原因，一味收敛止血，造成留瘀之弊。

2．适当配伍，增强疗效。如配行气药木香、香附，增强活血化瘀作用；配温里散寒药附子、肉桂，用于寒凝血瘀，使血得温则行；配清热凉血药赤芍、丹皮，治疗血热妄行；配软坚散结药海藻、昆布，治疗痞块积聚；配补气药黄芪、人参，治疗气虚血瘀。

3．出血过多、过猛必须配合现代医学的急救措施。

4．破血逐瘀药易动血堕胎，故孕妇和月经过多者忌用。

（五）理血药

川芎

为伞形科多年生草本植物川芎（Ligusticum chuanxiong Hort.）的根茎。为四川特产药材。云南、贵州等地也有生产，系人工栽培。5月下旬采挖，去茎叶，烘干，除去根须，切片。生用、酒炒或麸炒。

【性味归经】辛，温。归肝、胆、心包经。

【功效主治】

活血行气：本品为血中气药，功善行气活血。治疗胸痹胸闷或疼痛，配丹参、桃仁、红花、路路通等；头晕（脑供血不足），配黄芪、磁石、牛膝；治疗气滞血瘀的月经不调、痛经、闭经，配香附、当归、白芍、牛膝等；肝郁气滞所致的胁肋作痛，配柴胡、白芍、枳壳等。对肢体麻木、跌打损伤，配乳香、没药、红花、三七等。

祛风止痛：本品为祛风止痛的要药，能上行头目，系治疗头痛的常用药物。

外感风寒头痛，配白芷、防风、细辛、荆芥等，如川芎茶调散；风热头痛，配菊花、石膏、白芷等同用，即芎芷石膏汤；风湿头痛，配羌活、藁本、防风等，如羌活胜湿汤；血瘀头痛，配麝香、赤芍、桃仁、红花等，如通窍活血汤；血虚头痛，配当归、白芍、黄芪等，补益气血；治疗风湿痹痛，常配羌活、独活、片姜黄、桑枝等。

【用法用量】3 ～ 10g，水煎服。顽固性头痛可用15 ～ 30g。阴虚火旺、舌红口干者不宜使用。月经过多或出血性疾病不宜使用。

丹参（处方名：紫丹参）

为唇形科多年生草本植物丹参（Salvia miltiorrhiza Bge.）的根。全国大部分地区均有生产。主产于河北、安徽、江苏、四川等地。秋季采挖，去茎叶，晒干。生用、酒炒。

【性味归经】苦，微寒。归心、心包、肝经。

【功效主治】

活血祛瘀：治疗血瘀引起的多种病证。胸痹心痛，配三七、冰片，即复方丹参片或复方丹参滴丸；或配降香、川芎等，即冠心Ⅱ号；脑脉不通所致的头晕，复方丹参注射液；肝郁气滞血瘀，胁肋疼痛（慢性肝炎、肝脾大、肝硬化），配柴胡、赤芍、川芎、丹皮、鳖甲、生牡蛎等；月经病如月经不调、痛经、闭经或产后瘀滞腹痛，配当归、益母草等。跌打损伤，瘀滞疼痛，配红花、三七、川芎、桃仁、当归等。

凉血消肿：热痹，关节红肿疼痛，配清热消肿、通络止痛药，如忍冬藤、夜交藤、赤芍、秦艽等；疮痈肿痛，如乳痈、肠痈，配活血化瘀、清热解毒药，如乳香、大黄、连翘、红藤、蒲公英等。

养血安神：温热病热入营血，高热、谵语、烦躁、不寐，或斑疹隐隐、舌质红绛，配水牛角、生地、玄参；或心火亢盛，心肾不交致心悸、怔忡、失眠，配天冬、麦冬、柏子仁、酸枣仁、生地等，如天王补心丹。

【用法用量】5 ～ 15g，水煎服。酒炒增强活血力量。反藜芦。

红花（处方名：草红花）

为菊科二年生草本植物红花（Carthamus tinctorius L.）的筒状花冠。产于河南、湖北、四川、云南、浙江等地，均为栽培。夏季开花，当花色由黄转为鲜红时采摘，阴干，生用。

【性味归经】辛，温。归心、肝经。

【功效主治】

活血祛瘀，通经：治疗血瘀引起的多种病证。胸痹心痛，配三七、桃仁、路路通、丹参等；脑脉不通所致的头晕，配丹参、白芍、菊花等；肝郁气滞血瘀，胁肋疼痛（慢性肝炎、肝脾大、肝硬化），配柴胡、赤芍、川芎、丹皮、鳖甲、生牡蛎等；月经病如月经不调、痛经、闭经或产后瘀滞腹痛，配当归、益母草、牛膝等。跌打损伤，瘀滞疼痛，配丹参、三七、川芎、桃仁、当归等。热郁血滞所致的斑疹，配当归、紫草、大青叶等，活血凉血，清热解毒。

【用法用量】3 ～ 10g，水煎服。番红花（藏红花）味甘性寒。归心、肝经。与红花相同点：活血祛瘀、通经，力量较红花强。不同点：番红花兼有凉血解毒作用，适宜于斑疹、疹色不红活及温病热入血分之证。1 ～ 3g，水煎服或泡服。孕妇忌用。

白及（处方名：白及面）

为兰科多年生草本植物白及 [Bletilla striata（Thunb.）Reichb.f.] 的地下块茎。产于我国长江流域至南部及西南各省。夏秋季苗枯前采挖，去残茎及须根，洗净，入沸水煮至内无白心，去粗皮，晒干，切片或打粉用。

【性味归经】苦、甘、涩，微寒。归肺、肝、胃经。

【功效主治】

收敛止血：治疗肺、胃出血。单味米汤调服。也可与枇杷叶、藕节、阿胶珠、生地同用，治疗肺阴不足，干咳咯血；配乌贼骨粉或大黄粉，治疗胃出血。外伤出血，单用本品或与煅石膏粉外敷。

消肿生肌：治疗痈肿疮毒，配金银花、天花粉、皂角刺，如内消散。水火烫伤，手足皲裂，本品用凡士林调膏外敷。

现代临床用于各种介入诊断和肿瘤的栓塞治疗。

【用法用量】水煎服，3 ～ 10g。研末服，每次 1.5 ～ 3g。外用适量。反乌头。

三七（处方名：参三七、田三七）

为五加科多年生草本植物三七 [Panax notoginseng（Burk.）F.H.Chen] 的根。主产于云南、广西等地。现有许多省市引种栽培，采收栽培 3 年以上的植株。在 8 月上旬立秋前后 10 天结籽前采挖的为“春三七”，根饱满、质量好；在冬季 11 月种子成熟后采挖的为“冬三七”，质量差。洗净泥土，剪下支根、须根及茎基，大小分开，边晒边搓，使其表皮光滑。生用。

【性味归经】甘、微苦，温。归肝、胃经。

【功效主治】

化瘀止血：治疗人体各种出血。单味米汤调服。本品止血作用佳，并能活血化瘀，使止血不留瘀，对出血兼瘀者尤其适合。如配血竭、血余炭等同用，可增强止血作用。

活血定痛：治疗跌打损伤，本品有较好的止痛作用，可配合乳香、没药、赤芍、丹皮等。胸痹心痛，配丹参、桃仁、红花等；现用三七中的提取成分治疗心脑血管病，如冠心病、心绞痛、脑梗死等。

【用法用量】水煎服，3 ～ 10g。研粉吞服，每次 1.5 ～ 3g。外用适量。

其他理血药归纳见表 1-8-19。

表1-8-19 其他理血药归纳简表

分类	药名	性味归经	功效主治	用法用量
活血药	乳香	辛、苦，温 归心、肝、脾经	活血止痛：痛经、闭经、胃脘疼痛、风湿痹痛、跌打损伤及痈疽肿痛、肠痈 消肿生肌：疮疡溃破不收口	3 ~ 10g，水煎服或外用适量
	没药	苦，平 归心、肝、脾经	活血止痛：痛经、闭经、胃脘疼痛、风湿痹痛、跌打损伤及痈疽肿痛、肠痈 消肿生肌：疮疡溃破不收口	3 ~ 10g，水煎服或外用适量
	延胡索（延胡、元胡）	辛、苦，温 归心、肝、脾经	活血，行气，止痛：胃脘疼痛、疝气腹痛、经行疼痛、胸胁痛	5 ~ 10g，水煎服，醋制加强止痛作用
	郁金（玉金）	辛、苦，寒 归心、肝、胆经	行气活血止痛：胸胁胀痛、月经不调 清心：痰浊蒙蔽清窍，神志不清 凉血：肝郁化热、迫血妄行出血 利湿退黄：湿热黄疸、胆石症	6 ~ 12g，水煎服
	姜黄	辛、苦，寒 归肝、脾经	破血行气：胸胁疼痛、经闭腹痛 通经止痛：风湿痹痛 消肿止痛：研末外敷治痈疡疮疖	5 ~ 10g，水煎服或外用适量
	莪术（蓬莪术）	辛、苦，温 归肝、脾经	破血祛瘀、行气止痛：胸胁疼痛、经闭腹痛、积聚肿块积滞不化，脘腹胀满疼痛	3 ~ 10g，水煎服，醋制加强止痛作用。月经过多及孕妇忌用
	三棱（京三棱）	苦，平 归肝、脾经		
	虎杖	苦，寒 归肝、胆、肺经	活血定痛：经闭、风湿痹痛、跌打损伤 清热利湿：湿热黄疸、淋浊带下 解毒：水火烫伤、疮痈、毒蛇咬伤	10 ~ 30g，水煎服或外用适量
	益母草	辛、苦，微寒 归心、肝、膀胱经	活血祛瘀：月经不调、闭经、产后腹痛、跌打损伤 利水消肿：水肿	10 ~ 30g，水煎服，外用适量
	桃仁	苦，平 归心、肝、肺、大肠经	活血祛瘀：月经不调、闭经、产后腹痛、跌打损伤、肠痈、肺痈 润肠通便：肠燥便秘	6 ~ 10g，水煎服
	牛膝（怀牛膝、川牛膝）	苦、酸，平 归肝、肾经	活血祛瘀：月经不调、闭经、产后腹痛、跌打损伤 补肝肾、强筋骨：腰膝酸软，下肢无力 利尿通淋：血淋 引血下行：吐血、牙痛、口舌生疮、头痛眩晕	6 ~ 15g，水煎服
止血药	穿山甲（炮山甲）	咸，微寒 归肝、胃经	活血通经：经闭、痞块、风湿痹痛 通乳：产后乳汁不通、稀少 消肿排脓：痈肿初起	3 ~ 10 g，水煎服，也可研末吞服
	水蛭	咸、苦，平 归肝经	破血逐瘀：血滞经闭、痞块、跌打损伤	3 ~ 6 g，水煎服，也可研末吞服
	降香	辛，温 归心、肝经	活血散瘀、止血定痛：胸胁作痛、跌打损伤、创伤出血 辟秽化浊、和中止呕：秽浊内阻，腹痛呕吐	3 ~ 6g，水煎服，或吞服 1 ~ 2g

续表

分类	药名	性味归经	功效主治	用法用量
止血药	泽兰	苦、辛，微温归肝、脾经	活血祛瘀：月经不调、闭经、产后腹痛、跌打损伤 利水消肿：水肿	10 ~ 15g，水煎服
	小蓟	甘、苦，凉 归肝、脾经	凉血止血：各种血热出血 散瘀消肿：疮痈肿毒	10 ~ 15g，水煎服
	地榆	苦、酸，微寒归肝、胃、大肠经	凉血止血：各种血热出血。本品既凉血止血，又有收敛作用 解毒敛疮：烫伤、湿疹、皮肤溃烂	10 ~ 15g，水煎服
	白茅根	甘、寒 归肺、胃、膀胱经	凉血止血：各种血热出血 清热利尿：热淋、湿热黄疸	15 ~ 30，水煎服，鲜品加倍
	槐花（槐米）	苦，微寒 归肝、大肠经	凉血止血：各种血热出血。多用于便血、痔疮出血	10 ~ 15g，水煎服
	侧柏叶	苦、涩，微寒归肺、肝、大肠经	凉血止血：各种内外出血。既凉血止血，又有收敛作用 祛痰止咳：咳喘痰多 止带：湿热带下	10 ~ 15g，水煎服
	仙鹤草（脱力草）	苦、涩，平 归肺、肝、脾经	收敛止血：各种出血证 止痢：慢性痢疾 杀虫：滴虫性阴道炎 补气血：劳力过度，神疲乏力	10 ~ 15，水煎服，补益用 30 ~ 60g
	棕榈炭（陈棕炭）	苦、涩，平 归肺、肝、大肠经	收敛止血：出血而无瘀滞者	3 ~ 10g，水煎服
	血余炭	苦，平 归肝、胃经	止血散瘀：各种出血，既收敛，又散瘀，使止血不留瘀 补阴利尿：小便不通	6 ~ 10g，水煎服研末服每次 1.5 ~ 3g
	茜草	苦、寒 归肝经	凉血止血：各种血热出血 活血祛瘀：月经不调、闭经、产后腹痛、跌打损伤	10 ~ 15g，水煎服
	蒲黄	甘，平 归肝、心包经	收涩止血、行血散瘀：各种出血证 心腹疼痛，产后瘀痛，痛经；血淋	3 ~ 10，水煎服（包煎），外用适量
	藕节	甘、涩，平 归肝、肺、胃经	收敛化瘀：各种出血，对咯血、吐血尤宜 止血：止血不留瘀	10 ~ 15g，水煎服

（张　庆　樊永平　胡以明）

（六）理血剂

血府逐瘀汤《医林改错》

【组成】桃仁 12g　红花 9g　当归 9g　生地黄 9g　川芎 5g　赤芍 6g　牛膝 9g　桔梗 5g　枳壳 6g　柴胡 3g 甘草 3g

【用法】水煎服。现有口服液及胶囊剂。

【功用】活血祛瘀，行气止痛。

【主治】胸中血瘀，血行不畅。症见胸痛、胁痛、头痛日久不愈，痛如针刺而有定处，或呃逆日久不止，或饮水即呛，干呕，或内热瞀闷，或心悸怔忡，或夜寐不安，或急躁易怒，或入暮潮热，或舌质黯红、舌边有瘀斑，唇暗或两目暗黑，脉涩或弦紧。

【方解】桃仁味苦性平，活血祛瘀。红花味辛气温，活血祛瘀，通经。二者共为君药。当归养血活血，祛瘀血而不伤阴血；川芎为血中气药，性走窜，有行气、活血、止痛作用；生地黄凉血清热，瘀阻日久，郁而化热，用生地黄凉血清热，和当归养血润燥；赤芍清热凉血，祛瘀止痛。四药合用，助君药活血祛瘀，同时又能行气止痛、养血凉血，故共为臣药。柴胡疏肝气，助肝气升发；桔梗宣肺气；枳壳降气消胀；牛膝引血下行。四药同用，两上两下，俾胸中气机条畅，有助于行气止痛。共为佐药。甘草调和诸药，为使药。

【临证加减】头痛明显者加夏枯草、全蝎，川芎加量；胸痛者加路路通；瘀热甚者加丹皮，生地黄加量。

补阳还五汤《医林改错》

【组成】黄芪（生）120g 当归（尾）6g 红花 3g 川芎 3g 赤芍 6g 地龙 3g 桃仁 3g

【功用】补气，活血，通络。

【主治】中风后遗症。半身不遂，口眼歪斜，语言謇涩，口角流涎，下肢痿废，小便频数或遗尿不禁，苔白，脉缓。

【方解】中风半身不遂，人身元气减半。黄芪大补元气，俾气旺血行，祛瘀而不伤正，率诸药活血通络。方中黄芪的用量是其余六味药总量的五倍多，故为君药。当归、川芎、赤芍、桃仁、红花活血化瘀。地龙通经活络，合上面五味起活血通络作用，共为臣佐。

【临证加减】偏寒者加附子；痰多者加半夏、瓜蒌、竹茹；语言謇涩者加石菖蒲、郁金；口眼歪斜者加僵蚕、全蝎、白附子；肝阳上亢者配珍珠母、生龙牡、龟板等。

常用理血中成药见表 1-8-20。

表1-8-20 常用理血中成药

药品名称	药物组成	功效	主治	用法用量
血府逐瘀丸	桃仁，红花，赤芍，川芎，枳壳，柴胡，桔梗，当归，地黄，牛膝，甘草	活血祛瘀行气止痛	瘀血内阻，胸痛或头痛，内热瞀闷，失眠多梦，心悸怔忡，急躁善怒；冠心病、心绞痛，血管及外伤性头痛	口服，每粒 0.4g，6 粒 / 次，2 次 / 日；一个月为一个疗程
通心络	人参，水蛭，全蝎，赤芍，蝉蜕，土鳖虫，蜈蚣，檀香，降香，乳香，酸枣仁，冰片	益气活血通络止痛	冠心病，心绞痛属心气虚乏，血瘀络阻证。胸闷，刺痛绞痛，固定不移，心悸，自汗，气短，乏力，舌质紫暗或瘀斑，脉细涩或结代；气虚血瘀络阻型中风病	口服 2 ~ 4 粒 / 次，3 次 / 日，胶囊剂每粒 0.26g
复方丹参滴丸	丹参，三七，冰片	活血化瘀理气止痛	胸中憋闷，心绞痛	口服或舌下含服，10 丸 / 次，3 次 / 日，4 周一疗程
速效救心丸	川芎，冰片	行气活血祛瘀止痛	增加冠脉血流量，缓解心绞痛。用于气滞血瘀型冠心病，心绞痛	含服，4 ~ 6 粒 / 次，3 次 / 日；急性发作：10 ~ 15 粒 / 次

续表

药品名称	药物组成	功效	主治	用法用量
通脉养心丸	地黄，鸡血藤，何首乌，阿胶，麦冬，龟甲，党参，桂枝，五味子，甘草	养心补血通脉止痛	气阴两虚所致胸痹，心痛，心悸，怔忡，心绞痛，心律不齐等	口服，每粒 0.1g，40 粒 / 次，1 ~ 2 次 / 日
桂枝茯苓丸	桂枝，茯苓，牡丹皮，赤芍，桃仁	活血化瘀消癥	妇女宿有癥块，血瘀经闭，痛经，产后恶露不尽	口服，9 丸 / 次，1 ~ 2 次 / 日

（王一庆　樊永平）

十一、补益药与补益剂

上篇第 8 章补益药与补益剂

（一）概念

补益药：凡能补益人体的气血阴阳或能增强人体的功能活动，治疗各种虚证的药物，称补益药或补养药。

补益剂：凡以补益药为主组成，具有补益人体的气血阴阳之不足，治疗各种虚证的方剂。属八法中“补法”。

（二）分类

补益药：分补气药、补血药、补阴药、补阳药。补气药如人参、黄芪、西洋参；补血药如当归、白芍；补阴药如沙参、枸杞子；补阳药如鹿角、杜仲。补益剂：分补气剂、补血剂、补阴剂、补阳剂。补气剂如四君子汤、生脉散、补中益气丸；补血剂如四物汤、归脾汤；补阴剂如六味地黄丸；补阳剂如肾气丸。

（三）特点和适应证

五脏气血阴阳的不足有共性，也有个性，如气虚的共性是气短懒言，神疲乏力，自汗，活动时加剧，舌淡，脉虚弱。在此基础上肺气虚伴咳喘，痰液稀，畏风；肝气虚伴胁胀，喜叹息；脾气虚伴面色萎黄，食少腹胀，便溏，月经不调，或见慢性出血；心气虚伴心悸，失眠；肾气虚伴腰酸，耳鸣，健忘，性功能减退。血虚的共性是面色苍白或萎黄，头晕，视物模糊，心悸失眠，手足麻木，妇女月经量少，衍期或闭经，舌质淡，脉细无力。心血虚伴心悸，健忘重；肝血虚伴视物模糊，视减，肢体麻木，胁胀不舒明显。阴虚表现为午后潮热，盗汗，颧红，五心烦热，舌红少苔，脉细数。心阴虚伴心悸，失眠多梦，健忘；肺阴虚伴干咳少痰，痰中带血；肝阴虚伴视物模糊，目涩，胁肋胀痛，或手足麻木；肾阴虚伴腰酸，腿软，耳鸣，眩晕，男子遗精，女子闭经。阳虚表现为形寒肢冷，面色白，神乏自汗，口淡不渴，小便清长，大便稀溏，舌淡苔白，脉沉迟无力。心阳虚伴心悸怔忡，胸闷或痛，或下肢浮肿；脾阳虚伴腹胀腹痛，喜温喜按，妇女带下量多清稀；肾阳虚伴腰酸膝冷，性功能下降，男子不育，女子不孕。补气补阳药甘温不烈，适合气虚和阳虚；补阴补血药甘寒滋润，适合阴血不足。因此，补益方药的使用应首先辨清是气虚、血虚、阴虚还是阳虚，是何脏何腑所主，方能有的放矢。

（四）使用注意点

1．由于气血相生、阴阳互根、脏腑相关，故补益方药使用时要把握重点，照顾全面，如补气时配伍补血药，补血时配伍补气药，补阴补阳剂中体现“阴中求阳，阳中求阴”，补肺阴时兼顾补肾阴，因肺为水之上源，金水相生。

2．脾胃是仓廪之官，饮食在此转化成气血，药物也由此输送至脏腑四肢百骸，发挥治疗作用，补益方药欲取得补益作用，首先应当照顾脾胃的功能，合理配伍，如补气同时配行气，使补而不滞，补血药适当配伍温中助阳药。

3．补益分峻补和平补的不同，根据病情缓急选择。虚证病急宜峻补，如突发性阳气欲脱，属于急性虚证，用大剂人参或配合附子，益气固脱回阳。

4．补益剂可用于病理性虚损，如手术大失血，术后补气养血。也可用于生理性虚损，即通过辨证有气血阴阳某一方面的不足，但现代医学检查指标无异常。时令性进补更适合于老弱者。

5．补益剂宜文火久煎。

6．若要久服，可加工成丸、片或滋膏剂。

（五）补益药

补气药

人参（处方名：白参、红参、野山参、吉林参、别直参）

为五加科多年生草本植物人参（Panax ginseng C.A.Mey.）的根。野生者名野山参，人工栽培者为园参。产于我国东北各省，以吉林产量最大，质量最好，因而称吉林参。一般栽培6～7年后，在秋季茎叶枯萎前采挖，去芦头，洗净晒干，为生晒参；经沸水浸烫后，浸糖汁中，取出晒干称糖参（白参）；蒸熟晒干或烘干称红参；细根称参须。

【性味归经】甘、微苦，微温。归脾、肺经。

【功效主治】

大补元气：用于气虚欲脱。久病正虚或大出血或暴病，症见气息微弱，呼吸短促，四肢厥冷，冷汗淋漓，甚至神昏谵语，脉微欲绝，即为气虚欲脱，宜急救固脱，用独参汤，红参30g，切片，水煎灌服。气脱亡阳者，配附子，益气回阳固脱，即参附汤。

补益脾肺：用于脾肺气虚。如脾气不足，配白术、茯苓、甘草，即四君子汤；中气不足，清气下陷，在气虚的同时，见久泻久痢，脏器下垂等，配甘草、白术、当归、陈皮、黄芪、柴胡、升麻等，如补中益气汤；肺气虚，久咳久喘，动则益甚，配蛤蚧，如人参蛤蚧散。

生津止渴：用于津伤口渴、消渴。热病后期，气阴两伤，配麦冬、五味子，即生脉饮；热甚气津两伤，配石膏、知母、粳米，即白虎加人参汤；消渴证常配黄芪、山药、麦冬。

安神益智：用于心神不安、心烦、健忘。如治疗心脾两虚，气血不足引起的食少腹胀，心悸，失眠，配白术、黄芪、枣仁、茯神等，如归脾汤。对因工作、学习紧张引起的健忘、少寐等，也可用人参配伍他药治疗。

此外，虚人外感、虚人便秘，用少量人参配入解表药或通便药中，能鼓舞气血，增强药力，有利于解表和排便。

【用法用量】5～10g，文火另煎，将汁兑入他药内服。研末吞服，每次1～2g，每日2～3次。急救虚脱，30g水煎灌服。此外，野山参珍贵，价格昂贵，药力也较园参峻猛，用量更小。

【使用注意】实证、热证正气不虚者忌服。反藜芦，畏五灵脂，恶皂荚。服人参时不宜饮茶、食萝卜，以免影响药力。

西洋参

为五加科多年生草本植物西洋参（Panax quinquefolium L.）的根。主产于美国、加拿大及法国，我国也有栽培。一般栽培3～6年后，在秋季茎叶枯萎前采挖，去分枝须尾，洗净晒干。

【性味归经】微甘、苦，寒。归心、肺、肾经。

【功效主治】

补气养阴：治疗阴虚火旺，咳嗽痰血，配知母、贝母、沙参、阿胶珠等；热病伤阴，配生地、麦冬、五味子等。

清火生津：治疗津液不足，口舌干燥，配知母、天花粉等。

【用法用量】3 ～ 6g，文火另煎，将汁兑入他药内服。或每天用 3 ～ 6g 饮片开水泡服。脾胃虚寒者忌用。反藜芦。

黄芪（处方名：生黄芪、生芪、炙黄芪）

为豆科多年生草本植物黄芪 [Astragalus membranaceus（Fisch.）Bge.] 和内蒙古黄芪（A.mongholicus Bge.）的根。主产于山西、甘肃、黑龙江、内蒙古等地。一般生长 4 年以上者可采，以秋季采者质量为好，除去地上部分及根须，晒干，切片，生用或炙用。

【性味归经】甘，微温。归脾、肺经。

【功效主治】

补气升阳：用于脾肺气虚或中气下陷。本品为补气升阳的要药，脾肺气虚、中气下陷、气不摄血、气血不足等所致病证均宜。治疗脾气不足，配白术、茯苓、甘草；中气不足，清气下陷，即气虚的同时，见久泻久痢，脏器下垂等，多配甘草、白术、当归、陈皮、人参、柴胡、升麻等，如补中益气汤；肺气虚，久咳久喘，动则益甚，配党参、当归、五味子等。

益卫固表：治疗表虚不固的恶风、自汗、易感，配防风、白术，即玉屏风散。表虚自汗重者，配止汗药，如麻黄根、浮小麦、煅龙牡等；对于严重阴虚盗汗，日久不止，气阴两伤，并发自汗者，黄芪配伍养阴清热药如生地、黄柏、黄芩等同用，如当归六黄汤。

托毒生肌：治疗痈疽不溃，或溃后久不愈合。本品配当归、穿山甲、皂刺同用，即透脓散；配肉桂、人参、当归等，如十全大补汤，生肌敛疮。对下肢病变，如慢性丹毒，发作时配清热解毒药如金银花、连翘、丹皮等，渗湿者配防己、土茯苓、川牛膝等，缓解期配活血化瘀药如桃仁、红花、穿山甲等。

利水消肿：治疗气虚水停，尿少肢体浮肿。配防己、白术等，如防己黄芪汤。

补气活血：治疗中风后遗症半身不遂者、痹证日久不愈者、痿证肢体不举者。用黄芪配合活血养血、除痹通络、益气起痿药同用。如治疗中风后半身不遂者，配桃仁、红花、赤芍等，如补阳还五汤；治疗痹证，配桂枝、白芍等，如黄芪桂枝五物汤；治疗痿证，用大量黄芪配当归等。

【用法用量】10 ～ 15g，水煎服。大量可用至 30 ～ 60g。补气升阳宜炙用，其他生用。

补血药

当归（处方名：岷当归）

为伞科多年生草本植物当归 [Angelica sinensis（Oliv.）Diels] 的根。主产于甘肃省东南部的岷县（秦州），产量多，质量好。其次，陕西、四川、云南等地也有栽培。秋季采挖，除去芦头及根须，待水分稍行蒸发后按大小粗细捆成小把，用微火熏干。防止霉蛀。切片，生用或酒拌酒炒用。

【性味归经】甘、辛，温。归肝、心、脾经。

【功效主治】

补血活血：治疗血虚诸证。本品补血活血，补而不滞，是治疗血虚的重要药物。常配黄芪，黄芪与当归用量比为 5 ∶ 1，即当归补血汤。

调经止痛：治疗月经不调，痛经，闭经，是妇科调经要药。配川芎、熟地、白芍，养血和血，即四物汤；如血瘀明显，在四物汤基础上加桃仁、红花，即桃红四物汤；经行腹痛显著者配元胡、香附、桂枝等，加强止痛作用。用于虚寒腹痛，在小建中汤中加当归，即当归建中汤，或配生姜、羊肉，即当归生姜羊肉汤，补血散寒止痛。跌打损伤，本品常配桃仁、红花、大黄、山甲珠等，如复元活血汤；痹证肌肉关节疼痛，配祛风活血通络药，如羌活、桑枝、桂枝等，增强通经止痛力量。

润肠通便：治疗血虚肠燥，大便秘结不通，常见于老年人或妇女产后。配黑芝麻、制首乌、火麻仁等，养血润肠通便。

【用法用量】5～15g，水煎服。补血用当归身，破血用当归尾，和血（即补血活血）用全当归。酒炒当归加强活血通经的功效。湿盛中满、大便泄泻者忌服。

白芍（处方名：杭白芍、炒白芍）

为毛茛科多年生草本植物芍药（Paeonia lactiflora Pall.）的根。浙江、安徽、四川等地有栽培。夏秋季采挖，去净土和支根，去皮，沸水浸或煮至受热均匀，晒干。用时切片，生用或酒炒用。

【性味归经】苦、酸，微寒。归肝、脾经。

【功效主治】

补血敛阴：治疗月经不调，痛经，崩漏，自汗，心悸、腹痛等证。本品是治疗月经病的要药，常配川芎、熟地、当归，养血和血，即四物汤；如血瘀明显，在四物汤基础上加桃仁、红花，即桃红四物汤；经行腹痛显著者，配元胡、香附、桂枝等，加强止痛作用。崩漏配炭类止血药，或配炙龟板、熟地等至阴之品固守冲任，以静制动。本品配等量桂枝，能调和营卫，治疗营卫不和的自汗，即桂枝汤。桂枝汤加用饴糖，即小建中汤，用于血虚腹痛、心悸。

柔肝止痛：治疗肝气不和，胁肋脘腹疼痛，或四肢拘挛作痛。血虚肝郁胁痛，配当归、柴胡、白术、茯苓、甘草，即逍遥丸；对急性拘挛性疼痛，如胃痛、腹痛、肢体疼痛，用白芍30g配炙甘草10g，煎服，能缓解疼痛，即芍药甘草汤；腹痛腹泻，配防风、陈皮、白术，即痛泻要方。治疗湿热下痢初起，腹痛，里急后重，配大黄、黄连、木香、槟榔等，即芍药汤。

平肝潜阳：治疗肝阳上亢，头痛，眩晕等证。配生地、牛膝、代赭石等，如建瓴汤。

【用法用量】15～30g，水煎服。阳衰虚寒之证不宜单独使用。反藜芦。

补阴药

沙参（处方名：北沙参、南沙参）

沙参有南沙参和北沙参两类。南沙参为桔梗科沙参属多年生草本植物轮叶沙参[Adenophora tetraphylla（Thunb.）Fisch.]和杏叶沙参（Adenophora axilliflora Borb.）及宽叶沙参[A. Pereskiaefolia（Fisch.）G.Don]的根。主产于安徽、四川、江苏等地。秋季采挖，洗净，除去栓皮，切段鲜用，或晒干生用。

北沙参为伞形科多年生草本植物珊瑚菜（Glehnia littoralis F.Schmidt ex Miq.）的根。主产于山东、河北、辽宁、江苏等地。多于夏、秋两季采挖，除去根须，洗净，用开水烫后剥去外皮。润软切片或切段生用。

【性味归经】甘，微寒。归肺、胃经。

【功效主治】

养阴润肺：对肺热阴虚咳嗽，用本品配麦冬、冬桑叶、玉竹等，如沙参麦冬汤。劳嗽咯血配生地、贝母、知母、鳖甲等。燥热咳嗽，配浙贝母、梨皮、桑叶、杏仁等，如桑杏汤。

益胃生津：治疗热病伤阴，津伤烦渴，食欲不振，配麦冬、生地、玉竹等，如益胃汤。

【用法用量】10～15g，水煎服。鲜者15～30g。南北沙参功效相近，北沙参滋阴效果好，南沙参兼有祛痰之功。脾胃虚寒、大便泄泻者忌服。反藜芦。

枸杞子

为茄形落叶植物宁夏枸杞（Lycium barbarum L.）和枸杞（Lycium chinense Mill.）的成熟果实。以产于宁夏、河北、甘肃、青海等地的质量最好。夏至前后果实成熟时采挖，晾晒干燥。生用。

【性味归经】甘，平。归肾、肝、肺经。

【功效主治】

滋补肝肾、明目：治疗肝肾阴虚，头晕目眩，视力减退，腰膝酸软，遗精消渴等证。本品配地黄、山药、山萸肉、丹皮、菊花等，如杞菊地黄丸。

润肺：治疗阴虚劳嗽。配麦冬、知母、贝母等滋阴润肺，清肺化痰。

【用法用量】5 ~ 10g，水煎服。脾胃虚寒、大便泄泻者忌服。

补阳药

鹿茸

为脊椎动物鹿科梅花鹿（Cervus nippon Temminck ）或马鹿（C.elaphus L.）等雄鹿头上尚未骨化而带毛的幼角。我国东北、西北和内蒙古、新疆及西南山区均有分布，现在不少地区人工饲养。夏秋季雄鹿长出的角尚未角化时，将角锯下或用刀砍下，称为锯茸或砍茸。经沸水略为烫过，晾干，再烫再晾，至积血排尽为度，置密闭容器放阴凉处干燥保存，防蛀。用时燎去毛，以瓷片或玻璃刮净后，黄酒润或湿布包润使其稍软，切片烘干。

【性味归经】甘、咸，温。归肝、肾经。

【功效主治】

补肾壮阳：治疗肾阳不足，畏寒肢冷，宫寒不孕，阳痿早泄等，配人参、熟地、枸杞子等，补气养血益精，如参茸固本丸。

益精血、强筋骨：治疗小儿五软五迟，配熟地、山药、山萸肉等，如加味地黄丸。

固冲任、止带下：治疗肾阳不足，冲任不固，虚寒性崩漏，经色暗黑，少腹冷痛，配阿胶、当归、蒲黄、乌贼骨，即鹿茸散。虚寒带下，清稀量多，配狗脊、白蔹。

托毒起陷：治疗阴疽内陷不起、疮疡久不收口。本品借助温补精血、散寒通滞而托毒外出，常配肉桂、黄芪、当归、熟地、白芥子等。

【用法用量】1 ~ 3g，研细末，分 3 次冲服。或入丸散。服用本品从小量起，不宜量大，以免生风动血。鹿角（已骨化的角）补肾助阳力弱，兼能活血散瘀消肿。鹿角胶（鹿角煎熬浓缩而成的胶状物），补肝肾，益精血，并可止血。鹿角霜（鹿角熬膏后的残渣）温补肾阳，但力量弱。

杜仲

为杜仲科落叶乔木植物杜仲（Eucommia ulmoides Oliv.）的树皮。主产于四川、云南、贵州、湖北等地。夏秋季采收，去外表粗皮，晒干。生用或盐水炒用。

【性味归经】甘，温。归肝、肾经。

【功效主治】

补肝肾、强筋骨：治疗肝肾不足，筋骨痿软，腰膝酸痛等证。配续断、狗脊、牛膝、桑寄生等；对肝肾不足，阳痿，早泄，尿频，配山萸肉、菟丝子、补骨脂、韭菜子等。

祛风湿：治疗风寒湿邪引起的痹证，对痹证日久气血亏虚，肝肾不足，腰膝痹痛者尤宜。常配补益肝肾气血之品，如人参、茯苓、甘草、当归、地黄、川芎、桑寄生、肉桂、独活等，如独活寄生汤。

安胎：治疗胎动不安或习惯性流产。配续断、山药等。

【用法用量】10 ~ 15g，水煎服。炒用疗效较生用为佳。温补之品，阴虚火旺者忌服。

冬虫夏草（处方名：虫草）

为麦角菌科植物冬虫夏草菌 [Cordyceps sinensis（Berk.）Sacc.] 的子座及其寄主蝙蝠蛾科昆虫绿蝙蝠蛾（Hepialus varians Staudinger）幼虫的尸体。主产于四川、青海、西藏、云南等地。夏至前后采挖，去泥，晒干或烘干。生用。

【性味归经】甘，温。归肾、肺经。

【功效主治】

补肾助阳：治疗肝肾不足，阳痿遗精，筋骨痿软，腰膝酸痛等证。可单独研粉服，或配巴戟天、仙灵脾、牛膝、桑寄生等。

补肺止咳：治疗肺肾两虚，久咳久喘，劳嗽痰血。本品补益肺肾的同时，止血化痰。可单用，或配沙参、阿胶、藕节、生地等，益肺化痰，止咳止血。

补虚强壮：病后体虚，自汗畏寒，用本品与鸡、鸭、猪肉等炖食。

本品对改善肾功能有一定的作用。

【用法用量】5 ~ 10g，煎汤服。或与鸡、鸭、猪肉等炖食。也可入丸散。

其他补益药归纳见表 1-8-21。

表1-8-21 其他补益药归纳简表

分类	药名	性味归经	功效主治	用法用量
补气	党参	甘、平 归脾、肺经	补中益气：中气不足；肺气亏虚 生津养血：热病伤津；血虚萎黄，头晕心悸	10 ~ 30g，水煎服
	太子参（孩儿参）	甘、微苦，平 归脾、肺经	补气生津：脾虚食少，肺虚咳嗽，津伤口渴，心悸自汗	10 ~ 30g，水煎服
	白术（于术）	甘、苦，温 归脾、胃经	补气健脾：食少，脘腹胀满，倦呆无力；燥湿利水：水湿、痰饮；止汗：脾虚自汗；安胎：胎动不安	10 ~ 15g，水煎服，补气炒用；止泻炒焦
	山药	甘，平 归脾、肺、肾经	益脾养阴：气弱、食少便溏，消渴；补肺止咳：肺气阴虚，久咳久喘；补肾固涩：遗精、尿频、带下	10 ~ 30g，水煎服，大量 60 ~ 250g
	扁豆（白扁豆）	甘、微温 归脾、胃经	健脾化湿：脾虚有湿；暑湿吐泻	10 ~ 20g，水煎服，健脾炒用，消暑生用
	甘草（国老）	甘，平 归心、肺、脾、胃经	健脾益气：气短，食少便溏；润肺止咳：咳嗽气喘；缓急止痛：脘腹四肢拘挛作痛；缓和药性：调和百药；清热解毒：痈疽疮毒，食物、药物中毒	2 ~ 10g，水煎服，泻火解毒生用，补中缓急炙用
	大枣（红枣）	甘、温 归脾、胃经	补中益气：中气不足，食少，脘腹胀满；养血安神：血虚萎黄，妇女脏躁；缓和药性：调和药性	10 ~ 30g，水煎服
补阳	巴戟天	辛、甘，微温 归肾经	补肾阳：阳痿，少腹冷痛，宫寒不孕，月经不调 祛风湿：腰膝疼痛或软弱无力	10 ~ 15g，水煎服
	肉苁蓉（淡大芸）	甘、咸，温 归肾、大肠经	补肾助阳：阳痿，尿频，宫寒不孕，月经不调 润肠通便：肠燥津枯便秘	10 ~ 20g，水煎服
	仙茅	辛，热。有毒 归肾经	温肾壮阳：阳痿精冷，小便不禁，心腹冷痛 祛寒除湿：腰膝冷痹	3 ~ 10g，水煎服，可入丸散

续表

分类	药名	性味归经	功效主治	用法用量
补阳	仙灵脾（淫羊藿）	辛、甘，温 归肝、肾经	补肾壮阳：阳痿精冷，小便不禁，心腹冷痛 祛风除湿：风寒湿痹、肢体疼痛	10 ~ 15g，水煎服或浸酒或入丸散服
	续断（川断）	苦、甘、辛，微温。归肝、肾经	补肝肾：腰膝软弱，遗精，崩漏；安胎：肾虚胎动不安；通血脉，续筋骨：跌打损伤，金疮，痈疽溃疡	10 ~ 20g，水煎服，崩漏下血宜炒用
	狗脊（金毛狗脊）	苦、甘，温 归肝、肾经	补肝肾，强腰膝，祛风湿：腰痛脊强，足膝软弱。小便不禁，带下多	10 ~ 15g，水煎服
	补骨脂（破故纸）	苦、辛，大温 归肾、脾经	补肾壮阳：阳痿精冷，腰膝冷痛。固精缩尿：便失禁，遗尿，尿频；温脾止泻：脾肾阳虚，五更泄泻	5 ~ 10g，水煎服
	益智仁	辛，温 归脾、肾经	温脾摄唾：中气虚寒，食少多唾 温肾固涩：遗精、遗尿、夜尿多	3 ~ 6g，水煎服
	紫河车（胎盘）	甘、咸，温 归肺、肝、肾经	益精血：阳痿，遗精，腰酸，头晕，耳鸣，消瘦乏力，面色萎黄，产后乳少；益肺肾：气喘气短	1.5 ~ 3g，研末装胶囊吞服，日2 ~ 3次
	菟丝子	辛、甘，平 归肝、肾经	补肾益阴，固精缩尿：腰膝酸痛，阳痿遗精，带下；明目：目暗不明；止泻：脾虚泄泻	10 ~ 15g，水煎服
	沙苑子（潼蒺藜）	甘，温 归肝、肾经	补肾涩精：腰痛，阳痿，遗精，遗尿，带下 养肝明目：头昏，视物模糊，目暗不明	10 ~ 20g，水煎服
补血	熟地黄	甘，微温 归肝、肾经	养阴血：补血要药。面色萎黄，心悸失眠，月经不调，崩漏，外伤失血；填精髓：头晕耳鸣，腰腿无力，须发早白，潮热盗汗，遗精，消渴	10 ~ 30g，水煎服，止血炒炭用
	何首乌	苦、甘、涩，微温 归肝、肾经	补精血：头晕耳鸣，视物模糊，腰腿无力，须发早白，潮热，盗汗，遗精，带下；截疟：疟疾；解毒：痈疽疮疡；润肠通便：精血不足，肠燥便秘	10 ~ 15g，水煎服，除补精血用制首乌外，其余皆生用
	龙眼肉（桂圆肉）	甘，温 归心、脾经	补心脾：心脾两虚，心悸怔忡，健忘，失眠 益气血：头晕，面色萎黄	10 ~ 30g，煎汤、熬膏、浸酒或入丸散
	阿胶（驴皮胶）	甘，平 归肺、肝、肾经	补血止血：血虚头晕，心悸；各种出血 滋阴润肺：心烦，失眠；虚劳咳喘，阴虚燥咳	5 ~ 10g，入汤烊化冲服或黄酒化服
补阴	麦门冬（麦冬、寸冬）	甘、微苦，微寒。归肺、心、胃经	润肺养阴：燥咳或劳咳，痰黏咯血；益胃生津：胃阴不足，口舌干燥；清心除烦：心烦，失眠 润肠通便：肠燥便秘	10 ~ 15g，水煎服
	石斛（川石斛、霍石斛、铁皮石斛）	甘，微寒 归胃、肾经	养胃生津：热病伤津，或胃阴不足，口舌干燥 滋阴除热：阴虚有热 补肾：视力减退，腰膝疼痛	6 ~ 15g，水煎服，鲜用加倍
	玉竹（葳蕤）	甘，平 归肺、胃经	滋阴润肺：燥热咳嗽，口舌干燥 生津益胃：食欲不振	10 ~ 15g，水煎服，清热生用；补阴制用
	黄精	甘，平。归脾、肺、肾经	滋阴润肺：燥热咳嗽，口舌干燥；补肾益精：腰酸足软，头晕；健脾益气：食欲不振，倦怠乏力	10 ~ 20g，水煎服，鲜用加倍

续表

分类	药名	性味归经	功效主治	用法用量
补阴	百合	甘，微寒 归肺、心经	润肺养阴：燥咳或劳咳，痰黏咯血 清心除烦：心烦，心悸，失眠	10 ~ 30g，水煎服
	墨旱莲	甘、酸，寒 归肝、肾经	滋阴益肾：眩晕，耳鸣，发白视减，健忘 凉血止血：阴虚血热之尿血、便血，崩漏	10 ~ 15g，水煎服，鲜用加倍
	女贞子	甘、苦，凉 归肝、肾经	补益肝肾：眩晕，腰酸，发白视减，健忘；清热：阴虚发热；明目：肝肾阴虚视力减退，目暗不明	10 ~ 15g，水煎服
	龟板（败龟板）	甘、咸，寒 归肝、肾、心经	滋阴潜阳：阴虚阳亢或热病伤阴，虚风内动或发热。益肾健骨：腰膝软弱，小儿囟门不合 养血宁心：血虚心烦，心悸，失眠，健忘	10 ~ 30g，水煎服，先煎
	鳖甲	咸，寒 归肝经	滋阴潜阳：阴虚阳亢或热病伤阴虚风内动或发热；软坚散结：疟母，积聚痞块	10 ~ 30g，水煎服，先煎

（樊永平　张　庆　胡以明）

（六）补益剂

四君子汤《太平惠民和剂局方》

【组成】人参　白术　茯苓　甘草（炙）各等份

【功用】益气健脾。

【主治】脾（胃）肺气虚证。面色萎黄或苍白，语声低微，四肢无力，食少或便溏，舌质淡，苔薄白，脉细缓。

【方解】人参甘温，大补元气，健脾养胃，补益肺气为君。白术苦甘温，健脾燥湿为臣。茯苓甘淡平，渗湿健脾为佐。茯苓合白术健脾除湿，促进脾胃运化，使人参补而不腻。炙甘草甘温，益气和中，调和诸药为使 。

【临证加减】加陈皮、半夏，健脾益气的同时，兼理气燥湿化痰，即六君子汤；再合木香、砂仁，即香砂六君丸，加强理气力量；四君子汤加山药、扁豆、莲子肉、苡仁、砂仁、桔梗，即参苓白术散，功能健脾益气，渗湿止泻。

生脉散《内外伤辨惑论》

【组成】人参 10g　麦冬 15g　五味子 6g

【用法】水煎服。现有口服液、注射剂。

【功用】补气敛汗，养阴生津。

【主治】暑热多汗，耗气伤阴。见体倦气短，咽干口渴，脉虚细。肺虚久咳，气阴两伤。见干咳少痰，气短自汗，口干舌燥，苔薄少津，脉虚数或虚细。气阴两伤胸痹。见胸闷气短，口渴心烦，夜寐多梦，脉虚细。

【方解】人参甘温，大补元气，补气生津为君。麦冬甘，微苦微寒，养阴清热为臣。五味子酸甘温，敛肺止汗，补益心气为佐使。

【临证加减】加益气养心，活血化瘀之品，治疗多种心脏疾病，如冠心病、心绞痛、心律不齐等；对心悸、气短等症状，有较好的改善作用。

补中益气汤《脾胃论》

【组成】黄芪 20g　人参 10g　白术 10g　当归 10g　甘草（炙）5g　陈皮 6g　升麻 3g　柴胡 3g

【用法】水煎服，也有丸剂和颗粒剂。

【功用】补中益气，升阳举陷。

【主治】脾胃气虚证。见面色萎黄或苍白，语声低微，气短懒言，四肢无力，食少或便溏，或发热，自汗出，喜热饮，舌质淡，苔薄白，脉细缓。气虚下陷证。见脱肛，子宫下垂，胃下垂，肾下垂，久泻，久痢，久疟等。

【方解】黄芪甘温，大补脾肺之气，升阳举陷固表为君。人参、白术、甘草健脾益气为臣。陈皮理气醒脾和胃；当归补血和营共为佐。升麻、柴胡升阳举陷为使。

【临证加减】若气虚下陷，血崩血脱，面色苍白，语声低微，呼吸气促，加重人参用量，并配伍三七、阿胶、白芍、侧柏炭等养血止血药，益气止血固崩。脏器下垂者重用黄芪，加枳壳。

四物汤《太平惠民和剂局方》

【组成】川芎 8g　当归 10g　白芍 12g　熟干地黄 12g

【功用】补血和血。

【主治】冲任虚损，血虚兼血瘀证。见月经不调，痛经，崩中漏下，或经行不畅，血块色黑。或妊娠胎动不安，血下不止，或产后恶露不尽，腹痛，以及血虚证见头昏、面色萎黄、心悸、失眠多梦者。舌质淡，脉细小。

【方解】当归补血活血为君。熟地黄补血生精，补益肝肾为臣。因肝藏血，肾藏精，精血相生。白芍补血，养肝敛阴，助熟地黄补益肝肾为佐。川芎活血行血，开郁止痛，使补而不腻，入血分理血中之气，为使。

【临证加减】若气虚配合四君子汤，即八珍汤，气血双补；血虚兼血瘀较明显者，加桃仁、红花，增强活血化瘀力量，即桃红四物汤；血虚寒滞，腹痛经量多，加阿胶、艾叶、甘草，即胶艾汤，温经止血；血虚有热，加黄芩、丹皮，兼清血热。

归脾汤《济生方》

【组成】人参 15g　白术 30g　茯神 30g　黄芪 30g　龙眼肉 30g　酸枣仁 30g　木香 15g　甘草（炙）8g　当归 3g　远志 3g　生姜 6g　红枣 5 枚

【用法】水煎服，有丸剂。

【功用】益气补血，健脾养心。

【主治】思虑过度，劳伤心脾，导致心脾两虚证。见心悸怔忡，健忘不眠，盗汗虚热，面色萎黄，食少体倦，舌质淡，苔薄白，脉细缓；脾不统血证。见便血，月经量多，月经提前，色淡，淋漓不尽等。

【方解】人参、白术、黄芪补中益气，生化气血。令气充血旺，心脾功能恢复正常为君药。当归配黄芪益气生血；龙眼肉益气血，安神志；酸枣仁甘酸，养心安神；当归、龙眼肉和酸枣仁助君药益气血，安神志，共为臣药。木香理气行滞，以防补养药壅滞碍胃；茯神、远志安神定志；生姜、大枣健脾和胃；合木香、茯神、远志健脾理气，安神定志，共为佐药。炙甘草益气和中，调和诸药为使药。

【临证加减】纳少腹胀者，加鸡内金、焦三仙；面色萎黄，健忘明显者，加重当归，合白芍补血；心悸，失眠，加生龙骨、生牡蛎、珍珠母等重镇安神；出血多，加三七、阿胶、地榆等止血。

六味地黄丸（原名地黄丸）《小儿药证直诀》

【组成】熟地 24g 山茱萸 12g 山药 12g 泽泻 9g 茯苓 9g 丹皮 9g

【用法】水煎服，有丸剂。

【功用】滋补肝肾。

【主治】肝肾阴亏证。见腰膝酸软，头晕目眩，耳鸣耳聋，盗汗遗精，小儿囟门不合，潮热，消渴，小便淋沥，舌质红，少苔，脉细数。

【方解】熟地甘，微温，滋补肾阴，填精养血为君。山茱萸酸涩，补益肝肾，滋脾涩精；山药甘平，补益脾肾；共为臣药。熟地、山茱萸、山药为“三补”，补肝脾肾之阴，治疗其本。泽泻配地黄泻肾浊，丹皮配山茱萸泻肝火，茯苓配山药渗脾湿。泽泻、丹皮、山药为“三泻”，共为佐使。泻肝脾肾之浊邪，治疗其标。

【临证加减】加五味子，名都气丸，补肾纳气；加知母、黄柏，名知柏地黄丸，滋阴泻火，治疗阴虚火旺，潮热遗精；加枸杞子、菊花，名杞菊地黄丸，滋肾阴，平肝阳，治疗肾阴虚肝阳亢而目痛干涩；加少量肉桂、附子，名八味地黄丸（金匮肾气丸），温补肾阳，治疗肾阳不足，腰酸腿软，小便清利。

常用补益中成药见表 1-8-22。

表1-8-22 常用补益中成药

药品名称	药物组成	功效	主治	用法用量
芪参益气滴丸	黄芪，丹参，三七，降香	益气通脉活血止痛	气虚血瘀型胸痹。胸闷胸痛，气短乏力，心悸，面色少华，自汗，舌胖齿痕/瘀斑。冠心病，心绞痛见上述症状者	餐后 30 分钟服用，1 袋/次，3 次/日。4 周为一疗程
补中益气丸	白术，柴胡，陈皮，当归，党参，甘草，黄芪，升麻	补中益气升阳举陷	脾胃虚弱，中气下陷所致泄泻。体倦乏力，食少腹胀，便溏久泻，肛门下坠	口服，每丸 9g，1 丸/次，2 次/日
人参归脾丸	人参，白术，茯苓，炙黄芪，当归，龙眼肉，酸枣仁，远志，木香，炙甘草	益气补血健脾养心	心悸、怔忡，失眠健忘，食少体倦，面色萎黄以及脾不统血所致的便血、崩漏、带下诸症	口服，每丸 0.2g，30 丸/次，2 次/日
利肺片	百部，白芨，枇杷叶，百合，冬虫夏草，蛤蚧粉，五味子，牡蛎，甘草	驱痨补肺镇咳化痰	肺痨咳嗽，咳痰，咯血，气虚哮喘，慢性气管炎等	口服，2 片/次，3 次/日
养阴清肺糖浆	玄参，麦冬，甘草，丹皮川贝母，白芍，薄荷脑	养阴润肺清热利咽	咽喉干燥疼痛，干咳、少痰或无痰	口服，每次 20ml 2 次/日
六味地黄丸	熟地黄，山茱萸（制），山药，牡丹皮，茯苓，泽泻	滋阴补肾	肾阴亏损，头晕耳鸣，腰膝酸软，骨蒸潮热，盗汗遗精，消渴	口服，每丸 0.2g，30 丸/次，2 次/日
海马补肾丸	熟地黄，驴肾，制附子，肉苁蓉，淫羊藿，菟丝子，人参，鹿茸，海马等	滋阴补肾强壮健脑	身体衰弱，气血两亏，肾气不足，面黄肌瘦，心悸气短，腰酸腿痛，健忘虚喘	口服，每 10 粒为 2.7g，10 粒/次 2 次/日
金匮肾气丸	地黄，山药，山茱萸，茯苓，牡丹皮，泽泻，桂枝，附子（制）	温补肾阳化气行水	肾虚水肿，腰膝酸软，小便不利，畏寒肢冷	口服，每 10 丸为 2g，每次 4～5g，2 次/日

（王一庆 樊永平）

十二、平肝熄风药和平肝熄风剂

（一）概念

平肝熄风药：凡具有平肝熄风或平肝潜阳，熄风止痉作用的药物。

平肝熄风剂：凡以平肝熄风药为主组成，具有平熄内风作用，治疗肝阳化风、热盛动风及阴虚生风的方剂。

（二）分类

平肝熄风药：分平肝潜阳药、清肝熄风药、熄风止痉药。平肝潜阳药如天麻、钩藤；清肝熄风药如羚羊角；熄风止痉药如全蝎。

平肝熄风剂：分平肝潜阳剂、镇肝熄风剂、凉肝熄风剂、滋阴熄风剂。平肝潜阳剂如天麻钩藤饮；镇肝熄风剂如镇肝熄风汤；凉肝熄风剂如羚角钩藤汤；滋阴熄风剂如大定风珠。

（三）特点和适应证

《黄帝内经》云："诸风掉眩，皆属于肝"，内风主要由肝肾阴虚、肝阳上亢、高热、血虚所致，均与肝有关。肝阳上亢表现为头痛、头晕、目眩、耳鸣、烦躁不安，甚则肌肉震颤。多见于高血压病和动脉硬化，癫痫。治疗宜选用镇肝熄风方药钩藤、天麻、白蒺藜、石决明。热极生风，肝风内动多表现为高热惊厥抽搐、小儿惊风，多见于流行性脑炎、肺炎等高热。治疗宜选用清肝熄风方药羚羊角、僵蚕；肝肾阴虚或血虚生风表现为筋脉拘急，手足蠕动，口角或眼角轻轻抽动。多见于贫血、子痫、产后或病后身体虚弱，宜配滋养肾阴药物。虫类药具有解毒、通络、熄风的功能，常治疗抽搐日久不止者，可配伍各类熄风药。

（四）使用注意点

1．合理配伍，热盛配清热泻火药，如黄芩、黄连等；阴血不足配滋阴养血药，如白芍、熟地、当归等；痰阻神昏配化痰开窍药，如石菖蒲、郁金、胆星等。

2．本类药物性多寒凉，对脾虚慢惊或虚寒无热者忌用。

3．本类药多介类药和虫类药，介类药多用则碍胃，虫类药每易伤胃或引起过敏，故使用时要合理、适量，有过敏史者虫类药忌用。

（五）平肝熄风药

钩藤（处方名：双钩藤）

为茜草科常绿木质藤本植物钩藤 [Uncaria　rhynchphylla（Miq.）Jacks.] 及其同属多种植物的带钩茎叶。产于福建、广东、广西等地。春秋采收，晒干，或先置锅内稍蒸片刻，或在沸水中稍烫后取出晒干。切段入药。

【性味归经】甘，微寒。归心包、肝经。

【功效主治】

清热平肝：治疗肝经有热头痛，头胀，或肝阳上亢，头晕目眩等症。配夏枯草、黄芩、栀子等以清肝；配石决明、龙骨、牡蛎等以平肝潜阳。热盛动风者，配龙胆草、羚羊角等。

熄风止痉：治疗惊痫抽搐。配天麻、石决明、全蝎等。

【用法用量】10 ～ 15g。水煎服。入汤剂不宜久煎。

天麻

为兰科多年生寄生草本植物天麻（Gastrodia elata Blume）的块茎。主产于四川、云南、贵州，全国均有分布。春季植株出芽时挖出者为"春麻"，质量差；冬季茎枯时挖出者为"冬麻"，质优。挖出后去除地上茎及菌丝，擦去外皮，洗净煮透或蒸熟，压平，微火烤干；用时润透切片。

【性味归经】甘，平。归肝经。

【功效主治】

平肝潜阳：治疗肝阳上亢，头痛，头胀，头晕，目眩等症。配钩藤、黄芩、牛膝、石决明、桑寄生等，如天麻钩藤饮；风痰上扰的眩晕、恶心、呕吐等，配半夏、茯苓、白术等，如半夏白术天麻汤。

熄风止痉：治疗肝风内动，惊痫抽搐等证。配钩藤、全蝎、羚羊角、蜈蚣等；小儿慢惊、癫痫日久不愈，配益气健脾和化痰药，如党参、白术、茯苓、僵蚕、半夏等；破伤风角弓反张，痉挛抽搐，配南星、防风、白附子、羌活、白芷，即玉真散。

祛风湿、通经络：治疗风湿痹痛，肢体麻木，或中风后半身不遂，肢体麻木不仁，常配黄芪、桃仁、红花、鸡血藤等益气活血通络药。

【用法用量】3 ～ 10g。水煎服。研末吞服，每次 1 ～ 2g。

全蝎（处方名：全虫）

为钳蝎科昆虫东亚钳蝎（Buthus martensi Karsch）的干燥体。如单用尾，名蝎尾（蝎梢），产于我国各地，长江以北地区较多。春秋季均可捕捉。捕后投入沸水中烫死，晒干者，称淡全蝎；加盐煮，晒干者，称咸全蝎。

【性味归经】辛，平，有毒。归肝经。

【功效主治】

熄风止痉：治疗惊痫抽搐，中风面瘫，破伤风等。全蝎有良好的熄风止痉作用，配蜈蚣共研即止痉散；口眼歪斜，配僵蚕、白附子，即牵正散；小儿急惊风，配钩藤、天麻、羚羊角；小儿慢惊风，配健脾益气药为主，如党参、白术、茯苓等，稍配化痰药，如半夏、陈皮等；破伤风配南星、白芷、羌活等，如玉真散。

解毒散结：疮疡肿毒，结核瘰疬等证。常用麻油煎全蝎、栀子，加黄蜡为膏，敷于患处。

通络止痛：治疗顽固性偏正头痛，风湿痹痛，肿瘤疼痛等，配蜈蚣、僵蚕等研粉吞服。

【用法用量】2 ～ 5g。水煎服。研末吞服，每次 0.6 ～ 1g。外用适量。因本品有毒，用量不可过大。

其他平肝熄风药归纳见表 1-8-23。

表1-8-23 其他平肝熄风药归纳简表

分类	药名	性味归经	功效主治	用法用量
平肝潜阳	石决明	咸，寒 归肝经	平肝潜阳：头晕目眩 清肝明目：目赤肿痛，视力减退	15 ～ 30g，水煎服，宜先煎
	牡蛎（生、煅牡蛎）	咸，微寒 归肝、肾经	平肝潜阳：头晕目眩，烦躁不眠，心悸，耳鸣等 软坚散结：痰火郁结之瘰疬、痰核 收敛固涩：虚汗，遗精，带下，崩漏	15 ～ 30g，水煎服，宜先煎。收敛固涩煅用，余生用
	代赭石	苦，寒 归肝、心经	平肝潜阳：头晕，头痛，目眩 降逆：呃逆，嗳气，呕吐，气喘等 止血：吐血，崩漏等	10 ～ 30g，打碎先煎
清肝熄风	羚羊角（或粉）	咸，寒 归心、肝经	清肝熄风：热极动风，惊风，癫痫等；平肝潜阳：头晕目眩；清肝明目：头痛，目赤视力减退；清热解毒：温热病壮热神昏，谵语，狂躁等	1 ～ 3g，水煎服。另煎冲服，每次 0.3 ～ 0.5g
	刺蒺藜（白蒺藜）	苦、辛，平 归肝经	平肝潜阳：头晕目眩；疏肝：肝气郁结，胁痛，乳胀等；祛风明目：风疹瘙痒，目赤多泪	6 ～ 10g，水煎服
	决明子（草决明）	甘，苦，微寒 归肝、大肠经	清肝明目：肝热或肝经风热所致目赤肿痛，羞明多泪；润肠通便：热结便秘或肠燥便秘	10 ～ 15g，水煎服

续表

分类	药名	性味归经	功效主治	用法用量
熄风止痉	蜈蚣	辛，温，有毒 归肝经	熄风止痉：急慢惊风，破伤风等 解毒散结：疮疡肿毒，瘰疬溃烂等；毒蛇咬伤 通络止痛：顽固性头痛，风湿痹痛等	1 ～ 3g，研末吞服，每次 0.6 ～ 1g。外用适量，油浸敷患处
	白僵蚕（僵蚕、天虫）	咸、辛，平 归肝、肺经	熄风止痉：肝风内动或痰热壅盛所致抽搐惊痫，口眼歪斜；祛风止痛：风热或肝热所致头痛，目赤，咽喉肿痛；解毒散结：瘰疬痰核，疔疮丹毒	3 ～ 10g，水煎服，散剂每服 1 ～ 1.5g；散风热生用，余炒制用
	地龙	咸，寒 归肝、脾、膀胱经	熄风止痉：肝风内动或痰热壅盛，抽搐惊痫，口眼歪斜；清热平喘：痰热喘息；通络：热痹屈伸不利，中风半身不遂；利尿：热结膀胱，小便不利等	5 ～ 15g，水煎服，鲜品 10 ～ 20g，研粉每服 1 ～ 2g，外用适量

（樊永平　张　庆　胡以明）

（六）平肝熄风剂

镇肝熄风汤《医学衷中参西录》

【组成】怀牛膝 30g　生赭石 30g　生龙骨 30g　生牡蛎 30g　生龟板 15g　生白芍 15g　玄参 15g　天冬 15g　川楝子 6g　生麦芽 6g　茵陈 6g　炙甘草 5g

【功用】镇肝熄风，滋阴潜阳。

【主治】肝肾阴亏，肝阳上亢，肝风内动证。见头晕目眩，目胀，耳鸣耳聋，脑部热痛，心中烦热，面色如醉，或肢体渐觉不利，口眼歪斜，晕仆，昏不知人，舌质红，少苔，脉细数。

【方解】方中重用怀牛膝引血下行，折其亢阳，并能补益肝肾为君。代赭石、生龙骨、生牡蛎降逆潜阳为臣。玄参、龟板、白芍、天冬滋养阴液以制亢阳；茵陈、川楝子、生麦芽清肝阳之余，条达肝气，利于肝阳镇潜。茵陈有少阳初生之气，顺应肝之特性，以防降逆太过背逆肝性。共为佐药。炙甘草调和诸药为使，与麦芽和胃，防止金石碍胃。

【临证加减】痰多痰热，加胆星、瓜蒌、黄芩；阳亢化火，大便秘结，加大黄、夏枯草、黄芩、焦栀子；头痛明显加全蝎、丹皮、赤芍等。

常用平肝熄风中成药见表 1-8-24。

表1-8-24　常用平肝熄风中成药

药品名称	药物组成	功效	主治	用法用量
牛黄清心丸	牛黄，麝香，黄芩，苦杏仁，茯苓，桔梗，朱砂，雄黄，羚羊角，水牛角粉，人参等 29 味	清心化痰 镇惊祛风	神志混乱，言语不清，痰涎壅盛，头晕目眩，癫痫惊风，痰迷心窍，痰火痰厥	口服，1 丸 / 次，2 次 / 日
养血清脑颗粒	当归，川芎，白芍，熟地黄，钩藤，鸡血藤，夏枯草，决明子，珍珠母等	养血平肝 活血通络	血虚肝旺所致头痛，眩晕，视物模糊，心烦易怒，失眠多梦	口服，每袋 4g；1 袋 / 次，3 次 / 日

十三、其他

受篇幅及教学学时所限，部分内容不能在书中详细介绍，如固涩药（包括止汗药如麻黄根、五倍子，敛肺止咳药诃子，固精、止带、缩尿药如金樱子、海螵蛸）和固涩剂（如四神丸、金锁固精丸等）、开窍药（麝香、冰片）和开窍剂（如安宫牛黄丸）、驱虫药（如使君子、雷丸等）和驱虫剂（如乌梅丸）、催吐药和催吐剂、外用药和外用剂（如金黄散）等，均属临床常用方药。本节主要介绍安神药与和解剂的概念、代表方药。

安神药指以镇静安神为主要作用的药物。属于金石药及介类药，为重镇安神药，多适宜于实证；属于植物药为养心安神药，多适用于虚证。中医“神”由心所主，故安神药主要用于心气血不足、心火旺盛所致的心神不宁、烦躁不安、心悸怔忡、失眠多梦，以及惊风、癫狂等证。由于神志疾患多与肝相关，涉及脾、肾。故常伴有肝火上炎、肝阳上亢、肝风内动及痰蒙清窍等表现，治疗应当合理配伍清泻肝火、平潜肝阳、平肝熄风及化痰开窍药，方能取得满意疗效。安神药代表药如龙骨、珍珠母、酸枣仁。

和解剂是一类特殊的方剂，是唯一一类没有相对应药物的方剂。和解剂多由疏肝健脾、和胃理肠药组成，具有调和肝脾（肝胃）、调和肠胃及和解少阳之功，主要用于肝脾不和（胸闷胁痛，脘腹胀痛，不思饮食，大便泄泻等）、肠胃不和（心下痞硬，恶心呕吐，脘腹胀痛，肠鸣下利）及少阳证（寒热往来，胸胁苦满，心烦喜呕等），代表方分别如逍遥散、半夏泻心汤和小柴胡汤。

安神药

龙骨

为古代哺乳类动物如马、犀类、鹿类、牛类、象类等的骨骼化石。产于山西、内蒙古、陕西、甘肃、河北等地。全年采挖（与考古单位联系），除去杂质，干燥保存，生用或煅用。

【性味归经】甘、涩，微寒。归心、肝经。

【功效主治】

平肝潜阳：治疗阴虚阳亢证，见烦躁易怒，头痛，头晕，目眩等症，配牡蛎、白芍、代赭石等，如镇肝熄风汤。

镇静安神：治疗神志不安，心悸，失眠，惊痫、癫狂等证。配远志、枣仁等。火热症状明显者配泻火药，如黄芩、黄连或清热通腑之大黄。

收敛固涩：治疗遗精，带下，虚汗，崩漏等证。遗精配牡蛎、沙苑蒺藜、芡实等；带下及月经过多，配牡蛎、山药、海螵蛸等；虚汗配牡蛎、麻黄根、浮小麦、五味子等。

外用收湿敛疮，治疗湿疹及疮疡溃破不收口。

【用法用量】10 ～ 30g，入汤剂先煎。外用研细末外敷适量。收敛固涩煅用，余生用。

酸枣仁（处方名：炒枣仁）

为鼠李科落叶灌木或乔木酸枣（*Ziziphus jujuba* Mill.）的成熟种子。产河北、陕西、辽宁、内蒙古、山东等地。秋末冬初果实成熟时采收，除去枣肉，碾破核，取种子干燥。生用或炒用。

【性味归经】甘，平。归心、肝经。

【功效主治】

养心安神：主要治疗心肝血虚的心悸、失眠证。配柏子仁、生地、当归、玄参等，如天王补心丹；配知母、茯苓、川芎、甘草，即酸枣仁汤，治疗肝虚有热，虚烦失眠。

敛汗：治疗体虚自汗、盗汗等证。有一定的敛汗作用。配煅龙骨、五味子、浮小麦等。

【用法用量】10 ~ 18g。水煎服。研末吞服，每次 1.5 ~ 3g。

（张 庆 樊永平）

和解剂

小柴胡汤《伤寒论》

【组成】柴胡 12g 黄芩 9g 人参 6g 半夏 9g 炙甘草 5g 生姜 9g 大枣 4 枚

【用法】水煎服，现有丸剂。

【功用】和解少阳。

【主治】少阳证。见口苦，咽干，目眩，或寒热往来，胸胁苦满，心烦喜呕，默默不欲饮食，舌苔薄白，脉弦。妇人热入血室；疟疾；内伤杂病。

【方解】柴胡清透少阳，轻清升散，疏邪透表，是少阳专药为君。黄芩清少阳相火，与君药一散一清，外透内清，共解少阳之邪为臣药。半夏和胃降逆，散结消痞，助君臣药祛邪；人参、甘草益胃气，生津液，扶正以祛邪共为佐药。生姜、大枣益胃气，和营卫，调和诸药为使药。

【临证加减】热盛则柴胡用量宜大；半表半里邪突出，当减人参，以防恋邪；痰蕴化热则加浙贝母、竹茹。

逍遥散《太平惠民和剂局方》

【组成】柴胡 当归 白芍 白术 茯苓各 10g 炙甘草 5g 生姜 3 片 薄荷 5g

【用法】水煎服。现有丸剂。

【功用】疏肝解郁，健脾养血。

【主治】肝郁脾虚血亏证。症见两胁作痛，寒热往来，头痛目眩，神疲食少，月经不调，量多或少，或闭经、痛经，乳房作痛，舌淡红，脉弦而虚。

【方解】柴胡透邪升阳以舒肝解郁；当归、芍药养血柔肝，与柴胡同用，收散并用，使肝体得养，肝用得调共为君药。白术、茯苓健脾利湿，使运化有权，气血生化有源。此亦是“肝病当先实脾”之意义；生姜温中散寒，助脾健运共为臣药。薄荷助柴胡疏散调达肝气，散肝郁所生之热为佐药。甘草调和诸药，益气补中，缓肝之急为使。

【临证加减】肝郁显著加香附、郁金；血虚明显加生熟地、阿胶；脾虚显著加党参；肝功能异常，加茵陈、虎杖、垂盆草；肝硬化者加丹参、鳖甲。

常用中成药见表 1-8-25。

表1-8-25 常用中成药

药品名称	药物组成	功效	主治	用法用量
加味逍遥丸	柴胡，当归，白芍，白术，茯苓，甘草，薄荷，牡丹皮，栀子	舒肝清热健脾养血	肝郁血虚，肝脾不和，两胁胀痛，头晕目眩，倦怠食少，月经不调，脐腹胀痛	口服，每袋 6g；每次 6g，2 次 / 日
天王补心丸	丹参，当归，党参，石菖蒲，茯苓，五味子，麦冬地黄，玄参，远志，酸枣仁，柏子仁等	滋阴养血补心安神	心阴不足，心悸健忘，失眠多梦，大便干燥	口服，1 丸 / 次，2 次 / 日
柏子养心丸	柏子仁，党参，炙黄芪，川芎，当归，茯苓，远志，酸枣仁，五味子等	补气养血安神	心气虚寒，心悸不宁，失眠多梦，健忘	口服，每次 9g，2 次 / 日

小结

中药是我国传统药物的统称。经过历代医药学家的长期医疗实践，积累了丰富的用药经验与方法，并逐步形成了独特的中药理论体系和应用形式。中药的性能，包括四气，五味，归经，升、降、沉、浮，中药使用的配伍与禁忌等。

方剂是在中医理论指导下，四诊合参，明确辨证，确立治法的基础上，按照君、臣、佐、使组方原则选择适当的药物，酌定用量与剂型，经过配伍而成的中医处方，是中医理、法、方、药的重要组成部分。方剂是中医理论的重要载体，亦是中医辨证论治的具体体现，即“法随证立”“方从法出”。

思考题

上篇第8章思考题参考答案

1．何谓中药四气，五味，归经，升、降、沉、浮？
2．方剂的组方原则是什么？
3．银翘散的组成、功用及主治是什么？
4．简述清热药的分类及各类代表药。
5．补益药主要分哪些类型？各类代表药是什么？
6．试述四物汤的组成、功效及主治。
7．试述六味地黄丸的功用及主治。

（王一庆　樊永平）

中　篇

常见病证

第1章 心脑系病证

中篇第1章心悸

第一节 心 悸

【概述】

凡自感心中急剧跳动，惊慌不安，甚则不能自主，或脉见参伍不调者为心悸。

心悸的病变部位主要在心，与脾、肾、肝、肺密切相关。其病机特点为心神不宁。《济生方·惊悸怔忡健忘门》云：“惊悸者，心虚胆怯之所致也。”阳气不足，阴血亏损，心失所养；或痰饮内停，瘀血阻滞，心脉不畅，故发生心悸。在古典医籍中，心悸包括惊悸、怔忡。惊悸由外界因素引起，怔忡由内因而造成。但惊悸日久可发展为怔忡，怔忡患者又易受外惊所扰使悸动不安加重。故后世多将其统称为心悸。

本证常见于西医各种原因引起的心律失常、心力衰竭、心肌炎、心包炎，贫血，甲状腺功能亢进等。其临床表现与心悸特点相符者，可参照本证辨证论治。

【病因病机】详见图2-1-1。

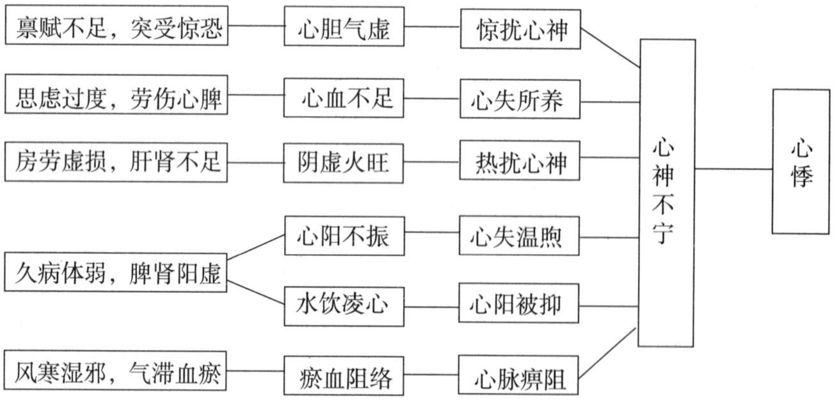

图2-1-1 心悸病因病机示意图

【辨证要点】

1．辨脏腑的虚损程度 大抵初发为轻，常以心脏病变为主；病久则重，多为数脏同病。判断病情程度，决定补益多少，并非单纯补心。

2．辨虚实夹杂 一种夹杂为轻，多种夹杂为重。临证应分清虚实夹杂孰轻孰重，虚实兼顾，非滋补一法。

3．辨脉象 细数为心阴不足，参伍不调为气血两亏，弦滑为水饮凌心之候。

4．辨轻重与危候 有外因诱发阵作者，病情较轻；无外因诱发持续而作，动则加剧者，病情较重。若大汗淋漓，四肢厥冷，唇口青紫，呼吸气弱，脉微神昏者为危证。

5．辨惊悸与怔忡 详见表2-1-1。

表2-1-1　惊悸与怔忡辨别表

	惊悸	怔忡
病因	多因平素心虚胆怯，外受惊恐恼怒而发	多因素体脏腑亏虚，久病过劳而作
病情	病浅易治，可自行缓解	病深难治，常持续发作
主症	心猝动而不宁	心中躁动不安
病性	多实中夹虚（痰火为患，心虚胆怯） 多功能性	多虚中夹实（气血不足，心血瘀阻） 多器质性
治则	以镇惊为主	以补虚为主

【治疗原则】

心悸病变部位主要在心，证候特点是虚实夹杂，以虚为主，故补虚是治疗本证的基本法则。益气养血、滋阴清热、温补心阳、化痰涤饮、活血化瘀、养心安神为主要治法。

【辨证论治】详见表 2-1-2。

表2-1-2　心悸辨证论治简表

证型	主症	兼症	舌象	脉象	治法	方剂
心虚胆怯	心悸，善惊易恐	坐卧不安 少寐多梦	苔薄白	细略数 或细弦	镇惊定志 补心安神	安神定志丸
心血不足	心悸，头晕乏力	面色无华 神疲倦怠	舌淡红	细弱	益气补血 养心安神	归脾汤
阴虚火旺	心悸不安，心烦少寐 手足心热	腰酸耳鸣 头晕目眩	舌红少苔	细数	滋阴清热 养心宁神	天王补心丹 或朱砂安神丸
心阳不振	心悸不安，胸闷气短	面色苍白 形寒肢冷	舌淡白	细弱或 迟结代	温补心阳 安神定悸	桂枝甘草龙骨牡 蛎汤加味
水气凌心	心悸胸闷，喘咳浮肿	眩晕吐涎 胸满尿少	苔白滑	弦滑	振奋心阳 化气行水	苓桂术甘汤
心血瘀阻	心悸不安，阵发心痛	胸闷不舒 唇甲青紫	舌紫暗 瘀斑	结代 或涩	活血化瘀 理气通络	桃仁红花煎

【常用中成药】

临床可选用人参归脾丸、天王补心丸、生脉饮、稳心颗粒、参松养心胶囊、柏子养心丸等。

小结

本证的辨证要点是心悸的特征、发作时间、诱发因素、病程、舌象、脉象合参，辨明虚实。其病机多为本虚标实，虚为气、血、阴、阳亏损；实为气、瘀、痰、饮阻滞心脉，虚实可以互相兼夹和转化。

心悸大致可分为六种证型。心虚胆怯所致者，多与精神因素有关，常有善惊易恐，少寐多梦等症，治宜镇惊安神为主。心血不足所致者，多有面色无华，神疲倦怠，舌淡等症，治宜益气养血为主。阴虚火旺所致者，则有心烦舌燥，舌红少苔，脉细数等症，治宜滋阴养心为主。心阳不振所致者，则病情较重，常见面色苍白，形寒肢冷等症，治宜补益心气，温通心阳为主。水饮凌心所致者，常有眩晕，胸脘痞满等症，治宜温阳利水。心血瘀阻所致者，常有心痛，唇甲青紫，脉涩等症，治宜化瘀通络为主。

中篇第1章第一节思考题参考答案

思考题

1．惊悸与怔忡有何异同？

2．如何辨心悸的轻重与危候？

3．心悸的辨证要点及治疗原则是什么？

4．心悸辨证论治分几型？其治法、代表方剂是什么？

5．医案分析：李某，女，48岁。主诉：心悸不宁3天。现病史：患者平素胆怯，3天前因交通事故出现心悸，休息后无好转，遂来就诊。刻下症：心悸不宁，善惊易恐，坐卧不安，恶闻声响，动则自汗，不寐多梦，易惊醒。舌淡，苔薄白，脉弦细数。请问该患者属何病证？辨证属哪一证型？治法和代表方剂是什么？

（黄小波　陈文强）

第二节　胸　痹

中篇第1章胸痹

【概述】

胸痹是以胸部闷痛，甚则胸痛彻背、短气、喘息不得卧为主症的一种疾病。轻者仅感胸痛如窒、呼吸不畅，重者则见胸痛心悸，严重者心痛彻背，背痛彻心，手足青冷。

胸痹之名首见于《金匮要略》。在《内经》有“心痛、卒心痛、厥心痛、真心痛”之谓，《灵枢·厥病篇》曰：“真心痛，手足青至节，心痛甚，旦发夕死，夕发旦死。”胸痹病位在心，发病与脾、肾、肝有关，病因主要有寒邪内侵、情志、饮食、劳倦、亡血失精所伤。病机特点为本虚标实，基本病机为心脉不充或心脉闭阻。

本病常见于西医冠心病、心绞痛、心肌梗死以及心包炎等疾病而致的心前区憋闷疼痛，其临床表现与胸痹特点相符者，可参照本证辨证论治。

【病因病机】详见图2-1-2。

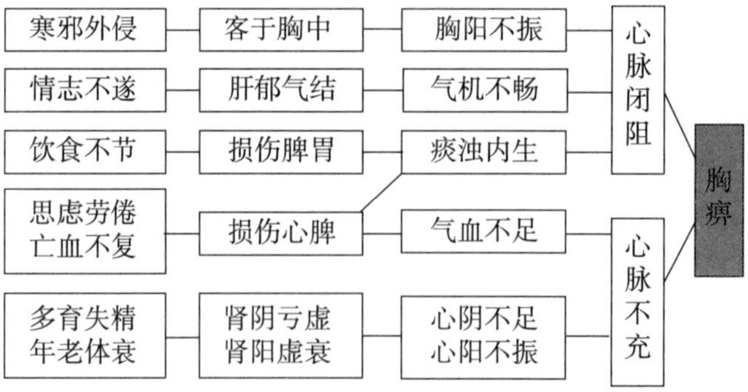

图2-1-2　胸痹病因病机示意图

【辨证要点】

1．辨虚实、分主次　本病以本虚标实为多，见虚证、虚脉者，以虚为主，治从其本；见实证、实脉者，以实为主，治从其标。

2．辨疼痛性质　闷重而痛轻，时作时休，与情绪变化有关者，多为气滞；胸中作痛，状若锥刺，固定不移，多属血瘀。胸中灼痛，心烦难寐，多属实火；胸中灼痛而闷，痰稠色黄，苔黄腻者，多属痰火。疼痛如绞，突然发作，遇寒则发，得冷则剧，为寒凝心脉。胸中疼痛隐隐而作，劳后易发，气短神疲者，多属气虚或阳虚。

3．辨病势轻重、顺逆　胸痹心痛发作频繁、持续时间长、疼痛部位固定、证虚、脉虚、久发、病程长者，病情较重；偶尔发作、发作瞬间即逝、疼痛部位游走不定、证实、脉实、初发、病程短者，病情较轻。

【治疗原则】

胸痹的病机特点为本虚标实，治疗原则当补消兼施，标本兼顾。祛邪治标之法常以活血化瘀，辛温通阳，泄浊豁痰为主；扶正固本常用益气养阴，补益气血，温通心阳，滋养心肾等法。

【辨证论治】详见表 2-1-3。

表2-1-3　胸痹辨证论治简表

证型	主症	兼症	舌象	脉象	治法	方剂
心血瘀阻	胸部刺痛，固定不移 入夜更甚	心悸不宁 胸闷憋气	舌紫暗 有瘀点	沉涩	活血化瘀 通络止痛	血府逐瘀汤
痰浊闭阻	胸闷如窒而痛，或痛 引肩背	形体肥胖 痰多脘闷	苔浊腻	滑	通阳泄浊 豁痰开结	瓜蒌薤白半夏汤
寒凝心脉	胸痛彻背，背痛彻心 感寒痛甚，起病急骤	心悸气短 胸闷肢冷	舌淡 苔白	沉细或 沉紧	辛温通阳 开痹散寒	瓜蒌薤白白酒汤
心肾阴虚	胸中隐隐灼痛，时作 时休	心悸不寐 盗汗腰酸	舌红 舌体瘦	沉弦细 或细数	滋阴益肾 养心安神	左归饮
气阴两虚	胸闷隐痛，时作时止	心悸气短 面色少华	舌偏红 或齿痕	弦细弱 或结代	补气养血 滋阴复脉	生脉散 合人参养荣汤
阳气虚衰	胸闷隐痛，或绞痛或 胸痛彻背，遇冷痛剧	心悸乏力 畏寒肢冷	舌淡白 或紫暗	沉细或 微欲绝	益气养心 温阳通脉	参附汤 合右归饮

【常用中成药】

临床可选用血府逐瘀胶囊、通心络胶囊、养心生脉颗粒、复方丹参滴丸、速效救心丸等。

小结

胸痹病机总属本虚标实，本虚为阴阳气血亏虚，标实为阴寒、痰浊、血瘀交互为患。心脉不充或心脉闭阻而发病。临证时应辨虚实、分主次，辨心痛的性质和病势的轻重顺逆。

本病的证候多见心血瘀阻、痰浊壅塞、阴寒凝滞、心肾阴虚、气阴两虚、阳气虚衰六型，总属实证和虚证两大类。实证宜治标为主，活血化瘀，辛温通阳，泄浊豁痰，方用血府逐瘀汤、瓜蒌薤白半夏汤、瓜蒌薤白白酒汤之属，虚证当补养扶正为主，滋阴益肾、益气养阴，温阳补气，方用左归饮、生脉散、人参养荣汤、右归饮、参附汤之类。

但虚实多相互夹杂和转化，故当按虚实的主次缓急而兼顾同治，并配合运用有效成药，每可取得较好的效果。

对于胸痹重证真心痛的治疗，关键在于防脱防厥。要抓住病情的细微变化，一旦见有厥脱先兆，即须用药救治于厥脱之先。

中篇第1章第二节思考题参考答案

思考题

1．胸痹的疼痛性质是如何辨证的？

2．胸痹的辨证要点和治疗原则是什么？

3．胸痹者血瘀、痰浊、阴寒的辨证要点是什么？

4．胸痹各证型常用代表方剂是什么？

5．医案分析：刘某，男，57岁。主诉：左胸背部疼痛1天。现病史：冠心病史10年，经治疗后好转。近日因气候骤冷，昨日猝然心痛如绞，伴形寒肢冷，持续不缓解，遂来就医。刻下症：左胸背部刺痛，固定不移，感寒痛甚，手足不温，面色苍白，时或心悸不宁。舌质紫暗有瘀斑，苔薄白，脉象沉紧。请问该患者属何病证？辨证属哪一证型？治法和代表方剂是什么？

（黄小波 陈文强）

第三节 不 寐

中篇第1章不寐

【概述】

不寐亦称失眠。凡以不易入睡，或睡而易醒，或彻夜不眠为主要表现者为不寐。是以经常不能获得正常睡眠为特征的一种病证。古称“不得眠”“目不瞑”，亦称“不得卧”。

不寐病位主要在心，与肝、胆、脾、胃、肾密切相关，基本病机是阳盛阴虚，阴阳失调，心神不安。清·林珮琴《类证治裁·不寐》云：“阳气自动而之静，则寐；阴气自静而之动，则寤，不寐者，病在阳不交阴也。”不寐一证，既可单独出现，也可兼见头痛、眩晕、心悸、健忘等证，临床诊治时应与相关病证联系互参。

本病常见于西医的自主神经功能紊乱、高血压、脑动脉硬化、贫血、更年期综合征以及某些精神障碍等，凡有不寐表现者，均可参考本证辨证论治。

【病因病机】详见图2-1-3。

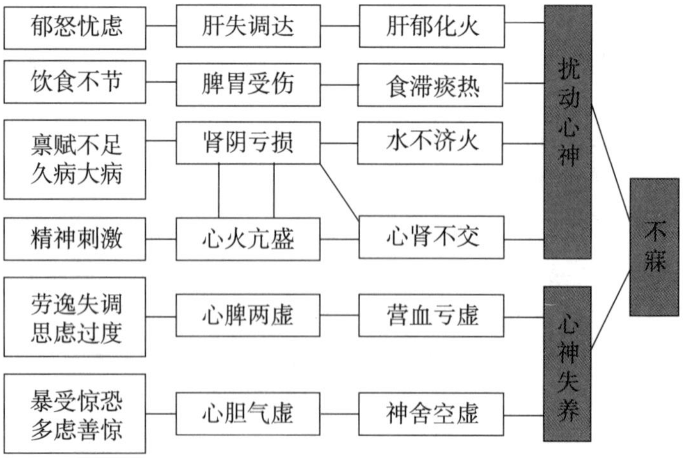

图2-1-3 不寐病因病机示意图

【辨证要点】

1．辨不寐特征 不寐的不同临床表现，与其病因、病情轻重、病程长短有关。轻者不易入睡，或睡而易醒；重者彻夜不寐。轻者数日即安，重者数月不解，甚至终年难寐，最常见者为入睡困难。若虽能入睡，但睡间易醒，醒后不易再睡者，多系心脾两虚；心烦失眠，不易入睡，又有心悸，口舌溃烂，夜半口干者，多系阴虚火旺；入睡后易于惊醒，平时善惊，易怒，常叹息者，多为心虚胆怯或血虚肝旺等。

2．辨受病脏腑　由于受累的脏腑不同，表现的兼症也互有差异，必须抓住脏腑病变的特点。兼有不思饮食，或食欲减退，口淡无味，食后胃脘胀满，便溏，面色萎黄，四肢困乏等症状者，多属脾胃病变。若兼有多梦，头昏，头痛，健忘等症状者，则其病在心。

3．辨别虚实　久病者多虚，多属阴血不足，以气血亏虚和阴虚火旺为多见。新病者多实，多属邪火内扰，以肝郁化火和食滞痰热、胃腑不和为多见。实证日久，气血耗伤，可转为虚；虚证也可兼实，逐成虚实夹杂之证。

【治疗原则】

不寐主要由于脏腑阴阳失调，气血不和。病机关键在于心神不安，故调治所病脏腑及其气血阴阳，并合以安神为治疗不寐的基本法则。补益心脾、滋阴降火、交通心肾、疏肝养血、益气镇惊、化痰清热、和胃化滞等为常用治法。

【辨证论治】详见表 2-1-4。

表2-1-4　不寐辨证论治简表

证型	主症	兼症	舌象	脉象	治法	方剂
肝郁化火	不寐，入睡困难，恶梦纷纭	性急易怒 目赤口苦	舌红 苔黄	弦数	清肝泻火 除烦安神	龙胆泻肝汤
痰热内扰	不寐，入睡困难，寐而不实，饮食不节	头重目眩 痰多胸闷	舌红 苔黄腻	滑数	化痰清热 和中安神	温胆汤加味
阴虚火旺	心烦不寐，入睡困难	五心烦热 口干津少	舌红 少苔	细数	滋阴降火 养心安神	黄连阿胶汤
心脾两虚	多梦易醒，夜寐不实	心悸健忘 头晕目眩	舌淡 苔薄白	细弱	益心健脾 补气养血	归脾汤
心胆气虚	不寐多梦，易于惊醒	胆怯心悸 自汗少气	舌淡	弦细 或细弱	益气镇惊 安神定志	安神定志丸

【常用中成药】

临床可选用人参归脾丸、龙胆泻肝丸、天王补心丸、柏子养心丸、心神宁片等。

小结

不寐多因劳逸失度、久病体虚、五志过极、饮食不节等引起阴阳失交，阳不入阴所致。故不寐的辨证应依据不寐的临床特征，受病脏腑，分辨虚实。一般虚证多见，实证少见，也有虚实并见。临床可分为肝郁化火、痰热内扰、阴虚火旺、心脾两虚、心胆气虚等证。治疗以补虚泻实，调整阴阳为原则。应在辨证论治，平衡脏腑阴阳气血的基础上，酌加安神之品。否则，往往影响疗效。而安神之法有养血安神、清心安神、育阴安神、益气安神、镇肝安神，以及安神定志等不同，治宜随证选用。

注重精神情志的影响。消除患者的顾虑及紧张情绪，保持精神舒畅，在治疗因情志不舒或紧张而致的不寐中，具有与药物治疗同等重要的作用。

中篇第1章第三节思考题参考答案

思考题

1．如何依据不寐的临床特征进行辨证？

2．不寐的辨证要点和治疗原则是什么？

3．不寐的辨证分型要点是什么？

4．阴虚火旺型不寐的临床表现、治法和方剂是什么？

5．医案分析：李某，男，50岁。主诉：入睡困难半年，加重1周。现病史：近半年来入睡困难，少寐多梦，头晕，气短，1周前因思虑过度而入睡困难加重。刻下症：入睡困难，多梦易醒，夜寐不实，心悸健忘，头晕目眩，神疲乏力，面色少华，大便溏薄，小便清。舌淡苔薄白，脉细弱。请问该患者属何病证？辨证属哪一证型？治法和代表方剂是什么？

（黄小波　王宁群）

第四节　中　风

中篇第1章中风

【概述】

中风又名“卒中”，是以猝然昏仆，不省人事，半身不遂，偏身麻木，言语不利或不语，或未经昏仆而以半身不遂，口眼㖞斜为主要临床表现的一种疾病。

有关中风的描述，始见于《内经》。《灵枢·九宫八风篇》谓：“其有三虚而偏于邪风，则为击仆偏枯矣。”中风的病机比较复杂，但不外虚（阴虚、气虚）、火（肝火、心火）、风（肝风、外风）、痰（风痰、湿痰）、气（气逆）、血（血瘀）六端。其根本在于肝肾阴虚，脏腑功能失调，阴阳偏胜。

有外邪侵袭而引发者称为外风，又称真中风或真中；无外邪侵袭而发病者称为内风，又称类中风或类中。多由风阳扰动，气血上逆，夹痰夹火，横窜经脉，蒙蔽清窍而成。

中风急性期可分为中经络和中脏腑两类证候。中络是以肌肤麻木、口眼㖞斜为主症，其麻木多为偏身或一侧手足，此证邪浅病轻。中经是以半身不遂，口眼㖞斜，偏身麻木，言语蹇涩为主症，无昏仆，此证比中络为重。在临床上常将中络与中经统称为中经络。中腑是以半身不遂、口眼㖞斜、偏身麻木、言语蹇涩而神志不清为主症，但其神志障碍较轻，一般属意识蒙胧或昏昏嗜睡。中脏是以突然昏仆而半身不遂，其神志障碍重，甚至完全昏迷不醒，或九窍闭塞，目不能眴，言语蹇涩或不语、吞咽困难、尿闭便秘。亦可见目合手撒、二便自遗。此证邪中最深，病情最重。因中腑、中脏二者皆有神志障碍，难以绝然分开，故常统称为中脏腑。

本病与西医的脑血管病大体相同。缺血性卒中、短暂性脑缺血发作、脑出血、蛛网膜下腔出血以及特发性面神经麻痹等，均可参考本证辨证论治。

【病因病机】详见图2-1-4。

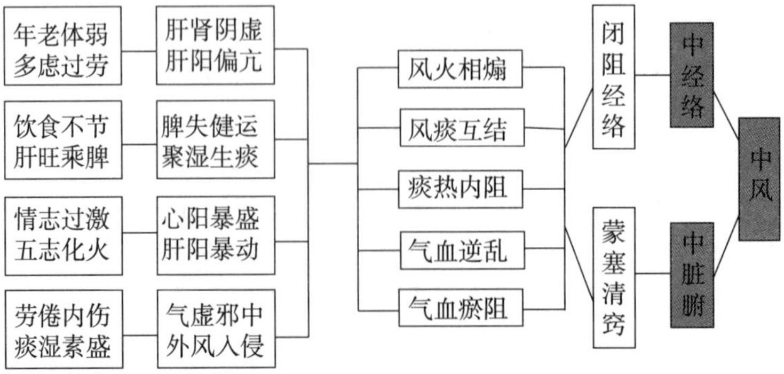

图2-1-4　中风病因病机示意图

【辨证要点】

1．辨病位浅深、病情轻重 中络邪浅病轻，中经比中络为重。中腑神志障碍较轻，以意识蒙胧或昏昏嗜睡为特征，中脏则神志障碍重，甚至昏迷不醒，此证邪中最深，病情最重。

2．辨闭证与脱证 闭证是邪实内闭，多属实证。症见牙关紧闭，口噤不开，两拳握固，大小便闭，肢体强痉。依据病邪之不同分为阳闭和阴闭。治疗以祛邪为先。脱证是以阳气散脱于外为特征，症见目合口张，鼻息低微，手撒遗尿，乃正气虚脱、真阳衰微欲绝、阴阳即将离决的表现，属虚证，治宜扶正固脱。

3．辨病势顺逆 重点是观察神志的变化。中脏腑后，神志逐渐清醒，半身不遂等症状未再加重或有恢复者，系病由中脏腑向中经络转化，病势为顺；若神昏偏瘫诸症加重或有波动，在中风急性期最为多见，多由痰热内盛或正气不足而成，其病势发展尚属顺境。如见呃逆频频，或突然神昏，四肢抽搐不已，或腹背灼热而四肢逆冷，或呕血便血，均属变证，乃病势逆转。

【治疗原则】

中风病机为本虚标实。急性期虽有本虚之证，但以风阳、痰热、腑实、血瘀等“标实”之候为主。此时邪气盛，证偏实，依急则治其标的原则，故治无缓法，速去其邪病自安。治用平肝熄风、化痰通腑、活血通络、清热涤痰诸法。但泄热通腑勿使通泄过度，以防伤正。病至恢复期，多属本虚标实，且侧重在“本虚”，并于气虚与阴虚之中，以气虚为多见。按缓则治其本的原则，治以扶正为主，标本兼顾，平肝熄风，化痰祛瘀与滋养肝肾，益气养血并用。

【辨证论治】详见表2-1-5。

表2-1-5 中风辨证论治简表

分类	证型	主症	兼症	舌象	脉象	治法	方剂
中经络	络脉空虚 风痰入中	手足麻木，肌肤不仁 口眼㖞斜，偏身麻木	言语不利 肢体拘紧	苔薄白 或薄黄	浮弦 或弦细	祛风除痰 和营通络	大秦艽汤 或牵正散
	肝肾阴虚 风阳上扰	头晕目弦，腰酸腿软 半身不遂，言语蹇涩	少寐多梦 口渴尿黄	舌红 苔黄	弦细数 或弦滑	育阴潜阳 镇肝熄风	镇肝熄风汤
	风痰上扰 痰热腑实	口眼㖞斜，半身不遂 偏身麻木，痰涎壅盛	舌强语蹇 便秘发热	舌红苔 黄厚腻	弦滑或 弦滑数	清热化痰 通腑泄热	星蒌承气汤
中脏腑	阳闭	突然昏仆，不省人事 面赤身热，躁动不安	肢体抽动 气粗呃逆	舌红 苔黄腻	弦滑 有力	辛凉开窍 清肝熄风	先至宝丹或 安宫牛黄丸 继羚羊角汤
	阴闭	突然昏仆，不省人事 四肢欠温，静卧不烦	腹胀痰盛 面白唇暗	舌暗淡 苔白腻	沉滑 或缓	辛温开窍 豁痰熄风	先苏合香丸 继涤痰汤
	脱证	突然昏仆，不省人事 呼吸微弱，肢体软瘫	舌卷囊缩 汗出不止	舌痿	脉微 欲绝	益气回阳 扶正固脱	参附汤 合生脉散
后遗症	气虚血瘀 经脉阻滞	肢软无力，偏枯不用 肢体麻木，口眼㖞斜	气短自汗 语言不利	舌淡暗 或瘀斑	细涩 无力	益气活血 通经活络	补阳还五汤
	阴虚阳亢 脉络瘀阻	半身不遂，肢强拘挛 关节不利，头晕耳鸣	烦躁不安 言语欠利	舌红 苔黄	弦有力	平肝潜阳 熄风通络	镇肝熄风汤 或天麻钩藤饮
	风痰阻络 蒙蔽清窍	舌强语蹇，言语蹇涩 吞咽困难，痰多质稠	头晕头痛 肢体颤抖	舌暗红 苔腻	弦滑	祛风除痰 宣窍通络	解语丹
	肾虚精亏 清窍失养	舌瘖失语，腰膝酸软 心悸气短，全身无力	二便失禁 头昏眼花	舌瘦小 或舌卷	沉细	滋阴补肾 益精利窍	地黄饮子

【常用中成药】

临床可选用安宫牛黄丸、苏合香丸、牛黄清心丸、复方地龙胶囊、消栓再造丸等。

小结

中风为临床常见病、多发病，因其急性期发病快、变化多、死亡率高，并常伴有半身不遂，言语不利等后遗症，甚或终生致残。其发病原因虽有多种，但其根本在于脏腑功能失调，阴阳偏胜。

中风的病机为本虚标实。在本多为肝肾不足、气血虚衰；在标多为风火相煽，痰浊壅盛，气机逆乱，瘀血闭阻。由于病位有浅深，病情有轻重，标本虚实也有先后缓急之差异，所以临床上多将中风分为中经络、中脏腑和后遗症三大类进行辨证论治，治疗重在标本兼顾。

临证依据有无神志障碍，辨证分为中脏腑和中经络。由病因之异分为外风入中和内风所伤两类，中经络为外风入中者多无先兆，可兼外感表现，治宜扶正祛邪，疏风解表，和营通络；内风所伤者多因肝风内动、痰热内扰，治宜镇肝熄风，化痰通络。中脏腑表现为神识昏蒙，但有闭脱之分。闭证依据痰火和痰湿的不同分为阳闭和阴闭，二者各具特点。在治疗上，阳闭宜辛凉开窍，清肝熄风；阴闭则宜辛温开窍，除痰熄风。脱证乃因元气衰微，阴阳即将离决，治宜急救，以益气回阳固脱为先。

中风急性期后，经适当调理常可逐渐康复，对半身不遂等后遗症患者，应积极治疗。如属气虚血瘀，经脉不通，当以益气活血通络为主；属肝阳亢盛，瘀阻脉络者，治以平肝潜阳，熄风通络。语言不利，有风痰阻络，肾虚精亏的不同，当祛风除痰或补肾填精。中风易复发，预防调理甚为重要，应注意在出现先兆症状时积极治疗，防止中风再发生。

思考题

中篇第1章第四节思考题参考答案

1．中风病的中经络与中脏腑如何鉴别？

2．简述中风病位浅深和病情轻重的辨证要点。

3．中风闭证与脱证的辨证要点是什么？

4．中风后遗症如何辨证论治？

5．医案分析：卢某，男，58岁。主诉：右侧半身不遂3天。现病史：患者平素头晕头痛，3天前起床后突感右侧半身不遂，无缓解，今来就诊。刻下症：右侧半身不遂，口眼㖞斜，言语謇涩，耳鸣目眩，腰膝酸软。舌红，苔黄，脉细数。请问该患者属何病证？辨证属哪一证型？治法和代表方剂是什么？

（黄小波　王宁群）

第五节　眩　晕

中篇第1章眩晕

【概述】

眩晕是目眩与头晕的统称，目眩是指眼花或眼前发黑，视物模糊；头晕是指感觉自身或周围景物旋转，站立不稳。二者常同时并见，故称之眩晕。轻者闭目即止，重者如坐车船，甚至不能站稳，或兼见恶心、呕吐、汗出、昏倒等症。

眩晕病机较复杂，但归纳起来不外风、火、痰、虚、瘀五个方面，其可单独致病，亦可二者、三者共同发病。《证治汇补・眩晕》云："以肝上连目系而应于风，故眩为肝风，然也有因火、因痰、因虚、因暑、因湿者。"

眩晕常见于西医耳源性眩晕、脑性眩晕，以及高血压、低血压、贫血、自主神经功能紊乱等，凡以眩晕为主要表现者，均可参考本证辨证论治。

【病因病机】详见图 2-1-5。

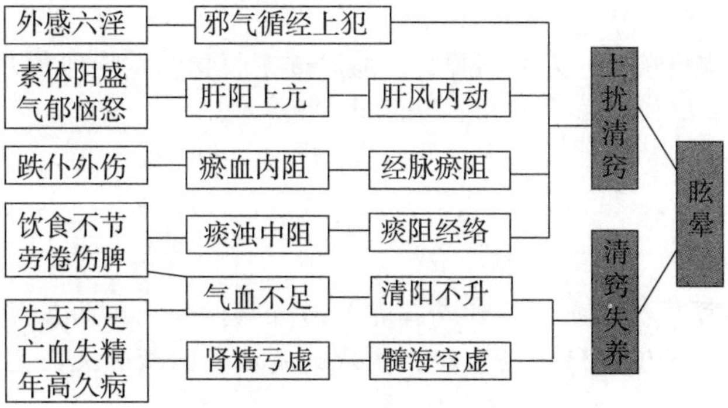

图 2-1-5　眩晕病因病机示意图

【辨证要点】

1．辨内伤病位　内伤多以肝、肾、脾胃损伤为主，肝伤则阴血衰少，阴不潜阳，虚阳上扰；或肝郁化火，风火相煽，肝阳上亢；肾伤则元精亏虚，髓海不足；脾胃伤则运化无权，化源乏竭，气血两虚，清窍失养。内伤虽以虚为主，但亦兼有内生风、火、痰、瘀之变。

2．辨虚实　当从主症、兼症、舌脉合参。虚者多头脑空虚，头重脚轻，不能自主，多兼肝、肾、脾胃虚弱之症。实者多头脑昏蒙、胀痛，多兼表证、或痰浊、或瘀血，或肝火之症。若虚实夹杂者，则症状错杂，临证时当详辨。

3．辨标本缓急　眩晕多以正虚为本，邪实为标。邪实者，或风、或痰、或瘀、或火，若其邪盛明显时，当先祛邪为急；正虚者，或阴血衰少，或元精亏虚，或气血不足，若其正虚明显，而邪气不著时，治当扶正补虚缓图。

【治疗原则】

眩晕多属本虚标实之证，治疗须标本兼顾，或在标证缓解之后，即须考虑治本。临床以虚证及虚中夹实者多见，单纯实证较少。然急者多实，缓者多虚，或一法独进，或数法同治，随病情虚实而设。以平肝潜阳，补益气血，滋肾填精，健脾化痰，祛瘀通络为常用治法。

【辨证论治】详见表 2-1-6。

表2-1-6　眩晕辨证论治简表

证型	主症	兼症	舌象	脉象	治法	方剂
肝阳上亢	头胀而眩晕，烦劳加剧	头痛面赤 心烦少寐	舌红 苔黄	弦	平肝潜阳 清火熄风	天麻钩藤饮
气血不足	眩晕，劳倦易发或加重	面色无华 神疲乏力	舌淡 苔薄	细弱	健脾益气 养心补血	归脾汤
肾精亏虚	眩晕，神疲健忘	精神萎靡 腰膝酸软	舌嫩红或淡	沉细数或细弱	补肾填精 温阳补肾	左归丸或右归丸

续表

证型	主症	兼症	舌象	脉象	治法	方剂
痰浊中阻	眩晕，头昏蒙	脘闷纳呆 形肥肢困	舌淡 苔白腻	弦滑 或濡滑	健脾化湿 祛痰定眩	半夏白术天麻汤
瘀血阻络	眩晕，头痛，有头部外伤，或久治不愈	健忘失眠 面唇紫暗	舌紫暗 或瘀斑	弦涩 或细涩	祛瘀生新 活血通络	血府逐瘀汤

【常用中成药】

临床可选用天麻钩藤颗粒、人参归脾丸、血府逐瘀胶囊、六味地黄丸、金匮肾气丸、眩晕宁片等。

小结

眩晕的病因既可单一，亦可二者或三者共同致病。如气血两虚可致眩晕，但因气血两虚源于脾虚，脾虚多湿邪停滞而生痰，痰浊则是加重眩晕的又一主要病因。故临证时宜注意详辨。

眩晕临床多见五种证型，天麻钩藤饮治疗肝阳上亢证，方中天麻、钩藤、石决明、夜交藤平肝潜阳；归脾汤治疗气血不足证，方中当归、龙眼肉、人参、黄芪补血养心益气；左归丸补肾填精，右归丸温阳补肾；半夏白术天麻汤治疗痰浊中阻证，方中半夏、陈皮、白术、茯苓、天麻燥湿化痰熄风；血府逐瘀汤治疗瘀血阻络证，方中以当归、生地、桃仁、红花、赤芍、川芎活血化瘀为主药。

“眩晕乃中风之渐”。中年以上之人，若眩晕频发，缘于肝肾多虚，易于引动肝风，病情严重者可猝然晕倒，有发展成中风之可能，故应积极调治。

思考题

1．如何理解眩晕的病因病机？

2．眩晕的辨证要点有哪些？

3．眩晕各证型的主症、治法、代表方剂是什么？

4．医案分析：王某，男，42岁。主诉：头晕胀2天。现病史：2天前因恼怒出现头晕，头胀，持续至今，遂来就诊。刻下症：头晕，头胀，头痛，烦劳加剧，伴心烦少寐，多梦，口苦，面赤，大便秘结。舌红，苔黄，脉弦。请问该患者属何病证？辨证属哪一证型？治法和代表方剂是什么？

中篇第1章第五节思考题参考答案

（黄小波　张春燕）

第六节　头　痛

【概述】

中篇第1章头痛

头痛是以头部疼痛为主症的病证。外感、内伤均可引起，可有急慢之分，全头或局部之异。

头为“诸阳之会”“清阳之府”，又为髓海之所在，凡五脏精华之血，六腑清阳之气，皆上注于头，若气血充盈，阴阳升降有序，外无非时之感，则头爽而神慧。头痛之因多端，但不外乎外感与内伤。《类证治裁·头痛》云："头为天象，诸阳会焉，若六淫外侵，精华内痹，郁于空窍，清阳不运，其痛乃作。"其治疗，大抵外感头痛以疏风散邪为主；内伤头痛以平肝、清火、化痰、祛瘀、滋阴、养血、补气等法为主。

头痛常见于西医内、外、神经、精神、耳鼻喉等科多种疾病中，临床上以头痛为主要症状者，均可参考本证辨证论治。

【病因病机】详见图 2-1-6。

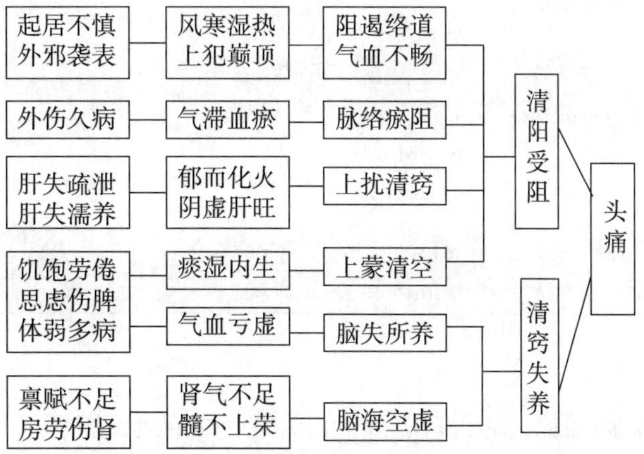

图 2-1-6　头痛病因病机示意图

【辨证要点】

1．辨外感与内伤　外感头痛常发病较急，病势较剧，多表现为掣痛、跳痛、灼痛、胀痛、闷痛等，疼痛持续，昼夜不止，每因感受外邪而发病或加重。而外感邪气须辨清属性，或风、或寒、或湿、或暑、或火等。内伤头痛常起病缓慢，痛势较缓，多表现为隐痛、空痛、昏痛等，疼痛间作，且劳则加剧。其性有虚有实，虚中夹实也不少见，应详察细辨。

2．辨头痛所属经脉　头为诸阳之会，手足三阳经脉皆循头面，厥阴经亦上会于巅顶。大抵太阳头痛，多在头后部，下连于项；阳明头痛，多在前额部及眉棱等处；少阳头痛，多在头之两侧，并连及耳部；厥阴头痛，则在巅顶部位，或连于目系。

【治疗原则】

外感头痛治宜祛风散邪为主，内伤头痛则根据标本虚实而论，虚者补之，实者泻之，虚实夹杂者当攻补兼施。临床常用祛风散寒，清热胜湿，平肝潜阳，补肾填精，健脾益气，益气补血，祛痰化浊，活血通络等治法。酌加引经、止痛之品。

【辨证论治】详见表 2-1-7。

表2-1-7　头痛辨证论治简表

证型	主症	兼症	舌象	脉象	治法	方剂
风寒凝滞	头痛连及项背，喜暖遇风寒尤剧	恶风畏寒 身痛无汗	苔薄白	浮紧	疏风散寒	川芎茶调散
风热上扰	头痛而胀 甚则头痛如裂	发热恶风 面红咽痛	舌红 苔黄	浮数	疏风清热	芎芷石膏汤
风湿阻遏	头痛而沉，遇阴雨天加重，多见偏头痛	肢体困倦 胸闷口黏	苔白腻	濡	祛风胜湿	羌活胜湿汤

续表

证型	主症	兼症	舌象	脉象	治法	方剂
肝阳上亢	头痛且胀 遇恼怒后加重	面红目赤 烦怒胁痛	尖边红 苔薄黄	弦滑 有力	平肝潜阳	天麻钩藤饮
肾虚精亏	头脑空痛，遇劳则重 眠后则轻	头晕耳鸣 腰膝酸软	舌嫩红 少苔	细无力	补肾填精	大补元煎
中气不足	头痛绵绵，劳累则重	面色萎黄 神倦乏力	舌淡胖 苔薄白	细弱 无力	健脾益气	顺气和中汤
血虚失养	头空痛，以眉棱骨处 为多，出血后痛甚	面色无华 心悸乏力	舌淡 苔薄白	细弱	养血补血	加味四物汤
痰浊蒙窍	头痛而昏蒙	胸闷纳呆 呕吐痰涎	苔白腻	滑或濡滑	祛痰化浊	半夏白术天麻汤
瘀血阻络	头痛经久不愈，痛处 固定如针刺，或外伤	面色晦暗 神情呆滞	舌紫暗 或瘀斑	细或涩	活血通络	通窍活血汤

【常用中成药】

临床可选用川芎茶调颗粒、通天口服液、正天丸、血府逐瘀胶囊、养血清脑颗粒等。

小结

头痛为临床常见病证。病因不离外感、内伤两途，辨证的关键应分清外感、内伤，辨别虚实。外感头痛，一般以风邪致病为主，但多有风寒、风热、风湿相夹。内伤头痛，多因脏腑气血功能失调，与肝、脾、肾关系最为密切。外感头痛多实证；内伤头痛以虚证多见，但也有实证或虚中夹实证。对于头痛的治疗，外感头痛以祛风散邪为主，根据兼夹，随证加减。内伤头痛，以调和脏腑功能为主，虚则补之，实则泻之。如肝阳上亢当以平肝潜阳，痰浊蒙窍当以祛痰化浊，瘀血阻络当以活血化瘀；虚实夹杂则攻补兼施。由于头痛病情复杂多变，因此，必须分清主次，结合病因病机、证候特点进行辨证论治。

此外，按头痛部位参照经络循行路线，酌情选加引经药，可使药达病所，增强疗效。如太阳头痛选用羌活、蔓荆子、川芎；阳明头痛选用葛根、白芷；少阳头痛选用柴胡、川芎、黄芩；厥阴头痛选用吴萸、藁本；全头痛选用羌活、防风等。

临床忌头痛医头，只重视止痛药物的堆砌，而忽略整体辨证。除药物治疗以外，还可以根据病情，配合针灸、推拿等外治法，以提高疗效。

思考题

中篇第1章第六节思考题参考答案

1．外感头痛与内伤头痛的发病机制有何异同？

2．头痛的辨证要点及其治疗原则是什么？

3．如何选用治疗头痛的引经药？

4．医案分析：赵某，男，46岁。主诉：头痛1月余。现病史：一个月前因冒雨外出而致头痛，其状如裹，纳呆胸闷，持续不缓解，遂来就医。刻下症：头痛如裹，昏蒙，头沉，肢体困重，胸脘满闷，纳呆，呕吐痰涎。舌淡红，苔白腻，脉濡滑。请问该患者属何病证？辨证属哪一证型？治法和代表方剂是什么？

（黄小波　王明越）

心脑系病证研究进展

中医学认为：心主血脉，心主神明。《素问·痿论》曰：“心主身之血脉”，《灵枢·邪客》曰：“心者，五脏六腑之大主也，精神之所舍也”。心的生理功能不仅包括心、血、脉在内的完整的循环系统，还包括主宰精神、意识和思维活动。虽然后世认识到精神、神志、思维依附于大脑，但这并不悖于传统中医的认识。中医学的“心”是一个广义的整体概念，不可完全用现代解剖学的观点来对照解释。脑主精神活动，主感觉功能。《素问·脉要精微论》云：“头者，精明之府”，《灵枢·口问》曰：“上气不足，则脑为之不满，耳为之苦鸣，头为之倾，目为之眩”。脑的生理功能包括了思维意识和情志活动，以及视、听、嗅等感觉功能。藏象学说将脑的生理功能分属于五脏而统归于心。

中医心脑系疾病，主要包括“心悸”“胸痹”“心痛”“不寐”“多寐”“百合病”“脏躁”“瘀证”等心系病证，以及“眩晕”“头痛”“中风”“耳鸣”“健忘”“痴呆”“昏迷”“癫痫”“狂证”“厥证”“颤证”“痿证”“痉证”“麻木”等脑系病证。

一、临床与实验研究

中医理论认为人体是一个有机的整体。脾胃为后天之本，水谷之海，气血生化之源，气机升降之枢纽。

路志正精于脾胃学说，从整体观念出发，运用脏腑相关理论认为脾胃失调是胸痹发病的重要基础病机。脾胃生化不足，气血亏虚致心脉失养；脾胃运化失常，膏浊痰湿致心脉壅塞；脾胃升降不利，气机郁滞致心脉痹阻。治以益气健脾、补益宗气、运脾化浊、疏肝理脾、温补脾肾等法，为治疗胸痹开辟新的诊疗思路。

张伯礼认为心悸（窦性心动过缓）病位在心，与脾、肾等脏腑密切相关。心主血脉，若心阳不足，鼓动无力，则血运不畅，导致脉迟缓。肾阳为诸阳之本，对人体各个脏腑的生理活动起着温煦、推动的作用，肾阳不足则上不能温振心阳，中不能温煦脾阳。脾阳虚衰，脾失健运，则湿聚痰阻，气血瘀滞，气血生化乏源，则心肾阳气越虚。以气血阴阳亏虚为本，以气滞、血瘀、寒湿、痰浊为标。治法方药每案不同，折射出临床思维的特点。

伍炳彩认为不寐由脏腑功能紊乱，气血失和，阴阳失调，阳不入阴而发病。邪客少阳三焦，少阳枢机失常，则气津运行输布为之不利，脏腑为之失调，阴阳为之失和，形成痰湿，阻碍阳气，阳气夜不能入于阴，阴不潜阳，则目不能瞑。故从少阳论治“不寐”。强调治疗重在调整脏腑气血阴阳的平衡。

脑动脉硬化症是指脑动脉粥样硬化、小动脉硬化、玻璃样变等动脉壁变性引起的非急性、弥漫性脑组织改变和神经功能障碍。中医古籍文献虽无脑动脉硬化症的病名，但根据其临床表现，多归属于“眩晕”“头痛”“不寐”“多寐”“脑鸣”“健忘”“目眩”“痴证”等范畴。

黄小波团队结合临床实际将脑动脉硬化症辨证分为肾精不足、脑髓空虚，气血亏虚、脑失所养，瘀血阻滞、脑络不畅，痰湿内停、蒙蔽清阳，气机郁滞、阻遏清阳，阴虚阳亢、风火上扰六个证型，并确立了以“补虚祛损”为原则的治疗方法。采用补髓益智、活血化痰立法组方的脑康Ⅱ号治疗脑梗死后无痴呆型血管性认知障碍，结果显示脑康Ⅱ号治疗组 NIHSS 评分和 MoCA 评分的改善均优于西药对照组，主要表现在视空间和执行功能、注意力、计算力、延迟回忆、定向力等方面（$P < 0.05$）。在特异性生存质量量表“卒中影响量表（SIS）”中体力、日常活动能力、行动能力、社会参与等维度的改善方面，脑康Ⅱ号治疗组均优于西药对照组（$P < 0.05$，$P < 0.01$）。脑康Ⅱ号联合茴拉西坦治疗组对脑梗死后无痴呆型血管性认知障碍患者中医证候积分，记忆力、定向力、判断力和解决问题能力的认知功能改善率均优于单纯茴拉

西坦对照组（$P < 0.05$），表明脑康Ⅱ号联合茴拉西坦治疗脑梗死后非痴呆型血管性认知障碍患者具有增效作用。

另外，观察中药脑康Ⅱ号对脑缺血大鼠空间学习记忆功能及海马神经发生的影响，结果显示，脑康Ⅱ号小、中、大剂量组大鼠逃避潜伏期和搜索距离均较模型组明显缩短（$P < 0.05$），免疫荧光与免疫组化结果显示，模型组海马齿状回 BrdU 阳性细胞数、Nestin 阳性细胞数多于对照组和假手术组（$P < 0.05$）；脑康Ⅱ号中、大剂量组 BrdU 阳性细胞数和 Nestin 阳性细胞数较模型组明显增多（$P < 0.05$）。模型组中 LC-3 Ⅱ和 Beclin-1 表达较对照组和假手术组明显升高（$P < 0.01$）；脑康Ⅱ号中、大剂量组 LC-3 Ⅱ的表达明显低于模型组（$P < 0.01$），表明中、大剂量的脑康Ⅱ号能改善脑缺血大鼠的认知功能，促进海马齿状回神经发生，抑制自噬性细胞死亡。

张运成功建立了斑块易损、出血和破裂的动物模型，进行了中药通心络稳定动脉粥样硬化（AS）斑块的量效关系和分子机制研究，发现该药可剂量依赖性地降低实验兔血清 LDL-C 水平、抑制炎症和减轻氧化应激，显著降低易损斑块的破裂率，从而起到稳定斑块的作用，并与大剂量辛伐他汀相似。

二、理论创新与新假说

心脑血管病是目前我国居民的第一位死因，发病呈现明显的持续上升和年轻化趋势，已成为本领域研究的热点和难点。

王永炎在传统的中风发病理论基础上，提出“毒损脑络”病机假说，认为中风发病是由于毒邪损伤脑络，络脉破损，或络脉拘挛瘀闭，气血渗灌失常，致脑神失养、神机失守，形成神昏闭厥、半身不遂的病理状态。以解毒通络法指导临床，为中医药防治中风病提供了新思路。

陈可冀提出“瘀毒致变”引发急性心血管事件的假说，建立心血管血栓性疾病“瘀毒”病因学说，认为血瘀是贯穿于冠心病发展过程的中心环节，若瘀久化热、酿生毒邪，或从化为毒，则可致瘀毒内蕴，故采用活血解毒法治疗心血管疾病。

颜德馨运用中医气血学说诊治心脑血管病，认为气血失衡是众多心脑血管病的基本病机，建立气血论治心脑血管病体系，以调气活血法作为基本治法。

吴以岭认为络病是广泛存在于多种内伤疑难杂病和外感重症中的病机状态，中医络病学说对心脑血管的治疗具有重要的指导意义。将“营卫承制调平”应用于心律失常研究，提出“整合调节—心律失常药物干预新策略”，实现由“抗律”到“调律”的思维转变，借鉴叶天士“络虚通补”的用药经验，提出“温清补通”的治法。

黄小波团队崇尚中医经典，以中医学理论为指导，结合临床与基础研究结果，提出脑病的“脑络衰损”病机假说，并对其内涵、理论和实践依据及其意义进行全面探讨，重视补肾活血化痰法在脑病中的运用。

（黄小波　陈玉静）

第2章 肝胆系病证

第一节　郁　证

【概述】

郁证是由情志不舒、气机郁滞所致，以心情抑郁、情绪不宁、胸闷胁胀、或易怒欲哭、或咽中如有异物梗阻等为主要临床表现的一类病证。

郁证的病位主要在肝，涉及心、脾、肾三脏，其常见的致病原因是情志内伤，肝气郁结，逐渐引起五脏气机不和与气血失调所致。情志因素是否造成郁病，除与精神刺激强度有关外，也与机体本身状况有密切关系。体质素虚或肝气易结之人，或忧思恼怒，或善愁悲哀，或所愿不遂，使气机不得舒展，渐致脏腑气血阴阳失调而成郁证。《杂病源流犀烛·诸郁源流》谓："诸郁，脏气病也，其原本于思虑过深，更兼脏气弱。"其病机特点是初起七情所伤，肝失条达，气失疏泄而成气郁，病性属实为气病；气郁日久化火，便成火郁；由气及血可成血郁；气滞湿阻，聚而成痰可成痰郁；气滞水气不行，湿气停留可成湿郁；气滞痰湿不化，或肝郁乘脾，致脾胃失运，不能消磨水谷，食积难消可成食郁；此六郁互为因果又相互兼夹。久病则致脏气受损，气血失调，导致肝阴亏虚、心阴亏虚、心脾两虚和心神失养等虚证。

本证常见于西医的自主神经功能紊乱、焦虑症、抑郁症、更年期综合征、反应性精神病等。凡出现郁证的临床表现，均可参考本证辨证论治。

【病因病机】详见图 2-2-1。

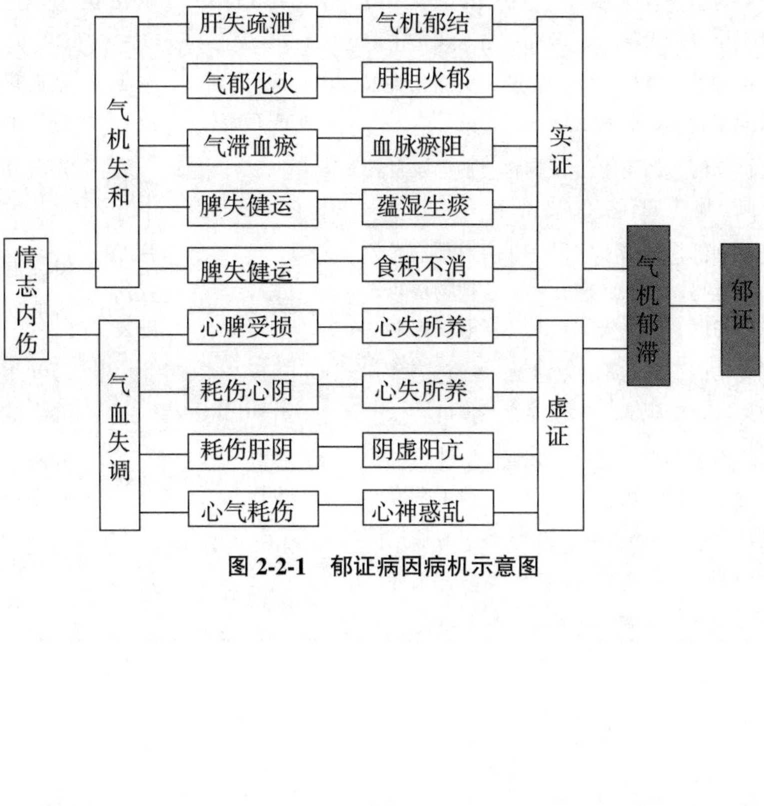

图 2-2-1　郁证病因病机示意图

中篇第 2 章郁证

【辨证要点】

1．以证候特征定病名 凡因情志内伤致心情抑郁，情绪不宁而多变、胸闷胁胀为主要症状的疾病均可诊为郁证。

2．以兼症证候审病位 精神抑郁不畅，喜太息，胸胁满闷为肝气郁结证，病位在肝。性情急躁易怒，目赤头痛，口苦吞酸为肝郁化火证，病位在肝胆。胸胁胀闷刺痛，舌质紫暗或有瘀斑为气滞血瘀证，病位在气血。胸部闷塞，咽中如有物梗阻，苔白腻为气滞痰郁证，病位在肝脾。多思善虑，面色无华，惊悸失眠为心脾两虚证，病位在心脾。悲忧善哭，神志恍惚为忧郁伤神证，此为心失所养，神失所藏，心神惑乱所致，是心脾两虚较甚之证。心悸健忘，五心烦热为心阴亏虚证，病位在心。精神抑郁，情绪不宁，目干失眠，头晕耳鸣为肝阴亏虚证，病位在肝肾。

3．以脉象辨虚实 郁证多见弦脉或沉脉。脉弦为肝气郁结，脉弦滑多夹痰浊，脉弦大或弦数为肝郁化火，脉沉涩为瘀血阻络，脉弦细为肝阴亏虚，脉沉细缓为气血两虚，脉细滑或数为心阴不足。

【治疗原则】

郁证的基本病机是气机郁滞，其基本治疗原则是理气开郁。肝主疏泄，调畅情志，故郁证的治疗首先从舒肝理气解郁入手。根据病机变化，初病因气滞而兼有化火、血瘀、湿滞、痰聚、食积者，多属实证，在理气的同时应兼施降火、活血、除湿、化痰、消食之法。久病由气及血，由实转虚，而见久郁伤神，心脾俱亏，阴虚火旺等虚证，治疗以补益心脾，滋养肾阴之法。郁证除药物治疗外，也要重视心理疏导、精神调理。

【辨证论治】详见表 2-2-1。

表2-2-1 郁证辨证论治简表

证型	主症	兼症	舌象	脉象	治法	方剂
肝气郁结	精神抑郁不畅，情绪不宁，胸胁胀痛，痛处不定	脘闷嗳气，不思饮食	舌苔薄白	弦或弦滑	舒肝理气解郁畅中	柴胡舒肝散
肝郁化火	精神抑郁，情绪不宁，急躁易怒，胸闷胁痛，口干口苦，失眠	目赤头痛，吞酸嘈杂，大便干结	舌红苔黄	弦数	理气解郁清泻肝火	丹栀逍遥散
气滞血瘀	精神抑郁，情绪不宁，胸胁胀闷或刺痛，痛有定处	头痛，失眠，健忘	舌质紫暗或有瘀斑	弦或涩	活血化瘀理气解郁	血府逐瘀汤
气滞痰郁	精神抑郁，情绪不宁，胸胁闷胀，咽中如有物梗阻	咽部及食管异物感	苔白腻	弦滑	理气开郁化痰散结	半夏厚朴汤
肝阴亏虚	精神抑郁，情绪不宁，头晕耳鸣，或头胀痛、急躁易怒，口干失眠	目干畏光，视物昏花，筋惕肉瞤	舌红苔少	弦细或弦细数	补益肝肾养心安神	杞菊地黄丸
心脾两虚	多思善虑，情绪不宁，头晕神疲，心悸胆怯、少寐健忘	面色无华，食欲不振	舌质淡苔薄白	细弱	补益气血养心健脾	归脾汤
心阴亏虚	情绪不宁，心悸健忘，失眠多梦，五心烦热	盗汗，口干咽燥	舌红少津	细数	养阴除烦补心安神	天王补心丹
心神失养	精神忧郁，神志恍惚，烦躁不宁，悲忧善哭，喜怒无常，失眠	多疑易惊，时时欠伸	舌质淡苔薄白	弦细	甘润缓急养心安神	甘麦大枣汤

【常用中成药】

临床可选用舒肝丸、天王补心丸等。

小结

郁证是因情志所伤致气机郁滞而产生的病证，常见于中青年女性，多数患者具有悲哀、忧愁、恐惧、焦虑等情志内伤病史。郁证的病变部位主要在肝，涉及心、脾、肾。气机失调是郁证发病的关键，肝气郁结是郁证的主要病机，正如《丹溪心法·六郁》载："气血冲和，万病不生，一有怫郁，诸病生焉。故人身诸病，多生于郁。"其辨证要点是气滞、火郁、血瘀、痰结所见的实证和心脾两虚、肝阴虚、心阴虚、心神失养等虚证。心情抑郁、情绪不宁、胸闷胁胀是各型郁证的共同特征，当出现不同的兼夹或虚实转变时，则表现不同的证候。

郁证的基本病机是肝气郁结，因此，其基本治疗原则是理气开郁。《素问·六元正纪大论》曰："木郁达之，火郁发之，土郁夺之，金郁泄之，水郁折之。"此所论五气之郁的治则，对郁证的治疗有着重要的指导意义，尤以"木郁达之"更为临床医家所推崇。因此，对实证的治疗常在理气的同时，根据临床实际施以降火、活血、除湿、化痰、消食等法；对虚证则分别以滋养肝肾、养心、健脾等治疗。

思考题

1．如何理解气机失调是郁证发病的关键？

2．郁证的辨证要点和治疗原则是什么？

3．郁证的虚实证候在临床上有何不同？

4．医案分析：张某，女性，61 岁，家庭妇女，因"情绪低落反复半年"就诊。患者素操劳家事，半年前因父亲重病、家事纷争后出现情绪低落、困倦、睡眠易醒多梦，并每遇情绪不舒即发作头晕头痛、卧床不敢站立，至痛哭流泪后方缓解，近来一日一发而就诊。就诊时，言语多，喜太息，问诊间即哭泣数次，饮食、口味、二便尚可，面色发青，舌质瘀暗，苔薄少，脉弦涩，尤以左关脉为甚。请问该患者属何病证？辨证属哪一证型？治法和代表方剂是什么？

中篇第 2 章第一节思考题参考答案

（陈泽雄　孙保国　李文泉）

第二节　胁　痛

【概述】

胁痛是以一侧或两侧胁肋疼痛为主要表现的病证。

胁痛的病因，《景岳全书》将其分为外感与内伤两大类，并指出以内伤者居多（本节所述为内伤胁痛，主要与肝胆疾病有关）。

中篇第 2 章胁痛

中医学认为：肝经位于胁部，胆附于肝。胆与肝相表里。《金匮翼·胁痛统论》曰："肝郁胁痛者，悲哀恼怒郁伤肝气。"肝的疏泄功能对气机调畅起着重要的调节作用。湿热内阻、气滞、血瘀，使气机郁结不畅，或阴血不足，络脉失养，导致"不通则痛""不荣则痛"。其中，肝胆疏泄失调，气机不畅是胁痛的主要病机。胁痛的病位主要在肝胆。胁痛辨证应分清虚实，辨别病变在气或在血，并注意虚实转换或虚实夹杂。疏通肝胆气机是治疗胁痛的基本原则，治疗上实证多采用理气祛邪以疏通，虚证则滋养不足以荣通。

本证常见于西医病毒性肝炎、胆囊炎、胆石症、肝囊肿、肝癌等。凡出现胁痛为主要临床表现的，均可参考本证辨证论治。

【病因病机】详见图 2-2-2。

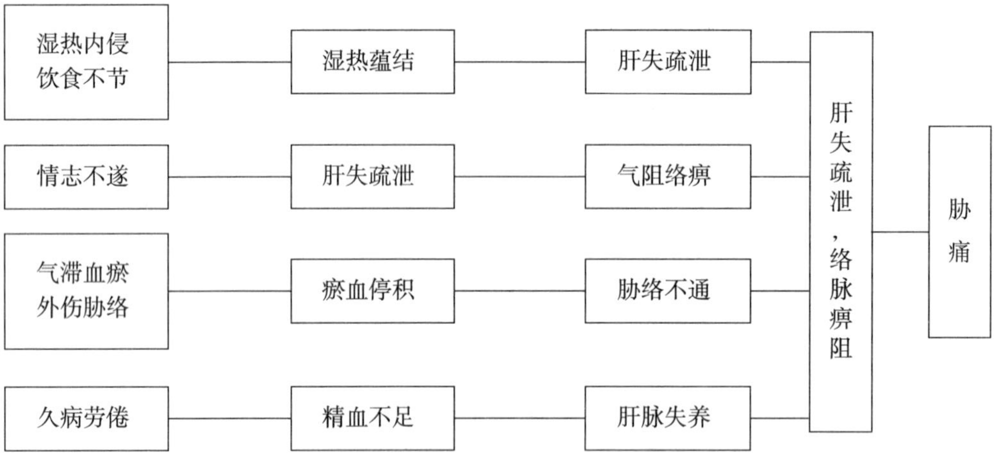

图 2-2-2 胁痛病因病机示意图

【辨证要点】

1. 辨病因 起病急，病程短，伴黄疸或恶寒发热的，多为外感湿热病邪所致；起病缓，病程长，无恶寒发热，多为内伤引起。

2. 辨气血虚实 新病或突发病，情绪变化后痛甚，刺痛拒按者多属实；久病不愈，隐痛绵绵不绝，按之则减者多属虚。胁痛剧烈，伴口苦、身黄、尿黄者，多属湿热。痛伴胀满，痛无定处，病在气分；痛有定处，如针刺刀割，病在血分。同时，还要注意虚实转化或虚实夹杂。

【治疗原则】

中医对痛证病机认识有“不通则痛”“不荣则痛”之说，因此，胁痛的治疗需审证求因，相应采用疏肝理气、活血通络、清热祛湿、滋养肝肾、养肝柔肝之不同治法。若临证出现虚实转化或虚实夹杂之变化，治疗方法也须随之灵活变化。其中，理气活血为胁痛治疗的基本原则。同时，调摄精神亦有益于胁痛的治疗和康复。

【辨证论治】详见表 2-2-2。

表2-2-2 胁痛辨证论治简表

证型		主症	兼症	舌象脉象	治 法	方剂
实证	肝气郁滞	胁肋胀痛，走窜不定，疼痛随情志变化增减	胸闷不舒，饮食减少，嗳气频作	舌苔薄白 脉弦	疏肝理气	柴胡疏肝散
	瘀阻肝络	胁肋刺痛，痛有定处，疼痛拒按，入夜加剧	胁肋下或见癥块	舌紫暗或有瘀斑，脉沉涩	理气活血 祛瘀通络	旋覆花汤或复元活血汤
	肝胆湿热	胁肋胀满，目黄身黄，小便黄赤	胸闷，纳呆，恶心，呕吐	苔黄腻 脉弦滑数	清热利湿 疏肝理气	龙胆泻肝汤
虚证	肝阴亏虚	胁肋隐痛，绵绵不绝，遇劳加重	头晕目眩，心中烦热，口干咽燥	舌红少苔 脉弦细数	养阴柔肝 疏肝	一贯煎

【常用中成药】

临床可选用舒肝丸、龙胆泻肝丸等。

小结

胁痛是临床常见病证，主要与肝胆疾病有关，以胁肋疼痛为主要特征。胁痛病因较多，肝胆气机失调导致气滞血瘀，气血运行不畅，引起不通则痛；或肝脉失养，不荣则痛。其中气滞血瘀、肝胆湿热为实证，肝络失养为虚证。

胁痛辨证首先要分清虚实，审病变在气在血。结合兼症特点是辨证论治的关键。

胁痛治疗以行气活血、养阴疏肝为原则，具体治法需结合病因、病机特点采取相应措施。肝气郁结宜舒肝理气，瘀血停积当理气活血、祛瘀通络，肝胆湿热需清热利湿、疏肝理气，肝阴不足予养阴柔肝疏肝。通过消除病因，疏通肝胆气机，达到气血调和，胁痛自止的目的。

思考题

1．如何理解胁痛实证与虚证的发病机制？

2．胁痛主要辨证分型有哪些？

3．胁痛基本治疗原则及各型治疗方法是什么？

4．胁痛各型常用方剂有哪些？

5．医案分析：陈某，女，49岁，因“反复右胁肋胀痛2月余”就诊。患者2个月前因饮食不洁，呕吐腹泻后出现反复右胁肋胀痛，放射至右肩胛骨内侧，餐后胀痛加重，心烦易怒，大便溏结不调，口干口苦，无恶心呕吐，无发热。舌红苔黄腻，脉弦数。查体：肝区叩痛(-)，墨菲征（+)。辅助检查：胃镜提示慢性胃炎，肝胆彩超未见异常。肝功能、血常规正常。请问该患者属何病证？辨证属哪一证型？治法和代表方剂是什么？

中篇第2章第二节思考题参考答案

（陈泽雄　孙保国　高云凤　唐　方）

第三节　黄　疸

【概述】

黄疸是以目黄、身黄、小便黄为主要临床表现的病证。

因疸与瘅通，黄疸亦称黄瘅。若具有流行性、传染性之黄疸，则称为“瘟黄”。《杂病源流犀烛·诸疸源流》篇已认识到某些黄疸病的传染性及严重性，指出：“又有天行疫疠，以致发黄者，俗谓之瘟黄，杀人最急。”宋代《伤寒微旨论·阴黄证篇》首次提出阴黄、阳黄概念。《临证指南医案·疸》篇从病因病机上明确指出了阳黄、阴黄的产生与体质从属的关系。《卫生宝鉴·发黄》篇则进一步将阳黄和阴黄的辨证论治系统化。

中篇第2章黄疸

中医学认为：肝胆相连，肝和胆又有经脉相互络属，互为表里。胆汁的排泄有赖于肝的疏泄功能控制和调节。《金匮要略·发黄疸病脉证并治》篇指出“黄家所得，从湿得之。”《四圣心源》对黄疸病因病机则有进一步发挥，认为黄疸“其病起于湿土，而成于风木。”《诸病源候论·黄疸诸候》云：“凡诸疸病，皆由饮食过度，醉酒劳伤，脾胃有瘀热所致。”强调饮食和内伤因素在黄疸发病中的作用。《景岳全书》明确提出黄疸的发生是“胆液泄”所致。

因此，黄疸的病因多为湿邪、疫毒、气滞、血瘀、酒食等，其中尤以湿邪为主。湿浊郁阻，肝失疏泄，胆汁失约，溢于血脉，外渗肌肤是黄疸的主要病机。其病位在肝、胆、脾、胃。

本病常见于西医病毒性肝炎、肝硬化、胆石症、胆囊炎、钩端螺旋体病、肝、胆肿瘤等病。凡出现以黄疸为主要临床表现的病症，均可参考本证辨证论治。

【病因病机】详见图 2-2-3。

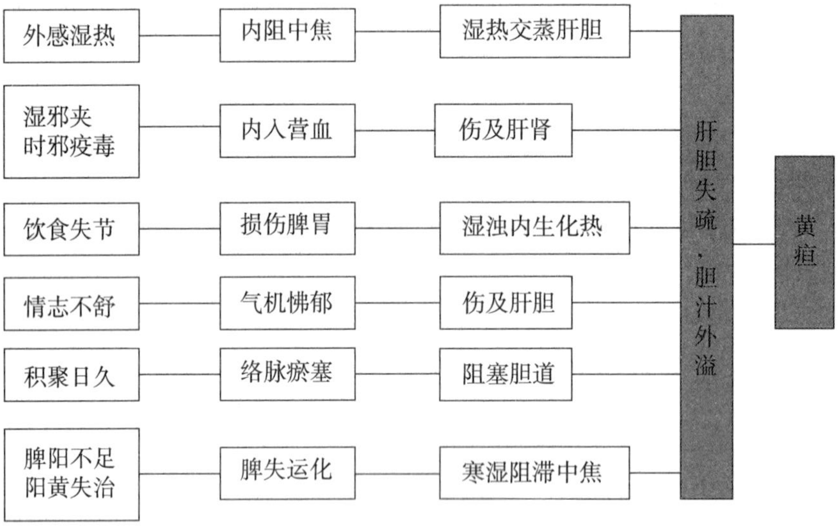

图 2-2-3 黄疸病因病机示意图

【辨证要点】

黄疸的临床特点中，目黄是最重要的临床表现，最具诊断价值。通过四诊详细询问黄疸发病时间与临床特点，是辨别黄疸病证属阳黄或阴黄、审明病变过程属气分或血分、判断疾病转归的关键。

1．辨别黄疸性质

（1）从发病时间及病程长短进行辨别。阳黄起病速，病程短；阴黄起病缓，病程长；急黄起病急骤，临床变化迅速。

（2）从黄疸的色泽及临床症状进行辨别。阳黄黄色鲜明，属热证实证；阴黄黄色晦暗或黧黑，属虚证或寒证；急黄为阳黄之重证，身黄如金，多属虚实错综、寒热夹杂之证。

2．辨别黄疸病势轻重 通过观察黄疸的色泽变化，来判断黄疸病证的转归。如黄疸逐渐加深，提示病势加重；黄疸逐渐变浅淡，表明病情好转。黄疸色泽鲜明，神清气爽，为顺证，病轻；黄疸颜色晦滞，烦躁不定，为逆证，病重。

【治疗原则】

由于湿邪是黄疸发病的关键因素，遵《金匮要略》“诸病黄家，但利其小便”之古训，治疗黄疸，应重在通利小便，使其湿热之邪或寒湿之邪下行得泄。除此之外，阳黄应清热解毒，同时分清湿重或热重，配除湿或通腑之治法。阴黄当温化，同时辨明血瘀或血虚，配以疏肝活血或益气养血之治法。急黄为阳黄重证，为热毒内陷心营，当清热解毒，凉血滋阴，必要时配清心开窍，透邪醒神等治法。

【辨证论治】详见表 2-2-3。

表2-2-3　黄疸辨证论治简表

证型		主症 目身黄 小便黄	兼症	舌象脉象	治法	方剂
阳黄	湿热兼表	色黄鲜明	恶寒发热，头重身痛 疲倦乏力，脘闷不饥	舌苔薄黄腻 脉浮数或浮弦	清热解表 祛湿	麻黄连翘赤小豆汤 合甘露消毒丹
	热重于湿	色黄鲜明	发热口渴，心烦欲呕 脘腹胀满，大便秘结	舌苔黄腻或黄糙 脉弦数或滑数	清热利湿 通腑退黄	茵陈蒿汤
	湿重于热	色黄， 不光亮	身热不扬，头重身困 胸脘痞满，纳呆恶心 便稀不爽	舌苔厚腻 脉濡数或弦滑	利湿化浊 清热退黄	茵陈五苓散加味
	肝胆郁热	色黄鲜明 胁痛引背	寒热往来，口苦， 恶心呕吐，便秘	舌红苔黄厚 脉弦数或滑数	疏肝利胆 清热退黄	大柴胡汤
急黄	热毒炽盛	迅速发黄 其色如金 高热烦渴	胁痛腹满，神昏谵语， 或衄血、肌肤瘀斑， 或呕吐，大便干结	舌红绛苔黄燥 脉弦滑或洪大	清热解毒 凉血开窍	犀角散 安宫牛黄丸
阴黄	寒湿阻遏	黄色晦暗 或如烟熏	脘闷腹胀，食欲减退 神疲乏力，大便溏薄	舌淡苔白腻 脉濡或沉迟	健脾和胃 温化寒湿	茵陈术附汤
	肝郁血瘀	黄色晦暗 面色黧黑	胁肋有癥块，腹肋疼痛 皮肤见赤纹丝缕	舌紫暗或瘀斑 脉弦涩或细涩	活血通瘀 疏肝退黄	鳖甲煎丸

【常用中成药】

临床可选用西黄丸、龙胆泻肝丸、安宫牛黄丸等。

小结

黄疸是以目黄、身黄、小便黄为主要临床特征的病证，其中目黄是黄疸疾病最具诊断价值的临床表现。黄疸之因，多与湿邪有关。湿从热化则为阳黄，湿从寒化则为阴黄，湿夹热毒易为急黄。黄疸最基本的病机为湿阻中焦，气机失调，胆汁外溢。其辨证要领在于辨清证候性质与湿热之偏胜。治疗上以通利小便为基本大法。阳黄当清热解毒，并分清湿重或热重，配以除湿或通腑之法。阴黄当温化，同时要辨明血瘀或气血虚，配以活血或补气血之法。急黄为阳黄重证，当清热解毒、凉血救阴，必要时根据临床特点适当配用清心开窍，透邪醒神等治法。在临证时还应注意病程的阶段性，以区别邪毒之浅深，湿与热的消长，阳黄与阴黄之间转化，而灵活采取相应的处理措施。同时，须注意饮食调理，做好预防工作，杜绝传染。

思考题

1．如何理解黄疸实证、虚证发病机制的异同?

2．黄疸的辨证分型有哪些？如何应用辨证要点实施辨证?

3．黄疸的基本治疗原则及各证型治疗方法是什么?

4．医案分析：张某，男，32 岁，因“巩膜皮肤发黄、尿黄进行性加重 7 天”就诊。患者 7 天前感觉疲倦，即出现巩膜黄染、全身皮肤色黄如金、尿黄，症状与体征进行性加重，纳

中篇第 2 章第三节思考题参考答案

差，腹胀不饥，口干口苦，大便干结，三天未解，神疲乏力。舌质红，苔黄厚腻，脉滑数。查体：巩膜、皮肤黄染，腹软，无压痛、反跳痛，肝区叩痛，无移动性浊音，无双下肢浮肿。检查：HBV-DNA 定量 3.56×10^{7}IU/L，HBsAg 1121 IU/ml，HBeAg 3506 IU/ ml，HBcAb 168 IU/ ml，丙氨酸氨基转移酶（ALT）1005 U/L，天冬氨酸氨基转移酶（AST）803 U/L，总胆红素（TBIL）530 μmol/L，直接胆红素（DBIL）300 μmol/L，AFP 7.8 μg/L，血常规、血氨及出凝血功能正常，腹部彩超见肝实质回声增粗，未见占位病变，脾不大。请问该患者属何病证？辨证属哪一证型？治法和代表方剂是什么？

（陈泽雄 孙保国 高云凤 唐 方）

肝胆系病证研究进展

肝脏疾病是我国的常见病，其中，慢性乙型病毒性肝炎在我国的发病率为 8% 左右，岭南地区的发病率更高，为 10% ～ 15%；丙型病毒性肝炎在我国的发病率为 0.8% 左右，其发病较为隐袭，对健康危害更为严重；76.7% 的肝硬化患者为 HBsAg 阳性；50% ～ 60% 的肝癌发生与 HBV 感染相关；我国的脂肪性肝病以非酒精性脂肪肝为主，是我国继慢乙肝后的第二大肝病；自身免疫性肝炎在我国的发病率约为 170/100 万，占慢性肝炎的 15% ～ 20%，17% 的自身免疫性肝炎患者 5 年内发展为肝硬化。因此，肝病仍是我国一种危害性极大、且占用不少社会医疗资源的慢性疾病。

近些年，我国在肝病领域基础和临床方面开展的中西医结合研究取得了不少令人瞩目的成果。中西医结合方法是我国慢性肝病防治的特色和优势，对我国乃至世界慢性肝病的防治有很大的推动作用。

一、中西医结合与慢性病毒性肝炎

1963 年至 1970 年乙肝相关抗原和乙肝病毒颗粒的发现，开启了乙肝病原学诊断的新纪元。如今，HBV-DNA 和乙肝五项检测已经从当时的定性检测发展为较精确的定量检测，成为临床乙肝诊治的常规检测项目，也是乙肝抗病毒治疗和疗效及预后判断的重要依据。

通过在宏观、微观方面进行的、大量的乙肝辨病与辨证相结合的临床和基础研究，揭示了乙肝的中医辨证分型论治规律，并形成了乙肝中西医结合诊治理论体系。HBV 感染和发病有着明显的地域和个体差异，“辨病－辨证－辨体”三位一体的乙肝中西医结合诊断体系的建立，对乙肝、无症状 HBV 携带者的中西医结合治疗和科学管理发挥了重要作用。

随着乙肝病原学诊断的发展及认识的深入，以干扰素和核苷（酸）类似物为主的抗病毒治疗进展迅速。治疗慢性乙肝从既往的抗炎保肝治疗过渡到近十多年的抗病毒治疗为主。一些研究显示，慢性乙肝在西医抗病毒治疗的基础上结合中医药治疗，对提高抗病毒疗效、减少干扰素副作用和核苷（酸）类物耐药、减慢抗病毒治疗停药后的复发等方面具有一定的正面作用。

尽可能实现抗病毒的理想效果或满意效果，以及稳定安全的长期停药，是乙肝治疗的方向。通过优化个体治疗方案、实施良好的治疗管理路经，是提高乙肝治疗效果、预防乙肝停药后复发的主要有效手段。个体差异是影响乙肝治疗效果的重要因素，中医“辨病－辨证－辨体”治疗模式和“治未病”思想，对改善患者体质、协同西药治疗有确切的疗效。

二、中西医结合与抗炎保肝

中药在抗炎保肝方面疗效确切，是中药治疗肝病的优势之一，为广大中西医工作者认可并于临床广泛使用。中医学从肝病的中医病因病机入手，开发的中药如五味子、甘草、茵栀黄、小柴胡、苦参素、丹参等制剂具有明显的抗炎保肝、降酶退黄作用。如甘草主要成分之一的甘草酸制剂，已成为现今临床一线抗炎保肝药物。现代药理研究表明，这些药物具有肝细胞膜保护、肝细胞解毒、阻断炎症信号等方面的多靶点作用。这些制剂的成功研发，已成为中西医从理论到实践结合的成功典范。

三、中西医结合与肝纤维化和肝硬化

以往认为，肝纤维化是不可治愈的，肝硬化是不可逆转的，肝穿刺病理检测是诊断肝纤维化和肝硬化的唯一可靠标准。而今，这些观念均已被撼动。抗病毒治疗后肝纤维化部分或全部逆转已经成为临床现实，肝弹性硬度检测设备的问世，使肝纤维化和肝硬化检测进入无创时代。在治疗上，西医还缺乏直接针对纤维化的有效药物。依据中医对“癥瘕”“积聚”宏观的病因病机理论，结合西医关于肝纤维化、肝硬化微观的病理变化特点，从而对肝纤维化的中医病机规律和中医辨治方法有了更系统、更科学的认识。大量严格的基础和临床试验研究结果证明，一些针对肝纤维化的复方中药在临床、病理学上能显著改善患者的肝纤维化和肝硬化程度，部分肝硬化患者甚至出现了逆转。这种临床疗效引起了西方肝病界对中药抗肝纤维化作用的兴趣和期望。

四、中西医结合与肝癌

中西医结合是肝癌治疗的重要手段，中医药在促进肝癌术后康复、预防肝癌术后复发、减轻介入和生物治疗副作用方面有较好的作用。癌症是一种病机复杂的疾病，中晚期肝癌患者正虚邪实、胶着难愈，需要综合治疗才可能取得确切的疗效。中医药采取扶助正气、以毒攻毒等方法治疗肝癌取得了一定的成就，如已上市的去甲斑蝥素、榄香烯乳注射液、康莱特、蟾素片、槐耳颗粒、慈丹胶囊等中药均有一定的抗肝癌临床疗效。肝癌患者在不同的阶段，辨病与辨证相结合运用中药治疗，对改善患者的症状、提高患者的生存质量、延长患者带瘤生存时间有一定的作用。

五、中西医结合与脂肪肝

脂肪肝已成为我国第二大肝病，其发病机制还不十分清楚，目前临床上缺乏特效的治疗药物。针对游离脂肪酸内源性合成增加、线粒体 β 氧化障碍、三酰甘油运转障碍、胰岛素抵抗、过氧化炎症激活等环节而采用的水飞蓟、多烯磷脂酰胆碱、还原型谷胱甘肽、硫普罗宁等药物，对肝病炎症有一定的治疗作用，但很难降低脂肪在肝中的蓄积。

中医学认为，脂肪肝的基本病机为脾失健运、痰瘀阻结，通过健脾助运、化痰散瘀治疗可以减轻脂肪肝病变。在目前西医无特效治疗药物的情况下，应尽快将有效的中医治法和方药纳入严格的临床试验，以获得中药治疗脂肪肝的循证医学证据，并在中西医理论的指导下进行相关机制研究。

六、中西医结合与自身免疫性肝炎

自身免疫性肝炎是一种肝自身免疫性疾病，男女发病比例约为 1 ∶ 4；多数患者起病隐匿，易发展为肝硬化或肝衰竭；部分患者可因病情稳定而自行缓解；部分患者可发生急性重型肝炎。目前西医推荐的治疗方案以糖皮质激素或 / 和硫唑嘌呤为主。对药物治疗失败、肝衰竭者，肝移植是其较为理想的挽救治疗方案。

中医药在调节免疫方面有一定的优势和经验积累，对自身免疫性肝炎的治疗，主要是在疏肝理气、活血祛瘀、清利湿热、凉血解毒等方法基础上配合调理脾胃、滋补肝肾等治法，或在辨证的基础上与西药结合。但目前以个案及临床报道居多，系统研究较少，未形成较为规范、统一的中医辨证分型及疗效评价体系。临床研究缺少大样本、随机对照、前瞻性研究。对自身免疫性肝炎的中医病因学、病机学、证候学等特点规律的认识还不全面，规范的中医或中西医结合治疗体系尚未形成。

七、展望

中医和现代医学对肝病的防治认识和方法各有优势，西医重局部而中医重整体。中西医结合肝病领域不论在理论上还是临床上均取得了重要的成果。通过现代医学手段获知的慢性肝病微观病理本质，对中医肝病的诊治产生了深刻的影响，而中医认识肝病的整体观、具有个体化治疗特色的辨证论治及具有多靶点作用途径的单味中药和复方中药，极大地丰富了西医认识肝病、治疗肝病的手段和内涵。中西医结合的互补性，拓展了医务工作者对肝病的认识，拓宽了肝病的防治手段，弥补了中医、西医各自的不足。加强中西医肝病领域相关人员的沟通，深化两者的深度结合，在认识上有所创新，在治疗上有所进取，从而促进肝病防治领域的新发展，进一步造福肝病患者。

（陈泽雄　孙保国）

第3章 脾胃系病证

第一节　呕　吐

中篇第 3 章呕吐

【概述】

呕吐是指邪气犯胃，胃失和降，气逆上冲引起的经口有物有声，吐出胃中食物的病证。

早在《内经》《伤寒论》《金匮要略》等专著均曾将呕、吐、哕分别予以阐述。以有物有声，声物兼出名为呕；以物出无声的吐痰涎、水液、酸水、苦水等名为吐；以无物声独出而名为哕或称干呕。因呕与吐常同时发生，难以截然分开，所以后世医家以呕吐并称。

中医学认为：胃气以降为顺，若胃气不降而上逆，则发生呕吐。外邪犯胃，饮食失调，情志不和，脾胃虚弱等是导致胃气上逆引发呕吐的主要病因。呕吐的病位在胃，但与肝脾有密切关系。保胃气，存津液，降逆止呕是治疗呕吐的总原则。

本证常见于西医胃肠型外感，急、慢性胃炎，小儿习惯性呕吐、消化不良，幽门梗阻，胰腺、肝胆疾患等。凡临床表现与呕吐特点相符者，可参照本证辨证论治。

【病因病机】详见图 2-3-1。

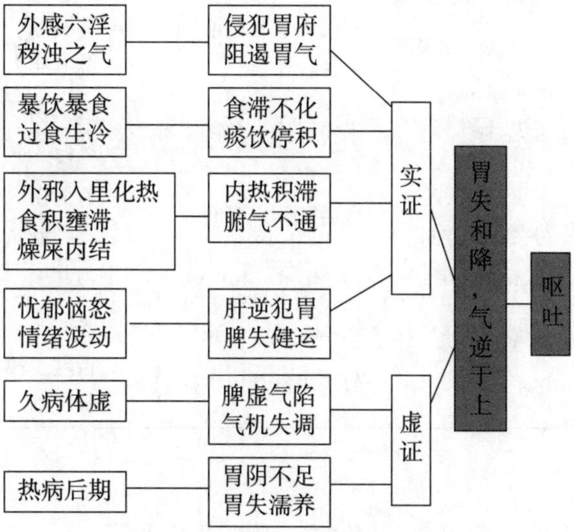

图 2-3-1　呕吐病因病机示意图

【鉴别诊断】

呕吐、反胃、噎膈三证皆有吐出食物的症状，但病机各异，治疗有别，应予以鉴别。

1．反胃与呕吐的鉴别　反胃多属脾胃虚弱，不能消磨水谷。主证特点为饮食能入，但食后胀满，朝食暮吐，暮食朝吐，病多缠绵。而呕吐多实证，发病急，食入即吐或不食亦吐；其虚证为吐与不吐交替出现，或伴干呕恶心，但呕吐物多为当日食物。

2．噎膈与呕吐的鉴别　噎膈多属气、痰、瘀交阻，津气耗伤，胃失通降，以吞咽困难，饮食难下，食物未曾入胃，随食随吐为主证。呕吐病变部位在胃，噎膈病变部位在食管胸膈之间，胃口之上。

【辨证要点】

1．结合病程、病因辨邪正虚实 实证多由外邪、伤食所致，其发病急，病程短；虚证多因内伤，发病缓，病程长。

2．以呕吐物的气味、性状分辨寒热 《内经素问·至真要大论》谓："诸转反戾，水液混浊，皆属于热；诸病水液，澄澈清冷，皆属于寒；诸呕吐酸，暴注下迫，皆属于热；诸逆冲上，皆属于火。"

3．察兼症审病因 因病因不同兼症各异，如伴腹痛多为寒滞；伴腹胀多为食滞；伴胀痛牵及两胁多为气逆；伴发热，头痛多为外感。

【治疗原则】

呕吐因气逆而发，在保胃气，存津液的前提下，调整胃肠气机，降逆止呕，为基本治疗原则。实证以祛邪为主，虚证治宜扶正。

【辨证论治】详见表 2-3-1。

表2-3-1 呕吐辨证论治简表

证型	主症		兼症	舌象 脉象	治法	方剂
	发病特点	呕吐物			降逆止呕	
外邪犯胃	发病急	呕吐物少气味	发热恶寒，胸闷口腻	苔薄白 脉弦细	疏邪解表	藿香正气散
饮食停滞	暴饮暴食史	呕吐酸腐， 不消化食物	脘腹胀满，嗳腐厌食 疼痛拒按，吐后则舒	苔厚腻 脉滑实	消积化滞	保和丸
里热积滞	便秘、伤食史 发病急	呕吐物酸腐臭秽	胃脘痛及呕吐剧烈 口臭，便秘	苔黄厚 脉沉实大	通腑导滞	调味承气汤
肝气犯胃	情绪波动加重	嗳气吞酸	胸胁满痛，烦闷不舒	苔薄白 脉弦	疏肝理气	四七汤
脾胃气虚	病程长，反复	量少， 势缓，少气味	食后脘闷，喜暖	苔薄白 脉细弱	健脾益气	香砂六君子
脾胃阳虚	时作时止	完谷不化， 少气味	饮食稍多即吐，四末冷	苔薄白 脉濡弱	温中健脾	理中汤
胃阴不足	反复发作	多干呕	似饥不欲食，口燥咽干	舌红少津 脉沉细	滋养胃阴	麦门冬汤

【常用中成药】

临床可选用藿香正气丸、舒肝丸、保和丸、附子理中丸等。

小结

呕吐是以胃失和降，气逆于上引发的一种病证，可见于多种疾病的过程中，临床辨证主要以虚实为纲。急性呕吐多以外邪、食滞、积滞、肝气等犯胃为主，属实证。慢性呕吐多因脾胃气阴亏虚而发，属虚证。其中有气虚、阳虚、阴虚之别。虚实之间可以转化或兼夹。

呕吐的辨证要点应结合病因，病程，呕吐物的气味、性状，兼症辨别寒热虚实。

治疗呕吐以和胃降逆为基本原则。但在保胃气，存津液前提下，调整胃肠气机须根据虚实不同分别施治。其中实证，重在祛邪。疏邪解表，芳香化浊；消食化滞；清热导滞，疏肝理气。治疗较易，预后良好。虚证，治宜扶正固本。温中健胃，滋养胃阴。因病程长，易反复发作，较为难治。

思考题

中篇第3章第一节思考题参考答案

1．试述呕吐的病因病机。

2．呕吐证分型应掌握哪些辨证要点？

3．呕吐的治疗原则是什么？

4．试述实证呕吐与虚证呕吐表现特征的异同。

5．医案分析：王某，女，45岁，反复呕吐1年余。呕吐胃内容物或痰涎，甚则饮水即吐，或呕吐绿色胆液，胃脘疼痛，食后腹胀，厌油，精神差，心烦难寐，口干不欲饮，无畏寒发热，大便稀溏，每天1～2次，小便清，舌淡红，苔黄白腻，脉弦数。查纤维胃镜、X线钡餐、肝胆脾B超、头颅CT等均未见异常。请问该患者属何病证？辨证属哪一证型？治法和代表方剂是什么？

（李　丹　张桐茂）

第二节　胃脘痛

【概述】

中篇第3章胃脘痛

胃脘痛简称胃痛，是指以上腹胃脘部近心窝处经常发生疼痛为主症的病证。

因胃脘部与心脏部位相近，唐宋前多与心痛证混为一门。《素问》将本证称为“胃脘当心痛”；《景岳全书》称为“心腹痛”。古代文献中记载的心痛、心下痛等，也多泛指胃脘疼痛。至明清时期大量文献将胃痛作为一个独立的病证，对其病因病机、辨证论治理论进行了系统化阐述。

中医学认为：脾胃为气机升降运动的枢纽。脾升胃降，清升浊降，气机调和。脾胃气机失调导致胃失和降，气机不畅是发生胃脘痛的主要病理机制。胃气以降为和，结合病因通过温通、理气、消导、补益等治疗方法，疏通胃肠气机是治疗胃脘痛的基本原则。

本证常见于西医胃、十二指肠溃疡，急、慢性胃炎，小儿习惯性呕吐，消化不良，胰腺、肝胆疾患，胃癌等。凡临床表现与胃脘痛特点相符者，可参照本证辨证论治。

【病因病机】详见图2-3-2。

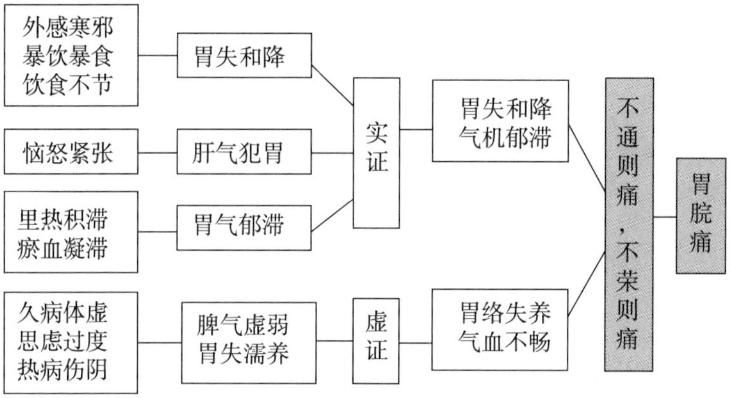

图 2-3-2 胃脘痛病因病机示意图

【辨证要点】

通过四诊详细讯问疼痛的特点、部位，发病时间及兼症，是辨别分析胃脘痛证属虚实、寒热，病变过程属气分抑或血分的关键。

1．辨气血 胃脘痛伴胀满，痛无定处，病在气分；痛如针刺刀割，痛有定处，病在血分。

2．辨病位 胃脘胀痛牵及腹，气滞在脾；胀痛满闷牵及胸胁，气郁在肝。

3．辨虚实 新病，突发，饱食后痛甚，拒按者多属实；久病不愈，时作时止，缠绵反复，绵绵作痛多属虚。

4．辨寒热 胃脘痛得热则痛减，皆属寒证。胃脘灼痛，泛酸烦热，皆属热证。

【治疗原则】

中医对痛证有“通则不痛”之说，因此，结合病因或通过审证求因，以温通、理气、消导、活血、补益等法疏通胃肠气机，以理气和胃为基本治疗原则。

【辨证论治】详见表 2-3-2。

表2-3-2 胃脘痛辨证论治简表

证型	主症		兼症	舌象脉象	治法	方剂
	发病特点	疼痛特征			理气和胃	
寒邪犯胃	暴作或急	绞痛，剧烈，得温减轻	喜热饮，遇寒加重	苔薄白 脉紧	温胃散寒	良附丸加减
饮食停滞	暴饮暴食	胀满，拒按，吐后痛减	嗳腐，呕吐	苔厚腻 脉滑	消食导滞	保和丸
肝气犯胃	因情志而发	胀满攻窜作痛，牵及两胁	嗳气，烦闷	苔薄白 脉弦	疏肝理气和胃	柴胡疏肝散
肝胃郁热	反复发作	烧灼痛而烦，痛及两胁	泛酸，烦躁	舌红苔黄 脉弦数	疏肝泄热	清中汤 合左金丸
瘀血凝滞	食后加剧	痛如针刺或如刀割，拒按痛有定处	便血	舌紫暗 脉涩	活血化瘀	膈下逐瘀汤
脾胃虚寒	病程长	隐痛，绵绵不休 喜按喜暖	畏寒，四末冷	舌淡苔薄白 脉沉细	温中健脾	黄芪建中汤
胃阴不足	反复发作	隐隐灼痛，干呕	口干 五心烦热	舌红少苔或无苔， 脉沉细	养阴益胃	麦门冬汤

【常用中成药】

临床可选用舒肝丸、保和丸、沉香舒郁丸、附子理中丸等。

小结

胃脘痛是一种常见病证，以上腹胃脘部经常发生疼痛为主要特征。胃脘痛的病因较多，但脾胃气机失调导致胃失和降，气机郁滞，或胃络失于滋养，气血运行不畅引起，不通则痛是其主要病理机制。其中气机郁滞多为实证，胃络失养多系虚证。

胃脘痛辨证首先应分清虚实、寒热，病变在气，在血。因此，辨别疼痛的特点、部位，发病时间及兼症是胃脘痛辨证分析的关键。临床多以发病时间辨虚实，疼痛性质辨气血。同时结合病因，针对病理产物的不同，抓住理气和胃恢复胃肠通降之功能的基本原则，采取与辨证相应的治法。实证当以祛邪为急，虚证应以扶正为先。饮食停滞，则消导以和中；瘀血凝滞，宜活血化瘀；肝气犯胃，以疏肝和胃；脾胃虚寒，宜温中健脾，胃阴不足，当养阴益胃。以温通、理气、消导、补益等不同治疗方法，通过疏通胃肠气机，解除致痛病因，以达止痛作用。

思考题

1．试述胃脘痛实证与虚证发病机制的异同。

2．胃脘痛主要辨证分型有哪些？如何应用辨证要点实施辨证？

3．胃脘痛基本治疗原则及各证型治法是什么？

4．医案分析：杨某，女，53 岁，因间断性胃脘隐痛 8 年来诊。胃脘隐痛，喜暖喜按，腹胀纳差，嗳气，身倦乏力，四肢欠温，大便溏薄，舌质淡，体胖大，边见齿痕，苔白腻，脉沉细。胃镜示：慢性浅表性胃炎伴糜烂。请问该患者属何病证？辨证属哪一证型？治法和代表方剂是什么？如何调护？

中篇第 3 章第二节思考题参考答案

（李　丹）

第三节　泄　泻

【概述】

凡以排便次数增多，便形溏薄或如水样，无里急后重者为泄泻。其病变部位主要在脾胃。以夏秋季多见，为中医儿科常见病证。

中篇第 3 章泄泻

在古典医籍中，泄为大便性状稀薄，泻下势缓，病程迁延；泻为大便清稀如水，泻下势急，病程短。古人对此证的记载分类不一，有以病因分类、病名分类、脏腑分类等，命名繁杂。如“飧泻”“胃泻”“肝脾不和泻”“下利”等，宋代后统称为泄泻。

《景岳全书·泄泻》提出“泄泻之本，无不由于脾胃”，并与肝肾相关。其中急性腹泻多因湿邪伤脾，病属实证；慢性泄泻多为脾虚湿盛，或肾阳虚衰，病属虚证；脾虚肝郁属虚实夹杂证。《医宗必读·泄泻》所提出的泄泻治法有九：淡渗、升提、清凉、疏利、甘缓、酸敛、燥脾、温肾、固涩法是运脾除湿原则的具体应用。

本证常见于西医消化系统功能性与器质性病变引起的腹泻。如急慢性肠炎，肠结核，肠功能性障碍，过敏性、溃疡性结肠炎等。凡临床表现与泄泻特点相符者，可参照本证辨证论治。

【病因病机】详见图 2-3-3。

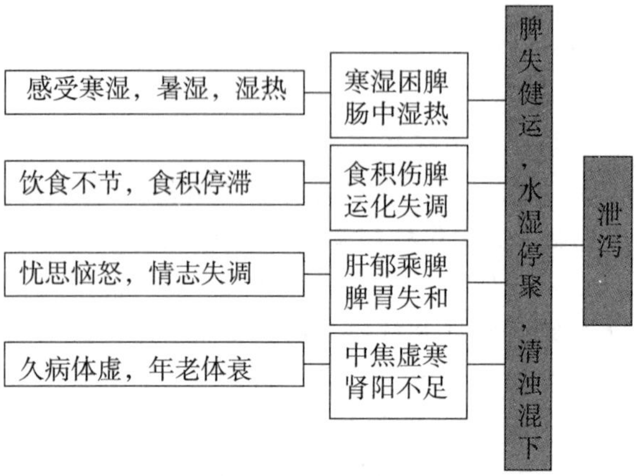

图 2-3-3 泄泻病因病机示意图

泄泻的病理属性，有寒、热、虚、实之别，但虚实之间可相互转化。如寒湿水泻，病变初期属于实证。因暴泻无度，或治疗不当，最易伤津脱液，由实转虚，甚至出现亡阴危象。素脾虚久泻，因情绪波动，肝气郁滞，横逆犯脾，气郁化火，可使泄泻加重，或呈急性发作。病证由虚转为虚中夹实。

【辨证要点】

1．以大便性状、颜色、气味辨寒热 如泻下清稀或完谷不化，色淡黄，少气味为寒湿；粪便黏稠夹黏液，色深褐或色绿如苔，气味腥臭，肛门灼热为湿热。

2．以便势、病程辨虚实 泻下如注，起病急属实泻；时作时止，病程迁延属虚泻。

3．以兼症辨病因 泻而伴口臭，厌食多属伤食；伴身热烦渴，头重苔厚腻为外感暑湿。

4．问食欲辨病情轻重及预后 泻但有食欲属轻证，预后良好；泻而不思食为重证，病洞泻食不下，脉急则死。

【治疗原则】

脾虚湿盛是泄泻的发病关键，其中脾失健运是造成泄泻的基本因素，水湿停聚为脾失健运的外在表现。所以治疗当以健运脾胃，分利水湿为基本治疗原则。急性暴泻以湿盛为主，重在化湿，利湿。其中寒证施以温化，热证施以清化。夹食兼以消导，兼表辅以解表；慢性泄泻以脾虚为主，宜以健脾；因肝郁肾虚者，分别辅以疏肝温肾。

此外，暴泻者病情转化迅速，易于伤阴。久泻滑脱易于伤阳，或出现虚中夹实，寒热并见等相互转化证，治疗中当随证施治。

【辨证论治】详见表 2-3-3。

表2-3-3 泄泻辨证论治简表

证型	主症（大便特点）			病程	兼症			舌象脉象	治法	方剂
	性状	颜色	气味		肛门	饮食	其他		健脾祛湿	
寒湿泻	清稀，势急	黄褐	少	起病急		脘闷食少	恶寒发热	苔白腻 脉浮紧	解表散寒	藿香正气散
湿热泻	水样，如注	淡黄	少	短期	红	口渴	呕吐	苔薄白 脉滑	芳香化浊	藿朴夏苓汤

续表

证型	主症（大便特点）				兼症			舌象 脉象	治法	方剂
	性状	颜色	气味	病程	肛门	饮食	其他		健脾祛湿	
湿热泻	黏稠夹黏液	黄褐	秽臭	起病急	灼热	烦热 口渴	泻出不爽	苔黄腻 脉滑	清热利湿	葛根芩连汤
伤食泻	夹不消化物	黄褐	如败 卵	起病急	灼热	纳呆 口臭	泻后腹痛减	苔厚腻 脉滑	消积导滞	保和丸
肝脾不 和泻	次数增多	黄褐	如常	反复 经久	泻多随情绪波动而发 嗳气，肠鸣，			苔薄白 脉弦	疏肝健脾	痛泻药方
脾虚泻	夹不消化物	色淡	少	反复 经久	劳倦而发，面黄少泽 伴胃脘隐痛史			舌淡 脉沉细	健脾益气	参苓白术散
肾虚泻	完谷不化	色淡	少	缓而长	晨起肠鸣即泻，腰腹畏寒			舌淡 脉细弱	温肾固涩	四神丸

【常用中成药】

临床可选用藿香正气丸、越鞠保和丸、胃肠安丸等。

小结

泄泻以排便次数增多，便形溏薄，或如水样，无里急后重者为主症。病变部位在脾，涉及脾、胃、大、小肠，与肝肾相关。脾失健运是本证发病的关键，水湿为泄泻的主要病理因素。水湿停聚无不因脾运不健，致使小肠的受盛、大肠的传导功能失职，所以无论湿邪伤脾的实证泄泻，抑或脾虚湿盛的虚证泄泻，水湿停聚为脾失健运的外在表现，同时又是进一步导致脾气虚弱的主要病因。脾虚、湿盛两者互为因果是泄泻发生的主要病机。正如《时病论·湿泻》所言："脾失健运，不能渗化，致阑门不克泌清别浊，水谷并入大肠而成泄泻矣。"

本证的辨证要点是详察大便性状、颜色、气味，病程，兼症，舌脉，以辨别病情虚实轻重，寒热积滞，病情转归传变及所属脏腑。

泄泻的治疗以健脾祛湿为基本原则。但健运脾胃并非单纯补脾。健脾意在恢复脾气主运化、主升清、喜燥恶湿的特性，使脾的运化水谷精微和水湿的功能如常。所以凡能祛除影响胃肠运化之邪，有助于脾胃功能恢复的治疗方法均可称为健脾，包括消积、芳香、清热、疏肝、补益、温中、涩敛等。同样，祛湿并非仅指淡渗利湿。通过利小便而实大便是利湿法的主要方法之一，芳香化湿，苦辛燥湿，辛散除湿均属利湿范畴。

思考题

1．如何理解泄泻发病的关键在于脾虚湿盛？

2．试述泄泻的辨证要点及治疗原则。

3．比较寒湿、湿热、伤食、脾虚、肝郁、肾阳虚各型泄泻临床表现的异同。

4．医案分析：冯某，女，56 岁，因"反复腹泻 10 余年，再发半月"就诊，面色萎黄，形体消瘦，精神疲倦，每进食油腻或青菜即腹泻加重，时有腹胀，大便每日 3 ～ 4 次，质烂，带有不消化食物，纳差。舌淡，苔厚腻，脉细弱。肠镜检查示：结、直肠黏膜未见器质性病

中篇第 3 章第三节思考题参考答案

变。请问该患者属何病证？辨证属哪一证型？治法和代表方剂是什么？

（李 丹 张桐茂）

第四节 便 秘

【概述】

凡大便秘结不通、排便间隔时间延长或排便困难的病证均属便秘范畴。

其病变部位主要在肠胃，也与肝胆、肺、脾、肾有关。多由大肠传导功能失常，津液不足，糟粕内停所引起。

在古典医籍中，古人对此证的记载分类不一，有以病因分类、病名分类、脏腑分类等，命名繁杂。如《伤寒论》中，有“阳结”“阴结”及“脾约”之称，其后又有“风秘”“气秘”“热秘”“寒秘”“湿秘”及“热燥”“风燥”等之称。

本证常见于西医功能性便秘，以及肛门、直肠、结肠及肛管疾患引起的便秘。并在多种急、慢性疾病中常多发并见。凡临床表现与便秘特点相符者，可参照本证辨证论治。

【病因病机】详见图 2-3-4。

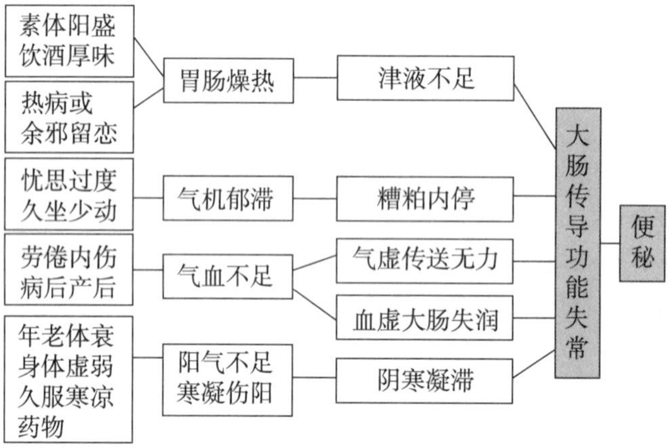

图 2-3-4 便秘病因病机示意图

《诸病源候论》指出，津液不足，糟粕内结，水不能行舟是便秘发生的主要病因。李东垣《兰室秘藏·结燥论》认为，大便秘结与饮食因素有关，饥饱失节，劳役过度，损伤胃气…伏于血中，耗散真阴，津液亏少，故大便燥结。《医学正传·秘结》又云：“肾主五液，故肾实则津液足而大便滋润，肾虚则津液竭而大便燥结。原其所由，皆房劳过度，饮食失节……，以致火盛水亏，津液不生，故传导失常，渐成燥结之证。”其中因胃肠燥热或气机郁滞所致便秘，病属实证；气、血、津液不足，阳虚所致便秘，病多属虚证。

无论虚实寒热，“传导失常”是便秘发生的关键。养血清热，通里攻下以促进胃肠传导是便秘治疗的基本原则。《证治汇补·秘结》曰：“如少阴不得大便，以辛润之；太阴不得大便，以苦泄之；阳结者清之；阴结者温之；气滞者疏导之；津少者滋润之。大抵以养血清热为先，急攻通下为次。”等治疗方法，是调整胃肠传导的具体应用。

【辨证要点】

便秘的病理属性有寒、热、虚、实之别，但虚实之间可以相互转化，或出现虚实夹杂的病证，临证必须明辨病因病机及病情的转归。

1. 以大便性状、气味辨虚实　大便干硬，气味臭秽，肛门灼热多为实证；大便先干后软，少气味多为虚证。实证多有腹胀痛拒按，发病较急；虚证多有腹痛喜揉喜按，病程比较长。

2. 以兼症辨寒热　便秘伴有身热烦渴，口干口臭，小便短赤，腹胀痛，舌红苔黄燥多为热证；便秘伴有腹中冷痛，四肢不温，小便清长，舌淡苔白多为寒证。

【治疗原则】

大肠传导失常是便秘发生的关键，津液不足，糟粕内停是主要病理因素。所以治疗便秘当以养血清热，通里攻下为基本治疗原则，实秘以泻下为主，虚秘以补虚为主，正如张景岳曰："阳结者，邪有余宜攻宜泻者也；阴结者，正不足宜补宜滋者也"。热秘以清热润肠为主，寒秘以温阳通便为主，气滞以顺气导滞。夹食兼以消导，兼表辅以解表。张景岳又云："凡属老人、虚人、阴脏人及产后、病后、多汗后，或小水过多，或亡血失血大吐大泻后，多有病为燥结者，皆须详察虚实。不可轻用芒硝、大黄等剂。"

【辨证论治】详见表 2-3-4。

表2-3-4　便秘辨证论治简表

证型		主症		兼症	舌象脉象	治法	方剂
		大便特点	腹部症状				
实秘	热秘	大便干结 排出困难	腹部胀痛 拒按	小便短赤，口臭唇疮 身热面赤	舌红苔黄燥 脉滑数	清热润肠	麻子仁丸
	气秘	大便不硬 欲便不得	腹胀	嗳气频作，胁腹痞满 纳食减少	苔薄腻 脉弦	顺气导滞	六磨汤
虚秘	气虚	虽有便意 无力排出	腹中胀痛 喜揉喜按	面色㿠白，神疲气怯 便后乏力	舌淡嫩苔薄 脉虚	益气润肠	黄芪汤
	血虚	大便干结 排出困难	腹中隐痛 喜揉喜按	面色无华 头晕心悸	舌淡嫩苔白 脉细	养血润肠	润肠丸
	阴虚	大便秘结 如羊矢状	腹部无明 显不适	形体消瘦，头晕耳鸣 心烦失眠，潮热盗汗 腰酸膝软	舌红少苔 脉细数	滋阴润肠	增液汤
	阳虚	大便艰涩 排出困难	腹中冷痛 喜热恶冷	四肢不温，腰膝酸冷 小便清长	舌淡苔薄 脉沉迟	温阳通便	济川煎

【常用中成药】

临床可选用越鞠保和丸、麻仁软胶囊、复方芦荟胶囊等。

小结

便秘是由多种疾病引起的症状，一般指便次减少，排出困难，或两者兼而有之，并伴有不适症状，如腹痛、腹胀，恶心、口苦、肛门疼痛、便血，心情烦躁等。其病因复杂。

中医认为，津液不足，糟粕内结，大肠传导功能失常是便秘发病的关键。涉及脏腑为脾胃、肝胆、肺肾。病因多为素体阳盛、过食辛热之物，情志不遂，以及劳倦过度、年老、病后体弱所致。

由于病因病机不同，故当分虚实。便秘辨证要点是详察大便的性状、气味，病程，兼症，舌脉，辨清虚实寒热，实秘不外热结和气滞，虚秘包括气虚、血虚、阴虚、阳虚。

便秘的治疗以养血清热，通里攻下为基本治疗原则，意在恢复大肠的传导功能。治疗方法不外清热、润燥、顺气、行气、养血、温通等法。

思考题

1．试述便秘的病因病机。

2．试述便秘的辨证要点及治疗原则。

3．热结、气滞、气虚、血虚、阳虚便秘临床表现有何异同？

4．医案分析：刘某，女，70岁，主因排便困难半年来诊。大便干燥，排出困难，5～7日一行，伴腹部隐痛，喜暖喜按，纳差，四肢不温，舌淡，苔白，脉沉迟。查体：全腹软，无压痛，肠鸣音正常。结肠镜检查：进镜达回盲部所见结肠未见异常。请问该患者属何病证？辨证属哪一证型？治法和代表方剂是什么？

中篇第3章第四节思考题参考答案

（李 丹 宋巧梅）

脾胃系病证研究进展

脾胃病有狭义和广义之分，狭义指脏腑脾与胃之疾病，广义则包含参与受纳、运化、传导过程中的多个脏腑疾病，即脾胃系统疾病，影响多个层面与功能。研究表明，脾胃系统包含了西医的消化系统，并涉及神经、内分泌、血液、泌尿、运动、免疫等系统。采用现代科学技术对脾胃病及其理论开展了多项研究，涉及脾胃生理、病因病机、脾胃疾病、治疗原则、中药、方剂、动物模型等多方面，证实了脾胃学说的理论价值，推动了脾胃病的研究与发展。现就脾胃病治疗原则及其研究进展简述于下：

一、和脾胃，重在调补

脾胃病不论虚实寒热，脾胃虚弱、内有郁滞是其基本病机，治疗上应补其虚、祛其湿、调其气，脾健则不受邪，湿祛则脾气运，气行则诸邪消，使脾胃之气充足和调，气血得以化生，元气得以滋养。

1．补其虚 脾胃为后天之本，气血津液化生之源，五脏六腑、四肢百骸、五官九窍、十二经脉等皆依赖脾胃而得以滋养。脾失健运首先引起脾胃自身病变，是消化性溃疡、慢性胃炎、肠易激综合征、溃疡性结肠炎等脾胃病发生的重要机制之一。国医大师李振华提出“脾本虚证，无实证，胃多实证”的学术观点与“脾宜健，肝宜疏，胃宜和”的治疗思想。他认为脾的运化全赖脾的阳气作用，损伤脾气脾阳，使脾的运化功能失常，则可造成脾虚证，日久之后，损伤脾气至脾阳，亦可形成脾虚证，故曰脾本虚证无实证。脾虚直接反映为体质虚弱，内虚而不能抵制外邪。实验研究证实，脾胃病患者机体IgA等含量均低于正常人，通过对中医诊断为脾虚证者进行电镜检查，发现脾虚证者淋巴细胞和胞内线粒体体积明显增大，该类患者免疫功能低下，这为相关研究提供了病理学基础。邹忠杰等运用代谢组学方法研究利血平所致脾虚大鼠血清和尿液代谢表型的变化，基于脾虚相关的代谢标志物以探讨脾虚相关代谢途径，结果显示，脾虚大鼠机体糖代谢、脂质代谢、氨基酸代谢、转甲基作用被抑制。现代医学将脾胃视为一个以消化系统为主的综合性功能单位，对脾胃虚证本质的研究集中体现在胃肠运动功能、吸收功能、消化功能、消化道激素调节、神经内分泌调节、血液流变等方面，通常脾胃虚弱者会有气短乏力、纳呆食少、腹胀腹泻等症，相关研究表明，脾胃虚弱者的胃形态呈无力型，肠运动加速，体内胆汁酸同粪便一同排出体外，致使消化功能发生障碍。

健脾益气是脾胃病气虚证的基本治疗原则。四君子汤为健脾益气的代表方剂，兔离体小肠运动实验显示：四君子汤具有显著拮抗乙酰胆碱的兴奋作用，并可有效拮抗肾上腺素，抑制肠管运动的双向调节作用。从而揭示了脾虚患者出现肠蠕动过快之腹泻与胃肠运动障碍之痞满症状，均采用健脾益气法则的作用机制及其脾胃理论对临床的指导意义。文献显示，在消化系统疾病、能量代谢低下或免疫功能低下等疾病类别中，脾虚证为 60% ～ 70%。应用健脾益气法治疗，临床症状得到有效缓解或基本消失，反映脾虚证的细胞免疫功能下降；副交感神经功能亢进；副交感和交感神经应激能力低下；体表胃电波幅降低；消化道排空速度加快等客观指标也能得到改善。

2．祛其湿　脾胃是调节人体水液代谢的重要脏腑。中医学以“脾主运化水湿”来概括。其功能健旺，可防止体内水液代谢出现异常的停滞。如湿困脾胃或脾虚生湿，不仅产成湿、痰、饮等病理产物，也是引发脾胃运化失调的主要原因。

胃肠慢性炎性疾病与脾湿关系的相关研究显示，胃肠水液代谢异常疾患的治疗，多从脾胃入手，主要采用化湿法，包括芳香化湿、苦温燥湿和淡渗利湿。芳香化湿代表方剂藿香正气提取物对 D-IBS 大鼠肠道水液代谢障碍的实验研究证实，该类方药可以通过调整 Na^+-K^+-ATP 酶含量，提高结肠组织 AQP_4 的表达，调节肠道水液代谢。其“芳香化浊、去湿消滞”的止泻功效与抑制肠平滑肌活动，阻断 M 受体解除肠平滑肌痉挛，降低平滑肌收缩频次；提高葡萄糖及水分吸收，以及体外明显抑制金黄色葡萄球菌、甲乙型副伤寒杆菌、痢疾杆菌、变形杆菌等多靶点作用相关。

3．调其气　脾胃居中焦，为全身气机升降之枢纽，脾升则健，胃降则和，升降有序，气机条畅，以完成人体升清降浊，即营养物质吸收，气血、津液分布与传送糟粕的功用。因此，在脾胃疾病的治疗中，重视调节气机的升降是恢复脾胃功能不可忽视的一环。谢晶日等通过调畅脾胃气机有效治疗胃食管返流性疾病。现代研究表明，气机升降失司可能与消化道激素、胃肠黏膜屏障、胃肠自主神经功能、胃泌酸功能、胃蛋白活性、胃肠动力等多方面的生理病理变化相关。药理学研究证实，理气药的药理作用与机制主要在于：①调节胃肠运动。其中，兴奋胃肠运动的药物：枳实、木香、乌药、大腹皮、槟榔等，可增强胃肠平滑肌收缩，提高其紧张性。抑制胃肠运动的药物：陈皮、青皮、香附、吴茱萸等，具有降低肠道紧张性，阻断 M 受体，兴奋 α 受体或直接抑制胃肠平滑肌收缩幅度和解除胃肠痉挛作用。②对消化液分泌的影响。理气药对消化液分泌呈促进或抑制作用。这类药物皆具有挥发油类物质，对胃肠道有温和的局部刺激作用，促进消化液的分泌、提高唾液淀粉酶活性如陈皮、佛手、厚朴；减少胃液分泌量，降低胃蛋白酶活性如枳实、枳壳、木香等。③部分理气药对胃肠运动显示兴奋和抑制、对消化液分泌呈促进和抑制双向作用。其与胃肠功能状态、药物剂量、药物不同成分以及机体所处状态有关，如枳实、厚朴、木香等。

二、理中州，不忘疏肝

肝主疏泄，包括气机与精神情志的调节。脾胃气机升降有赖于肝气疏泄条达。因此，脾胃与肝的关系最为密切，生理上相互依存、相互制约，病理上相互影响。因此，因肝胃关系失调导致的肝胃不和证，包含着多种复杂的病理内涵，治疗中尤为注重“见肝之病，当先实脾”。为深入发掘肝胃相关理论及其治疗原则的科学性所进行的大量研究表明：肝胃相关理论有其现代的病理生理学基础。肝胃不和证以大脑皮质、自主神经功能紊乱，胃肠道、食管、胆总管、胆管、胰活动或分泌障碍为特征。包含着多种复杂的病理内涵。胃体肌电的频率、幅值、胃液总酸度、胃蛋白酶活性、胃壁黏液量等指标的改变可能是“肝失疏泄影响胃的受纳腐熟、主通降功能”的部分病理基础。

徐联等对10年间有关肝郁脾虚证在临床报道方面的文献进行统计、整理、归纳，发现肝郁脾虚证出现在肝病、胃部疾病和肠道疾病的频次最高，逍遥散仍是治疗肝郁脾虚证的代表方。第五批全国老中医药专家李世增教授根据多年临床经验创立了健脾疏肝的“和降汤”治疗胃食管反流病脾虚肝郁证效果显著。

三、疗杂病，必护胃气

人以胃气为本。所谓“胃气”，即脾胃之消化吸收功能，脾胃为气血生化之源，后天之本。因而，胃气在一定程度上代表机体的营养物质基础。由于胃气强健与否直接影响人体整体的康复能力，因此，中医在临证治疗中每必本于脾胃，不忘扶护胃气，以调补后天之本。

临床实践证实，脾胃病患者大多具有脾虚胃弱、气血瘀滞、痰湿阻滞等特点。治疗脾胃病不宜大补大泄，而贵在调理，探本求源，明气机失调之因，审因论治，复脾胃升降之常，诸症可除。运用中医理论治疗脾胃病时，应兼顾气血的运行和脏腑的特性，严格筛选使用的药物，合理进行药物配伍。

（吕 妍 李 丹）

第4章

肺系病证

第一节　咳　嗽

中篇第 4 章咳嗽

【概述】

咳嗽是中医肺系常见的一个病证。有声无痰者称为咳，有痰无声者称为嗽，有声有痰者为咳嗽。临床上两者难以截然分开，故通称咳嗽。

咳嗽分为外感咳嗽、内伤咳嗽两大类。外感咳嗽主要是由于风、寒、暑、湿、燥、火六淫之邪犯肺所致。由于四时气候变化的不同，机体感受外邪亦有区别，临床常见风寒、风热、燥热侵袭伤于肺系而为咳嗽。肺为娇脏，不耐寒热，外邪袭肺，致肺气壅遏，闭而不宣，清肃失常，肺气上逆而咳。内伤咳嗽，或由脏腑功能失调，内邪干肺所致；或由其他脏腑病变涉及肺引起。肺脏自病者，常由肺系多种疾病迁延不愈，致肺脏虚弱，肃降无权，引起咳嗽。它病及肺的咳嗽，可因脾失健运，痰浊内生，上干于肺；或饮食不当，嗜食辛辣助火之品，熏灼肺胃，灼津生痰；或因情志不畅，气郁化火，循经犯肺；或久病及肾，肾气亏虚，不能摄纳，导致咳嗽。

本病证常见于西医的呼吸道感染、急性支气管炎、慢性支气管炎、支气管扩张、肺炎、肺结核等病。凡临床出现以咳嗽为主要表现的病症，均可参照本证辨证论治。

【病因病机】详见图 2-4-1。

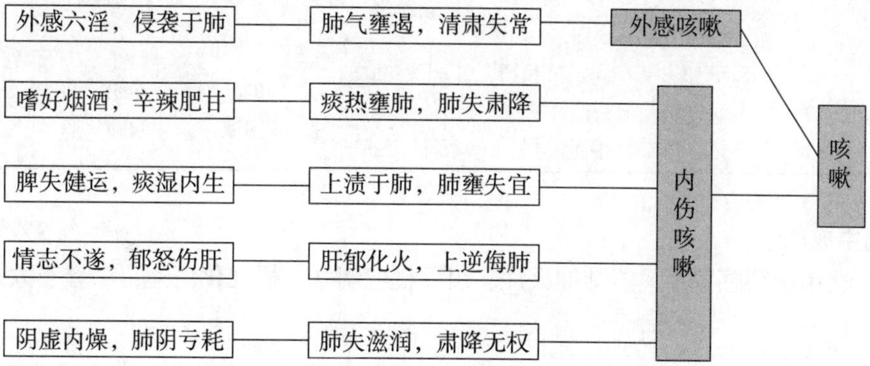

图 2-4-1　咳嗽病因病机示意图

【辨证要点】

1．辨明外感、内伤及虚实　外感咳嗽，由外邪侵袭引起，多属实证。内伤咳嗽，由脏器功能失调引发，多属虚证或虚中夹实证。

2．辨发病缓急及伴随症状　外感咳嗽多是新病，常在感邪之后突然发病，伴有鼻塞、流涕、喷嚏，或咽痛，头痛，全身酸楚、恶寒、发热等症状。感受邪气不同，其病史及症状亦有不同。内伤咳嗽多有宿疾，起病缓慢，往往有较长的咳嗽史，伴有其他脏腑的症状表现，如倦怠无力，神疲懒言，纳呆，便溏，或胸胁满痛，或五心烦热，颧红盗汗等。

3．辨咳嗽的声音及发作时间 咳声高亢有力者为实，咳声低弱者属虚。咳嗽时作，鼻塞声重者属外感咳嗽；晨起咳重，咳声重浊，痰稠量多，痰易咳出者为湿痰咳嗽；夜咳加重，短气乏力者为气虚咳嗽。

4．辨痰的颜色、性质及量的多少 痰白而量多易咳出者属湿痰；痰白清稀属风寒；痰黄黏稠属热；痰中带血属热伤肺络或阴虚肺燥；痰少，干咳无痰属燥热或阴虚。

【治疗原则】外感咳嗽，因外邪侵袭而致肺气不宣，肺气不利，治法宜宣肺祛邪、止咳化痰。内伤咳嗽，病机较繁杂，应根据临证之虚实、轻重、缓急，而采取祛邪止咳兼以扶正，或扶正为主兼以祛邪，或扶正祛邪并重之法。

【辨证论治】详见表 2-4-1。

表2-4-1 咳嗽辨证论治简表

证型		主症		兼症	舌象脉象	治法	方剂
外感咳嗽	风寒咳嗽	起病急，病程短	恶寒发热，咳嗽昼重，咳痰色白，清稀	鼻塞，清涕，咽痒	苔薄白 脉浮紧	疏风散寒 宣通肺气	三拗汤 止嗽散
	风热咳嗽		身热，汗出，恶风，咳痰不爽，色白或黄	鼻塞，黄涕，口渴，咽痛	苔薄黄 脉浮数	疏风清热 宣肺止咳	桑菊饮
	燥热咳嗽		干咳气急，咳声响亮，无或少痰，痰中带血丝	鼻燥，咽干	舌尖红苔薄黄，脉细数	清肺润燥 疏风清热	桑杏汤
内伤咳嗽	痰湿咳嗽	起病缓，病程长，反复发作	咳声重浊，痰白而黏稠，或稠厚成块	胸脘满闷，纳呆，神疲乏力	苔白腻 脉濡滑	健脾燥湿 理气化痰	二陈汤合 三子养亲汤
	痰热咳嗽		咳嗽气喘，喉中痰鸣，痰黄黏稠，多伴发热	胸胁胀满，咳时引痛或痰中带血	舌红苔黄腻 脉滑数	清热化痰 宣肺止咳	清金化痰汤
	肝火犯肺		气逆暴咳，咳引胸胁作痛，痰中带血，伴烦热口渴	面红，咽燥，急躁易怒	苔薄黄少津 脉弦数	清肝降火 泻肺止咳	泻白散
	阴虚咳嗽		干咳少痰，咳声不扬，痰中带血，伴午后潮热，颧红，手足心热	口干，咽燥，形体消瘦，盗汗	舌尖红少苔 脉细数	养阴清热 润肺止咳	百合固金汤

【常用中成药】

临床可选用桑菊感冒片、清肺抑火片、川贝枇杷滴丸、橘红化痰丸、二母宁嗽丸、养阴清肺糖浆等。

小结

咳嗽是一个以症状为名称的病证，凡是以咳嗽为主要临床表现者都可以诊断为咳嗽。其病变部位在肺。病因分外感及内伤两类。外感咳嗽由风、寒、暑、湿、燥、火等外邪犯肺引起，内伤咳嗽则由肺金亏虚或他脏病变累及于肺所致。正如《景岳全书·咳嗽》所言："外感之咳，其来在肺，故必由肺以及他脏，此肺为本而脏为标也；内伤之咳，先因伤脏，故必由脏以及肺，此脏为本而肺为标也"。说明咳嗽都是在肺受累后引发的。这里的"标""本"指所病脏腑之先后。在他脏的病变中，常见有脾失健运，水湿内停，化饮生痰，上渍于肺，故有“脾为生痰之源”之说，肺失宣降，发为咳嗽；情志不遂，肝气郁结化火，上逆犯肺，肺失清肃之权，而气逆咳嗽；阴虚内燥，肺失滋润，以致肃降无权，肺气上逆，而为咳嗽。

本病证的辨证要点：起病缓急、病程长短、是否兼有他脏的病变，痰的性质、颜色、数量及咳嗽的声音、发作的时间及舌脉等，此乃确立治疗原则的重要前提。

思考题

1．咳嗽的概念是什么？

2．咳嗽的病因分几类？

3．咳嗽的辨证要点有哪些？各证型有何代表方剂？

4．医案分析：李某，女，41 岁，咳嗽 1 周。患者 1 周前出现咳嗽，咳黄痰，量少，伴恶寒、发热（体温最高 38.7℃）、口干，胃纳、二便正常。舌质稍红，苔薄黄，脉浮滑。

请问：该患者属何病证？辨证属哪一证型？治法和代表方剂是什么？

中篇第 4 章第一节思考题参考答案

（陈泽雄　孙保国　熊佩华）

第二节　喘　证

中篇第 4 章喘证

【概述】

喘即气喘，喘息。喘证是以呼吸急促或喘鸣有声，严重时张口抬肩、鼻翼煽动、难以平卧为特征的病证。

喘证病因分为外感、内伤两大类。外感六淫邪气侵犯肌表肺卫或从口鼻而入，肺主皮毛，开窍于鼻，外邪侵入，卫气郁闭，肺气失于宣降，气壅于肺，因而迫急而喘。内伤则由痰湿内盛，情志所伤，肺肾亏虚所致。喘证分为虚喘、实喘两类证型，实喘为邪气盛，常见病因有风寒、风热、痰浊水饮、气郁，邪壅于肺，肺失宣降，病势急骤，病位在肺。虚喘则精气内夺，肺气不足，肾失摄纳，病程长，病势较缓，病位在肺肾。

本证常见于西医的支气管哮喘、喘息型支气管炎、心源性哮喘、慢性支气管炎合并感染、肺气肿、肺源性心脏病、硅沉着病等。凡临床出现以咳嗽、喘促为主要特征的病证，均可参照本证辨证论治。

【病因病机】详见图 2-4-2。

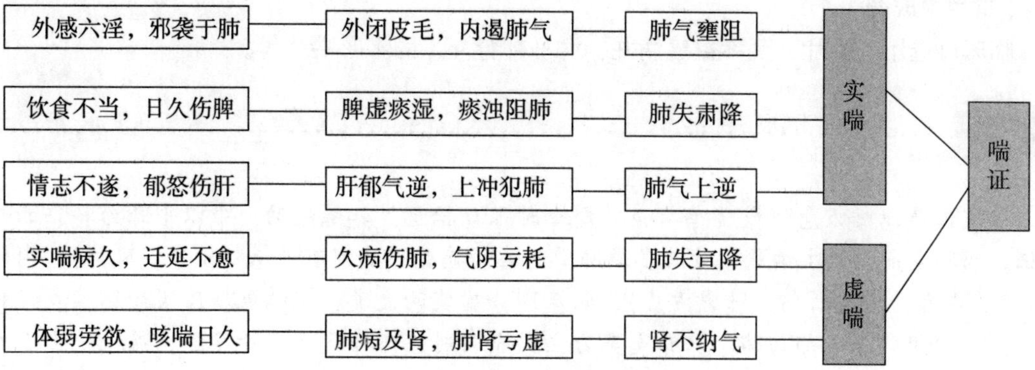

图 2-4-2　喘证病因病机示意图

【辨证要点】

1．辨虚实 实喘病势急骤，声高气粗，甚则张口抬肩，轻者呼吸深长有余，重者呼吸深长费力，以呼出为快，脉数有力；虚喘病势徐缓，呼吸短促难续，呼多吸少，声低息短，动则加重，脉沉细或浮大中空。

2．辨寒热 属寒者，其痰清稀、色白有沫，面色白或青灰，口不渴或渴喜热饮，舌质淡，苔白腻滑，脉沉紧或弦迟。属热者，则痰色黄、黏稠、咳吐不利，面色赤，口渴喜冷饮，舌质红苔黄腻或黄燥，脉象滑数。

【治疗原则】

实喘，以祛邪在先，在表解之，在里清之，寒痰宜温化宣肺，热痰则清化肃肺，湿痰则燥湿理气。虚喘，需固本扶正，或补肺或健脾，或益肾，阳虚温补，阴虚滋养。寒热并见，虚实夹杂者，当辨证求因，审因论治。对于继发性喘证，则应积极治疗原发病。

【辨证论治】详见表 2-4-2。

表2-4-2 喘证辨证论治简表

证型		主症		兼症	舌象脉象	治法	方剂
实喘	风寒袭肺	声高气粗，病势急骤	呼吸急促，喉中痰鸣色白清稀，多泡沫	恶寒头痛，胸闷咽痒，口不渴，	苔薄白脉浮紧	解表散寒宣肺平喘	小青龙汤
	表寒肺热		呼吸气粗，呛咳痰鸣鼻翼煽动，痰黄黏稠	胸膈烦闷，身热汗出，恶风口渴	苔薄黄脉浮数或滑数	辛凉宣泄清肺平喘	麻杏石甘汤
	痰浊阻肺		咳喘气急，痰声漉漉质黏浊，量多	胸中满闷，恶心纳呆，口淡无味	苔白腻脉弦滑	燥湿豁痰降气平喘	三子养亲汤合二陈汤
	气郁伤肺		因情志失调引致突发呼吸急促	咽中不适，胸闷胸痛，失眠，心悸	苔薄脉弦	开郁降气平喘	五磨饮子
虚喘	肺虚	反复发作，病势徐缓	气短而喘，咳声低微咳痰稀薄	言语无力，自汗畏风，咽干口燥	舌淡苔薄脉细弱	益肺定喘	生脉散合补肺汤
	肾虚		喘促日久，反复发作呼多吸少，动则喘甚	形神疲惫，肢冷畏寒，自汗出	舌淡苔白脉沉细	补肾纳气平喘	金匮肾气丸合参蛤散

【常用中成药】

临床可选用利肺片、芪参益气滴丸、海马补肾丸、固本咳喘片等。

小结

喘证是以呼吸急促或喘鸣有声，严重时张口抬肩、鼻翼煽动、难以平卧为特征的病证。因肺主气，肾主纳气，故其多属肺肾两脏的病变，病因有外感（风寒、风热）、内伤（痰湿内盛、情志所伤，肺肾亏虚），临床则分虚实两大类：实喘包括风寒袭肺、表寒肺热、痰浊阻肺、气郁伤肺，以邪气实为主。虚喘则包括肺气虚、肾气虚。病机是由于外邪导致肺失宣降、气机不利，或肾不纳气、气不归元而致喘。其治疗应本着治病求本的原则，虚则补之，实则泻之，寒者热之，热者寒之。实喘，其治在肺，邪实为主，应解其外邪，邪祛则安。虚喘，则重点在肾，肺肾亏虚，治宜补肺益肾填精，温肾壮阳，以纳气归元。

本病证的辨证要点：依据发病诱因及临床表现辨虚实，感受寒凉、燥热，或饮食不当等多属实；精神紧张过劳多属虚；喘而呼吸深长，声高气粗，面赤身热，舌红苔黄为实证；呼吸短促难续、呼多吸少、动则加重，脉沉细或浮大中空者属虚证；从痰的色、量、稀薄稠厚，口渴等情况辨寒热。

思考题

1．喘证的概念是什么？

2．喘证病因分几类？

3．喘证基本治疗原则是什么？各证型治法、代表方剂为何？

4．医案分析：关某，男，77岁，因“喘促反复15年，加重1周伴咳嗽”就诊。患者长期大量吸烟，15年前开始反复感冒、喘促、咳嗽，秋冬尤甚。1周前受凉后出现恶寒，无发热，鼻塞、流鼻涕，喘咳，自服感冒药后鼻塞流涕缓解，但喘促咳嗽逐渐加重，仍恶寒，咽痒，咳稀白痰，饮食、二便尚可。舌质淡胖苔薄白，脉浮紧。

请问该患者属何病证？辨证属哪一证型？治法和代表方剂是什么？

中篇第4章第二节思考题参考答案

（陈泽雄　孙保国　熊佩华）

肺系病证研究进展

肺系疾病是严重危害人类健康的常见病和多发病，中医学对咳嗽、梅核气、喘证、哮证、肺痈、肺胀、肺痨等肺系病证均有系统的理法方药体系，历代医家对肺系病证的病因病机也有着深刻的认识，并积累了丰富的诊治经验。随着影像学技术、肺功能检测、纤维支气管镜、动脉血气分析、分子生物学技术的发展及其在临床中的广泛应用，它丰富了中医学对肺系疾病的发病机制、治疗方法的认识内涵。现以慢性阻塞性肺疾病（chronic obstructive pulmonary disease，COPD）为例介绍相关研究进展。

一、病因病理

COPD是多种慢性肺病、支气管病变晚期的病理状态，以持续通气障碍为主要临床特征，分为慢性阻塞性肺疾病急性加重期（acute exacerbation of chronic obstructive pulmonary disease，AECOPD）和慢性期。感染是导致AECOPD最常见的原因，患者短期内出现咳嗽、气促、劳动耐力急剧下降、咳脓性痰液，并诱发心力衰竭，这是导致COPD患者死亡的常见原因。

中医学认为COPD相当于“喘证”“肺胀”范畴，基本病机属本虚标实。本虚主要是肺气阴两虚，同时伴有肾气不足、脾气亏虚；标实主要是肺失宣降、痰阻血瘀。急性期多由风寒热邪从口鼻、皮毛侵入引起肺气郁闭，肺失宣降，痰邪壅肺，严重者可出现喘脱。慢性期常因正气不足，肺肾亏虚，气失摄纳，痰气瘀血阻肺导致虚实夹杂，肺气升降失常。

现代中医学对COPD病因病理的研究主要集中在证候分布规律、瘀血病理机制、体质因素等方面。稳定期常见证候有肺脾两虚证、肺气虚证、气虚痰瘀证、肺脾肾虚证、肺肾两虚证、气阴两虚证、肾气虚证、脾气虚证、脾肾阳虚证等，急性期COPD证候有痰湿阻肺、痰热蕴肺、阳虚痰瘀及外邪犯肺等。由于瘀血阻肺是COPD重要的病机，从中医络病理论治

COPD，为心肺血瘀、呼吸肌疲劳消耗等方面开拓了新的认识。体质是个体遗传和环境共同作用下形成的生理病理状态，流行病学研究表明，COPD 的发病与遗传背景、性别、年龄、不良生活习惯等有密切关系。研究发现，不同体质 COPD 患者的中医证型、肺功能等情况存在差异。

二、防治

消除不良生活习惯，积极控制哮喘等原发病，增强体质预防感染等对预防 COPD 的发生发展有一定作用；治疗方面，中西医各有所长，西医的主要优势是抗感染、呼吸机辅助呼吸、静脉补液维持内环境稳定等。而中医的优势，稳定期通过内外治疗培正固本，如汤药、膏方、丸药辨证内服，穴位贴敷，穴位注射，八段锦导引调气等方法，不但可以缓解通气不足的症状，还可起到治疗原发病、改善体质、预防感染的作用。急性期采用清热化痰、通腑祛痰、养阴清热润肺、泻火解毒等方法可以快速缓解病情。临床上中西医优势互补可以起到事半功倍的治疗效果。中西医结合治疗 COPD 临床研究的难点和热点是治疗时机和适应证的准确把握，这对提高 COPD 的防治水平，最大限度提高患者生存期，改善患者生活质量将起到重要的作用。

（陈泽雄　孙保国　熊佩华）

第5章 肾系病证

第一节 淋 证

中篇第 5 章淋证

【概述】

以小便频急短涩、淋沥不尽、尿道涩痛、小腹拘急、痛引腰腹为主要临床表现的一类病证，称为淋证。

其病变部位主要在肾和膀胱，与肝脾有关。淋证的名称，始见于《素问·六元政纪大论》篇中“淋閟”之谓。《金匮要略·消渴小便不利淋病脉证并治》说：“淋之为病，小便如粟状，小腹弦急症，痛引脐中。”明述了淋证的主证。淋证的分类，《中藏经》提出：淋有冷、热、气、劳、膏、砂、虚、实八种。《备急千金要方》提出“五淋”之名。《外台秘要》具体指明了五淋的内容：“集验论五淋者，石淋、气淋、膏淋、劳淋、热淋也。”明代张景岳倡导“凡热者宜清，涩者宜利，下陷者宜升提，虚者宜补，阳气不固者宜温补命门”的治疗原则。目前临床仍沿用五淋之名，但内涵不一。本节所论淋证有热淋、血淋、石淋、膏淋、气淋、劳淋六种。

本证常见于西医学肾盂肾炎、膀胱炎、尿道炎、化学性膀胱炎、尿道结核、前列腺炎、尿道结石、泌尿系统肿瘤、乳糜尿等疾病。即此类疾病凡出现淋证的临床表现特征者，均可参考本证辨证论治。

【病因病机】详见图 2-5-1

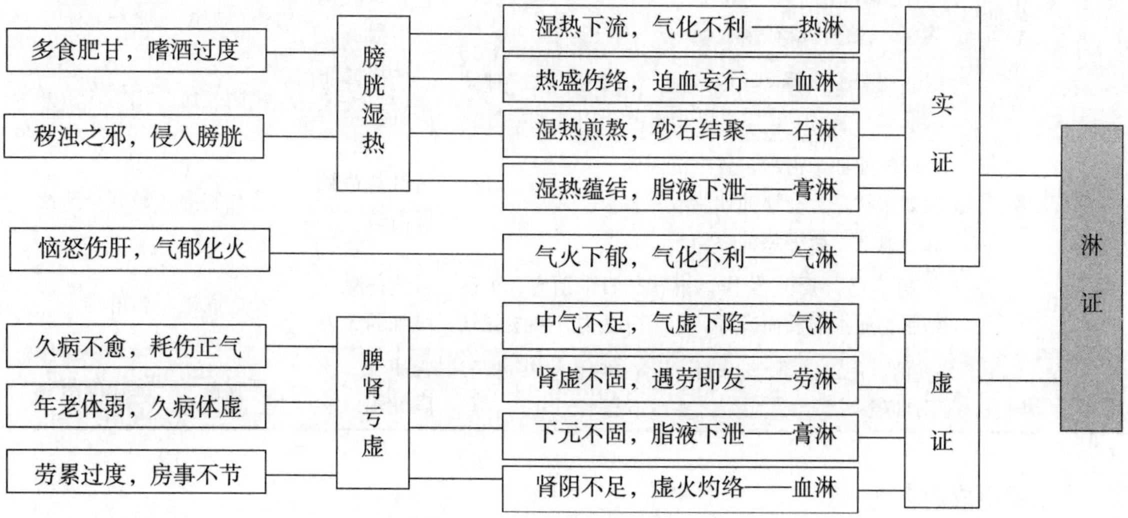

图 2-5-1 淋证病因病机示意图

【辨证要点】

1．定病位 淋证的发生多与肾、膀胱有关，以中下焦为主。

2．审病机 病因主要为湿热之邪，基本病机为湿热蕴结下焦，肾与膀胱气化不利。

3．察证候的虚实 淋证病理性质有虚、实之分，虚实夹杂多见。一般淋证初起或急性发作阶段属实证。多以膀胱湿热、砂石结聚、气滞不利为主；久病多虚，病在脾肾。虽为同一淋证，又有虚实之分。例如气淋，既有气滞不利的实证，也有脾虚气陷的虚证，还可见虚实夹杂之证。

4．辨证候标本缓急 淋证分多种类型，各型之间可以互相转化，或同时并存，所以治疗上存在标本缓急的问题。按照正气为本，邪气为标，旧病为本，新病为标等标本关系，分辨证候标本缓急，采取“急则治其标”“缓则治其本”的原则。例如劳淋转热淋，劳淋正虚为本，热淋邪实为标，急则治其标，先治热淋；待湿热渐清，缓则治其本，再转扶正为主。

【治疗原则】

实则清利，虚则补益是淋证的基本治则。实证以膀胱湿热为主，治宜清热利湿；热灼血络者，治宜凉血止血；以砂石结聚为主，治宜通淋排石为主；以气滞不利为主，治宜利气疏导为主。虚证以脾虚气陷者，治宜健脾益气；肾虚不固者，治宜补虚益肾。虚实夹杂者，又当通补兼施，详审主次缓急，兼顾治疗。

【辨证论治】详见表 2-5-1。

表2-5-1 淋证辨证论治简表

证型	主症		兼症	舌苔脉象	治法	方剂
热淋	小便频数短涩，灼热刺痛 少腹拘急胀痛，尿色黄赤		腰痛拒按 大便秘结	舌苔黄腻 脉滑数	清热利湿	八正散加减
石淋	小便艰涩，尿中时挟砂石，或尿流 突然中断，尿道窘迫疼痛，尿血		少腹拘急疼痛 或腰腹绞痛难忍	舌红苔薄黄 脉弦或数	清热利湿 排石	石苇散加减
气淋	实证	小便涩滞，淋沥不尽，	少腹满痛	舌苔薄白 脉沉弦	利气疏导	沉香散
	虚证	尿有余沥	少腹坠胀 神疲乏力	舌淡苔白 虚细无力	补益中气	补中益气汤
血淋	实证	小便热涩刺痛，尿道满急 疼痛，尿色深红或挟血块		舌苔黄 脉滑数	清热通淋	小蓟饮子
	虚证	尿痛涩滞不显著，尿色 淡红	腰酸膝软，神疲 乏力，五心烦热	舌质红苔薄黄 脉细数	滋阴凉血	知柏地黄丸
膏淋	实证	小便浑浊如米泔水，置之沉 淀如絮状，上有浮油如脂或 混有血液，尿道热涩疼痛		舌红苔黄腻 脉滑数	清热利湿	萆薢分清饮
	虚证	久病不已，反复发作，淋出 如脂，尿涩痛反而减轻	日渐消瘦，头昏 乏力，腰酸膝软	舌淡苔腻 脉细弱无力	补虚固摄	膏淋汤
劳淋	小便不甚赤涩，但淋漓不已，时作 时止，遇劳即发		神疲乏力，腰酸 膝软	舌淡 脉细弱	健脾益肾	无比山药丸

【常用中成药】

依据辨证理论，对不同的临床表现可分别选用八正合剂、补中益气丸、知柏地黄丸、六味地黄丸、肾气丸等。

小结

淋证是以小便频急，淋沥涩痛为主症的病证。由膀胱湿热引发的热淋、血淋、石淋多为实证，治疗以清热利湿通淋为主。因脾虚中气下陷或肾虚下元不固所致的劳淋、膏淋、气淋为虚证，治宜健脾益肾扶正为主。要根据各种淋证的虚实夹杂、互相转化的特点，在治疗中注意标本虚实，轻重缓急，急则治其标，缓则治其本。急性期以祛邪为主，恢复期标本兼治为宜。

思考题

1．淋证的病因病机是什么？

2．淋证的辨证要点是什么？

3．淋证的分型有哪几种，分别采用什么治疗原则？

4．医案分析：患者，女，28 岁，工人。2015 年 8 月 12 日就诊。主诉：尿频、尿急、尿痛 2 天。病史：自诉 2 天前因朋友相聚，相继喝酒后出现小便频数，日解 20 多次，尿道灼热刺痛，尿色黄赤，少腹拘急胀痛，伴有恶寒发热，口干口苦，大便秘结，舌红苔黄腻，脉滑数，平素嗜食煎炒辛辣之品。

请明确给予该患者中医诊断、证型、治法，并给予辨证用药。

中篇第 5 章第一节思考题参考答案

（吴松柏　马玉凤）

第二节　水　肿

【概述】

因体内水液潴留泛滥于肌肤，以头面、眼睑、四肢、腹部甚至全身浮肿为主要临床表现的一类病证，称为水肿。

中篇第 5 章水肿

本病在《内经》中称“水”。《素问·水热穴论》指出：“其本在肾，其末在肺。”《素问·至真要大论》指出：“诸湿肿满，皆属于脾。”当时已认识到水肿发病与肺、脾、肾有关。《素问·汤液醪醴论》提出“平治与权衡，去菀陈莝……开鬼门，洁净府”的治疗原则，并沿用至今。《金匮要略》中称水肿为“水气”，按病因脉证又分为风水、皮水、正水、石水、黄汗五类；按五脏症候又分为心水、肺水、肝水、脾水、肾水五种。元代朱丹溪总结前人的理论，将水肿分为阴水和阳水两大类。这一分类方法至今对临床辨证仍有重要意义。

本节讨论的水肿证，包括西医急慢性肾小球肾炎、肾病综合征、继发性肾小球疾病等肾性水肿。而充血性心力衰竭、肝硬化、内分泌失调及营养障碍等疾病出现的水肿证，亦属中医水肿范畴，均可参考本证辨证论治。

【病因病机】详见图 2-5-2。

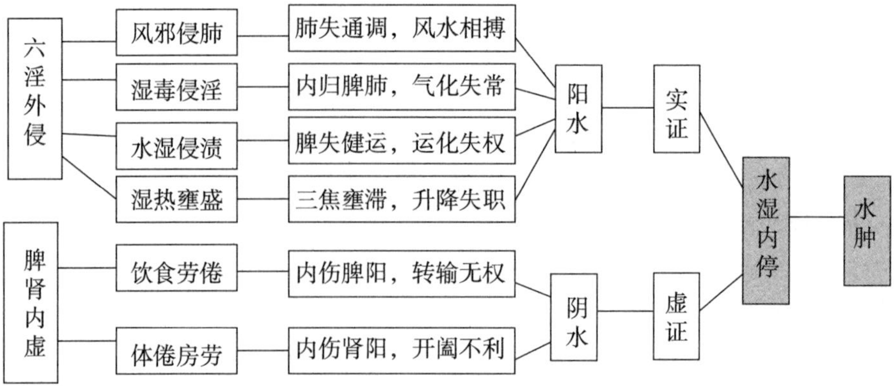

图 2-5-2 水肿病因病机示意图

【辨证要点】

1．定病位 水肿主要与肺、脾、肾三脏有关。

2．审病机 辨水肿源于肺失通调，脾失转输，肾失开阖抑或三焦气化不利。

3．辨阴阳虚实 水肿分阳水和阴水。阳水是因风邪外侵、水湿浸渍导致的肺气不宣、脾气不健引起。疾病的特点是发病急、病程短，浮肿由头面开始，迅速蔓延全身，肿处皮肤光亮绷紧，按之凹陷即起。初期可见恶寒、发热等表证，阳水属实证范畴。阴水是由脾肾两虚导致的水湿泛滥，病程较长，水肿逐渐由轻加重，多由下而上蔓延全身，肿处皮肤松弛，按之凹陷不易恢复，重者按之如泥，阴水属虚证范畴。

【治疗原则】

上下分治：上半身水肿以发汗为主；下半身水肿以利小便为主。

阴阳分治：阳水为表实证，可发汗利小便，以祛邪为主；阴水为里虚证，本虚标实，治疗以健脾温肾，扶正为主，消肿利水为辅。

【辨证论治】详见表 2-5-2。

表2-5-2 水肿辨证论治简表

证型		主症	舌象脉象	治法	方剂
风水泛滥	全身浮肿	眼睑浮肿，继则全身，恶风发热，骨节酸疼，小便不利	舌苔薄白 脉浮	宣肺利水	越婢加术汤
水湿浸渍		浮肿按之没指，小便短少， 身体困重，胸闷，纳呆，泛恶	舌苔白腻 脉沉缓	健脾化湿	胃苓汤合 五皮饮
湿热壅盛		皮肤绷急、光亮，烦热口渴，胸脘痞闷，小便短赤，大便秘结	舌红苔黄 脉濡数	分利湿热	疏凿饮子
湿毒浸淫		肿自眼睑起，小便不利，身发疮痍，甚则溃烂，恶风发热	舌红苔腻 脉浮数或滑数	宣肺解毒 利水	麻黄连翘赤小豆 合五味消毒饮
脾阳虚衰		腰以下肿甚，按之凹陷不起，腹胀便溏，神倦肢冷，小便短少	舌体胖大 苔白滑，脉沉细	健脾 温阳利水	实脾饮
肾阳虚衰		腰痛膝软，畏寒肢冷，小便不利或夜尿频数	舌淡苔白 两尺脉弱	温肾利水	济生肾气丸 合真武汤

【常用中成药】

根据辨证理论，不同的临床表现特征可分别选用五苓散、健脾丸、附子理中丸、济生肾气丸等。

小结

水肿一证分外感、内伤两大类。外感多属阳水实证，病理变化与肺有关。内伤多为阴水虚证，病理变化与脾肾有关。在临证过程中还会有阴阳虚实的相互转化。治疗中有发汗、利尿、健脾、温肾、降浊、化瘀等方法。阳水以发汗、利小便为主，阴水以健脾、温肾利水为主。

思考题

1．水肿的病因病机是什么？

2．水肿的辨证要点是什么？

3．水肿的辨证分型、治则是什么？

4．医案分析：李某，男，35 岁，农民。2012 年 8 月 6 日初诊。主诉：反复双下肢浮肿、尿少 1 年余，复发半月。病史：患者自诉 1 年来每因劳累后出现双下肢浮肿，尿量减少，夜尿多，头晕，乏力，畏寒，面色苍白，到当地医院就诊，诊断为“慢性肾小球肾炎”，经服用中药治疗后症状时有好转，但病情反复出现，半月来下肢浮肿复发，尿量少，腰酸乏力，畏寒肢冷，进食少，腹部胀满，面色苍白，舌质淡胖，苔白，脉细。

请对该患者中医诊断、证型、治法及辨证用药给予明确说明。

中篇第 5 章第二节思考题参考答案

（吴松柏　马玉凤）

第三节　腰　痛

【概述】

腰痛是指腰部一侧或两侧酸楚疼痛为主要表现的病证。

《素问·脉要精微论》提出：“腰者，肾之府，转摇不能，肾将惫矣。”说明了肾与腰部疾病的密切关系。腰痛多因外感、内伤或闪挫外伤所致，其主要病机为腰部气血运行不畅，或失于濡养。相关治疗，在《素问·刺腰痛论》中已见针灸治疗腰痛的方法介绍。《金匮要略·五脏风寒积聚病脉证并治》创制了甘姜苓术汤治疗寒湿腰痛。《证治汇补·腰痛》篇更提倡“治惟补肾为先，而后随邪之所见者以施治，标急则治标，本急则治本，初通宜疏邪滞，理经隧，久痛宜补真元，养气血。”这种分清标本先后缓急的治疗原则，在临床具有重要指导意义。

中篇第 5 章腰痛

西医学在骨科、内、外、妇、泌尿各科疾病中，凡出现以腰痛为主要表现特征时，均可参考本证予以辨证论治。

【病因病机】详见图 2-5-3。

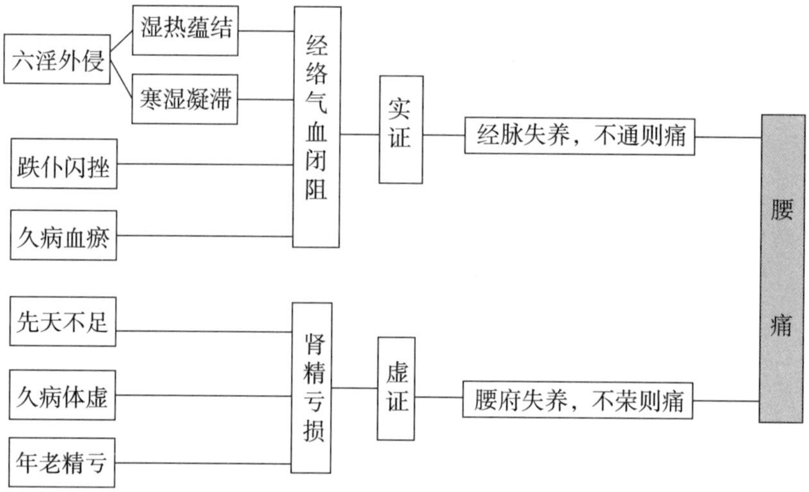

图 2-5-3 腰痛病因病机示意图

【辨证要点】

1．定病名 腰部脉络绌急而致一侧或两侧疼痛，摇转不能，活动受限，定名为腰痛。

2．审病因 由外感六淫邪气侵袭腰部的筋脉，或由跌仆损伤，导致气血瘀滞的病症为外感腰痛。先天不足，年老体弱，久病气血亏乏，肾精亏损，腰府失养所致腰痛者为内伤腰痛。

3．辨虚实 肾虚腰痛其痛绵绵，酸楚如折，时作时止，遇劳加剧，得逸则缓，揉按则痛减。实性腰痛起病急，病程短，其痛剧烈，痛处固定。血瘀腰痛，刺痛拒按。寒湿腰痛，喜按，遇温痛减。湿热腰痛，着热烦痛拒按。

【治疗原则】

对于外感六淫邪气所致的腰痛，以祛邪为主；跌仆损伤所致的腰痛，宜活血通络，理气止痛为主；对于肾虚腰痛者，要以补肾为主，分别阴阳，施以滋阴补肾和温补肾阳的治疗原则。

【辨证论治】详见表 2-5-3。

表2-5-3 腰痛辨证论治简表

证型	主症		舌象脉象	治法	方剂
寒湿腰痛	腰部冷痛重着，转侧不利，每遇阴雨或腰部感寒，症状加重		舌苔白腻而润 脉沉迟缓	散寒除湿 温经通络	渗湿汤
湿热腰痛	腰髋弛痛，痛处伴有热感，暑湿季节腰痛加剧，烦热口渴，小便短赤		舌苔黄腻 脉濡数	清热祛湿 舒筋活络	加味二妙汤
瘀血腰痛	腰痛如锥刺，痛有定处，痛处拒按，日轻夜重，持续不断。因痛转侧不利，面晦唇暗		舌紫暗有瘀斑 脉涩	活血化瘀 理气止痛	身痛逐瘀汤
肾虚腰痛	腰酸疼痛，绵绵不绝，膝软无力，遇劳更甚，卧则减轻	阳虚者，面色㿠白，少腹拘急，手足不温，少气乏力 阴虚者，心烦失眠，口燥咽干，面色潮红，手足心热	舌淡苔白滑 脉沉细	温补肾阳	右归丸

【常用中成药】

根据不同的临床表现，可分别选用小活络丹、金匮肾气丸、六味地黄丸、二妙丸等。

小结

腰痛是以腰部疼痛为主的常见病证。本证按病因、病机、病证的表现不同，分为虚实两大类。实证，即六淫邪气侵入肌肤经络而引起的腰痛，治疗以祛邪为主，施以祛风、散寒、除湿或清热化湿等治疗方法。对于跌仆损伤者，多以活血化瘀、舒筋活络为主。对于肾虚者，常以补肾壮腰扶正为主。

思考题

1．腰痛的病因、病机是什么？

2．腰痛的辨证要点是什么？

3．腰痛的辨证分型、治则是什么？

4．医案分析：患者，王某，78 岁，工人，年轻时从事重体力劳动，近 10 余年来腰部隐隐作痛，酸软无力，伴有心烦，夜寐差，常口燥咽干，面色潮红，手足心热。舌质红少苔，脉弦细数。请问该患者的中医诊断、证型、治法是什么？如何辨证用药？

中篇第 5 章第三节思考题参考答案

（吴松柏　马玉凤）

肾系病证研究进展

中医学认为肾为先天之本，生命之源。肾藏精，主骨生髓，主生长、发育与生殖；肾主水液代谢；肾主纳气，内寄元阴元阳，是全身脏腑阴阳之根。它不同于现代医学肾的生理功能。中医学对肾的认识有更广泛的内涵，它囊括了泌尿、生殖、内分泌、血液、神经、机体免疫等多系统、多层次的综合功能。因此，中医肾系病证涉及范畴较广，内容相当多，大致包括水肿、淋证、腰痛、癃闭、关格、遗精、遗尿、阳痿、早泄、不孕、不育、尿血、五迟五软、耳聋、消渴、血虚、血劳等多方面内容。现代中医学对于肾病的研究大致有肾本质的研究和相关靶腺轴关系的研究。

一、肾本质及生理功能相关研究

数十年来，中西医学研究者通过运用各种现代实验技术方法对中医学肾藏象理论及其生理功能进行了大量研究。这些结果强化了中西医学肾的功能在现代生理学基础上的联系，使我们认识到中医学对肾的认识源于解剖，而不止于解剖。中西医学对于肾的生理功能的认识存在显著差异。

（一）肾主骨生髓的现代研究

庄剑青等采用 2.5 月龄 SD 雄性大鼠，以单纯随机方法分成正常对照组、去势肾虚组和虚劳肾虚组。用听觉脑干诱发电位（ABR）、体感诱发电位（SEP）以及氨基酸类和单胺类中枢递质含量为指标，观察虚劳肾虚和去势肾虚模型大鼠的中枢神经系统（CNS）功能状况。结果显示肾虚时血 T 水平低下影响 CNS 的兴奋性，这一作用可能是“肾”性腺激素通过调制某些中枢递质的合成与释放而产生效应的结果。吴志奎等观察补肾生血药对老龄大鼠骨髓有核细胞 DNA 核酸含量及骨髓有核细胞 DNA 聚合酶 α 活性的影响。结果表明，补肾生血药能明显提高老龄大鼠骨髓有核细胞聚合酶 Q 的活力。研究结果提示，补肾生血药能明显提高自然衰老大鼠骨髓造血细胞 DNA 合成代谢。从分子水平对“肾生髓”理论的客观性进行了科学阐释。

（二）肾主生长发育的现代研究

“肾主生长发育”是肾的主要功能之一。张晓文等提出，基因作为生物遗传的基本单位，其生物学功能与“肾主生长发育”的内涵有许多相同之处，尤其在对人的生长发育规律、衰老、肿瘤、生殖和遗传等方面的认识上有较大的一致性。从基因角度探讨“肾主生长发育”的本质，对于运用现代分子生物学等手段探索中医“肾”的实质有一定意义。李超荆认为，肾对生殖功能的调整是通过脑 - 肾 - 冲任 - 胞宫这条轴进行并完成的，这与现代医学认为生殖生理的功能是由脑中枢 - 下丘脑 - 垂体 - 卵巢轴的调节有类似之处。调节肾的阴阳平衡，能调节雌激素水平和改善卵巢功能而促排卵。这提示，补肾促排卵的作用环节可能主要在下丘脑。

（三）肾主纳气的现代研究

钟氏认为中医“肾主纳气”与现代医学肾的生化功能在分子水平的层次上有着较大的契合面。并利用当代生物化学及分子生物学技术，从分子水平探讨“肾主纳气”的现代实质。证实肾所分泌的促红细胞生成素，能增加血中红细胞数量，促进血红蛋白合成，从而增加血液运输功能，为“肾主纳气”理论提供了直接证据。

（四）肾主水液的现代研究

中西医在肾本质生理功能方面的关系有着诸多的相通之处。中西医都强调肾与水液代谢密不可分，中医学从宏观上认为肾主水，肾的蒸腾气化作用决定了水液代谢的状态。现代医学从微观上对肾生成尿液，排泄代谢产物，调节水、电解质和酸碱平衡，调节血压，并且产生和释放多种生物活性物质等水液代谢分泌的过程，与肾的生理结构与功能做了系统分析。将宏观与微观的视角相结合，对于深入阐释、理解、应用中医学认识“肾主水”理论也可起到积极的完善和推动作用。

（五）肾为先天之本的现代研究

中医学认为肾与生殖系统、先天遗传因素密不可分。西医学传统上认为其相互间没有必然联系。近些年来，对于肾所分泌的激素，如肾素 - 血管紧张素系统、前列腺素、激肽系统、活性维生素、促红细胞生成素、肾髓质降压脂质、内皮素和内皮细胞源性舒张因子等研究颇多。此外，肾还是抗利尿激素、甲状旁腺激素、降钙素、胰高血糖素的靶器官，这些激素均通过肾而起作用。即大量研究证实，肾所分泌的大量生物活性物质在机体生物活动中具有复杂而重要的作用。因此，肾不仅是一个代谢尿液、水、电解质的器官，重要的内分泌的器官，还从不同方面、不同程度上影响人体的生殖、免疫、血液和遗传等功能。这些发现与中医学肾是人类生命得以延续和维持的重要器官，具有综合的多方位生理功能，“肾为先天之本”的理论认识可以联系起来。

二、肾与下丘脑 - 垂体 - 靶腺轴关系的研究

在中医理论研究中，随着现代科学技术手段与方法的应用，发现了中医“肾”与现代医学中肾的相关性联系，但中医“肾”的生理、病理涉及了现代医学多个腺体靶器官的诸多功能。如有研究认为“肾藏精较合肾脏的内分泌物质”“粗略地看，‘肾素’似乎起着肾阳的一部分作用，而‘激肽释放酶’‘前列腺素 A_2、E_2’似乎起着肾阴的一部分作用”。即从现代生理学的角度审视来看，中医学“肾”的功能包括了西医泌尿、内分泌、血液与生殖等多系统的功能，远远超出了现代解剖学肾的概念。因此，中医学“肾”是一个解剖、生理和病理，包含多系统功能的一个综合概念。

（一）肾与下丘脑 - 垂体 - 肾上腺皮质轴的关系

从大量不同病种的肾阳虚患者的 24 小时尿的检测中发现，17- 羟皮质类固醇含量普遍低于正常值。为此，对肾阳虚患者进行血促肾上腺激素（ACTH）、皮质醇（CORT）、促卵泡激

素（FSH）、黄体生成素（LH）、睾酮（T）测定，用以证实肾阳虚证与下丘脑 - 垂体 - 肾上腺皮质轴三个层次的全套测定方法。结果证明，肾阳虚证患者有肾上腺皮质轴不同环节、不同程度的功能紊乱。用放射免疫法检测肾阳虚患者 ACTH 浓度，结果明显低于正常组，说明肾阳虚患者腺垂体功能处于较低水平。

（二）肾与下丘脑 - 垂体 - 性腺轴的关系

多数研究表明，男性肾虚患者性腺轴各激素的含量有改变。血液中睾酮（T）下降，雌二醇（E_2）和 E_2/T 比值升高，且 E_2 及黄体生成素（LH）均高于同年龄男性性功能减退组和正常组，且有半数患者促黄体生成激素释放激素兴奋试验（LHRH）呈延迟反应，说明男性肾阳虚者有性腺轴不同环节、不同程度的功能紊乱。而女性肾虚患者则常表现为 E_2/T 比值降低。对闭经、稀发月经妇女性腺功能变化与肾虚关系的研究显示，肾阴虚者尿雌三醇（E_3）含量偏高，肾阳虚者 E_3 含量偏低。任氏等通过系统检测血中性腺激素含量（LH、FSH、PRL、E_2、P、T）和子宫内膜雌激素受体（ER）含量，探讨肾虚不孕症与性激素的关联。结果显示，此类患者激素含量变化异常，子宫内膜 ER 减少。提示垂体 - 卵巢轴功能失调是肾虚不孕症的主要病因之一。俞氏等对多囊卵巢综合征和内分泌失调闭经的肾虚患者进行下丘脑 - 垂体 - 卵巢各级腺体功能检测，结果表明，肾虚患者雌激素水平低下，尿促卵泡激素（FSH）呈低水平。更年期综合征属肾阴虚患者性激素检测显示，血 FSH、LH 升高，E_2、ER 显著降低。

（三）肾与下丘脑 - 垂体 - 甲状腺轴的关系

大量临床研究发现，肾阳虚患者 T3、T4、TSH 水平均明显降低，促甲状腺激素释放激素（TRH）兴奋试验呈延迟反应。无肾阳虚主证的同年龄、性别对照组相应指标则未见显著性异常。说明肾阳虚患者的下丘脑 - 垂体 - 甲状腺轴存在不同环节、不同程度的功能提前衰老的征象。而温肾助阳药可促进甲状腺合成、分泌甲状腺素，稳定调节血中 T3 的含量。

中医学中肾与下丘脑 - 垂体 - 肾上腺、性腺、甲状腺功能有关，肾阳虚证与丘脑 - 垂体 - 肾上腺、性腺、甲状腺功能等轴功能紊乱密切相关，并在肾阳虚患者尸解中见到腺垂体、甲状腺、肾上腺皮质、睾丸、卵巢形态学上发生退行性改变，而肾阳虚的主要发病环节在下丘脑，补肾药物对肾阳虚证主要调节定位在下丘脑。

中医的五脏不是独立于自然之外单独存在的，它与自然变化密切相关，形成统一的动态的整体。采用现代实验技术结合西医学神经 - 内分泌 - 免疫网络理论，探讨肾本质本身及其物质基础的研究成果显示，西医学注重机体的整体功能调节，符合中医治疗疾病时的整体观念，体现了中医五脏的相生相克，制化平衡的机制。阐明五脏之间相互关系的物质基础，也是阐明肾本身的物质基础。

（吴松柏 马玉凤）

第6章 其他病证

第一节 内伤发热

中篇第6章内伤发热

【概述】

内伤发热是指以内伤为病因，气血阴阳亏虚，脏腑功能失调为基本病机所导致的发热。一般起病较缓，病程较长，热势轻重不一，但以低热为多，或自觉阵发性烘热和燥热及五心烦热，而体温并不升高。

早在《内经》即有关于内伤发热的记载，其中对阴虚发热的论述较详，并提出了一些内伤发热的治疗方法。《金匮要略•血痹虚劳病脉证并治》篇以小建中汤治疗手足烦热，开甘温除热之先河。《诸病源候论》提出了阴虚发热的机制为“阴气不足，阳气有余”。钱乙《小儿药证直诀》中提出心热用导赤散，肝热用泻青丸，脾热用泻黄散，并将肾气丸化裁为六味地黄丸，为阴虚内热治疗创制了一个重要方剂。元代朱丹溪用滋阴清热法治疗阴虚发热，金代李东垣用补中益气汤甘温除大热法治疗气虚发热。明代秦景明《症因脉治》一书专设内伤发热篇，并分气分发热与血分发热两大类。清代王清任《医林改错》提出瘀血发热的特点，并拟血府逐瘀汤进行治疗。这些论述使内伤发热的理论渐趋完善，对临床实践起到了很好的指导作用。

西医学的功能性低热、肿瘤、血液病、结缔组织病、内分泌疾病或其他慢性感染性疾病，以及某些原因不明的发热等，均可参考本节进行辨证论治。

【病因病机】详见图 2-6-1。

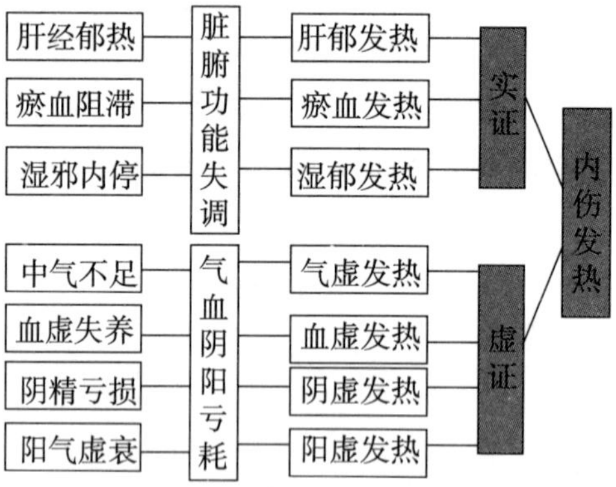

图 2-6-1　内伤发热病因病机示意图

本病主要由情志、饮食、劳倦等内因引起，亦有少数始为外感，久则导致脏腑亏虚而引起。发生内伤发热的共同病机是气血阴阳亏虚，脏腑功能失调。

在各种病因所致的发热中，气郁、血瘀、湿郁属实，气虚、血虚、阴虚、阳虚属虚。除由单一病机所致的内伤发热外，部分患者可由两种病机同时引起发热，如气郁血虚、气阴两虚、气血两虚等。从病机的转归来说，久病往往由实转虚，由轻转重，其中以瘀血病久，损及气、血、阴、阳，分别兼见气虚、血虚、阴虚或阳虚，而成为虚实兼夹之证的情况较为多见。

【辨证要点】

1．辨虚实　在确诊为内伤发热的前提下，应首先依据病史、症状、脉象等辨明其属虚属实。由气郁、血瘀、湿滞所致者属实；由气虚、血虚、阴虚、阳虚所致者属虚。但也有虚实兼杂者。

2．辨轻重　病程长久，反复发作，经治不愈，胃气衰败，正气虚甚，以及间杂其他病症者，为病情较重的表现，否则反之。病情重者在辨证及治疗时，均应给予充分注意。

【治疗原则】

本病的治疗原则是实火宜泻，虚火宜补，根据证候、病机不同而采取相对应有针对性的治法。属实者，宜以解郁、活血、除湿为主，适当配伍清热；属虚者，则应益气、养血、滋阴、温阳，除阴虚发热适当配伍清退虚热的药物外，其余均应以补为主。但对虚实夹杂者，则应兼顾之。切不可一见发热便用发散或苦寒之剂，应避免因过度发散而耗气伤津，滥用苦寒而伤败胃气或化燥伤阴，反使病情医源性加重。

【辨证论治】详见表 2-6-1。

表2-6-1　内伤发热辨证论治要点表

证型	发热特点	兼症	舌象脉象	治法	方剂
气郁发热	低热或午后潮热 热势常随情绪起伏	精神抑郁，胸胁胀满，烦躁易怒，口苦而干	舌红苔黄 脉弦数	疏肝解郁 清肝泻热	丹栀逍遥散
瘀血发热	午后或夜间发热 自觉身体局部发热	口干咽燥，渴不多饮，肢体疼有定处或肿块，肌肤甲错	舌紫暗或有瘀斑瘀点，脉涩	活血化瘀	血府逐瘀汤
湿郁发热	低热或午后较甚	胸闷身重，不思饮食	舌白腻或黄腻 脉濡数	利湿清热	三仁汤
气虚发热	劳累后发热或加剧，热势或低或高	头晕乏力，气短懒言，自汗，易反复感冒，食少便溏	舌淡苔薄白 脉弱	益气健脾 甘温除热	补中益气汤
血虚发热	发热多为低热	头晕眼花，身倦乏力，心悸不宁，面白少华，唇甲色淡	舌淡 脉细弱	益气养血	归脾汤
阴虚发热	午后或夜间发热 手足心热 / 骨蒸潮热	心烦，少寐多梦，颧红，盗汗，口干咽燥，便干尿少	舌红少苔 脉细数	滋阴清热	清骨散
阳虚发热	发热，形寒怯冷	四肢不温，少气懒言，头晕嗜卧，纳少便溏，面色㿠白	舌淡胖苔白润 脉沉细	温补阳气 引火归原	金匮肾气丸

【常用中成药】

临床可选用加味逍遥丸、血府逐瘀胶囊、补中益气丸、人参归脾丸、金匮肾气丸等。

小结

内伤发热由情志、饮食、劳倦、久病伤正等原因所引起，临床多表现为低热。气滞、血瘀、痰湿郁结，导致脏腑功能失调，壅遏化热；气血、阴阳亏虚发热，是内伤发热的两类病机。前者属实，后者属虚。

内伤发热与外感发热均以发热为主症，故须加以鉴别。可根据病因、起病缓急、发热特点、兼见症状等方面鉴别。内伤发热由脏腑阴阳气血失调所致，热势高低不一，常呈现间歇性低热，其发病缓，病程长，数周、数月以至数年，多伴有内伤久病虚性症候，如形体消瘦，面色少华，短气乏力，倦怠纳差，舌质淡，脉数无力，多属虚证或虚实夹杂证。外感发热由感受外邪所致，体温较高，多为中度发热或高热，发病急，病程短，热势重，常见其他外感热病之兼症，如恶寒、口渴、面赤、舌红苔黄、脉数，多属实热证。

治疗应根据证候病机的不同而采取相应有针对性的治法，一般实火宜泻，虚火宜补，切不可一见发热便用发散或苦寒之剂。对内伤发热，发散易耗气伤津，苦寒则易伤败胃气或化燥伤阴，反使病情加重。气郁发热治宜疏肝解郁，清肝泻热；瘀血发热治宜活血化瘀；湿郁发热治宜利湿清热；气虚发热治宜益气健脾，甘温除热；血虚发热治宜益气养血；阴虚发热治宜滋阴清热；阳虚发热治宜温补阳气，引火归原。对兼夹病证出现者，当分清主次，适当标本兼顾。

思考题

中篇第6章第一节思考题参考答案

1. 何谓内伤发热?
2. 内伤发热的病机可以归纳为哪两类?
3. 治疗内伤发热应注意什么?

（张花治 贾钰华）

第二节 消 渴

中篇第6章消渴

【概述】

消渴是以多饮、多食、多尿、身体消瘦，或尿有甜味为主要临床表现的病证。本病发病率高、病程长、并发症多，严重危害人类健康。

根据发病因素及临床表现的不同，有“消瘅”“消渴”“肺消”“膈消”“消中”等多种称谓。其名称和病因首见于《黄帝内经》，《灵枢·五变》篇说：“五脏皆柔弱者，善病消瘅。”指出了五脏虚弱是发生消渴的重要因素。

《古今录验》论消渴病有三：“一渴而饮水多，小便数，无脂似麸片甜者，皆是消渴病也；二吃食多，不甚渴，小便少，似有油而数者，此是消中病也；三渴饮水不能多，但腿肿脚先瘦小，阴痿弱，数小便者，此是肾消病也”。即根据临床表现，消渴病与西医学的糖尿病及其并发症基本一致。尿崩症因有多尿烦渴的临床特点，亦可参考本节辨证论治。

【病因病机】详见图 2-6-2。

消渴病变脏腑在肺、胃、肾，尤以肾为关键。《内经》认为五脏不足、情志失调、过食肥甘是消渴的病因，对于饮食不节、情志失调等致病因素，也分别做了论述。如《素问·奇病论

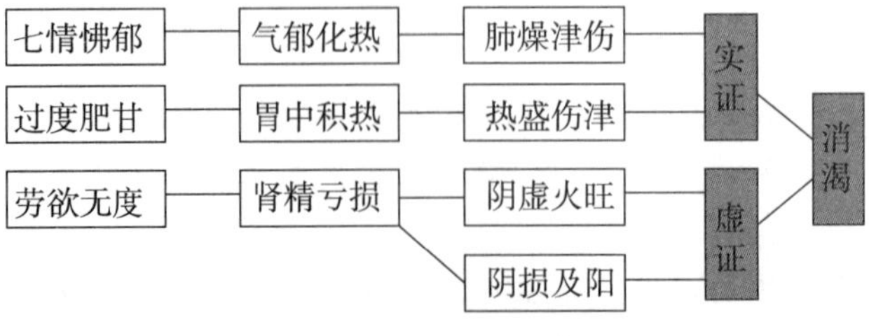

图 2-6-2 消渴病因病机示意图

篇》说："此肥美之所发也，此人必数食甘美而多肥也，肥者令人内热，甘者令人中满，故其气上溢，转为消渴。"《灵枢·五变》篇说："怒则气上逆，胸中蓄积，血气逆流……转而为热，热则消肌肤，故为消瘅。"强调体质因素在消渴发病中的重要作用。阴津亏损，燥热偏盛是其主要病机，两者互为因果。病变的脏腑可有所偏重，但又互相影响。燥热伤肺，则治节失职，肺不布津；燥热伤胃，则胃火炽盛，消谷善饥；燥热伤肾，则肾失固摄，精微下注。

【辨证要点】

1．辨部位 消渴病的多饮、多食、多尿症状往往同时存在，但根据表现程度的偏重，而有上消、中消和下消之分，以及肺燥、胃热、肾虚之别。若以肺燥津伤为主，渴而多饮症状突出者，则为上消（膈消）；若以胃热炽盛为主，多食症状突出者，则为中消（消中）；若以肾阴亏虚为主，多尿症状突出者，则为下消（肾消）。

2．辨标本 本病以阴虚为本，燥热为标。一般初病多以燥热为主，病程较长者则阴虚与燥热并见，日久则以阴虚为主。

3．辨本证与并发症 消渴病以多饮、多食、多尿及消瘦为本证的基本表现，但易发生诸多并发症。多数患者先见本证，后渐现并发症。少数患者三多及消瘦的本证不明显，而见心脑病症、眼病、疮疡痈疽等脉络瘀阻并发症；日久病及多个脏腑，则易发生阴损及阳，阴阳俱虚。其中以肾阳虚及脾阳虚较为多见。临证须细辨之。

【治疗原则】

清热润燥、养阴生津为本病的治疗大法。《医学心悟·三消》篇说："治上消者，宜润其肺，兼清其胃""治中消者，宜清其胃，兼滋其肾""治下消者，宜滋其肾，兼补其肺"。并针对并发症选用活血化瘀、清热解毒、健脾益气、滋补肾阴、温补肾阳等治法。阴虚津伤则养阴生津，气阴两虚则益气养阴，阴阳两虚则益肾健脾、滋阴温阳，伴见血脉瘀滞者活血化瘀，并根据不同的临床表现随症加减。

【辨证论治】详见表2-6-2。

表2-6-2 消渴病辨证论治简表

证型		主症	兼症	舌象脉象	治法	方剂
上消 （肺热津伤）		烦渴多饮，尿频量多	口干舌燥	舌边尖红，苔薄黄 脉洪数	清热润肺 生津止渴	消渴方
中消 （胃热炽盛）		多食易饥，大便干燥	形体消瘦	舌苔黄 脉滑实有力	清胃泻火 养阴增液	玉女煎
下消	肾阴亏虚	尿频量多，混浊如膏	口干唇燥	舌红少津 脉沉细数	滋阴固肾 润燥止渴	六味地黄丸
	阴阳两虚	小便频数，混浊如膏	腰膝酸软 畏寒肢冷	舌淡苔白 脉沉细无力	温阳滋阴 补肾固摄	金匮肾气丸

附：并发症治疗

白内障、雀目、耳聋是肝肾精血不足，不能上承耳目所致，宜滋补肝肾，用杞菊地黄丸或合羊肝丸；疮疡、痈疽初起，热毒伤营，治宜解毒凉血，用五味消毒饮；病久气营两虚，脉络瘀阻，蕴毒成脓，治宜益气解毒化脓，用黄芪六一汤合犀黄丸。并发肺痨、水肿、中风、厥证者，可参考有关篇章内容。

【常用中成药】

临床可选用六味地黄丸、金匮肾气丸、杞菊地黄丸等。

小结

消渴的病变部位主要在肺、胃、肾三脏。饮食不节、情志失调、劳欲过度为其主要病因，燥热伤津为其主要病机，以多饮、多食、多尿、消瘦为本证诊断要点。临床辨证须注意辨部位、辨标本、辨本证与并发症。渴而多饮为上消，多食易饥为中消，小便频数而量多为下消。但在治疗上不宜绝对划分，除滋阴治本，清热治标外，其他情况均应兼顾。

思考题

中篇第6章第二节思考题参考答案

1．简述消渴的病因病机。
2．试述消渴的辨证论治要点。
3．如何理解三消治疗均立足于滋肾养阴？

（张花治　贾钰华　李宝丽）

第三节　积　聚

中篇第6章积聚

【概述】

积聚是指腹内结块、伴有胀痛为主要特征的一类病证，又称癖块、痃癖、痞块。

《内经》首先提出积聚的病名，并对其形成和治疗原则进行了探讨。《难经·五十五难》明确了积与聚在病理及临床表现上的区别，指出："积者，五脏所生；聚者，六腑所成也。积者，阴气也，其始发有常处，其痛不离其部，上下有所终始，左右有所穷处；聚者，阳气也，其始发无根本，上下无所留止，其痛无常处，谓之聚。"《金匮要略》进一步明确："积者，脏病也，终不移；聚者，腑病也，发作有时。"所制鳖甲煎丸、大黄䗪虫丸至今仍为治疗积聚的临床常用方剂。《医宗必读》提出了积聚分初、中、末三个阶段的治疗原则，受到后世医家的重视。

积聚包括西医学肠功能紊乱、肠梗阻、幽门梗阻、肝脾大、腹腔肿瘤、囊肿等。

【病因病机】详见图2-6-3。

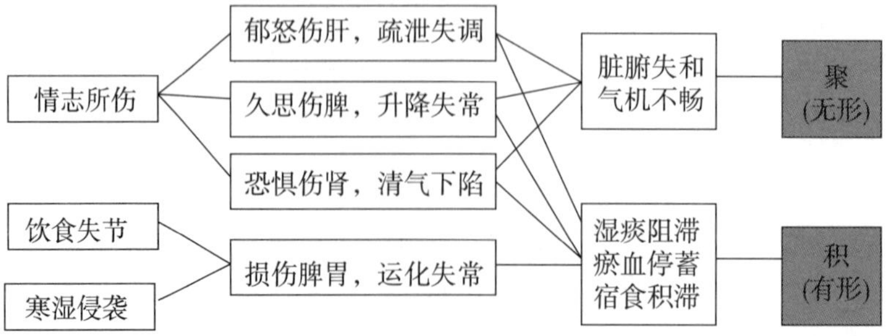

图2-6-3　积聚病因病机示意图

情志、饮食、寒湿是引起积聚的主要病因，致病原因常交错夹杂，混合致病。

【辨证要点】

1. 辨疼痛性质以定积或聚　聚证：触之无形，聚散无常，痛无定处，腹胀为主，攻窜移动，病在气分，多为腑病。积证：触之有形，固定不移，痛有定处，腹痛为甚，时久不解，病在血分，多为脏病。

2. 辨分期以明积之虚实　积证初起多以邪实为主，若失治误治，病邪日甚，则伤及人体正气，导致正虚，从而形成虚实错杂的病机。故应根据积块病程、部位、正邪盛衰，并参考舌苔、脉象以辨虚实。初期人体正气微伤，积块形小，按之软而不坚；中期人体正气已伤，积块增大，按之觉硬；末期正气大虚而邪气实甚，积块较大，按之坚硬，形体明显消瘦。

【治疗原则】

聚证重调气，积证重活血。痰湿、气滞、血瘀是形成积聚的主要病理产物，脏腑虚弱、气机不畅是积聚发病的关键，扶正祛邪、攻补兼施为积聚的治疗原则。聚证病情较轻，正气损伤尚微，治疗重在散寒行气，化痰导滞。积证病情较重，诊治疗中应处理好"正"与"实"、攻与补之间的关系，注意攻伐适度，所谓"治实当顾其虚，补虚勿忘其实"。根据临床病程具体表现，或先攻后补，或先补后攻，或寓补于攻，或寓攻于补。但忌攻补相等，无所侧重。

【辨证论治】详见表 2-6-3。

表2-6-3　积聚辨证论治简表

证型		主症	舌象脉象	治法	方剂
聚证	肝气郁滞	腹中气聚，攻窜胀痛，时聚时散，牵及两肋、胃脘	舌苔薄白 脉弦	疏肝解营 行气消聚	木香顺气散
	食滞痰阻	腹胀或疼，时有如条状物聚积于腹部，重按痛甚，纳呆胸闷，大便秘结	舌苔白腻 脉弦滑	理气化痰 导滞散结	六磨汤加减
	湿浊阻滞	腹部及两肋胀满，纳呆脘闷，头昏沉重，大便溏或软，排出不爽	舌苔白厚 / 黏腻 脉滑	行气健脾 利湿消聚	平胃散加味
积证	气滞血瘀（初期）	积块软而不坚，固着不移，胀痛并见	舌暗苔薄白或见瘀斑，脉弦	理气活血 通络消积	金铃子散 合失笑散
	气结血瘀（中期）	腹部积块明显，硬疼不移，消瘦乏力，时有寒热	舌紫暗有瘀斑 脉细涩	祛瘀软坚 兼调脾胃	膈下逐瘀汤 合六君子汤
	正虚瘀结（末期）	积块坚硬，疼痛加剧，面黄少泽，羸瘦，饮食大减	舌暗淡，无苔 脉细数或弦细	大补气血 活血化瘀	八珍汤 合化积丸

【常用中成药】

临床选用加味逍遥丸等。

小结

积聚以腹部可触及积块或聚物，攻窜胀痛为临床特征。聚证为腹内聚物时聚时散，攻窜腹满，痛无定处，病属六腑及气分，病程较短，病轻易治。积证为腹内结块有形，固定不移，痛有定处，病属五脏及血分，病程较长，病重难治。

脏腑虚弱，气机不畅是积聚发病的关键，而肝郁气滞，寒湿外侵，饮食不节，湿浊内停是发病诱因，病变涉及肝、脾、胆、胃、大肠、小肠。临床治疗时聚证多以疏肝行气、利湿化痰、导滞通便为主，积证则以初、中、末三期分期治疗为宜。初期邪气盛，正气未虚，治宜攻补兼施；末期邪实而正气大伤，治当扶正固本为主，佐与攻消之法。

思考题

1．简述积聚的病因病机。

2．试述积聚的辨证要点。

3．积聚病如何辨证论治?

4．医案分析：王某，女，45岁。主诉：腹内结块，伴胀痛2月余。

现病史：1年前与他人发生口角后，经常感到腹部胀满、疼痛，2个月来自觉腹内有包块，包块如鸡蛋大小，质软，部位无固定呈游走性，有时未有包块触及；腹胀，尤其以进食后加重，纳差。伴经血量减少，经期小腹胀痛，二便调。检查：胃肠钡透及胃镜检查均无阳性所见，舌淡苔薄白，脉弦细。

简述该患者的诊断与分型、治法与方药。

（张花治　贾钰华　唐　方）

第四节　月经不调

中篇第6章月经不调

【概述】

月经不调是指月经的周期、经期、经量、经色、经质异常，或伴随月经周期出现的症状为特征的常见妇科疾病。

月经先期、后期、先后无定期，月经过多、过少，经期延长，经间期出血，崩漏，痛经，闭经等均属月经不调病。月经周期提前七天以上，甚至十余日一行者，连续两个周期以上者，称为月经先期；经期延后七天以上，甚至四五十日一行，连续两个周期以上者，称为月经后期；妇女正值经期或行经前后出现周期性小腹疼痛，或痛引腰骶，甚则剧痛昏厥者，称为痛经；经血非时暴下不止或淋漓不尽，称为崩漏；女子年逾十八周岁月经尚未初潮，或已行经而又中断达三个月以上者称为闭经。

本病常见于西医妇科功能失调性子宫出血、子宫肌瘤、子宫内膜增生症、子宫内膜异位症、盆腔炎等。凡临床表现有月经不调主证特征时均可参考本节辨证论治。

【病因病机】详见图2-6-4。

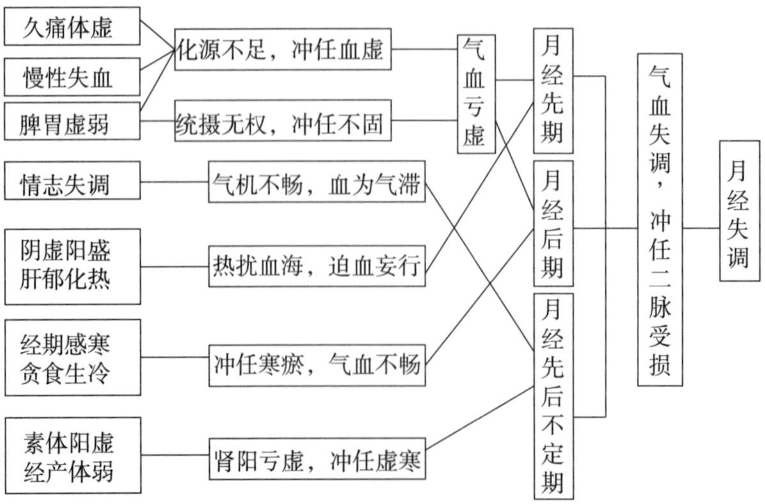

图2-6-4　月经不调病因病机示意图

月经不调是妇科的常见病。七情、外感、先天肾气不足、多产、房劳或劳倦过度，是导致气血失调，冲任二脉受损，引发月经失调的主要病因。本病的脏腑病机主要与肝脾肾三脏功能失调有关。

【辨证要点】

1．以经血色质辨虚实　如色淡，质清稀为虚证；色红，质黏稠，或色紫黯，有血块为实证。

2．以兼症辨病因机　伴有神疲体倦，纳少便溏为气虚；伴有腰酸膝软，头晕耳鸣为肾虚；伴有小腹疼痛拒按为气滞血瘀；伴有心烦口干，大便燥结为血热；伴有腹部冷痛拒按，得热痛减为血寒。

【治疗原则】

月经不调与气血失调，冲任二脉受损及肝、脾、肾三脏功能失调有关，治疗重在调理气血，补肾扶脾，疏肝调经。本病多虚实夹杂，应分清主次，辨证施治。

【辨证论治】详见表 2-6-4。

表2-6-4　月经不调辨证论治简表

证型		主症（月经）			兼症	舌象脉象	治法	方剂
		经量	经色	经质				
月经先期	气虚	多	淡	清稀	神疲肢倦 纳少便溏	舌质淡 脉细弱	补气摄血 调经	补中益气汤
	血热	多	深红	黏稠	心胸烦躁 溲赤，便结	舌红苔黄 脉数	清热凉血 调经	清经散
月经后期	气血两虚	少，继而停或闭而不行	淡	稀薄	神疲体倦，心悸气短，经闭	舌质淡 脉细弱	补气养血 调经	人参养荣汤
	血寒	少	紫黯	伴血块	小腹冷痛拒按 得热痛减（痛经）	舌黯苔白 脉沉紧	温经散寒 活血调经	温经汤
不定期	肝气郁结	少	黯红	伴血块	小腹或乳房胀痛	脉弦	理气调经	逍遥散
	肾虚	经血量少	初潮来迟或经期后延，渐至闭经，腰膝酸软，头晕耳鸣，小便频数			舌淡苔薄 脉沉细	补肾益经 养血调经	固阴煎 归肾丸
崩漏	气不摄血	非时暴下 淋漓不断	淡	稀薄	神疲肢倦，心悸气短	舌质淡 脉细弱	补气摄血 调经	固本止崩汤
	血瘀	非时暴下 淋漓不净	紫黯	伴血块	小腹疼痛拒按 （痛经）	舌紫黯或瘀点，脉涩	活血化瘀 止血调经	逐瘀止崩汤

【常用中成药】

临床可选用艾附暖宫丸、补中益气丸、桂枝茯苓胶囊、加味逍遥丸等。

小结

月经不调以月经的周期、经期、经量、经色、经质的异常，或伴经前、经期腹痛及全身症状为特征。其主要病机在于脏腑功能失调，气血不和而致冲任二脉损伤。本病的辨证要点为月经周期、量、色、质及伴随月经周期出现的症状，同时结合全身症候进行全面分析。月经不调的治疗以调经为基本原则，具体的治法有调理气血、补肾、扶脾、疏肝之不同。其中又以补肾扶脾为要。如《景岳全书·妇人规》说："故调经之要，贵在补脾胃以资血之源，养肾气以安血之室，知斯二者，则尽善矣"。此外，调经又当分清先病后病：经不调而后生诸病者，当先调经；因他病而后致经不调者，当先治他病。同时注意急则治其标，缓则治其本，以及考虑患者不同年龄、月经周期中不同时间等特点，全面而灵活运用。

思考题

中篇第6章第四节思考题参考答案

1．试述月经不调的辨证要点及治疗原则。
2．血热型、气虚型月经先期的临床表现有何异同？
3．崩漏如何进行辨证施治？

（杨如意　贾钰华　王　峥　张丽华）

第五节　痹　病

中篇第6章痹病

【概述】

痹病是由于风、寒、湿、热等邪乘虚侵袭人体，痹阻经络，或痰瘀燥毒留滞关节，气血运行不畅所导致的以肌肉、筋骨、关节发生酸楚、疼痛、重着、麻木、屈伸不利，甚或关节肿大灼热为主要临床表现的病证。

古代医家很早就对本病做了详细的观察和描述。《素问·痹论》对本病的病因、病机、证候分类及其演变等内容均有论述，奠定了中医对痹病认识的基础。关于其病因认为："风寒湿三气杂至，合而为痹也"；关于其证候认为："其风气胜者为行痹，寒气胜者为痛痹，湿气胜者多着痹也"。并且提出了五体痹的概念："以冬遇此者为骨痹，以春遇此者为筋痹，以夏遇此者为脉痹，以至阴遇此者为肌痹，以秋遇此者为皮痹"。痹病延误治疗或治疗不当，进一步演变可发展成五脏痹："五脏皆有合，病久而不去者，内舍于其合也。故骨痹不已，复感于邪，内舍于肾；筋痹不已，复感于邪，内舍于肝；脉痹不已，复感于邪，内舍于心；肌痹不已，复感于邪，内舍于脾；皮痹不已，复感于邪，内舍于肺"。《金匮·中风历节病篇》对痹病的脉证做了进一步具体描述。《证因脉治·痹证论》则针对热痹的病因、症状、治疗，《医宗必读·痹》则针对痹证的治疗原则做了很好的概括，为后世医家所遵循。

西医学的风湿病、风湿性关节炎、类风湿关节炎、强直性脊柱炎、反应性关节炎、痛风、退行性骨关节病等，凡临床有肌肉、筋骨、关节麻木疼痛，活动不利表现的疾病均可参考本节内容进行辨证论治。

【病因病机】详见图 2-6-5。

素体虚弱，正气不足，腠理不密，卫外不固是发生痹病的内在因素，风、寒、湿、热外邪乘虚侵袭，肌肉、关节、经络痹阻，不通则痛而形成痹。即本病与正虚，人体正气不足；邪

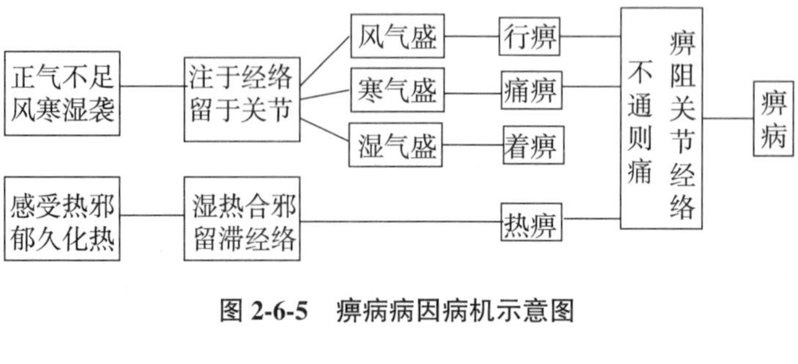

图 2-6-5　痹病病因病机示意图

侵，季节气候异常、居外环境欠佳、起居调摄不慎有关。《灵枢·五变》:“理粗而肉不坚者，善病痹”。根据风寒湿热偏胜之不同，将其分为行痹、痛痹、着痹、热痹，而临床以寒湿痹、湿热痹多见。

痹病日久，或失治误治，可出现以下三种病理变化：一是诸痹日久不愈，气血运行不畅，瘀血痰浊痹阻经络，出现皮肤瘀斑，关节周围结节，关节肿大畸形，屈伸不利；二是病久损伤气血，而呈现不同程度的气血不足及肝肾亏虚证候；三是痹病日久，复感于邪，本虚标实。病邪与四季各脏所主不同的时气相合而为“五体痹”，若由经络而病及脏腑，又可出现“五脏痹”，其中以心痹较为多见。《素问·痹论》:“心痹者，脉不通，烦则心下鼓，暴上气而喘”。

【辨证要点】

痹病的临床表现主要在肢体关节，对于痹病的辨证，首先应辨清风寒湿痹与热痹的不同。热痹以关节红肿热痛为特点；风寒湿痹则表现为关节酸痛，但局部无红肿灼热。风寒湿痹中以关节酸痛，游走不定的为行痹；痛有定处，遇寒疼痛加剧的为痛痹；关节酸痛重着，肌肤不仁的为着痹。但三者常相兼出现，只是各有偏重而已。病程日久，痰浊、瘀血痹阻经络，或肝肾气血亏虚，形成“尪痹”，或称“历节”，疼痛多表现为昼轻夜重，关节变形，骨质受损，僵曲蜷挛，曲伸不利等，病机为本虚标实，属于痹病的重症、顽症。

【治疗原则】

痹病治疗的基本原则是祛风、散寒、除湿、清热，以及活血祛痰，通经活络，根据病邪偏胜之不同而酌情应用。行痹以祛风为主，兼用散寒除湿，佐以养血；痛痹以温经散寒为主，兼以祛风除湿；着痹以除湿为主，兼用祛风散寒，佐以健脾；热痹则以清热通络、祛风除湿为法。痹证迁延，正虚邪恋，痰瘀痹阻，治疗宜化痰祛瘀、搜风通络为法。日久不愈，出现气血不足或肝肾亏虚症状者，治疗应祛邪扶正，攻补兼施。

【辨证论治】详见表 2-6-5。

表2-6-5　痹病辨证论治简表

证型	关节主症			兼症	舌象脉象	治则	方剂
	疼痛性质	部位	变形				
行痹	游走性酸痛	不定	少	或见恶风 发热	舌苔薄白 脉浮	祛风通络 散寒除湿	甘草附子汤
痛痹	剧烈，挛急 局部无红热	有定处	屈伸不利	恶寒喜暖 得热则舒	舌苔薄白 脉弦紧	温经散寒 祛风除湿	乌头汤
着痹	重着酸痛	有定处	肿胀 屈伸不利	身体沉重 肌肤麻木不仁	舌苔白腻 脉濡缓	除湿通络 祛风散寒	薏苡仁汤
热痹	红肿热痛 得冷稍舒	一个或 多个关节	肿胀变形	发热，恶风 口渴，烦闷	舌苔黄燥 脉滑数	清热通络 祛风通络	白虎桂枝汤

【常用中成药】

临床可选用风湿寒痛片、小活络丸、痹祺胶囊、正清风痛宁、尪痹冲剂等。

小结

痹病是以肢体关节酸楚、疼痛、重着、麻木，屈伸不利，或关节肿大灼热，甚则僵曲蜷挛，骨质受损为主要临床表现的一类疾病。正气不足为发病的内在因素，感受风、寒、湿、热为引起本病的外因，尤以风寒湿三气杂至而致病者为多。主要病机为经络阻滞，气血运行不畅，病程缠绵难愈，可致瘀血痰浊痹阻或肝肾亏虚。风寒湿痹中，风偏胜者为行痹；寒偏胜者为痛痹；湿偏胜者为着痹。临床以湿热痹和寒湿痹最为常见。

痹病治疗的基本原则是祛风、散寒、除湿、清热，以及活血祛痰，通经活络，根据病邪偏胜之不同而酌情应用。

思考题

中篇第6章第五节思考题参考答案

1．简述痹病的病因病机及久痹不愈的病理转归。
2．试述痹病的分型及辨证要点。
3．如何理解痹病的基本治疗原则？

（杨如意　贾钰华　李宝丽）

中西医学对类风湿关节炎的认知差异与中医药治疗现状

类风湿关节炎（Rheumatoid Arthritis，RA）是以对称性多关节炎为主要临床表现的全身性疾病，研究认为本病为多种因素诱发机体的自身免疫反应而致病。可侵犯多个关节，常以手足小关节起病，多呈对称性，以肿胀、晨僵、疼痛、关节变形为主要临床表现。主要病理变化为关节滑膜的慢性炎症、细胞浸润、血管翳及类风湿结节形成、软骨及骨组织的侵蚀，导致关节结构的破坏，功能丧失，然而病变并非局限于关节组织，其他系统的损害也较常见。

（一）病因发病和现代研究

类风湿关节炎（RA）一词，主要是以关节和关节周围疼痛为主要表现的病症。西医传入中国后，从症状相似的角度，将该病隶属于中医“痹证”范畴。早在《内经•痹论》对本病的病因、发病机制、证候分类及其演变等内容均有论述，奠定了中医学对痹证认识的基础。素体虚弱，正气不足，腠理不密，卫外不固，是引起痹证的内在因素，受外邪侵袭，感受风、寒、湿之邪后，使肌肉、关节、经络痹阻而形成痹证。因此，正虚邪恋，痰瘀互结，寒热错杂，病势缠绵，经久不愈是本病的基本病机，病性属本虚标实或虚实夹杂。中医的风湿概念和现代医学的风湿概念不同，不可混淆。

现代医学对RA的病因尚未完全阐明，目前认为主要与遗传因素、环境因素及其他某些因素，如性激素、应激反应等有关。中医学认为素体禀赋不足是引起RA的决定因素，细菌和病毒是RA的启动因子。在发病过程中，外邪入侵是发病的重要条件。外来抗原侵入体内，引发机体针对外来抗原的免疫反应，免疫复合物的形成是病理变化的起点。目前，对RA研究比较成熟的模型为佐剂性关节炎模型（ajudvant arthritis，AA）和Ⅱ型胶原诱导关节炎（type Ⅱ collagen-induced arthritis，CIA）。CIA与AA相比，CIA模型的症状表现与中医寒湿痹相近，而AA模型关节红肿热痛的表现特征可作为湿热痹。模型的成功建立为RA的免疫病理机制的研究及治疗药物的筛选打下了良好基础。

（二）炎症反应和寒湿痹阻

类风湿关节炎是一种慢性全身性疾病，以周围关节的对称性多关节炎为主要特征。早期常有关节肿胀，滑膜及附近的关节囊充血、水肿、增厚及粗糙，关节腔内有积液，并常为混浊的乳状液体，滑膜细胞增生，层次增多，间质层有大量淋巴细胞（以T淋巴细胞为主）、浆细胞及单核细胞浸润，并伴有淋巴滤泡形成。典型的临床表现为掌指关节和腕关节的疼痛、肿胀和晨僵。常伴全身不适和乏力、肌肉酸痛等。中医学将免疫介导的炎症反应视为风寒湿邪乘虚侵袭人体，或外邪导致脏腑功能失调，痰湿内生，内外合邪，注于经络，留于关节，使气血痹阻而为痹证。《诸病源候论》："痹者，风寒湿三气杂至，合而成痹，其状肌肉顽厚，或疼痛，有人体虚，腠理开，故受风邪也。"

（三）血管翳形成和瘀血阻络

1．血管炎变化 免疫复合物沉积在血管壁导致血管炎。可累及全身的任何部位和组织，但以滑膜、肌肉、皮肤、心脏和神经内的血管为主。

2．类风湿结节 即类风湿肉芽肿形成。现代医学认为其形成是由于对局部小血管的创伤，致使含有免疫复合物的类风湿因子在此淤积，因吸引大量巨噬细胞聚集并被激活，从而形成结节。中医学对此病变的认识：寒湿引动内邪，痰湿凝滞于经络血脉，进而阻碍气血运行，导致瘀血阻络而加重血瘀。气血不足、营卫失调导致免疫功能失调为病之本，而痰瘀互结，痹阻脉络致关节肿胀、疼痛、活动不利及雷诺现象等为病之标。有学者认为，伏毒是 RA 的病理产物，也是致病因素。

3．血管翳形成 滑膜炎症消退，渗出逐渐吸收，新生的毛细血管及纤维结缔组织增生及激化，并形成许多绒毛状突起，浸入软骨或骨组织，关节腔狭窄或完全消失，关节囊日趋纤维化。即西医学认为，血管翳形成是导致关节挛缩、半脱位或全脱位，造成关结畸形、关节功能减退或全部丧失的关键因素。中医学认为，上述病理变化皆由于风寒湿痹日久迁延不愈，津凝为痰，瘀阻于络，痰瘀痹阻所致。并提出，除风寒湿邪闭阻经络关节的症状之外，痹症常出现气血不足及肝肾亏虚症状，并可累及脏腑，出现脏腑痹的证候，其中尤以心痹常见。

（四）审因论治，辨证组方

随着对 RA 发病机制的深入了解以及诊治水平的提高，现代医学对 RA 的治疗模式已经从使用非甾体抗炎药（NSAIDs）控制症状逐渐演变为使用抗风湿慢作用药（DMARDs）和生物制剂以减轻炎性反应、控制疾病进程。

类风湿关节炎、风湿性关节炎、骨性关节病、痛风等，临床皆以关节疼痛为主要表现，且病变的某一阶段也往往表现为相同的证候，故中医学将此类病症统称归"痹证"范畴。但类风湿关节炎发病与遗传、感染、劳累、性别等因素相关，具有病情顽固、迁延难愈，且疼痛遍及全身多个关节等特点，又有别于一般的痹证，是痹证的特殊类型，中医称为"尪痹"，亦称为"顽痹"。正气不足、卫外不固是发病的内在必然因素，风寒湿外邪侵袭是致病的重要条件。

类风湿关节炎早期邪实为主，然标实的同时寓有本虚，先天禀赋不足、正气亏虚是其发病的内在因素。久痹不愈，气血运行不畅日甚，病及脏腑，内舍其合，肝肾亏虚，痰瘀互结，病位于筋骨，病理性质为本虚标实，虚实夹杂。

1．温阳散寒，驱邪外出 通常类风湿关节炎的早期、急性发作期以外邪为主导。风寒湿相搏于肌肉关节之间，使身体烦痛，转侧不便。并多伴有发热、恶寒、头项痛等症状。若病势初起，不迅用大剂疏风祛寒湿之品及时驱邪外出，每致酿成慢性疾患。遵《伤寒论》中甘草附子汤、麻黄附子细辛汤加减治疗类风湿关节炎寒湿痹阻证，收效良好。药理研究证实，附子生物碱与甘草活性物质配伍对 AA 大鼠具有显著治疗作用，关节炎性症状得以改善，血清和关节浸液内细胞因子水平显著降低，踝关节组织中 IL-1β 基因表达减弱，病理变化显著改善，未见明显的关节面软骨破坏或局灶性脱落。且附子生物碱与甘草活性物质配伍后作用优于单用附子生物碱，表明附子生物碱与甘草活性物质是附子与甘草配伍抗炎效应的重要物质基础，充分体现了中医配伍理论的临床指导意义与实用价值，附子与甘草配伍通过温阳散寒功效，治疗以寒湿痹阻为特征的痛痹证的有效性得到了科学阐释。因此，在临床中不但采用附子治疗风湿性关节痛取得良好疗效，并形成了配伍桂枝以疏在表之风寒而畅循环；同白术共用，宣散寒湿透表，又逐在里之湿寒；佐以生姜、甘草、大枣甘温补中以调和营卫并缓解疼痛等多组配伍，使湿清寒散，疼痛自减。

2．除湿通络，蠲痹止痛 中医学认为痹证的病机在于，外感风寒湿邪如不能及时清除，渐入于内，痹阻经络，则留恋于关节。外邪侵袭日久不愈，影响脏腑功能，气血津液运化失调，痰湿内生，或机体素有痰湿停滞，内外之邪相引，则使关节肿胀疼痛加剧。而该理论与现代医学随着免疫复合物的不断生成，并在滑膜及其周围组织的逐渐沉积，形成免疫介导的炎症反应。大量炎症细胞向滑膜组织聚集，形成明显的滑膜炎症，滑膜细胞增殖，细胞因子大量产生，放大炎症反应。关节肿胀明显，疼痛加剧，晨僵时间延长，关节屈伸不利的病理演变过程颇为相似。中医学对该阶段治疗以健脾除湿通络为主。意在控制炎症的发展，调节机体脏腑功能，防止类风湿关节炎的反复发作。方以蠲痹汤加减，重在突出健脾除湿功效，配入苍白术、薏仁、革薢、防己等。其中，汉防己长于祛湿通络，是治疗痹证安全有效的常用药物。药效学研究证实，汉防己甲素具有抗炎、防止细胞受损、镇痛、抑制癌细胞生长等多种功能，通过抑制炎性因子的释放，降低 IL-1β、IL-6、TNF-α 的分泌；抑制风湿性血管翳的形成，包括抑制血管生成因子的释放及提高血管生成抑制因子的表达从而达到治疗 RA 的目的。

痹证之病程较久，滑膜炎症及增殖的进行性加重，关节僵硬、肢体拘挛，可通过加大通络之品，如威灵仙因可通行十二经，使络通痛止，并助诸药以达病所，被列为痹证的常用药物。因此，辨证准确，用药力度合理，脏腑功能协调则痰湿得以清除，使炎症及时有效地得以控制是治疗 RA 的重要环节。

3．活血化瘀，扶正固本 RA 迁延不愈，痰湿阻闭，气血运行不畅，痰瘀搏结，凝滞关节骨骱，则必将出现气血不足、肝肾亏虚的症状，致使本虚标实矛盾加剧。表现为腰膝酸软，关节强直畸形，功能活动减退，病情进入严重阶段。滑膜炎症反应日久加剧，控制不利，血管翳形成并侵入软骨，软骨细胞被激活，血管翳细胞及软骨细胞释放蛋白酶破坏软骨，软骨下骨组织被侵蚀，关节结构破坏。治疗宜攻补兼施。祛风除湿，活血化瘀，并注意补益肝肾以扶正祛邪。多选用独活寄生汤加减，方中除独活、防风等祛风湿之品外，还以当归、川芎、芍药、地黄、鸡血藤等补血活血；寄生、杜仲、牛膝补益肝肾。意在调和气血，滋补肝肾，以阻止 RA 活动期的发生，控制病情的进展。其中，芍药的药效成分单体主要为一组单萜糖苷类物质，包括芍药苷、芍药内酯苷、羟基芍药苷、苯甲酰芍药苷，其中芍药苷是主要有效活性成分，占 90% 以上。在对 RA 的治疗过程中可从多个环节发挥其有效药理效应，并通过影响 RA 的炎症过程、细胞免疫和体液免疫以及调控多种炎性细胞因子而减轻自身免疫性炎症反应。大量实验研究表明，补益肝肾、活血化瘀、祛风除湿药物具有促进软骨和骨质修复、增加骨密度、抑制血管增生、增强纤维蛋白溶解、抗炎镇痛和免疫抑制等作用。

中医学将类风湿关节炎发病全程中所表现的病机特点总结为“本虚标实”。气血亏虚则易感受风寒湿邪而发病，伴随病情的发展，病邪的深入，肝肾精血耗损加重，扶正补益肝肾应贯穿于痹证治疗的全过程，但疾病进程中的每一阶段又有其主要矛盾。免疫反应期、滑膜炎症期、血管翳形成和软骨及骨损伤期各有其不同的病理改变，但又交互重叠。在中医辨证论治原则指导下，结合现代医学对其病理机制的研究成果，形成中西医交融的认识观；采用宏观与微观结合，整体与局部结合，功能与结构结合等综合分析理念及方法。把握类风湿关节炎其特殊的病理基础和病机特点，深化中医对痹证辨证理论的认识，是指导立法遣方用药，加强治疗的针对性，进而提高疗效、缩短病程、控制病情发展、减轻某些药物的不良反应的关键。保证患者长期用药，使治疗方案得以实施，提高患者的生活水平。

（杨如意　李宝丽）

下 篇

针灸推拿基础理论

第1章 经络

第一节　经络概论

下篇第 1 章经络

经络学说是研究人体经络系统的循行分布、生理功能、病理变化及其与脏腑相互关系的学说。经络由经脉和络脉组成。经脉是经络系统的主干，络脉是经脉的分支，经络纵横交错，遍布全身，内属于脏腑，外络于肢节，将人体构成一个统一的整体。在生理情况下，经络具有联系人体各部、运行气血、抵御外邪、传导感应和调整脏腑功能平衡的作用。在病理情况下，经络具有反映病候和传注病邪的作用。经络学说是针灸推拿学科诊疗疾病的理论基础，也是中医其他各科分经用药的理论依据。

一、经络系统的组成

经脉和络脉共同组成经络系统。经脉包括十二经脉、奇经八脉以及附属于十二经脉的十二经别、十二经筋、十二皮部；络脉包括十五别络、浮络和孙络（图 3-1-1）。

经络系统

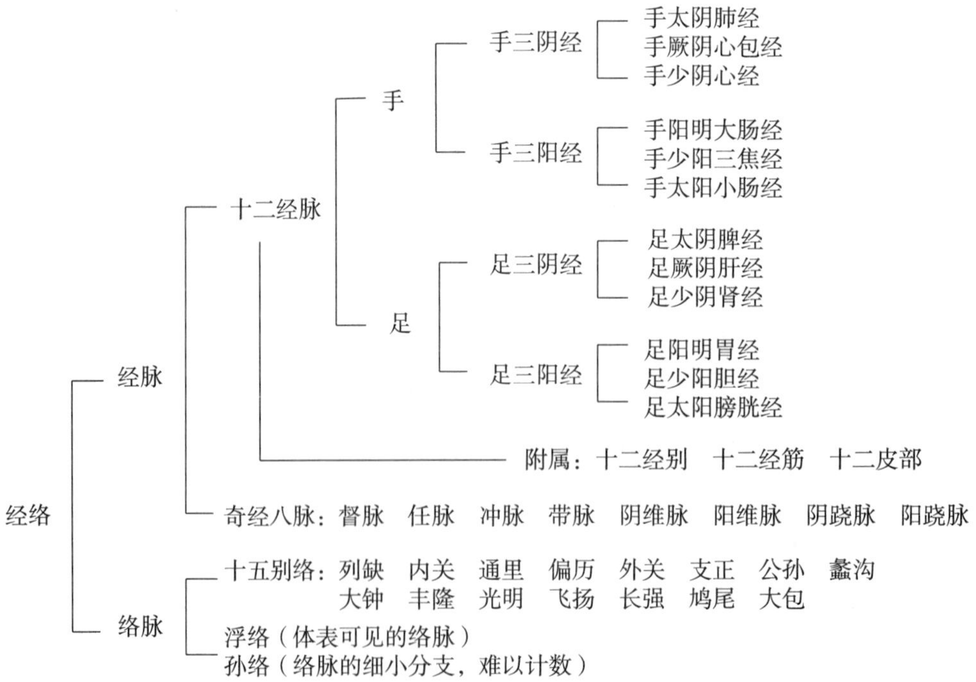

图 3-1-1　经络系统组成

（一）十二经脉

十二经脉又称十二正经，是经络系统的主体。

1. 十二经脉的命名　十二经脉的名称是根据经脉的阴阳属性、所属脏腑、循行部位综合而定的。阴阳是事物的基本属性，根据阴阳的消长，阳衍化为阳明、太阳、少阳，阴衍化为太阴、厥阴、少阴。十二经脉的名称是在上述三阴三阳的基础上确定的。循行于上肢的经脉冠名以手，循行于下肢的经脉冠名以足，阴经配属五脏，阳经配属六腑。因此，每条经脉的名称就包含了阴阳、手足和脏腑三部分内容。如手太阴肺经、手阳明大肠经、足阳明胃经、足太阴脾经等。

2．十二经脉气血流注顺序及表里关系（图 3-1-2）

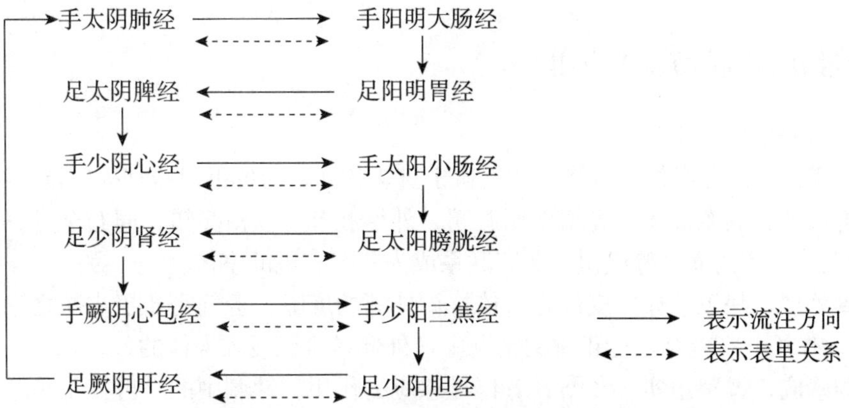

图 3-1-2 十二经脉气血流注顺序及表里关系

3．十二经脉的循行走向及交接规律 手三阴经从胸走手交手三阳，手三阳经从手走头交足三阳，足三阳经从头走足交足三阴，足三阴经从足走腹、胸交手三阴。其中阴经与阳经交于四肢末端，阳经与阳经交于头，阴经与阴经交于胸。

4．十二经脉的体表分布规律 十二经脉对称分布于人体两侧，阳经分布于头、面、背腰与四肢外侧，阴经分布于胸腹和四肢内侧。分布于上肢内侧的为手三阴经，分布于上肢外侧的为手三阳经，分布于下肢内侧的为足三阴经，分布于下肢外侧的为足三阳经。十二经脉在四肢的分布规律是太阴、阳明在前，少阴、太阳在后，厥阴、少阳在中。仅有一个例外，即在内踝上 8 寸以下至足是厥阴在前，太阴在中，少阴在后。

（二）奇经八脉

奇经八脉是十二正经之外，别道奇行的八条经脉。其名称是任脉、督脉、冲脉、带脉、阴维脉、阳维脉、阴跷脉、阳跷脉。

1．奇经八脉与十二经脉的区别 奇经八脉既不隶属于脏腑，也无表里配属关系，而与脑、髓、骨、脉、胆、女子包等奇恒之腑关系密切。其循行方向，除带脉绕行腰部之外，其余七条经脉都是由下向上，经脉之间没有互相衔接的流注顺序。八脉中只有任脉、督脉有本经独立的腧穴，与十二经脉并称为十四经脉。

2．奇经八脉的生理功能 一是沟通和加强十二经脉之间的联系，将部位相近、功能相似的经脉联系起来；二是对十二经脉的气血起着蓄积、渗灌的调节作用。当十二经气旺盛时，奇经八脉加以含蓄，当经气不足时，奇经八脉能予以补充。

（三）十五别络

十五别络又称十五大络，十二正经、任、督二脉各分出一络，再加上脾之大络（大包），故称十五络。十二经脉的络脉主要是沟通表里经之间的联系。任脉的络脉沟通腹部经气，督脉的络脉沟通背部经气，脾之大络沟通侧胸部经气。

（四）十二经别、十二经筋、十二皮部

十二经别是十二经脉离、入、出、合的别行部分，是正经别行深入体腔的支脉。十二经别的作用，一是加强了十二经脉的表里络属关系，使表里经之间联系更加密切；二是突出了头部经脉的重要性，使阴经也能通过经别到达头部，扩大了阴经的治疗范围。

十二经筋是十二经之气结聚于筋肉、关节的体系。其作用是约束骨骼，维系关节正常的屈伸活动。

十二皮部是十二经脉功能活动反映于体表的部位。皮部的作用是保卫机体，使其免受外界的伤害。

二、经络的功能和临床应用

（一）经络的生理功能

1．运行气血，濡养身体 经络运行气血于身体各部，为各组织器官提供营养物质。

2．沟通内外，联系肢体 经络内属脏腑，外络肢节，纵横交错，遍布全身，从而将五脏六腑、五官九窍、皮肉筋骨等组织、器官联系成为一个有机的整体。

3．抗御外邪，保卫机体 皮部是人体抗御外邪的屏障，卫气密布于皮肤之中，加强了皮部的卫外固表作用，在经络功能正常的情况下，外邪是难以侵入人体的。

4．传导感应，调整虚实 经络具有传导感应的作用。针刺中的“得气”是经络传导感应的表现。针刺感应传导到病变部位，疏通经络，补虚泻实，达到防病、治病的目的。

（二）经络的病理反应

1．反应病候 当内脏发生病变时，常反应到其相应的经脉或腧穴上。如胃病可在胃俞、足三里穴上有反应，胆囊炎、胆绞痛可在阳陵泉穴上有压痛。

2．传注病邪 当病邪侵犯人体时，经络是传注病邪的途径。同时在内脏之间，疾病也可以通过经络互相传变。如肝气郁结会影响脾胃。

（三）经络的临床应用

1．诊断方面

（1）分经辨证：十二经脉各有自己的循行路线，并同脏腑、组织器官有固定的联系。临床上可以根据病变部位进行辨证分经。如足太阳经从背、腰部通过，因此，背腰痛属足太阳经病；足少阳经从胸、胁部绕行，因此，身体侧面的疼痛属足少阳经病。

（2）经络诊察：通过循经观察、按压、经络电测定等寻找阳性反应，分析推断有病的经脉或脏腑器官，也可以推断疾病的寒热虚实属性。如脏腑病变可以在背俞穴、下合穴或原穴上有压痛，也可能有其他阳性反应。

2．治疗方面

（1）指导选穴配穴：经络学说在治疗中的应用主要是指导针灸、推拿的选穴、配穴和其他各科的用药。针灸推拿是通过刺激体表腧穴，调整脏腑经络功能，达到治病的目的。腧穴的选取是在分经辨证的基础上，根据“经脉所至，主治所及”的原则进行循经取穴。循经取穴可以在病变的局部取穴，也可在肘膝关节以下的远端取穴，可以取本经腧穴，也可取相关的他经腧穴。如胃脘痛可取本经的梁门、足三里，也可取任脉的中脘，脾经的公孙进行治疗。其中梁门、中脘为局部取穴，足三里、公孙为远端取穴。

（2）指导临床用药：应用中药治病除考虑药物性味之外，还需考虑药物的归经，才能使药物更好地发挥作用。如治伤寒的太阳经病，可用归太阳经的麻黄、桂枝治疗。如果用归他经的药物治疗本经病，就需要加用引经药，如太阳经病用羌活、防风为引。

第二节 十四经脉

十四经脉是指十二正经和奇经八脉中的督脉、任脉。

一、手太阴肺经（Lung Meridian；图 3-1-3）

（一）经脉循行

起于中焦，向下联络大肠；上至胸部，属于肺脏；向上至喉部；经胸上部至腋前，沿上肢内侧前缘，经过肘、腕，止于拇指桡侧端。分支：从腕后的列缺穴分出，至示指桡侧端，交于手阳明大肠经。

（二）本经腧穴主治提要

左右各 11 穴，起于中府，止于少商。主治肺和胸部病变及上肢内侧前缘的疼痛麻木等经脉病。

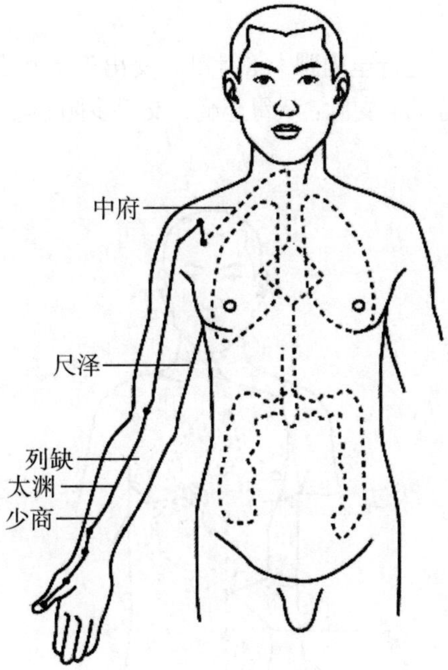

图 3-1-3 手太阴肺经

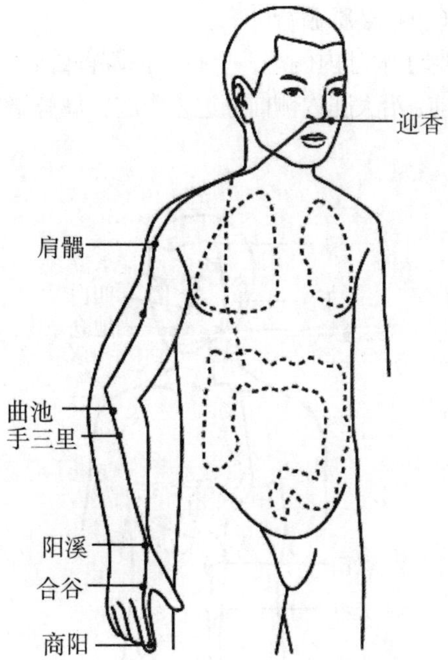

图 3-1-4 手阳明大肠经

二、手阳明大肠经（Large Intestine Meridian；图 3-1-4）

（一）经脉循行

起于示指桡侧端；经过手背行于上肢外侧前缘至肩；向后交督脉于大椎；从锁骨上窝进入体腔，联络肺脏，属于大肠；支脉：从锁骨上窝上行，过颈至面颊，入下齿，还出挟口，交叉于人中，至对侧鼻旁，交于足阳明胃经。

（二）本经腧穴主治提要

左右各 20 穴，起于商阳，止于迎香。主治头面、五官病，腹痛、便秘、泄泻，热病及上肢不遂等。

三、足阳明胃经（Stomach Intestine Meridian；图 3-1-5）

（一）经脉循行

起于鼻翼旁；向上交足太阳经于目内眦；从瞳孔直下，入上齿中，环绕口唇，交任脉于承浆穴；向外至下颌角 ；向上过耳前，沿发际至额前（神庭）；支脉：从大迎穴下行，经喉旁至大椎，再向外至锁骨上窝，深入体腔，属胃络脾。直行者：从锁骨上窝，沿乳中线下行至胸部下方，再挟脐（脐旁 2 寸）下行至腹股沟。支脉从胃至气街，沿下肢前方下行，经犊鼻至踝（解溪），经足背至足第二趾外侧端；支脉：从膝下三寸处（足三里）分出，下行至中趾外侧端；支脉：从足背冲阳穴分出，至足大趾内侧端，交足太阴脾经。

（二）本经腧穴主治提要

左右各 45 穴 ，起于承泣，止于厉兑。主治胃肠病、头面、五官病、神志病及本经循行部位的其他病症。

四、足太阴脾经（Spleen Meridian；图 3-1-6）

（一）经脉循行

起于大趾内侧端，上行至内踝前缘；沿小腿内侧中部，上行至内踝上 8 寸处，交出于足厥阴经之前；沿大腿内侧前缘进入腹腔，属脾络胃；再向上联系于舌；支脉：从胃至胸，交手少阴心经。

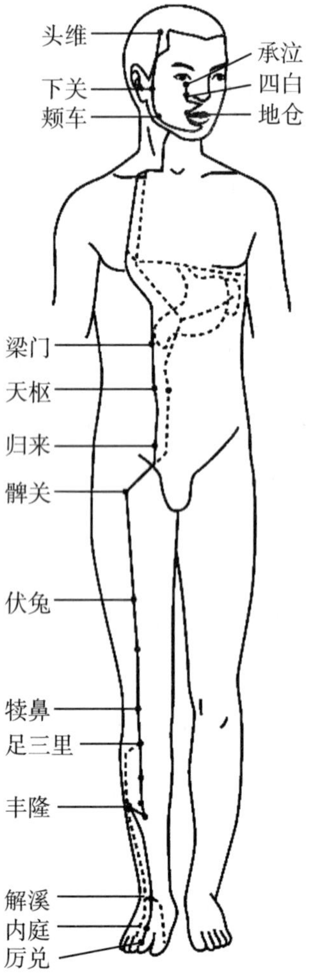

图 3-1-5　足阳明胃经

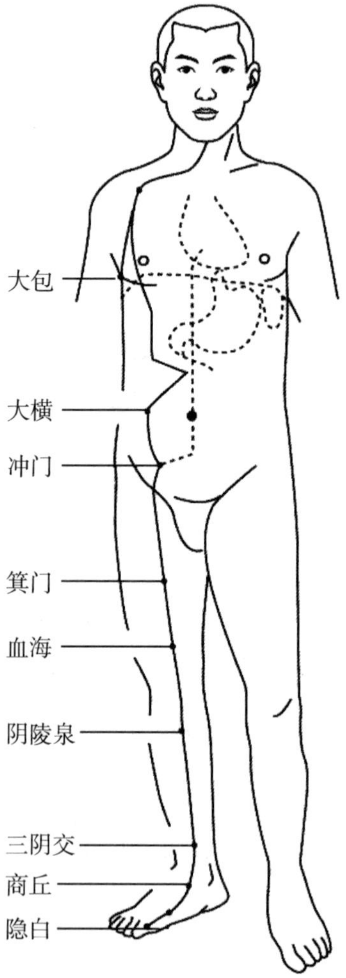

图 3-1-6　足太阴脾经

（二）本经腧穴主治提要

左右各21穴，起于隐白，止于大包。主治胃肠、泌尿、生殖及神志病。

五、手少阴心经（Heart Meridian；图3-1-7）

（一）经脉循行

起于心中，出属于心系，向下联络小肠；分支：从心系分出，挟食管上行，连于目系；直行者：从心系出来，浅出腋下，沿上肢内侧后缘，过肘、腕至小指桡侧端，交于手太阳小肠经。

（二）本经腧穴主治提要

左右各9穴，起于极泉，止于少冲。主治心、胸、神志病。

六、手太阳小肠经（Small Intestine Meridian；图3-1-8）

（一）经脉循行

起于小指外侧端，上行至腕；沿上肢外侧后缘至肩后；绕肩胛，交督脉于大椎；从锁骨上窝进入体腔，联系心脏，属于小肠；支脉：从锁骨上窝沿颈部上面颊，至目外眦，退行进入耳中；支脉：从面颊上行于目下，至目内眦，交于足太阳膀胱经。

（二）本经腧穴主治提要

左右各19穴，起于少泽，止于听宫。主治头、项、五官病，热病及神志病。

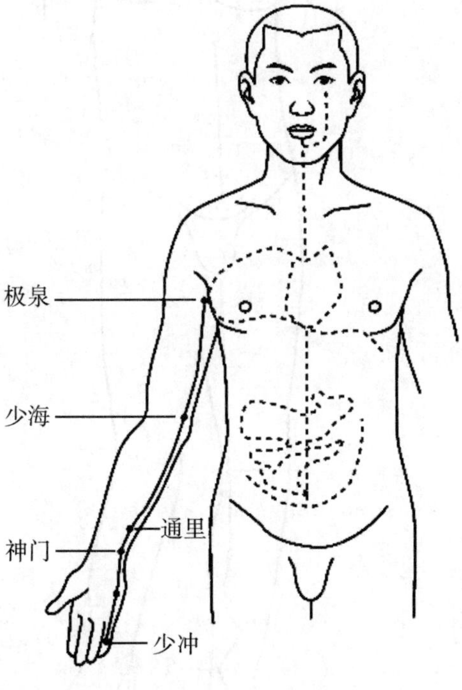

图3-1-7 手少阴心经

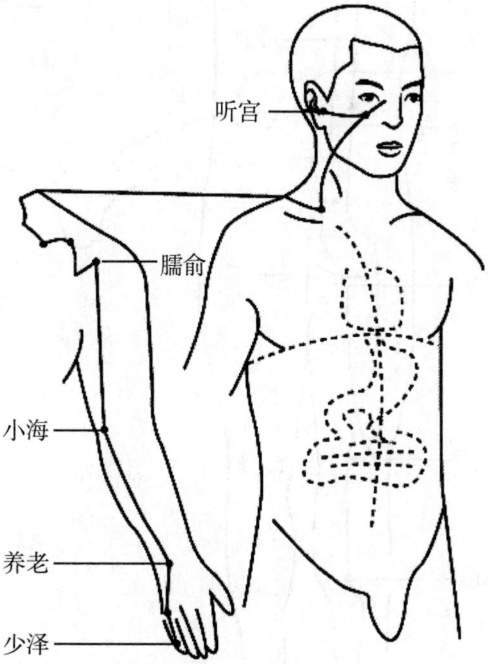

图3-1-8 手太阳小肠经

七、足太阳膀胱经（Bladder Meridian；图3-1-9）

（一）经脉循行

起于目内眦，上额至巅顶。直行脉：从头顶至枕骨，入颅腔，络脑，回出下行至项后分开，一支沿着脊柱两旁进入腹腔，联络肾脏，属于膀胱，再向下进入腘窝中央。另一条支脉沿肩胛骨内缘下行，经过臀、大腿外侧与腰部下行的支脉汇合于腘窝中央，再沿小腿后面下行，经外踝后沿足背外侧至小趾端，交于足少阴肾经。

（二）本经腧穴主治提要

左右各67穴，起于睛明，止于至阴。主治头项、背腰、脏腑及神志病。

八、足少阴肾经（Kidney Meridian；图3-1-10）

（一）经脉循行

起于足小趾，斜向足心；出于舟骨粗隆下，从内踝后进入足跟；沿下肢内侧后缘进入大腿根部，通过脊柱，属于肾脏，联络膀胱。直行者：从肾上行，过肝和横膈，入肺，沿喉咙到舌根两旁。支脉：从肺脏分出，进入胸中，交于手厥阴心包经。

（二）本经腧穴主治提要

左右各27穴，起于涌泉，止于俞府。主治泌尿、生殖系统疾病，以及肾、肺、咽喉病。

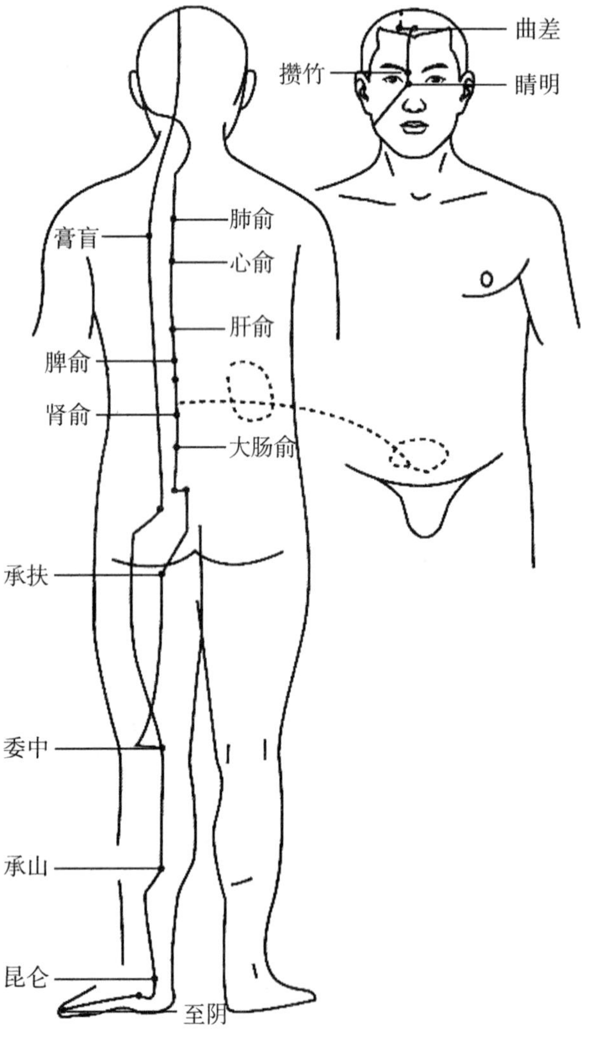

图3-1-9 足太阳膀胱经

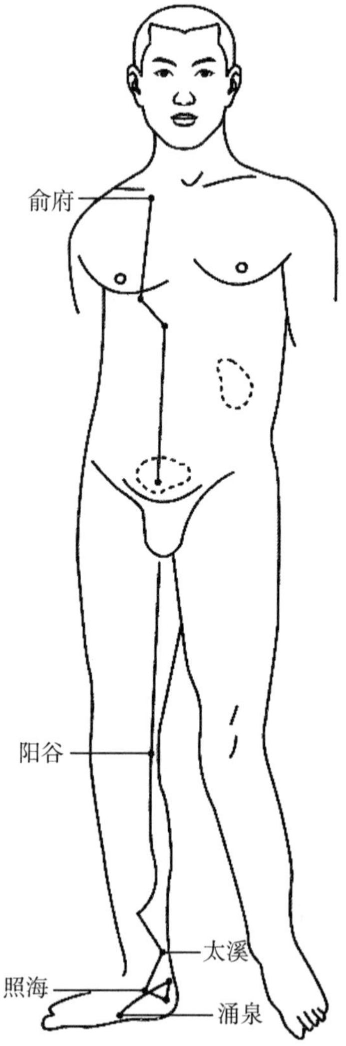

图3-1-10 足少阴肾经

九、手厥阴心包经（Pericardium Meridian；图3-1-11）

（一）经脉循行

起于胸中，属于心包，联络上、中、下三焦；从胸至胁部，再至腋下，沿上臂内侧中间进入肘窝，向下行于前臂两筋之间入掌中，止于中指末端。分支：从掌中劳宫穴分出，到环指指端，交于手少阳三焦经。

（二）本经腧穴主治提要

左右各9穴，起于天池，止于中冲。主治胃、心、胸病及神志病。

十、手少阳三焦经（Triple Energizer Meridian；图3-1-12）

（一）经脉循行

起于环指外侧端，上行至腕；沿上肢外侧中部，过肘尖，达肩部；从肩至锁骨上窝，进入体腔，联络心包，属于三焦；支脉：从膻中向上出锁骨上窝，经肩至大椎，上项，沿耳后出耳上角，再屈曲向下，经面颊至目下；支脉：从耳后入耳中，出耳前，经面颊部至目外眦，交于足少阳胆经。

（二）本经腧穴主治提要

左右各23穴，起于关冲，止于丝竹空。主治头侧、耳、目病，腹胀、水肿、小便不利等。

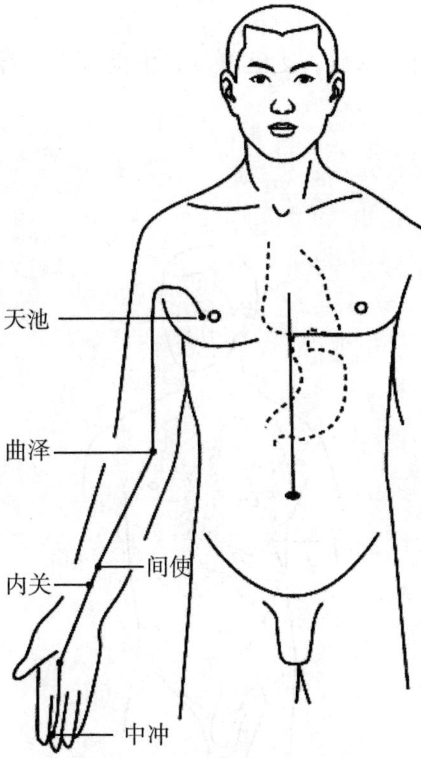

图3-1-11 手厥阴心包经

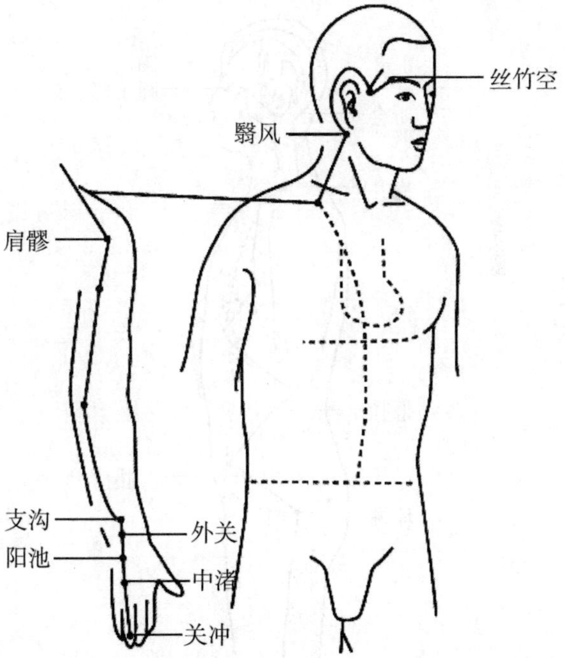

图3-1-12 手少阳三焦经

十一、足少阳胆经（Gallbladder Meridian；图3-1-13）

（一）经脉循行

起于目外眦，上至头角（颔厌），再向下至耳后（完骨），再向前至眉上（阳白），再向后折向风池穴；沿颈下行至肩上，交会于大椎，再向外入锁骨上窝；支脉：从耳后入耳中，出耳前，至目外眦后方；支脉：从目外眦下行至大迎，经面颊至目眶下，向下经下颌角、颈部至锁骨上窝与前脉会合，进入体腔，络肝属胆，沿胁里浅出气街，绕毛际，横向至环跳处；直行者：从锁骨上窝下行至腋，沿胸侧，过季肋，下行至环跳与前脉会合，沿下肢外侧至腓骨下端，浅出外踝之前，沿足背出第四趾外侧端。支脉：从足背（临泣）分出至足大趾，交于足厥阴肝经。

（二）本经腧穴主治提要

左右各 44 穴，起于瞳子髎，止于足窍阴。主治头、目、耳、喉病，情志病及胆道病变。

十二、足厥阴肝经（liver Meridian；图 3-1-14）

（一）经脉循行

起于足大趾，沿足背至内踝前；沿小腿内侧前缘上行，至内踝上 8 寸，交足太阴脾经之后，上行至膝内侧；沿大腿内侧中部进入阴毛处，绕前阴，至腹内，属肝络胆；向上过横膈，分布于胁肋部，沿喉咙上行进入鼻咽部，上连目系，出额，交督脉于头顶部。支脉：从目系向下行于颊里，环绕口唇内。支脉：从肝分出，过横膈上注于肺，交于手太阴肺经。

（二）本经腧穴主治提要

左右各 14 穴，起于大敦，止于期门，主治肝病和泌尿生殖系统病。

十三、督脉（Governor Vessel；图 3-1-15）

（一）经脉循行

起于小腹，下出会阴；向后行于脊柱；从项后风府穴入脑；上达巅顶；沿前额下行鼻柱，

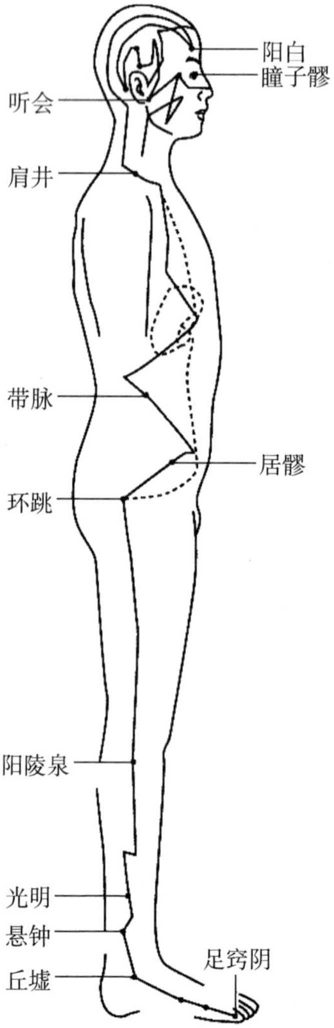

图 3-1-13　足少阳胆经

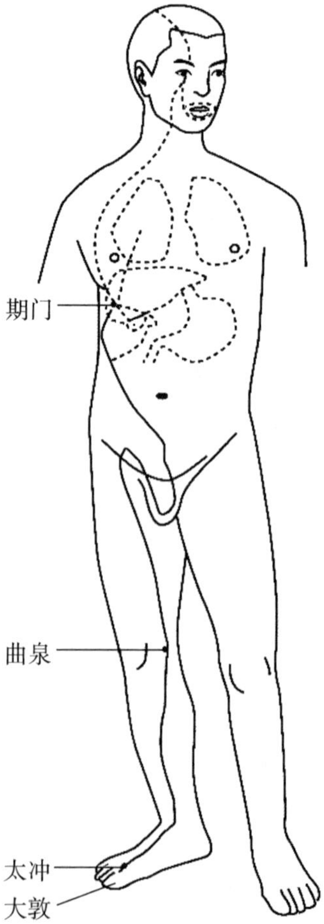

图 3- 1-14　足厥阴肝经

止于龈交。

（二）本经腧穴主治提要

本经共28穴，起于长强，止于龈交。主治头项、背腰病，热病，神志病及内脏病。

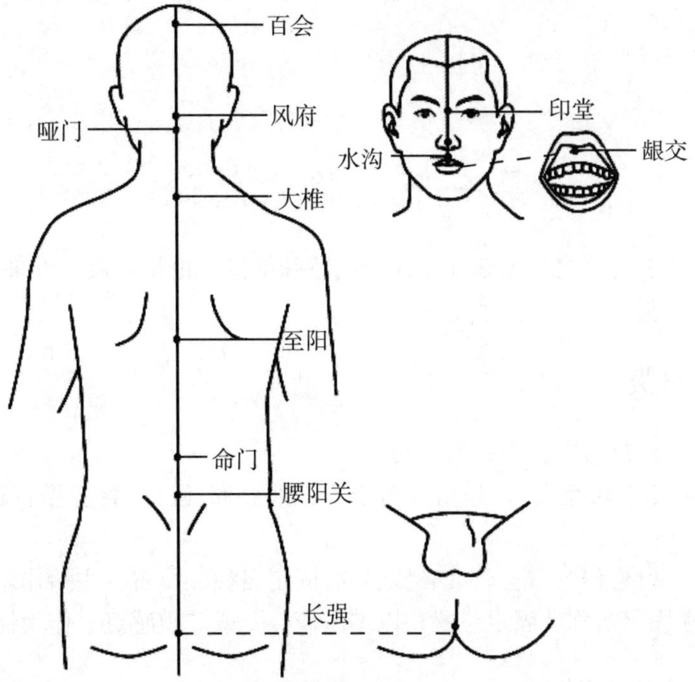

图 3-1-15 督脉

十四、任脉（Conceptior Vesser；图 3-1-16）

（一）经脉循行

起于小腹，下出会阴；向上沿前正中线，上达咽喉；环绕口唇，经过面颊，进入目眦下。

（二）本经腧穴主治提要

本经共24穴，起于会阴，止于承浆。主治泌尿、生殖、消化、胸部病变及神志病。

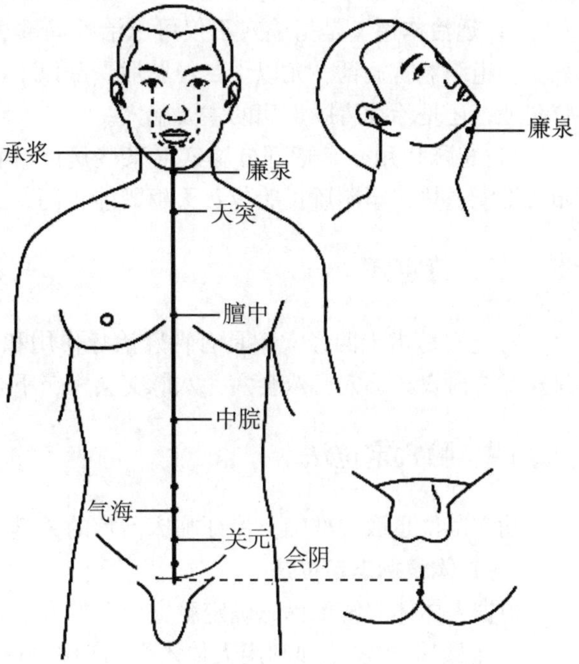

图 3-1-16 任脉

思考题

1．经络系统包括哪些内容？

2．十二经脉气血流注次序及表里关系是什么？

3．试述奇经八脉的内容及其生理功能。

4．经络的生理功能有哪些？

（王承明 贾爱明 谢肄聪）

下篇第1章思考题参考答案

第2章 腧　穴

第一节　腧穴总论

下篇第 2 章腧穴

腧穴是人体脏腑、经络之气血输注于体表的特殊部位，也是针灸、推拿等施术的部位。本节重点介绍腧穴的分类、主治特点和定位方法。

一、腧穴的分类

腧穴包括经穴、经外奇穴、阿是穴三类。

1．经穴　又称“十四经穴”。是指分布于十二经脉和任脉、督脉循行路线上的腧穴，共361个。

2．经外奇穴　又称奇穴。是指十四经之外有固定名称、位置、主治作用的腧穴。

3．阿是穴　无固定名称及固定位置，以“压痛点”或“敏感点”作为针灸部位的腧穴。

二、腧穴的治疗作用

“经脉所通，主治所及”“腧穴所在，主治所能”是腧穴主治的共同规律及特点。

1．近治作用　所有腧穴均能治疗其所在部位和邻近的脏腑、经脉和组织器官的病证。如位于鼻部的迎香治鼻病；胃部的中脘、梁门均治胃病。

2．远治作用　是指腧穴不仅可以治疗局部病证，亦可以治疗本经循行所至的远隔部位的脏腑、组织器官病证。尤以十二经脉肘、膝以下的腧穴，远治效果尤佳。如足三里不仅治疗下肢病证，还是治疗胃肠疾病的主要腧穴。

3．特殊作用　是指部分腧穴对某些病证有特殊疗效，或对机体具有双向良性调整作用。如大椎能退热；至阴矫正胎位；天枢既能止泻，又可通便；合谷可发汗，亦可止汗。

三、特定穴

特定穴是指十四经穴中具有特殊治疗作用和特定名称的腧穴。包括五输穴、原穴、络穴、郄穴、背俞穴、募穴、八会穴、八脉交会穴、下合穴、交会穴。

四、腧穴定位法

腧穴定位是取穴准确，保证临床治疗的关键。常用腧穴定位法有以下四种：

（一）体表标志定位法

根据人体体表解剖标志确定腧穴位置的方法。主要分为两种：

1．固定标志法　即利用人体不受活动影响的标志定位取穴，如两眉之间定印堂，脐中定神阙等。

2．活动标志法　即利用关节、肌肉、皮肤的随意活动而出现的空隙、凹陷、皱纹等作为取穴标志，如张口取听宫等。

（二）手指同身寸定位法

以患者的手指为标准定取穴位的方法，常用有三种（图 3-2-1）。成人患者可以医生手为参照进行量取。

1．中指同身寸　以患者中指屈曲时，中节桡侧两端纹头之间的距离为 1 寸。主要用于四肢、背、腰及骶部腧穴的定取。

2．拇指同身寸　以患者拇指关节的宽度为 1 寸。主要用于四肢直寸定取。

3．横指同身寸　又称“一夫法”。令患者将示指、中指、环指、小指并拢，以中指中节横纹为准，四指的宽度为 3 寸。主要用于四肢腧穴的直寸定取及背部腧穴的横寸定取。

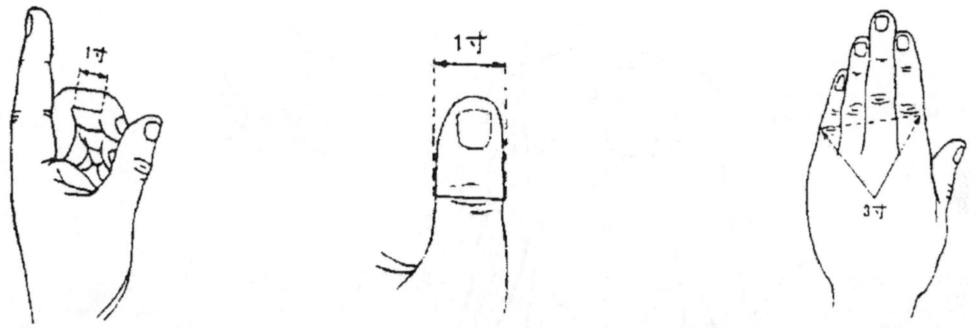

中指同身寸　　拇指同身寸　　横指同身寸

图 3-2-1　指寸

（三）骨度分寸定位法

以患者体表的骨节为主要标志测量全身各部，定出尺寸用于定取腧穴的方法。常用骨度分寸见表 3-2-1，图 3-2-2。

表3-2-1　常用骨度分寸表

部位	起止点	折量寸	度量法
头颈部	前发际正中至后发际正中	12 寸	直寸
	眉间至前发际正中	3 寸	直寸
	第 7 颈椎棘突下至后发际正中	3 寸	直寸
	前两额发角之间	9 寸	横寸
	耳后双侧乳突之间	9 寸	横寸
胸腹胁部	胸骨上窝至胸剑联合中点	9 寸	直寸
	胸剑联合中点至脐中	8 寸	直寸
	脐中至耻骨联合上缘	5 寸	直寸
	两乳头之间	8 寸	横寸
背腰部	肩胛骨内缘至后正中线	3 寸	直寸
	肩峰缘至后正中线	8 寸	直寸
上肢部	腋横纹至肘横纹	9 寸	直寸
	肘横纹至腕横纹	12 寸	直寸

续表

部位	起止点	折量寸	度量法
下肢部	耻骨联合上缘至股骨内上髁上缘	18寸	直寸
	胫骨内侧髁下方至内踝尖	13寸	直寸
	股骨大转子至腘横纹	19寸	直寸
	腘横纹至外踝尖	16寸	直寸

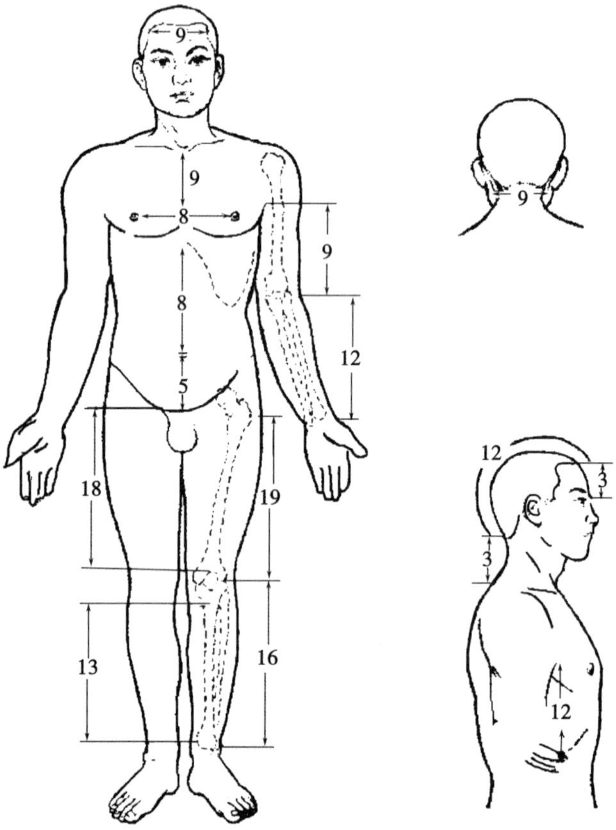

图 3-2-2 骨度分寸定位法

（四）简便取穴定位法

一种简便易行的腧穴定位方法。如两手自然下垂，于中指端处取风市；两耳尖直上连线中点取百会等。

第二节 常用腧穴

一、手太阴肺经穴（LU1 ~ LU11）

中府 LU1（肺的募穴）

【定位】在胸前壁的外上方，平第一肋间隙，距正中线6寸。
【主治】咳嗽、气喘、胸痛；肩背疼痛。

【操作】向外斜刺 0.5 ~ 0.8 寸；可灸。不得向内侧深刺，防止伤及肺。

列缺 LU7（络穴；八脉交会穴）

【定位】桡骨茎突上方，腕横纹上 1.5 寸，当肱桡肌腱与拇长展肌腱之间。简便取穴：双手虎口交叉，一手示指按压另一手桡骨茎突上，示指尖下之凹陷处取穴。

【主治】咳嗽，气喘，咯血，咽喉肿痛；偏正头痛，项强，齿痛；口角歪斜，半身不遂。

【操作】向上斜刺 0.5 ~ 1 寸；可灸。

少商 LU11（井穴）

【定位】在拇指末节桡侧，距指甲角 0.1 寸。

【主治】咽喉肿痛，咳嗽，鼻衄，气喘；中风，晕厥，癫狂，小儿惊风；热病，中暑呕吐。

【操作】向上斜刺 0.1 ~ 0.2 寸。或三棱针点刺出血；可灸。

二、手阳明大肠经穴（LI1 ~ LI20）

合谷 LI2（原穴）

【定位】在手背侧，第一、二掌骨间，第二掌骨桡侧的中点处。

【主治】头痛，目痛，鼻衄，齿痛，口眼歪斜，耳聋，面肿，咽喉肿痛，牙关紧闭；外感病证，热病无汗，痄腮；腹痛，便秘；闭经，滞产，乳少；臂痛，痿痹，小儿惊风。

【操作】直刺 0.5 ~ 1.0 寸；可灸。孕妇禁针。

曲池 LI11（合穴）

【定位】屈肘，肘横纹外侧端与肱骨外上髁连线之中点。

【主治】咽痛，咳嗽，气喘；齿痛，目赤痛；腹痛，痢疾，便秘；上肢不遂，手臂痛；热病，高血压，癫狂。

【操作】直刺 1.0 ~ 1.5 寸；可灸。穴下有桡神经。

肩髃 LI15

【定位】在肩部，三角肌上，臂外展，或向前平伸时，当肩峰前下方凹陷处。

【主治】肩臂疼痛，上肢不遂，半身不遂；风疹，瘰疬。

【操作】直刺或斜刺 0.8 ~ 1.5 寸；可灸。

迎香 LI20

【定位】在鼻翼外缘中点旁，当鼻唇沟中。

【主治】鼻塞，鼻衄，鼻渊；面痒，面肿，面瘫，面肌痉挛；腹痛，胆道蛔虫。

【操作】斜刺或横刺 0.3 ~ 0.5 寸。

三、足阳明胃经穴（ST1 ~ ST45）

地仓 ST4

【定位】口角旁开 0.4 寸。

【主治】口眼歪斜，流涎，眼睑瞤动，齿痛，面痛。

【操作】直刺 0.2 寸，或向外斜刺 0.5 ~ 1 寸。

颊车 ST 6

【定位】面颊部，下颌角前上方一横指凹陷中，咀嚼时咬肌隆起处。
【主治】面瘫，齿痛，牙关紧闭；痄腮。
【操作】直刺 0.5 ~ 0.8 寸；可灸。

下关 ST7

【定位】耳前方，颧弓与下颌切迹所形成的凹陷处。
【主治】耳聋，耳鸣，中耳炎；口眼歪斜，面痛；齿痛，牙关开合不利。
【操作】直刺 0.3 ~ 0.5 寸；可灸。穴下有面动、静脉及上颌动、静脉。

头维 ST 8

【定位】额角发迹直上 0.5 寸。
【主治】偏头痛，目痛，视物不明，眼睑瞤动，耳痛。
【操作】平刺 0.5 ~ 1 寸。

天枢 ST25（大肠的募穴）

【定位】腹中部，脐旁 2 寸。
【主治】腹痛，腹胀，肠鸣，便秘，泄泻，痢疾；月经不调，崩漏；水肿，荨麻疹。
【操作】直刺 0.7 ~ 1.2 寸；可灸。

足三里 ST36（合穴；胃的下合穴）

【定位】在小腿前外侧，当犊鼻下 3 寸，距胫骨前缘一横指。
【主治】胃痛，呕吐，呃逆，腹胀，肠鸣，泄泻，痢疾，便秘，疳积，肠痈，霍乱；咳嗽，气喘，虚劳，咯血；失眠，头晕，癫狂；膝胫疼痛，脚气，水肿；乳痈，痛经。
【操作】直刺 0.5 ~ 1.5 寸；可灸。此穴有强壮及保健作用。

丰隆 ST40（络穴）

【定位】外踝尖上 8 寸，条口外 1 寸。
【主治】头痛，眩晕；咳喘，痰多，胸痛；脏躁，便秘，癫狂，痫证，下肢痿痹、肿痛。
【操作】直刺 0.5 ~ 1.0 寸；可灸。

四、足太阴脾经穴（SP1 ~ SP21）

隐白 SP 1（井穴）

【定位】足大趾末节内侧，趾甲角旁开 0.1 寸。
【主治】腹胀，泄泻，呕吐；癫狂，失眠，慢惊风，晕厥；崩漏。
【操作】浅刺 0.1 寸；可灸。

三阴交 SP6（足太阴、少阴、厥阴经交会穴）

【位置】小腿内侧，足内踝尖上 3 寸，胫骨后缘。
【主治】腹胀，肠鸣泄泻，纳呆；痛经，月经不调，崩漏，带下，恶露不行；遗精，阳痿，疝气，遗尿，小便不利，水肿；头痛，眩晕，失眠，中风，晕厥；下肢痿痹。
【操作】直刺 0.5 ~ 1 寸；可灸。孕妇禁针。

阴陵泉 SP9（合穴）

【定位】小腿内侧，胫骨内侧髁下方凹陷处。

【主治】腹痛，腹胀，纳呆，泄泻，痢疾，黄疸；水肿，小便不利，遗尿，尿失禁；痛经，带下；膝痛，痿证；荨麻疹。

【操作】直刺 0.5 ~ 1.0 寸；可灸。

五、手少阴心经穴（HT1 ~ HT9）

少海 HT3（合穴）

【定位】曲肘，肘横纹内侧端与肱骨内上髁连线中点处。

【主治】心痛，癫痫；肘臂疼痛，头项强痛。

【操作】直刺 0.5 ~ 1 寸；可灸。

神门 HT7（原穴；输穴）

【定位】腕横纹上，尺侧腕屈肌腱桡侧凹陷处。

【主治】心痛，心烦，心悸，怔忡，健忘，不寐，癫狂，痴呆；目黄，胁痛，呕血。

【操作】直刺 0.3 ~ 0.5 寸；可灸。

六、手太阳小肠经穴（SI1 ~ SI19）

后溪 SI3（输穴；八脉交会穴）

【定位】手掌尺侧，微握拳，第五掌指关节掌横纹头后的赤白肉际凹陷处。

【主治】耳鸣，耳聋，咽喉肿痛，鼻衄，癫狂，痫证；头项强痛，手臂挛痛，急性腰扭伤。

【操作】直刺 0.5 ~ 1 寸；可灸。

听宫 SI19

【定位】耳屏前，下颌骨髁状突后方，张口凹陷处。

【主治】耳鸣，耳聋，聤耳，齿痛，癫狂，痫证。

【操作】张口，直刺 1 ~ 1.5 寸。

七、足太阳膀胱经穴（BL1 ~ BL67）

肺俞 BL13（肺的背俞穴）

【定位】第三胸椎棘突下，旁开 1.5 寸。

【主治】咳嗽，气喘，胸痛，咯血，骨蒸潮热，盗汗，胸闷，心悸；脊背痛。

【操作】斜刺 0.5 ~ 0.8 寸；可灸。

心俞 BL15（心的背俞穴）

【定位】第五胸椎棘突下，旁开 1.5 寸。

【主治】心痛，失眠，健忘，心悸，烦闷，背痛；梦遗，盗汗。

【操作】斜刺 0.5 ~ 0.8 寸；可灸。

脾俞 BL20（脾的背俞穴）

【定位】第 11 胸椎棘突下，旁开 1.5 寸。

【主治】腹胀，腹痛，纳呆，呕吐，泄泻，痢疾；血证；黄疸，水肿，遗精；腰背疼痛。
【操作】斜刺 0.5 ～ 0.8 寸；可灸。

肾俞 BL23（肾的背俞穴）

【定位】第二腰椎棘突下，旁开 1.5 寸。
【主治】遗尿，水肿，小便不利；遗精，阳痿，月经不调；腰痛，头昏，耳鸣耳聋，气喘，泄泻；癫痫。
【操作】直刺 0.8 ～ 1.2 寸；可灸。

委中 BL40（合穴；膀胱的下合穴）

【定位】股二头肌腱与半腱肌肌腱之间，腘横纹中点凹陷取穴。
【主治】腰背疼痛，风寒湿痹，关节屈伸不利，下肢痿痹，半身不遂；湿疹，腹痛，吐泻。
【操作】直刺 0.5 ～ 1.0 寸，或用三棱针点刺出血。

至阴 BL67

【定位】足小趾末节外侧，趾甲角旁开 0.1 寸。
【主治】头痛，目痛，鼻塞，鼻衄；难产，胞衣不下，胎位不正。
【操作】浅刺 0.1 寸；纠正胎位用灸法。

八、足少阴肾经穴（KI1 ～ KI27）

涌泉 KI 1（井穴）

【定位】在足底（去趾）前 1/3 处，足趾跖屈时呈凹陷处。
【主治】癫狂，痫症，晕厥，小儿惊风；癔症性瘫痪，足心热病；咳喘，咽痛，目眩，便秘。
【操作】直刺 0.3 ～ 0.5 寸；可灸。

太溪 KI3（输穴；原穴）

【定位】内踝尖与跟腱之间的凹陷处。
【主治】腰痛，淋证，水肿，癃闭，遗精，阳痿；月经不调，带下，经闭；失眠，心悸，健忘；咽痛，齿痛，耳聋耳鸣；足踝疼痛，腰脊痛。
【操作】直刺 0.3 ～ 0.5 寸；可灸。

照海 KI6（八脉交会穴）

【定位】足内侧，内踝尖下方凹陷处。
【主治】月经不调，赤白带下，恶露不止，阴挺，阴痒，难产，尿频，癃闭；胸痛，气喘；惊悸，不寐，痫证；手足转筋，便秘。
【操作】直刺 0.5 ～ 1.0 寸；可灸。

九、手厥阴心包经穴（PC1 ～ PC9）

曲泽 PC3（合穴）

【定位】前臂掌侧面，腕横纹上 3 寸，掌长肌腱与桡侧腕屈肌腱之间。
【主治】心痛，心悸，烦躁，癫狂，痫证；胃痛，呕吐；肘臂挛痛；烦渴。
【操作】直刺 0.5 ～ 1.0 寸，或点刺泻血；可灸。

内关 PC6（络穴；八脉交会穴）

【定位】腕横纹上2寸，掌长肌腱与桡侧腕屈肌腱之间。

【主治】心痛，心悸，胸闷，失眠，烦躁，癫狂；胃痛，恶心，呕吐，呃逆，黄疸；乳癖，月经不调，痛经；热病。

【操作】直刺0.5～0.8寸；可灸。

十、手少阳三焦经穴（SJ1 ~ SJ23）

外关 SJ5（络穴；八脉交会穴）

【定位】前臂背侧，腕背横纹上2寸，尺骨与桡骨之间。

【主治】热病，痄腮，头痛，落枕，耳聋，耳鸣；颈肩痛，胁肋痛，肘臂拘挛疼痛。

【操作】直刺0.5～1寸；可灸。

翳风 SJ17

【定位】耳垂后方，乳突与下颌角之间凹陷处。

【主治】耳聋，耳鸣；口眼歪斜，牙关紧闭；齿痛，颊肿，痉病，狂病。

【操作】直刺0.8～1.2寸；可灸。

十一、足少阳胆经穴（GB1 ~ GB44）

风池 GB20

【定位】枕骨下，平风府穴，胸锁乳突肌与斜方肌上端之间凹陷处。

【主治】外感疾病，头项强痛，发热，鼻塞；眩晕，失眠，癫痫，中风昏迷；目赤痛，耳鸣，口眼歪斜。

【操作】向鼻尖方向针0.5～0.8寸；可灸。

环跳 GB30

【定位】侧卧屈股，股骨大转子最凸点与骶管裂孔连线的外1/3与中1/3交界处。

【主治】腰腿痛，腰胯痛，下肢痿痹，半身不遂。

【操作】直刺1.5～3寸；可灸。

阳陵泉 GB33（合穴；胆下合穴；八会穴之筋会）

【定位】小腿外侧，腓骨头前下方凹陷处。

【主治】胁肋疼痛，口苦，呕吐，黄疸，寒热往来；半身不遂，下肢痿痹，筋挛；眩晕，遗尿，虚劳。

【操作】直刺0.8～1.2寸；可灸。

悬钟 GB39（八会穴之髓会）

【定位】外踝尖上3寸，腓骨后缘。

【主治】颈项强痛，中风，半身不遂，下肢痿痹，足痉挛痛；腹胀，胁痛，眩晕，失眠。

【操作】直刺0.3～0.5寸，可灸。

十二、足厥阴肝经穴（LR1 ~ LR14）

行间 LR2（荥穴）

【定位】足背侧，当第一、二趾间，趾蹼缘的后方赤白肉际处。

【主治】头痛，眩晕，耳鸣耳聋；胁痛，腹胀，心烦，失眠，痫证；咯血，淋证，月经不调，经闭，疝气。

【操作】斜刺 0.5 ~ 0.8 寸；可灸。

太冲 LR3（输穴；原穴）

【定位】足背侧，第一、二跖骨结合部前方凹陷中。

【主治】头痛，眩晕，心烦，失眠，目赤肿痛，癫狂；阴痛，脐腹疼痛，胁痛；月经不调，崩漏，乳痛，疝气。

【操作】直刺 0.5 ~ 0.8 寸；可灸。

十三、督脉（DU1 ~ DU28）

大椎 DU14

【定位】在后正中线上，第 7 颈椎棘突下凹陷中。

【主治】感冒，发热恶寒，头项强痛，热病；咳嗽，气喘，骨蒸潮热；癫痫，小儿惊风；颈肩疼痛；疟疾。

【操作】向上斜刺 0.5 ~ 1.0 寸；可灸。

百会 DU20

【定位】后发际正中直上 7 寸，或两耳尖连线的中点处。

【主治】头痛，头胀，眩晕，耳鸣；中风失语，昏厥，癫狂，小儿惊痫，癔症；脱肛，泄泻，疝气。

【操作】平刺 0.3 ~ 0.5 寸；可灸。

人中 DU26

【定位】人中沟的上 1/3 与中 1/3 交界处。

【主治】中风昏迷，癫狂痫证，癔症，晕厥，抽搐；口眼歪斜，口噤；腰痛，消渴，虚脱。

【操作】向上斜刺 0.3 ~ 0.5 寸，或指甲按压；不灸。

十四、任脉（RN1 ~ RN24）

中极 RN3（膀胱的募穴）

【定位】下腹部前正中线上，脐下 4 寸。

【主治】小便不利，遗尿，尿频，尿闭；遗精，阳痿，疝气；月经不调，痛经，崩漏，带下，阴挺，阴痒。

【操作】直刺 0.5 ~ 1.0 寸，需排尿后针刺；孕妇禁针；可灸。

关元 RN4（小肠的募穴）

【定位】前正中线上，脐下 3 寸。

【主治】遗尿，遗精，尿频，阳痿，小便不通；月经不调，痛经，经闭；泄泻，脱肛，痢疾；虚痨，中风脱证。

【操作】直刺 0.6 ~ 1.0 寸，需排尿后针刺；可灸。本穴有强壮作用，为保健要穴。

气海 RN6

【定位】前正中线上，脐下 1.5 寸。

【主治】腹痛，泄泻，便秘，痢疾；崩漏，阴挺，带下，不孕；遗尿，遗精，中风脱证。

【操作】直刺 0.8 ~ 1.2 寸；可灸。本穴有强壮作用，为保健要穴。

中脘 RN12（胃的募穴；八会穴之腑会）

【定位】前正中线上，脐上 4 寸。

【主治】胃痛，腹胀，呃逆，呕吐，吞酸，肠鸣，泄泻，痢疾；黄疸，疳积；头痛，失眠。

【操作】直刺 0.5 ~ 1.0 寸；可灸。

膻中 RN17（心包的募穴；八会穴之气会）

【定位】前正中线上，平第四肋间，两乳头连线的中点。

【主治】气喘，胸痛，胸闷，心悸；呃逆，噎膈；乳痈，乳汁不通，乳癖。

【操作】横刺 0.3 ~ 0.5 寸；可灸。

十五、经外奇穴

四神聪 EX-HN1

【定位】百会穴前后左右各一寸之处，共 4 个穴。

【主治】中风，头痛，眩晕，失眠，健忘，癫痫，癔症。

【操作】沿皮刺 0.5 ~ 1 寸，可灸。

印堂 EX-HN3

【定位】额部两眉头之连线中点。

【主治】头痛，眩晕，失眠；目痛，眼昏；鼻渊，鼻塞，鼻衄；小儿惊风，产后子痫。

【操作】向下平刺 0.3 ~ 0.5 寸。

太阳 EX-HN5

【定位】眉梢与目外眦之间，向后约 1 寸处凹陷之中。

【主治】头痛，面瘫，眼病，齿痛。

【操作】直刺或斜刺 0.3 ~ 0.5 寸，或点刺出血；可灸。

定喘 EX-B1

【定位】背部，第 7 颈椎棘突下，大椎穴旁开 0.5 寸。

【主治】咳嗽，胸闷，哮喘；肩背疼痛；落枕，荨麻疹。

【操作】直刺 0.5 ~ 1.0 寸；可灸。

夹脊 EX-B2

【定位】第一胸椎至第五腰椎棘突下两旁，后正中线旁开 0.5 寸，左右各 17 穴。

【主治】胸部穴位主治心肺疾病、上肢病、脾胃病；腰部穴位主治腰、腹及下肢疾病。

【操作】斜刺 0.5 ~ 1.0 寸，或用梅花针叩刺；可灸。

L16-2a
下篇第2章思考题参考答案

思考题

1．试述腧穴的分类、治疗作用及常用的定位方法。

2．试述下列腧穴的定位及主治病证：

列缺、合谷、曲池、足三里、三阴交、阴陵泉、内关、肺俞、脾俞、肾俞、太溪、外关、风池、环跳、阳陵泉、太冲、大椎、百会、关元、中脘、膻中。

（王承明　贾爱明　罗庆东）

第3章 刺灸法

刺灸法包括刺法和灸法，是针灸临床的基本技能。本章介绍毫针刺法、常用灸法、耳针和头针疗法。

下篇第3章刺灸法

第一节　毫针刺法

一、针刺前的准备

（一）针具

1．毫针的结构　毫针由针尖、针身、针根、针柄和针尾组成。

2．毫针的规格　主要指针身的粗细和长短。常用毫针长短、粗细规格见表3-3-1、表3-3-2。

表3-3-1　毫针长短规格表

寸	0.5	1.0	1.5	2.0	2.5	3.0	3.5	4.0	4.5
长度（mm）	15	25	40	50	65	75	90	100	115

表3-3-2　毫针粗细规格表

号数	26	27	28	29	30	31	32	33
直径（mm）	0.45	0.42	0.38	0.34	0.32	0.30	0.28	0.26

（二）针刺体位

根据所刺的部位选择适当的体位，以易于操作、患者舒适、便于留针为准。

1．仰卧位　适用于头、面、胸、腹及四肢等身体前面的腧穴。

2．俯卧位　适用于头、项、腰、背及下肢等身体后面的腧穴。

3．侧卧位　适用于上肢、下肢及胁肋等身体侧面的腧穴。

4．仰靠坐位　适用于头、面及上肢部分的腧穴。

5．俯伏坐位　适用于头、项、肩背及上肢部分的腧穴。

6．侧伏坐位　适用于头、颊部、耳部及侧颈部的腧穴。

二、毫针刺法

（一）进针方法

一般为右手持针，称之为“刺手”，其主要作用为掌握针具；左手辅助，称之为“押手”，其主要作用为固定穴位，减少进针疼痛。常用的进针法有以下几种：

1．单手进针法　用右手拇、示指持针，针下端紧靠中指指腹，针尖距指端3分许，中指端抵住腧穴，拇示指下压，将针迅速刺入皮下。适用于较短的毫针进针。

2．双手进针法

(1) 指切进针法：左手拇指切压腧穴，右手持针，紧靠左手拇指指甲面，将针刺入。适用于短针进针及四肢腧穴进针。

(2) 夹持进针法：左手用消毒干棉球夹住针身下端，将针尖固定在腧穴上，右手持针下压，将针刺入腧穴。适用于长针进针。

(3) 提捏进针法：左手将腧穴处皮肤捏起，右手持针将针刺入腧穴。适用于短针浅刺。

(4) 舒张进针法：左手拇示指将腧穴处皮肤撑开，使之紧绷，右手将针刺入腧穴。适用于皮肤松弛有皱褶部位的进针。

（二）针刺角度

针刺角度一般分为直刺、斜刺和平刺。

1．直刺 针身与皮肤呈 90° 进针，适用于肌肉较丰厚部位的腧穴。

2．斜刺 针身与皮肤呈 45° 进针，适用于胸背部不易深刺的腧穴或腧穴处肌肉较少者。

3．平刺 针身与皮肤呈 15° 左右进针，适用于皮肉特别浅薄处的腧穴。

（三）得气

得气亦称针感，是指将针刺入腧穴后所产生的经气感应。当针下得气时，患者针刺部位有酸、麻、胀、重的感觉，这种感觉可以向四周扩散，也可以循经上下感传；医者手下有阻力感，即针下有沉、紧、涩的感觉，“得气”是针刺取效的关键。

（四）行针手法

1．提插法 将针刺入腧穴后，使针在穴内进行上下运动的操作方法称提插法。针身由浅入深为插，由深向浅为提。提插法是基本的行针方法，提插的幅度和频率依病情而定。

2．捻转法 将针刺入腧穴一定深度后，用手捻转针柄的行针方法称捻转法。捻转的角度大，频率快，刺激量强；捻转的角度小，频率慢，刺激量弱。

3．其他 还有循法、弹法、刮法、摇法、飞法及震颤法等。

（五）针刺补泻

针刺补泻主要是通过针刺腧穴，采用一定的手法，达到扶正祛邪，调整脏腑经络功能，恢复阴阳平衡的目的。传统的补泻手法主要有以下几种：

1．提插补泻 针下得气后，先浅后深，重插轻提，提插幅度小，频率慢，操作时间短者为补；先深后浅，轻插重提，提插幅度大，频率快，操作时间长者为泻。

2．捻转补泻 针下得气后，拇指左转时用力重，捻转角度小，力度轻，频率慢，操作时间短者为补；拇指右转时用力重，捻转角度大，力度重，频率快，操作时间长者为泻。

3．徐疾补泻 慢进针，少捻转，快速出针者为补；快进针，多捻转，缓慢出针者为泻。

4．开阖补泻 出针后迅速揉按针孔为补；出针时摇大针孔，不立即揉按针孔为泻。

5．迎随补泻 针尖顺着经脉循行方向刺入者为补，针尖迎着经脉循行方向刺入者为泻。

6．呼吸补泻 患者呼气时进针，吸气时出针为补；吸气时进针，呼气时出针为泻。

7．平补平泻 针下得气后，施以均匀地提插或捻转。

三、针刺异常情况的处理

（一）晕针

晕针是指患者在针刺过程中出现晕厥现象，多见于初诊患者。

1．临床表现 在针刺过程中，患者感到头晕、心悸、出汗、恶心欲吐；面色苍白、表情淡漠、四肢厥冷，脉沉细无力；严重者可晕厥、抽搐。

2．原因 患者精神紧张，体质虚弱，体位不适或医生针刺手法过重，留针时间过长。空腹，室温过高，空气流通不畅等均可导致晕针。

3．处理　立即停针、起针，让患者平卧，同时测血压、脉搏。注意保暖，饮温开水，轻者休息5～10分钟，即可好转。重者可针刺人中、内关等穴，如仍不奏效，应当采用其他急救措施。

4．预防　对精神紧张患者应平卧、少针、浅刺，消除畏针心理。针刺前选取适当体位，使患者舒适，手法适度，留针时间不要超过30分钟，随时观察患者，发现异常及时处理。

（二）滞针

行针过程中出现的针下异常紧涩，行针困难的现象。

1．临床表现　不能做提插、捻转手法，或出针时针体牢牢固定在穴内，不能拔出。

2．原因　局部肌肉痉挛为多见，或因患者改变体位。

3．处理　在腧穴周围轻轻按揉，或在对侧相应部位再刺一针，以缓解肌肉痉挛，然后顺利出针；因改变体位引起者，应先恢复针刺时体位，再轻轻提插，顺利出针。

（三）出血、血肿

1．在出针时　针孔出血者，可用干消毒棉按压针孔1～3分钟。

2．出针后　局部出现血肿者，可先做冷敷止血，24小时后可做热敷，促进瘀血消散。

四、注意事项

1．过度劳累、饥饿、精神紧张的患者，不宜立即针刺。
2．体质虚弱的病患，刺激不宜过强，并尽量采取卧位。
3．应避免针刺到血管，以防出血，对有出血倾向或因损伤后出血不止的病患，不宜针刺。
4．人体某些部位如眼区、项部、胸背部、胁肋部的穴位，应掌握好针刺角度、方向和深度。

第二节　灸　法

灸法是用点燃的艾条或艾柱烧灼、熏熨体表腧穴，通过灸火的热力，温通气血，扶正祛邪，防治疾病的方法。具有适应证广，疗效显著，操作安全，易于掌握的特点。

一、灸用原料

灸法的主要原料是艾绒，由艾叶加工而成。艾叶具有温经散寒、行气活血、消肿散结的功用。

二、灸法的作用

灸法的主要作用是热效应，艾绒本身也有一定的药理作用。灸法具有温通经络，祛除寒湿，行气活血，消肿散结，温补中气，升阳举陷，回阳固脱，增强体质等作用。

三、适应证

风寒痹证、痈肿（早期）、寒性胃痛及腹痛、久泻久痢、脱肛、阴挺、四肢厥冷、中气不足、下焦虚寒、疮疡湿疹等病症。

四、灸法的分类

主要有艾炷灸、艾条灸和温针灸法。

（一）艾炷灸

艾炷灸是将艾绒制成艾炷施灸的方法，艾炷成圆锥形，大小不一，小如麦粒，大如半截橄榄，每灸一炷为一壮，每次可根据病情不同灸数壮。

1．直接灸 是将艾炷直接放在腧穴上施灸的方法，根据灸后对皮肤烧灼的程度又分为无瘢痕灸和瘢痕灸。无瘢痕灸以皮肤红润为度，适用于慢性虚寒性疾病。瘢痕灸又称化脓灸，施灸时局部组织烫伤化脓并留下瘢痕，此法适用于哮喘、肺痨、癫痫等顽固性疾病。

2．间接灸 又称隔物灸，常见有隔蒜灸、隔姜灸、隔盐灸、隔药饼灸等。隔姜灸 适用于腹痛腹泻及风寒痹证。隔蒜灸适用于痈、疽、疮、疖等外科病症。隔盐灸神厥、关元等穴，可用于大汗亡阳、肢冷脉微等证。

（二）艾条灸

将艾条一端点燃，在腧穴上施灸的方法称艾条灸，包括温和灸、雀啄灸及回旋灸。距施灸部位 1 寸左右进行熏灸，以患者有温热感、皮肤红润为度者称温和灸；将艾条点燃后在腧穴上一起一落的施灸，似麻雀啄米，为雀啄灸；在施灸部位 3 厘米左右范围内旋转熏灸者为回旋灸。

（三）温针灸

将艾绒捏在针柄上点燃、进行施灸的方法称温针灸。此法可使热力借助针体传入体内，适用于既需针刺又需灸疗的各种病证。

五、注意事项

面部、关节、大血管处不宜用瘢痕灸；孕妇下腹部、腰骶部不宜施灸；神志不清或感觉迟钝者，慎重施灸，以免烧伤患者；应用瘢痕灸时，要向患者说明情况，得到患者同意后方可施灸；隔姜、蒜灸容易起疱，需防感染；在施灸过程中，医者不要离开治疗室，细心观察，避免烧伤患者。

第三节 耳 针

耳针是指用针或其他方法刺激耳穴，以防治疾病的方法。其特点是易学易懂、操作简便、经济有效、副作用少。

一、耳郭表面的解剖名称（图 3-3-1）

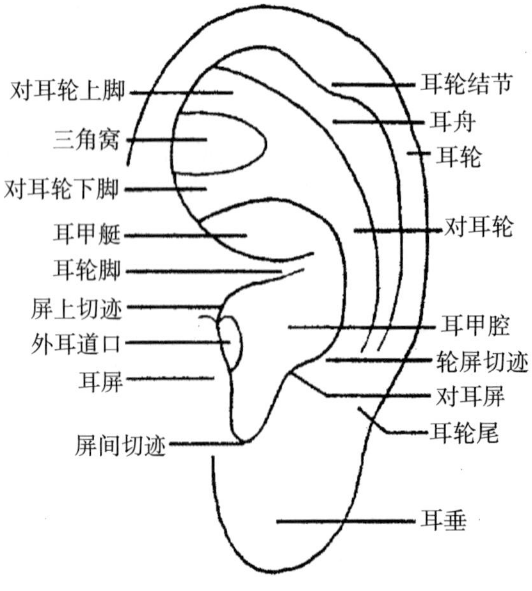

图 3-3-1 耳郭表面的解剖

二、耳穴的分布规律

耳郭像一个倒置的胎儿。与头面相应的穴位在耳垂；与上肢相应的穴位在耳舟；与躯干和下肢相应的穴位在对耳轮和对耳轮上下脚；与内脏相应的穴位在耳甲艇和耳甲腔；消化道分布在耳轮脚周围（图3-3-2）。

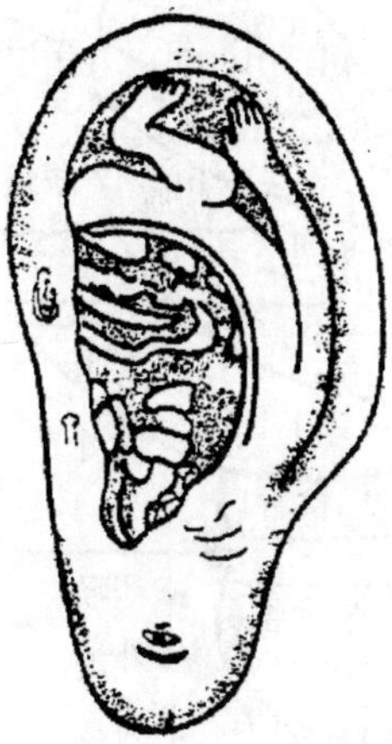

图3-3-2 耳穴形象分布示意图

三、常用耳穴（图3-3-3）

四、耳针的适应证

耳针可用于临床常见疾病的治疗，特别是痛症和功能性疾患，如神经性头痛、胃痛、痛经、牙痛、咽喉肿痛、神经证、更年期综合证、痛经、月经不调、失眠、便秘、膈肌痉挛等；对部分疑难病症也有一定疗效，如红斑狼疮、银屑病、戒烟、戒毒、减肥等。

五、操作方法

1．寻找反应点 可用观察法、按压法和电阻测定法，寻找反应点及敏感点。

2．消毒 用75%乙醇消毒耳郭。

3．耳穴刺激方法 可用毫针刺、耳穴压丸、电针、揿针、穴位注射药物等方法。针刺每日或隔日一次，留针20分钟左右，10次一个疗程。耳穴压丸刺激法可用王不留行、磁珠、莱籽等压迫耳穴，每次3～5穴，早晚各按压一次，保留3～5天，两耳交替进行。

六、注意事项

1．严密消毒，预防感染，炎症或损伤部位禁止针刺或耳穴压丸。

2．有习惯性流产史的孕妇禁用耳针。

3．正常人耳郭不同部位的电阻也不一致，潮湿、干燥都对耳穴探测有影响，在分析时要结合临床检查和症状进行判断。

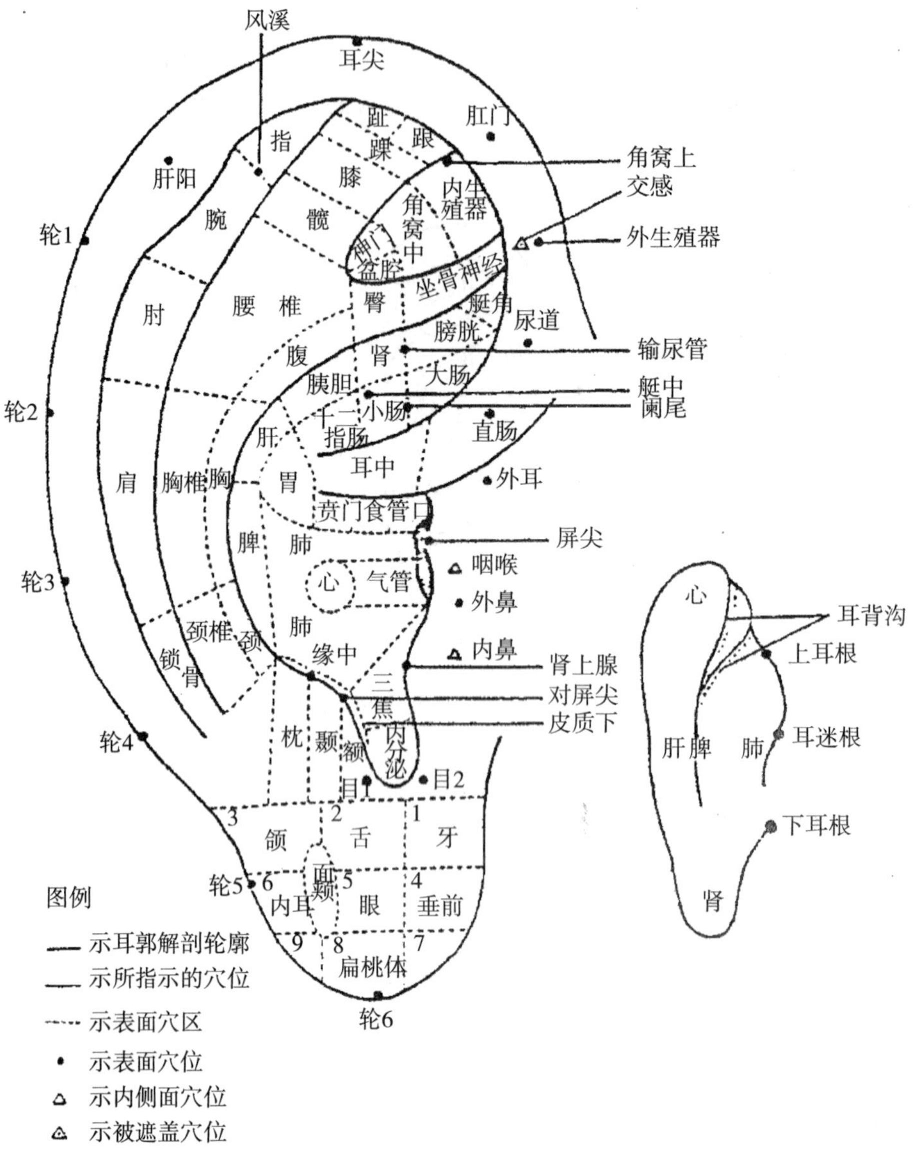

图 3-3-3 常用耳穴分布示意图

第四节 头皮针

头皮针是在头部特定的刺激区进行针刺，以治疗疾病的一种针刺方法，又称头针。

一、常用头皮针刺激部位

（一）额区（图 3-3-4）

1．额中线 前发际正中直上 0.5 寸。

2．额旁一线 攒竹直上入前发际 0.5 寸。

3．额旁二线 瞳孔直上入发际 0.5 寸。

4．额旁三线 额角发际上 0.5 寸。

（二）顶区

1．顶中线　自前顶穴向百会穴，沿皮刺 1.5 寸（图 3-3-5）。

2．顶颞前斜线　悬厘、头维与曲鬓上 3/4 和下 1/4 交点前神聪，百会前 1 寸（图 3-3-6）。

3．顶颞后斜线　耳前鬓角发际后缘与耳尖水平交点（图 3-3-6）。

4．顶旁一线　前发际正中上 4 寸，旁开 1.5 寸（图 3-3-7）。

5．顶旁二线　前发际上 2.5 寸，正中旁 2.25 寸（图 3-3-7）。

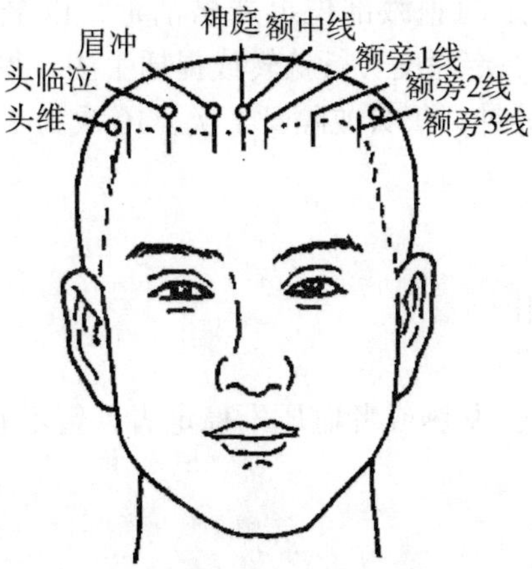

图 3-3-4　额区

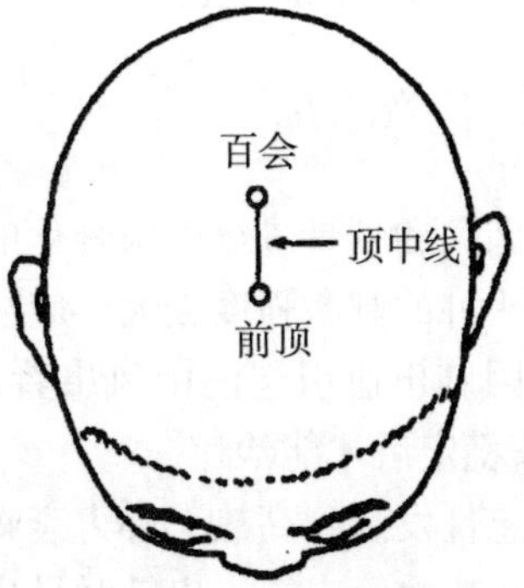

图 3-3-5　顶中线

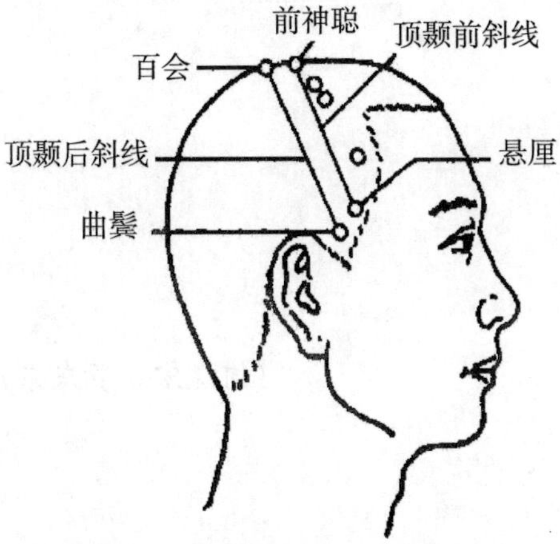

图 3-3-6　顶颞前、后线

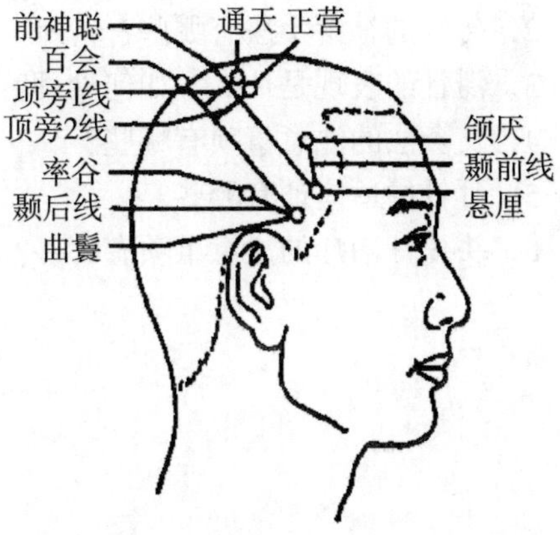

图 3-3-7　顶旁一、二线

（三）颞区（**图 3-3-7**）

1．颞前线　颔厌、头维与曲鬓上 1/4 和下 3/4 交点或悬厘、头维与曲鬓上 3/4 和下 1/4 交点。

2．颞后线　曲鬓、鬓角发际后缘，耳尖水平率谷、耳尖直上入发际 1.5 寸。

（四）枕区（**图 3-3-8**）

1．枕上正中线　脑户、枕外粗隆上缘凹陷处，强间、脑户上 1.5 寸。

2．枕上旁线　在枕上正中线旁开 0.5 寸，与枕上正中线平行。

3．枕下旁线　为枕外粗隆两侧向下的垂直线。

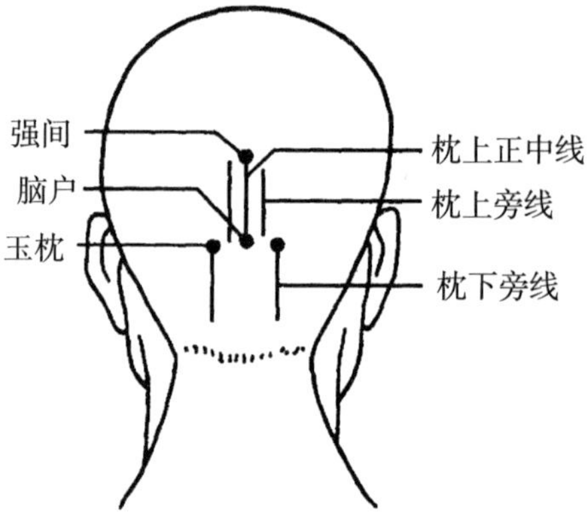

图 3-3-8 枕区

二、适应证

头针临床治疗以脑源性疾病为主，如脑出血、脑梗死、脑外伤后遗症、小儿脑性瘫痪、小儿脑发育不全、震颤麻痹、舞蹈病等，此外还可治疗耳鸣及各类急慢性疼痛等。

三、操作方法

在选定的刺激部位上严格消毒，以毫针沿皮快速进针至一定深度，行捻转或提插手法，得气后留针 15 ～ 30 分钟，每日或隔日 1 次，10 次为 1 个疗程。

四、注意事项

1．囟门和颅骨骨缝尚未骨化的婴儿，不宜采用头针。

2．头针的刺激强度较大，应注意防止晕针。

3．因脑出血引起的中风患者，急性期有昏迷、发热或者血压不稳定者，暂不宜用头针，须待病情稳定后才能治疗。

4．急性发热、高热、心力衰竭者慎用头针。

5．头皮血管丰富，出针时易出血或引起皮下血肿，可用干棉球轻揉，促使其消散。

思考题

下篇第 3 章思考题参考答案

1．基本的进针方法有几种，如何操作？

2．传统的补泻手法有哪些？

3．滞针的表现是什么？如何处理？

4．艾灸法的注意事项有哪些？

5．耳针的适应证有哪些？

6．头皮针治疗的注意事项有哪些？

（何晓宏 罗庆东）

第4章

针灸治疗

本章主要介绍针灸的治疗原则、处方配穴原则和方法以及临床常见病的针灸治疗。

下篇第4章针灸治疗

第一节 概 述

针灸治疗是通过针刺或艾灸的方法，调动人体自身的抗病能力以驱除病邪，调整脏腑经络功能，使机体阴阳气血恢复平衡，从而达到治疗疾病的目的。

一、针灸治疗原则

1．补虚与泻实 “盛则泻之，虚则补之”“陷下则灸之”“菀陈则除之”“不盛不虚，以经取之”。即扶助正气，祛除邪气。邪气盛时，多应用泻法；体虚患者或久病不愈的病症，当用补法。

2．清热与温寒 “热则疾之”“寒则留之”。热性病证治疗宜采用“清”法；寒性病证治疗宜采用“温”法。

3．治标与治本 “急则治其标，缓则治其本”。治疗时当先分析疾病的标本缓急，标病表现急骤，当先治其标病，待其标病得以控制、缓解或消除以后，再从其病根本进行调理。

4．三因制宜 因时、因地、因人制宜，即根据患者所处季节、地理环境及个人具体情况，采取适宜的治疗方法。

二、针灸处方

（一）选穴原则

1．近部取穴 指在疾病的病变局部或附近范围取穴治疗，如面瘫取颊车、地仓等穴。

2．远部取穴 指在疾病的病变部位较远部位取穴，既可取本经腧穴，也可取表里经或其他与其相关经脉的腧穴。如胃痛选足三里，齿痛选合谷。

3．对症取穴 指依据疾病的病因、病机、症状而选穴。如胸闷憋气选膻中；发热取大椎、合谷；肝阳上亢之眩晕选太冲、行间。

（二）配穴方法

1．本经配穴 是指当机体的某一脏腑、经络出现病变时，选用该脏腑、经络的腧穴组方治疗。如咳嗽取中府及太渊；浮肿取太溪。

2．表里配穴 是指以脏腑经络的阴阳表里关系为依据的配穴方法。如胃痛取足三里、三阴交。

3．前后配穴 是指选取人体前后与疾病相关的腧穴相配使用的配穴方法。如胃脘痛取中脘、胃俞。

4．上下配穴 是指人体上、下部腧穴相配伍的配穴方法。如眩晕取百会、行间；腹胀、胃痛取内关、公孙。

5．左右配穴　是指以经络循行交叉的特点为依据的取穴方法。如左侧牙痛，取右侧的颊车；右侧面瘫，取左侧合谷。左右同用，可加强其协调作用。

6．远近配穴　是指将“近部选穴”与“远部选穴”联合使用的方法。包括同经远近配合及异经远近配合。如胃痛取中脘、足三里。

第二节　常见病证治疗

咳嗽

“咳”指有声无痰，“嗽”指有痰无声，临床一般声痰并见，故并称为咳嗽。根据发病原因，可分为外感咳嗽和内伤咳嗽两大类。外感咳嗽由外邪侵袭引起，内伤咳嗽则是脏腑功能失调所致。

【辨证】

1．外感咳嗽　咳嗽病程较短，起病急骤，或兼有表证。

2．内伤咳嗽　咳嗽起病缓慢，病程较长，可兼脏腑功能失调症状。

【针灸处方】

1．外感咳嗽　疏风解表，宣肺止咳。主穴：列缺、合谷、肺俞。风寒者加风门；风热者加大椎；咽喉肿痛者，加少商放血。

2．内伤咳嗽　肃肺理气，止咳化痰。主穴：太渊、三阴交、肺俞。痰湿侵肺者，加丰隆、阴陵泉；肝火灼肺者，加行间；肺阴亏虚者，加膏肓；咯血者，加孔最。

落枕

落枕指急性单纯性颈项强痛，活动受限的一种病证，系颈部伤筋。本病的主要病因是手三阳和足少阳筋受损，气血阻滞。

【辨证】

主症　颈项强痛，活动受限，头向患侧倾斜，项背牵拉痛，甚则向同侧肩部和上臂放射，颈项部压痛明显。

兼症　恶风畏寒者，为风寒袭络；颈部扭伤者，为气血瘀滞。

【针灸处方】

疏经通络，活血止痛。主穴：阿是穴、外劳宫、肩井、后溪、悬钟。风寒袭络者加风池、合谷；气血瘀滞者加内关；肩痛者加肩髃、外关；背痛者加天宗。

肩周炎

肩周炎是以肩部长期固定疼痛，活动受限为主症的疾病。风寒是重要诱因。因体虚、劳损、风寒侵袭肩部，使经气不利所致。

【辨证】

主症　肩周疼痛、酸重，夜间为甚。常因天气变化及劳累而诱发加重，肩部主动和被动活动范围受限，后期可以出现肌肉萎缩。

兼症　肩前部疼痛为手阳明经证；肩后部疼痛为手太阳经证；肩外侧疼痛为手少阳经证。

【针灸处方】

通经活血，祛风止痛。主穴：阿是穴、肩髃、肩髎、肩贞、肩前。手阳明经证加合谷；手太阳经证加后溪；手少阳经证加外关；外邪内侵者加合谷、风池；气滞血瘀者加内关、膈俞；

气血两虚者加足三里、气海。

中风

中风是以猝然昏倒，神志不清，半身不遂，口舌歪斜，舌强语謇为主症的疾病，按病情轻重分为中经络、中脏腑两类。气血相搏，暴张于上，血气留滞于脑，经气瘀滞，气滞不通为其根本病机。

【辨证】

1．中经络 主症见半身不遂，肌肤不仁，舌强语謇，口角歪斜，脉弦滑等。

2．中脏腑 具备中经络主症的同时，出现昏仆，不省人事。其中兼牙关紧闭，两手握固，肢体强劲，口噤不开，二便不通者为闭证；兼目合口张，手撒肢冷，汗出，二便失禁，鼻鼾息微，脉细弱者为脱证。

【针灸处方】

1．中经络 治以醒脑调神，疏通经络。主穴：极泉、水沟、三阴交、内关、尺泽、委中。肝肾阴虚、肝阳暴亢配太溪、太冲；气虚血瘀者配血海、气海；风痰阻络配合谷、丰隆。伴有口角歪斜者加地仓、颊车；伴上肢不遂加肩髃；下肢不遂者加环跳、阳陵泉、悬钟；语言不利者加廉泉。

2．中脏腑 治以醒脑开窍，启闭固脱。主穴：素髎、百会、水沟、三阴交、内关。闭证加十宣、太冲、合谷；牙关紧闭可加颊车、下关；脱证加关元、气海、神阙（艾灸）。

头痛

头痛是以头部疼痛为主症的病证，多种急慢性疾病均可引起。临床上高血压、偏头痛、丛集性头痛、紧张性头痛、感染性发热、脑外伤等疾病均可有头痛症状。其病因分为外感及内伤两类，外感以风邪为主，内伤由情志、饮食、体虚久病等所致。

按照头痛的部位辨证归经，前额头痛为阳明头痛，侧头痛为少阳头痛，后枕头痛为太阳头痛，巅顶头痛为厥阴头痛。

【辨证】

1．外感头痛 头痛连及项背，发病较急，痛无休止，外感表证明显。风寒头痛兼见头痛阵作，如锥刺，或抽掣、胀痛、脉浮紧；风热头痛兼见头痛而胀，发热，脉浮紧；风湿头痛兼见头痛如裹，肢体困重，脉濡。

2．内伤头痛 头痛发病较缓，多伴头晕，痛势绵绵，时止时休，遇劳或情志刺激而发作、加重。肝阳上亢头痛兼见头胀痛，目眩，脉弦数；肾虚头痛兼见头晕耳鸣，腰膝酸软，脉细无力；血虚头痛兼见神疲无力，面色无华，脉细弱；痰浊头痛兼见头痛昏蒙，脘腹痞满，脉滑；瘀血头痛者有头部外伤史，痛处固定不移，痛如锥刺，脉细涩。

【针灸处方】

1．外感头痛 祛风通络，止痛。主穴：百会、列缺、太阳、风池。阳明头痛加印堂、攒竹、合谷、内庭；太阳头痛加天柱、后溪、申脉；少阳头痛加率谷、外关、足临泣；厥阴头痛加四神聪、太冲、内关。风寒头痛加风门；风热头痛加曲池、大椎；风湿头痛加阴陵泉。

2．内伤头痛

实证 疏通经络，清利头窍。主穴：百会、头维、风池。肝阳上亢者加太冲、太溪、侠溪；痰浊头痛者加阴陵泉、丰隆、太阳；瘀血头痛者加阿是穴、血海、膈俞、内关。

虚证 疏通经络，滋养脑髓。主穴：百会、风池、足三里。血虚头痛者加三阴交、肝俞、脾俞；肾虚头痛者加肾俞、太溪、悬钟。

面瘫

面瘫是以口眼歪斜为主症的病证。多由于正气不足，脉络空虚，外邪乘虚而入致气血痹阻，筋脉失养而致。常见于茎乳突孔内急性非化脓性面神经炎所致的周围性面瘫。

【辨证】

起病突然，患侧面肌瘫痪，露睛流泪，口角歪斜，鼻唇沟变浅；急性期常伴有耳后疼痛；个别患者伴有外耳道疱疹，听觉过敏，舌前 2/3 部位味觉迟钝。

【针灸处方】

治以祛风通络、调理筋脉。主穴选用：攒竹、阳白、四白、合谷、翳风、地仓。风寒偏盛加风池；风热偏盛加曲池；气血不足加足三里。兼见鼻唇沟变浅者加迎香、口禾髎；人中沟偏斜加人中；眼睑闭合不全加太阳；口歪严重加迎香、颊车。

面瘫患病初期，病情尚不稳定，面部取穴宜少，针刺宜浅，重点针刺风池、翳风、外关、合谷；病情稳定后以针刺面部穴位为主。

腰痛

腰痛是以腰部的一侧或双侧疼痛为主要症状的病证。多由于寒湿侵袭、瘀血阻络、肾虚筋脉失养。常见于腰部软组织损伤、风湿痹证、妇科、肾病等疾病。

【辨证】

1．寒湿腰痛 腰酸麻重痛，或拘急不可俯仰，或痛连下肢，遇风寒加重。

2．瘀血腰痛 腰部刺痛，痛处固定，久坐加剧。

3．肾虚腰痛 腰部隐痛，绵绵不休，伴有腰膝酸软乏力，遇劳累加剧。

【针灸处方】

取穴以足太阳膀胱经、足少阴肾经穴位为主。主穴取肾俞、夹脊、委中、阿是穴。

1．寒湿腰痛 治以祛风散寒，温阳止痛。加风府、腰阳关。

2．瘀血腰痛 治以活血化瘀，通络止痛。加次髎、膈俞、腰俞。

3．肾虚腰痛 治以强腰补肾，养络止痛。加命门、志室、太溪、昆仑。

临床上治疗寒湿腰痛在针刺治疗同时，常配以灸疗或其他温热疗法；劳损腰痛常配以电针治疗。急性腰扭伤出现剧烈疼痛时，可选用人中、后溪。

不寐

不寐是一种以经常性入睡困难或睡而易醒或彻夜不眠为主症的疾病。多由于思虑伤脾，年老体弱，情志刺激，饮食不节，心虚胆怯所致神失所藏，心神被扰。常见于自主神经功能紊乱、更年期综合征、高血压及某些精神障碍。

【辨证】

1．心脾亏损 失眠，心悸，健忘，头晕，疲乏，厌食，脉细弱。

2．心肾不交 失眠心烦，头晕，耳鸣，腰痛，遗精，白带，脉细数。

3．肝火上扰 失眠，急躁易怒，头痛，胸胁疼痛，口苦，脉弦。

4．脾胃不和 失眠，腹胀嗳气，嗳腐吞酸，口苦，脉弦滑。

【针灸处方】

治以安神定志，取手少阴心经、足太阴脾经腧穴为主。主穴：神门、四神聪、百会、三阴交。

1．心脾亏损 治以补气养血，养心安神。加心俞、厥阴俞、脾俞、血海、足三里。

2．心肾不交 治以滋阴降火，交通心肾。加心俞、肾俞、太溪、照海。

3．肝火上扰 治以平肝潜阳。加肝俞、太冲、行间、侠溪。

4．脾胃不和　治以和胃安神。加胃俞、脾俞、公孙、足三里。

临床治疗不寐时常配以耳针治疗，取耳穴神门、交感、心、脾、皮质下。

思考题

1．针灸的治疗原则是什么？
2．针灸处方的选穴原则是什么？
3．常用的针灸配穴方法有哪些？
4．肩周炎的针灸治疗选穴处方是什么？
5．中风中经络针灸治疗的选穴处方是什么？

下篇第 4 章思考题参考答案

（何晓宏　罗庆东）

第5章 推　拿

下篇第 5 章推拿

推拿，古称按摩、按跷、案杌等，属中医外治法。远在 2000 余年前的春秋战国时期，按摩就被广泛应用于医疗实践，我国第一部按摩专著《黄帝岐伯按摩十卷》成书于秦汉时期。随着历史的进步，按摩疗法也不断发展，到明代，首次出现了推拿一词，并出现了小儿推拿专著。目前，推拿具有的独特医疗作用，已引起国际医学界的重视，推拿学得到迅速发展。

第一节　推拿基础知识

推拿疗法是通过各种手法作用于人体，以调节机体的生理、病理状况，达到防治疾病的效果。

各种手法作用于人体，一方面可以在局部产生直接的生物效应，如纠正解剖位置、加快局部血流速度、提高局部温度、影响内脏（如腹腔）活动等；另一方面，通过经络气血的调节作用，以及循环系统、神经反射、体液调节等不同环节上介导的间接调整作用而影响整体，从而达到防治疾病的目的。

一、推拿的作用原理

（一）推拿的基本作用及原理

1．调理脏腑　推拿具有调理脏腑功能的作用，并可根据脏腑的不同状态进行双向良性调整。其作用原理：一是刺激相关穴位，通过经络进行调整；二是根据脏腑体表相关学说，对体表反射区直接施以手法。例如点足三里、摩腹，按揉胃俞、脾俞，都可对脾胃功能进行调整。

2．疏通经络　经络内属脏腑，外络肢节，沟通表里，联络全身，运行气血，当经络不通时，气血运行受阻，就会酿生百病。推拿手法作用于体表，可以激发和调整经气，使郁闭之气疏通，进而使百脉疏通，五脏安和。

3．调和气血　推拿具有调和气血、推动气血运行的作用，其原理一是以气行血，依据中医气为血帅，血为气母的原理，通过手法推动气的运行而影响血行；二是通过疏通经络的作用来调整气血运行；三是通过影响脏腑的功能来影响气血，例如，脾胃为气血生化之源，脾胃健则气血充足；肝主疏泄，能调畅全身气机，肝的疏泄正常则气血和顺。

4．舒筋活血　跌仆扭挫等常导致气滞血瘀，不通而痛，推拿可舒筋活血，散瘀消肿，使通而不痛。其作用原理，一是加强局部血液循环，提高局部组织温度；二是通过适当刺激，提高局部痛阈；三是舒缓紧张或痉挛的肌肉以消除疼痛。

5．理筋整复　推拿理筋整复的作用是通过以下三个环节实现的：一是手法可舒筋活血，祛瘀消肿；二是运动关节类手法可松解粘连；三是扳法、弹拨法等手法可纠正筋出槽、关节脱位等。

6．防病保健　推拿通过调整脏腑、疏通经络、调和气血等作用，调动体内积极因素，使机体处于最佳的功能状态，从而达到扶正祛邪、防病保健的目的。

（二）推拿的补泻作用

中医治病的基本原则之一是扶正祛邪，虚则补之，实则泻之，推拿也同样有补有泻，补泻的实施是通过手法的巧妙运用实现的。一般来说，根据手法的作用方式，轻刺激为补，重刺激为泻；顺时针为补，逆时针为泻（腹部相反）；频率慢为补，频率快为泻；顺经为补，逆经为泻；治疗时间长为补，时间短为泻。

二、推拿的基本治法

（一）推拿的治疗原则

推拿的治疗原则与中医整体治疗的原则是一致的，包括治病求本，扶正祛邪，调整阴阳，因时、因地、因人制宜，未病先防。

（二）推拿的基本治法

推拿的治疗作用，是通过不同的手法作用于患者体表的特定部位或穴位而实现的。因此，手法的治疗作用取决于：一是手法作用的性质和量；二是被刺激部位或穴位的特异性。两者结合起来，才能取得良好的效果。

推拿有八种基本治法，以适应不同性质的疾病，现分述如下。

1．温法 具有补益阳气、温阳散寒的作用。多运用摆动类、摩擦类、挤压类手法，以较缓慢而柔和的节律施术，作用的常用部位如腹部、腰部及关元、气海、足三里、中脘、肾俞、命门等腧穴，适用于阴寒虚冷的病证。治疗时手法连续，作用时间长，患者有较深沉的温热刺激感，临床应用中，如按、摩、揉中脘、气海、关元，擦肾俞、命门，可以温补肾阳，健脾和胃，扶助正气，散寒止痛。

2．通法 有祛除病邪壅滞、通行气血的作用。多运用挤压类和摩擦类手法，直接施术于病痛部位，或肩井、脾俞、胃俞、肝俞等腧穴，以治疗经络不通所引起的疾病。施术中宜刚柔兼施，《厘正按摩要术》云："按能通血脉""按也最能通气"。临床应用，如推、拿、搓法作用于四肢能通调经络；拿肩井可以通气机，行气血；点、按背俞穴可疏通脏腑气血。

3．补法 有补益气血、津液，增强脏腑功能的作用。通常以摆动类、摩擦类手法为主，适用于脏腑功能不足，或气血亏损等虚证。施术时，手法宜轻柔、持久，不宜过重刺激，临床应用上，补益脾胃时，常施以一指禅推法、摩法、揉法于腹部，特别是中脘、天枢、气海、关元等腧穴，顺时针方向施术，再于背部胃俞、脾俞等穴施用按法、擦法，可以健脾和胃，补中益气；补腰肾时，可在命门、肾俞、志室等穴施用一指禅推法或擦法，再以摩法、揉法、按法施治于腹部的关元、气海，可以培补元气以壮命门之火。

4．泻法 具有通腑、泻实、消积的作用。多应用摆动类、摩擦类、挤压类手法施术于腹部及胃经、脾经等部位，施术时手法频率由慢逐渐加快，刺激量可稍强，适用于下焦实证。由于其作用和缓，故体质虚弱、津液不足而大便秘结者，亦能应用。临床上对于食积便秘者，可用一指禅推、摩神阙、天枢两穴，再揉长强，以通腑泻实；阴虚火盛，津液不足，大便秘结者，可用摩法顺时针方向在腹部治疗，通便而不伤阴。

5．汗法 具有发汗解表、疏散外邪的作用。多应用挤压类和摆动类手法中的拿法、按法、一指禅推法等施术于膀胱经、督脉及有疏散风邪作用的腧穴，如风池、风府、合谷、外关、大椎、肺俞等，适用于外感风寒和外感风热两类病证。对于外感风寒者，施术时多以由轻至重的拿法，宜持久而深入，使全身汗透以达祛风散寒的目的；对于外感风热者，施术时多用轻拿法，宜柔和而轻快，使腠理疏松，汗孔开张，肌表微汗潮润而病解。

6．和法 具有调经气、和气血、和解表里的作用。常运用振动类及摩擦类手法，适用于邪在半表半里证，或因气血不和、经络不畅所引起的肝胃气痛、月经不调、脾胃不和、周身胀痛等证。施术时多平稳而柔和，频率稍慢。临床上治疗经络不畅，可在四肢及背部施以㨰法、一指禅推、按、揉、搓等方法，或用轻柔的拿法作用于肩井等；若用于和脾胃、疏肝气，则可用一指禅推、摩、揉、搓诸手法施术于两胁部的章门、期门，腹部的上脘、中脘，背部的肝俞、胃俞、脾俞等部位，达到气血调和，表里疏通，阴阳平衡的目的。

7. 散法 具有消结散瘀之功。多以摆动类及摩擦类手法为主，施术于积结瘀滞部位，适用于脏腑结聚、气血瘀滞诸证。施术时，手法要求轻快柔和。推拿中散法有其独到之处，其主要作用是疏通结聚，不论有形或无形的积滞，散法都可使用。常用一指禅推法、摩法、揉法、搓法等治疗，频率由慢转快，以消结散瘀。

8. 清法 具有清热泻火的作用。手法一般是用挤压类、摩擦类手法施术于督脉、膀胱经及具有泻火作用的腧穴，适用于气分或血分热证。施术时，运用刚中有柔的手法，在所取的穴位、部位上进行操作，达到清热除烦的目的。临床治疗时，气分实热者轻推督脉以清泻气分实热；虚热者轻擦腰部，以养阴清火；血分实热者重推大椎至尾椎，以清热凉血；有表热者轻推背部膀胱经，以清热解表。

第二节 推拿手法简介

推拿手法指用手或肢体的其他部位，按各种特定的技巧和规范化的动作，在体表操作的方法。

手法的基本要求是持久、有力、均匀、柔和、深透。持久，是指手法能按要求持续运用一定时间；有力，是指手法必须具有一定的力量，力量大小应视患者的体质、病症、部位等不同的情况而增减；均匀，是指手法动作要有节律性，速度快慢和压力大小要有一定规律；柔和，是指手法用力不可生硬粗暴或用蛮力，要轻柔缓和，变换动作要自然；深透，指手法必须作用到一定深度，使力达病所。运用手法时，要做到如《医宗金鉴》所说：“一旦临证，机触于外，巧生于内，手随心转，法从手出”。

推拿手法的种类很多，名称各异，临床上根据手法的动作形态，将其归纳为摆动类、摩擦类、振动类、挤压类、叩击类和运动关节类六大类手法，每类各由数种手法组成。各类手法可单独使用，有时又可组成多种复式手法，还可借助推拿介质施用。

摆动类	一指禅推法	**【动作要领】**力贯注于着力指端，沉肩、垂肘、悬腕，肘部略低于腕部，以肘部为支点，前臂摆动，带动腕部摆动和拇指关节做屈伸活动，使产生的持续的、轻重交替的力作用于治疗部位上。压力、频率、摆动幅度要均匀。手握空拳，用大拇指指端、罗纹面或偏峰着力于一定部位或穴位上，医者上肢肌肉放松，动作要灵活，腕部摆动的同时，拇指端作缓慢的直线往返移动，即“紧推慢移”。本法接触面积小，手法柔和，但渗透力大 **【功用】**疏筋理肌，调和营卫，行气活血，健脾和胃 **【主治】**头痛，胃痛，四肢关节痛，失眠等	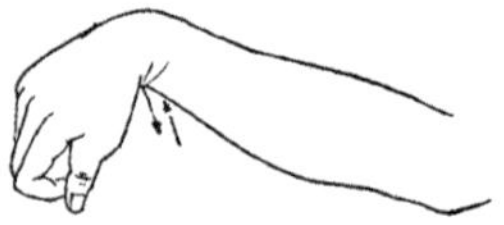
	㨰法	**【动作要领】**以中、环、小指掌指关节及小鱼际着力于一定部位，放松上肢，以前臂的摆动带动腕关节做屈伸动作，使手背部呈滚动状态。㨰动过程中，要紧贴施治部位，不可有振动或跳动，用力要均匀自然，不可忽快忽慢，动作要协调而有节律。操作时肩关节要自然下垂，肘关节屈曲 120° ～ 140°，腕部要放松，屈伸度要大，手指自然弯曲，要压中有㨰，㨰中有压 **【功用】**舒筋活血，滑利关节，缓解肌肉、韧带痉挛，增强肌肉韧带活动能力，促进血液循环，消除肌肉疲劳 **【主治】**风湿痹痛，肢体麻木，肢体瘫痪，运动障碍等	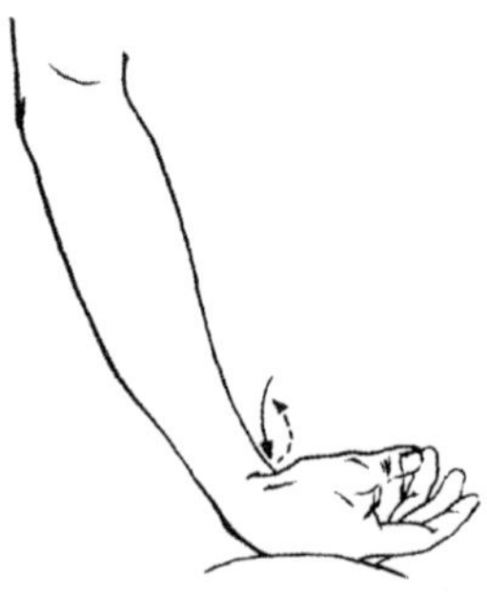

摆动类	揉法	【动作要领】根据施力部位的不同分为掌揉法和指揉法，是指以大鱼际或掌根或手指罗纹面吸定于一定部位或穴位，腕及前臂放松，用前臂的摆动带动腕及掌指做柔和的回旋揉动，以带动皮下组织运动。操作时压力轻柔，但指、掌与体表间不可相对滑动，动作要协调而有节律 【功用】宽胸理气，消积导滞，活血祛瘀，消肿止痛，温经散寒，舒筋活络 【主治】脘腹胀痛，胸胁胀闷，便秘泄泻，头晕头痛，腰背酸痛及外伤所致的红肿疼痛 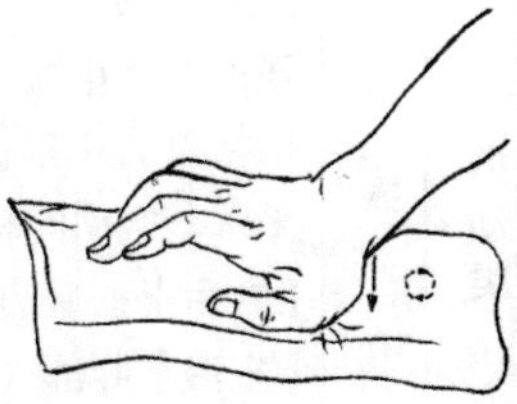
摩擦类	摩法	【动作要领】掌摩法是用掌面为着力点，指摩法是用示、中、环指指腹为着力点，以腕关节为中心，连同掌、指作节律性环旋移动。操作时，肘关节自然屈曲，腕部放松，手掌自然伸直，动作要缓和协调，用力平稳均匀 【功用】和中理气，消积导滞，调理肠胃 【主治】脘腹胀满，食积胀痛，气滞血瘀，胸胁迸伤，肢体麻木等病证 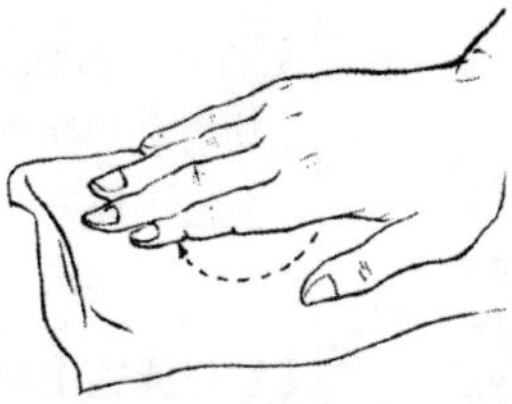
	擦法	【动作要领】用手掌的大鱼际、掌根或小鱼际附着在一定部位进行直线往返摩擦。操作时腕关节伸直，手指自然伸开，紧贴体表，压力不宜太大，但擦动的幅度要大，动作要均匀连续、移动速度要快、呼吸自然。施术部位可涂抹适当介质 【功用】温经活血，消肿止痛，健脾和胃，祛风散寒 【主治】消化不良，腰背疼痛，瘀血肿痛，风湿顽痹等 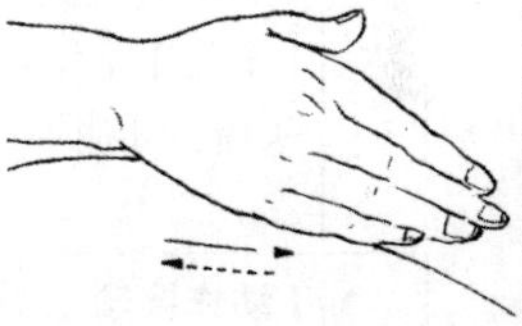
	推法	【动作要领】用指、掌或肘着力于一定部位，进行单方向的直线移动。用指称指推法，用掌称掌推法，用肘称肘推法。压力比擦法要大，用力要稳，速度宜缓而均匀 【功用】舒筋活血止痛，宽胸理气，健脾和胃，调和阴阳 【主治】头晕头痛，肝郁气滞，胁肋胀满，肩、背、腰腿痛，脘腹胀痛，消化不良，神经症等证 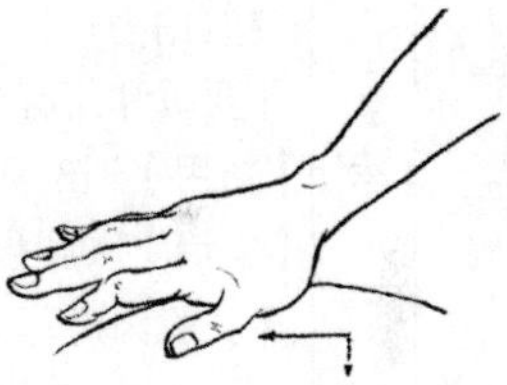
	搓法	【动作要领】用双掌面挟住患者肢体的一定部位，相对用力做快速搓揉，同时做上下往返移动，称搓法。操作时双手用力要均匀柔和，由轻渐重，搓动宜快，移动宜慢，动作宜轻快有节律 【功用】调和气血，舒筋通络，松解痉挛 【主治】四肢疼痛，腰背痛，胸闷胁胀等 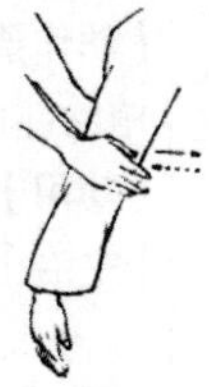
	抹法	【动作要领】用单手或双手掌面、拇指指腹紧贴体表皮肤，做上下左右移动，单方向用力，称抹法。操作时用力要均匀柔和，不可用力按压，也不可轻浮表面 【功用】开窍镇静，醒脑明目，疏风解表，活络止痛 【主治】外感发热，头晕头痛，颈项强痛，胸胁胀痛等 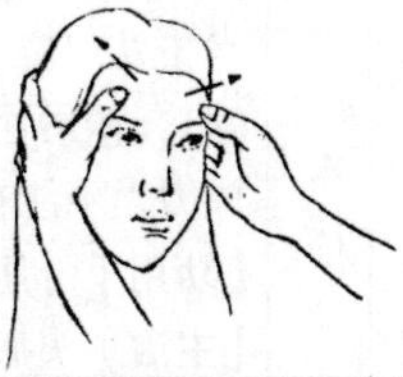
振动类	抖法	【动作要领】用单手或双手握持患者的上肢或下肢远端，用力做连续的小幅度上下抖动，并将这种振动传到肢体另一端，操作时抖动的幅度要小，频率要快，节奏均匀 【功用】理筋活血，松解粘连 【主治】腰腿疼痛，肢体麻木，局部粘连等 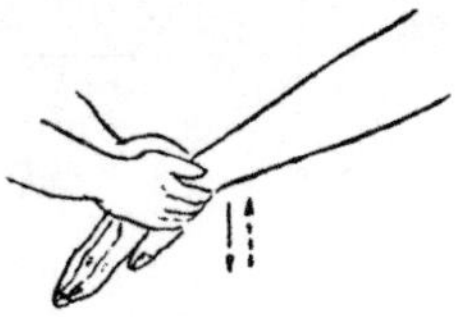

振动类	振法	【动作要领】用手指或掌着力于一定部位或穴位上，前臂和手部的肌肉强力地静止性收缩用力，产生快速振颤动作，并将振动传到施治部位，用指着力称指振法，用掌着力称掌振法。操作时力量要集中于指端或手掌，振动的频率要快，不可用蛮力 【功用】祛瘀消积，和中理气，消食导滞，活血止痛，调理肠胃 【主治】肝郁气滞，胃肠功能失调，消化不良等，可促进胃肠手术后恢复，防止术后粘连	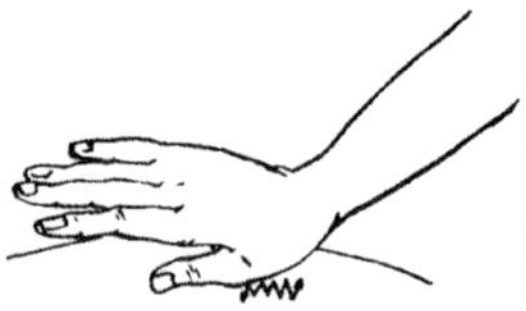
挤压类	按法	【动作要领】用拇指指腹按压体表，称指按法。用单掌或双掌重叠按压体表，称掌按法。操作时紧贴体表，施力方向与体表垂直，用力宜由轻渐重，按而留之，再渐减力，不可用暴力猛按 【功用】理筋整复，开通闭塞，活血止痛，温里散寒，镇静安神 【主治】风寒痹痛，腰背疼痛，寒凝经痛，脘腹冷痛，神经症等	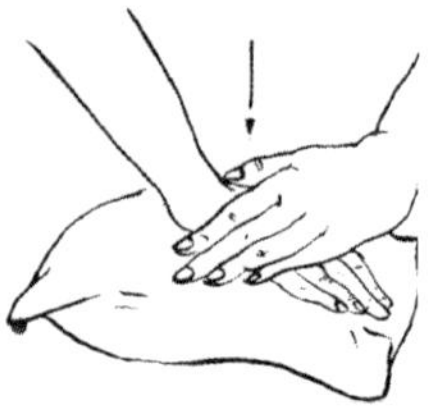
	点法	【动作要领】用指端、屈指指间关节突起部或肘尖垂直点压体表。本法作用面积小，刺激量大，力量深透 【功用】开通闭塞，活血止痛，调整脏腑功能等 【主治】常结合腧穴的特性，“以指代针”点穴应用。如点合谷穴可治头痛、牙痛等	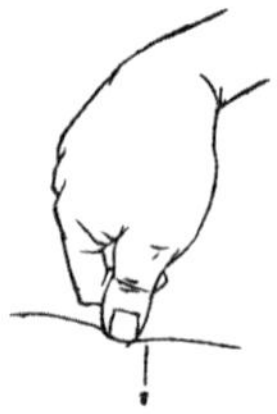
	拿法	【动作要领】用拇指与其余手指指腹相对用力，挟持一定的部位和穴位上的肌肤筋膜，一紧一松地捏而提起。操作时用劲要由轻渐重，不可突然用力，以腕关节和掌指关节的协调运动为主，不可指端用力，动作要缓和而有节律 【功用】通经活络，散寒祛风，开窍止痛，缓解痉挛，消除疲劳 【主治】腰腿疼痛，颈项、肩背、四肢疼痛，风湿痹痛，感冒引起的头痛、肌肉疼痛等	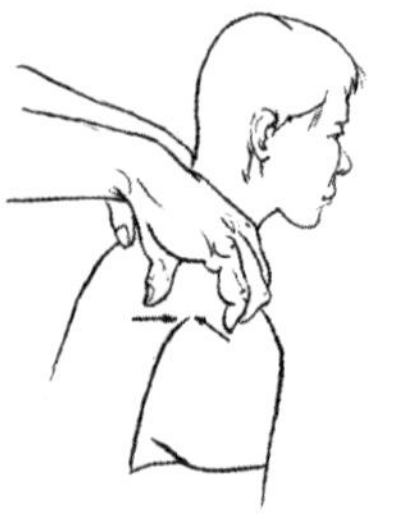
叩击类	拍法	【动作要领】五指并拢微屈，用手腕部的自然摆动带动虚掌，反复拍打施治部位，用力均匀，动作协调而有节奏。可单掌拍或双掌交替拍 【功用】调和气血，引邪达表，疏松腠理，解痉止痛 【主治】四肢肌肉麻木不仁，肌肉痉挛，腰背肌劳损等	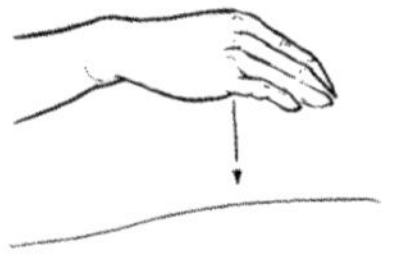
	击法	【动作要领】用手或棒击打体表，根据施力部位的不同分以下几种：拳击法（空拳）、掌击法（掌根）、侧击法（小鱼际）、指尖击法（指端）、棒击法（桑枝棒）。各种击法都要求用力快速而短暂，垂直体表施力，不能有拖抽动作。击打要有节律，用力应先轻后重 【功用】舒筋通络，调和气血，解痉止痛 【主治】头痛，肌肉痉挛，风湿痹痛，肢体麻木，肌肉劳损等	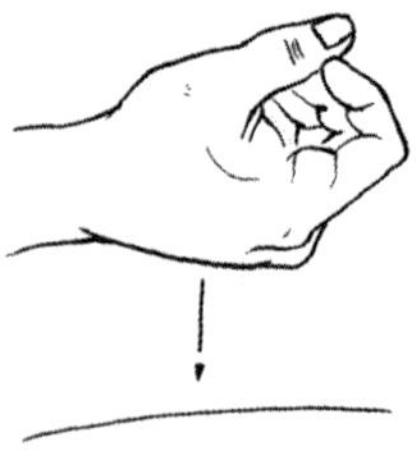

运动关节类	摇法	摇法：使关节做被动环转运动的手法。 【动作要领】 （1）颈项部摇法：用一手扶持患者后枕部，另一手托住下颌，做左右环转摇动 （2）肩关节摇法：用一手扶持患者肩部，另一手握住腕部或托住肘部，做环转摇动，使肩关节环形运动 （3）髋关节摇法：患者仰卧位，髋膝屈曲。医者一手托住患者足跟，另一手扶住膝部，双手协调用力，使髋关节环转运动 （4）踝关节摇法：一手托住患者足跟，另一手握住足前部，做踝关节环转摇动 摇法动作要缓和，用力要稳，忌用暴力，摇动方向及幅度须在患者生理活动范围内，由小到大，由慢渐快 【功用】滑利关节，舒筋活络，松解粘连，活血化瘀，消肿止痛，改善关节功能 【主治】各种关节扭伤、粘连、僵直、屈伸不利等 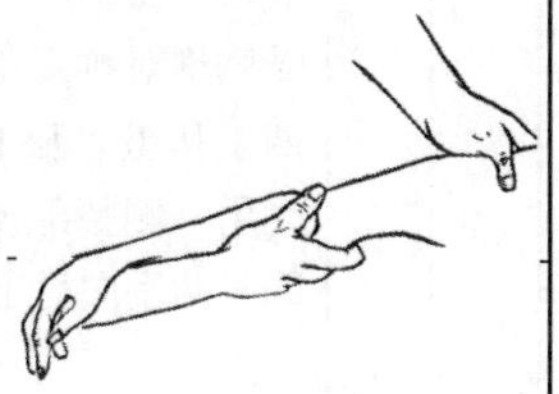
	背法	【动作要领】医者和患者背靠背站立，医生两臂套住患者肘弯部，然后前屈弯腰，将患者反背悬空，以牵引患者腰脊柱，并以臀部着力颤动或顶患者腰部，同时摇晃摆动，施术后将患者缓慢立于地上 【功用】理筋复位，活血止痛，通利腰脊 【主治】腰扭伤，腰椎小关节紊乱，腰椎间盘间突出症，腰椎滑膜嵌顿，腰椎前屈、后伸受限等 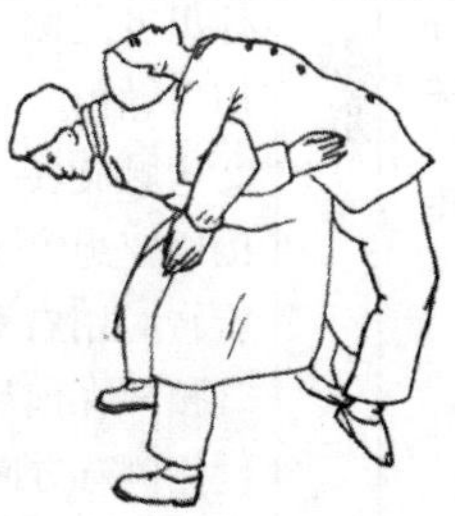
	拔伸法	拔伸法：固定肢体或关节的一端，牵拉另一端的方法。 【动作要领】本法操作时，用力要均匀而持久，动作要缓和，忌用暴力。 （1）头颈部拔伸法：患者正坐，医生站在患者背后，用双手拇指顶在枕骨下方，掌指托住两侧下颌部，并用两前臂压住患者两肩，两手向上用力拔伸，两前臂下压 （2）肩关节拔伸法：患者取坐位，医生用双手握住其腕部或肘部，逐渐用力牵拉拔伸，嘱患者身体向对侧倾斜，与牵拉之力对抗 （3）腕关节拔伸法：医生一手握住患者前臂下端，另一手握住其手掌部，两手同时相反用力，牵拉拔伸 （4）指间关节拔伸法：用一手握持患者手掌部，另一手捏持指间关节远端，两手同时做相反方向牵拉 【功用】舒筋通络，理筋整复，松解粘连 【主治】关节错位，伤筋等 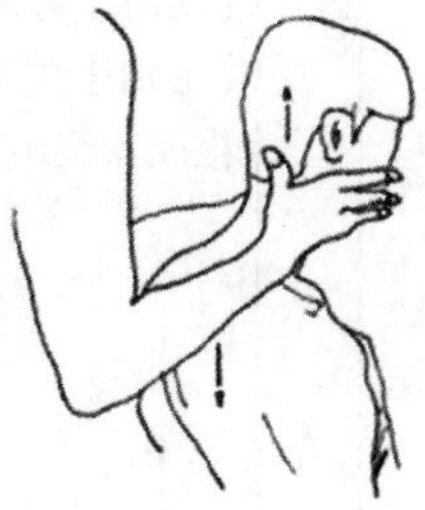
	扳法	扳法：使颈、背、腰、髋及四肢关节被动活动的手法。 【动作要领】 （1）颈部扳法 ①颈项部斜扳法：患者坐位，头部略前屈，医生一手抵住患者头侧部，另一手抵住对侧下颌部，使头向一侧旋转至最大限度，两手同时用力做相反方向的小幅度快速扳动 ②旋转定位扳法：患者取坐位，颈部尽量前屈，医者在其背后，用一肘部托住其下颌部，手扶住其枕部（向右扳用右手，向左扳用左手），另一手拇指按住病变颈椎棘突旁。托扶其头部的手用力，先做颈项部向上牵引，同时把患者头部被动旋转至最大限度后，再突然用力小幅度扳动 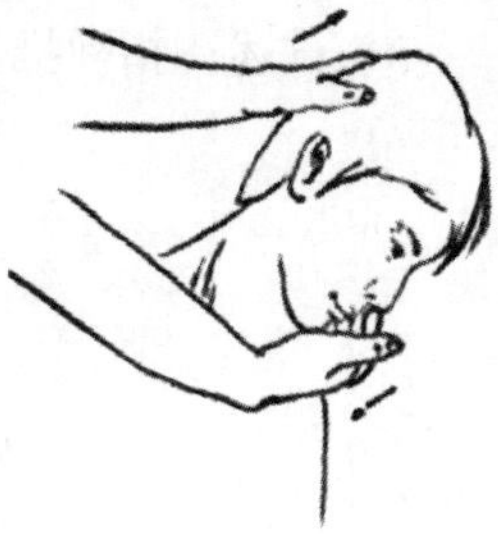

运动关节类	扳法	（2）胸背部扳法 ①扩胸牵引扳法：患者取坐位，两臂高举，医者立其身旁，一只前臂托扶患者双肘部，另一只手的拇指点于胸椎，两手相对用力，嘱患者放松，做扩胸牵引扳动 ②胸椎对抗复位法：患者取坐位，两手交叉，置于项部。医生立其后，两手从患者腋下伸入其上臂之前、前臂之后，并握住其前臂下段，同时用一侧膝部顶住患者胸椎。嘱患者身体略向前倾，医者膝部向前顶，同时两手向后上方用力扳动 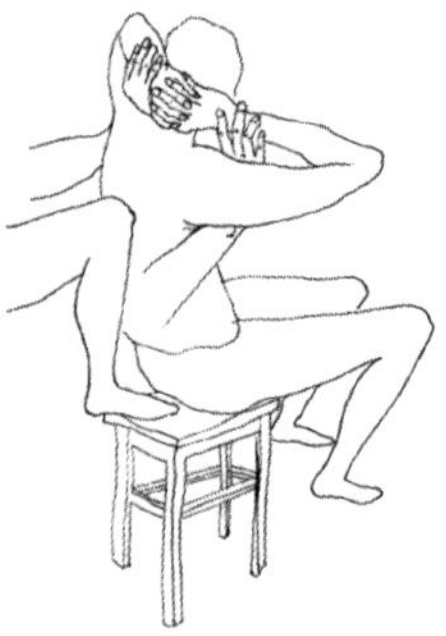
		（3）腰部扳法：常用的有斜扳法、旋转扳法、后伸扳法等 1）腰部斜扳法：患者侧卧位，下腿伸直，上腿屈曲，医生用一手或肘抵住患者肩前部，另一手或肘抵住患者臀部。将腰被动旋转至最大限度后，两手同时相向用力小幅度快速扳动 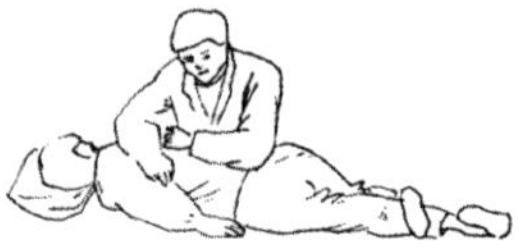 2）腰部旋转扳法：有两种操作方法 ①直腰旋转扳法：患者取坐位，医生用腿夹住患者一侧下肢，一手抵住患者同侧的肩后部，另一手从患者腋下伸入抵住肩前部，两手同时用力做相反方向扳动，以带动腰椎旋转 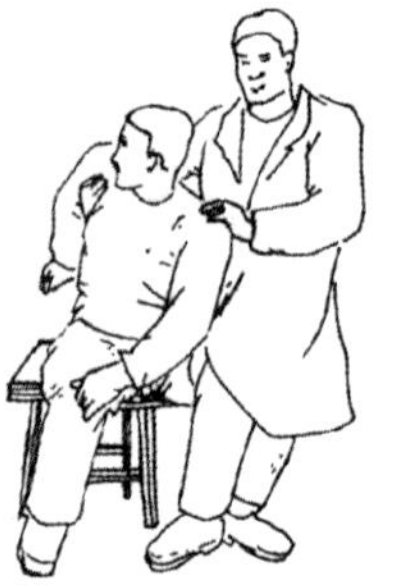 ②弯腰旋转扳法：患者取坐位，腰前屈到某一需要角度后，一助手帮助固定患者下肢及骨盆。医生用一手拇指按住需扳动的棘突旁（向左旋转时用右手），另一手勾扶住患者项背部（向左旋转时用左手），使其腰部在前屈位时再向患侧旋转。旋转至最大限度时，再使其腰部向健侧侧弯方向扳动 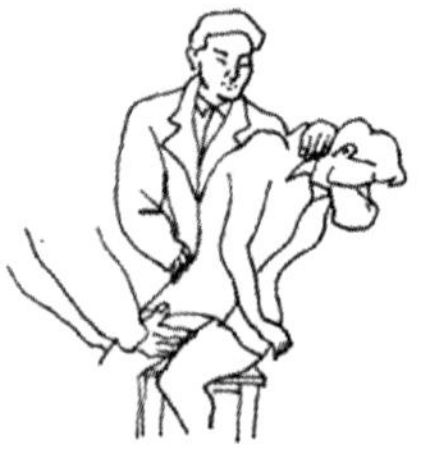 3）腰部后伸扳法：患者俯卧位。医生前臂托住患者膝部，缓慢向上拔伸，另一手紧压腰部患处，当腰后伸到最大限度时，两手同时用力做相反方向小幅度扳动 【功用】舒筋通络，滑利关节，理筋整复，解除粘连 【主治】关节错位，关节功能障碍，颈、腰椎骨质增生及扭伤，落枕，椎间盘突出症等 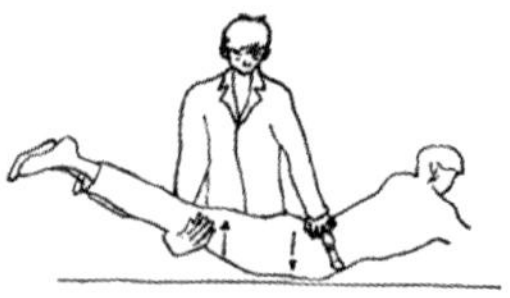

思考题

下篇第5章思考题参考答案

1．试述推拿的基本作用。

2．推拿手法的基本要求有哪些？

3．试述一指禅推法、㨰法、擦法、抖法、拿法、击法、腰部斜扳法的动作要领。

（王承明　贾爱明　阎海飞）

针灸理论与作用研究进展

近年来，基于继承和发扬传统针灸理论与临床经验，随着越来越多的现代科技方法应用到针灸基础理论与临床疗效的研究，对于经络实质、腧穴的特异性、针灸作用机制等进行了较深入的研究，取得了一些新的研究进展和成果。国际上针灸事业的发展突飞猛进，针灸已经从单纯的治疗技术发展成为一门独立的医学门类，正在逐步进入国际主流医学。

（一）经络实质

关于经络实质的探讨，近年来研究者借助文献学、解剖学、生理学、细胞胚胎学、生物全息理论及现代信息学、物理学等手段，提出多种学说。如微型管道、P 物质论、神经递质传导、“结缔组织、钙离子”、蛋白质的压电传、经络 - 光子学说、电场、磁场学说、“波、粒”学说、自主神经调节通络、周围神经纤维、软物质流、干细胞的递次裂变、人体筋膜 - 结缔组织系统等学说。经络囊括了现代医学体液循环、结缔组织、生物场、神经传导等学说，由于经络难以量化，对其本质的研究需要多学科密切配合，探索之路仍任重而道远。

（二）腧穴的特性

1．主治功能 是指穴位通常对于某些脏腑器官疾病的治疗作用。针灸治疗是一种整体疗法，穴位主治功能具有特异性和相对特异性。特异性选穴常见的是对症选穴，如呃逆选内关穴，治痰选丰隆穴，发热选大椎穴或曲池穴，失眠用安眠穴，胃痛选筋缩穴，痛经选次髎穴等，这些特殊穴是无数临床工作者的智慧结晶，应用广泛，疗效显著。另外，腧穴的主治功用与其所在部位、所属经脉等相关，因此，不同病症间的“同功穴”可能存在交叉，如中脘、内关穴可互为胃痛的“同功穴”，而内关、三阴交也可互为失眠的“同功穴”。也就是说，一个腧穴可成为多个病症的“同功穴”，各个病症的“同功穴”又存在重叠或交叉。

2．病理反应 是指脏腑器官通过经络作用反映在体表某些穴位的各种异常变化，对于疾病诊断具有重要意义。“五脏有疾也，应出十二原，十二原各有所出，明知其原，睹其应，而知五脏之害矣”。十二原穴可以反映五脏虚实，腧穴是气血输注的特殊部位，也是疾病的反应点。杨正飞等对糖尿病患者背俞穴进行触诊，寻找压痛、结节、条索状或者按之空虚的阳性反应点，触诊阳性反应点出现频次前四位的背俞穴为胃脘下俞、脾俞、肾俞和肺俞。

3．相关神经节段机制 研究认为神经节段支配关系是经络内属脏腑、外络肢节的形态学基础。经分析躯干腹、背侧位于 T1 ～ T12 神经节段支配区内的十四经穴与脏腑的关系，发现 T5 神经节段及以上的穴位主治大多以肺系疾病、肩背部不适和心脏等疾病为主，T6 ～ T10 神经节段穴位主要治疗脾胃疾病和肝胆疾病。T10 ～ T12 穴位主要治疗大小肠疾病及肾与膀胱疾病。研究发现，腧穴的主治功效与相关脏腑神经节段有着密切的联系，由此推断，腧穴的主治功效是由其相关脏腑神经节段的支配空间所决定的，此研究表明对于一些疾病可以按神经节段取穴，另外，穴位的皮区和肌层的神经节段不同，揭示进针深度不同，临床疗效也不皆相同。

（三）灸法的作用机理

灸法属于温热疗法，“灸”字在《说文解字》中解释为“灼”，是灼体疗病之意。艾，气味芳香，性温易燃，火力缓和，为灸法的主要灸料。现针对灸法的作用机制、应用规律以及作用于人体如何产生调节机制的研究较少，由于灸法的起源和临床应用，目前首先从灸热对人体的刺激来研究灸法的作用机制，即热刺激；其次是考虑灸材的药用效果。但是借助现代医学手段进行的相关研究表明，灸法的作用机制除了这两项之外，还有非热效应，非热效应包括红外辐射作用于机体后引起细胞产生的光 - 生物 - 物理、光 - 化学和光 - 生物 - 化学等一系复杂反应和红外辐射共振作用。灸法的临床疗效是一个多因素综合作用的结果。

（四）针灸调理作用

1．对消化系统的影响 肠易激综合征（IBS）是临床常见的消化系统疾病，脑 - 肠 - 菌轴成为IBS的主要发病机制。其中脑-肠-菌轴中的脑肠肽、5-HT信号系统、肠道菌群在肠易激综合征的发病中扮演着至关重要的角色，大量研究表明，针刺可针对这三因素的调控实现对IBS的调节。术后恶心呕吐是术后最常见的并发症，针刺疗法可以通过影响体内阿片类物质的释放、5-羟色胺的传递以及调整消化系统的自主神经功能来防治术后恶心呕吐，临床上选用的针刺疗法主要有经皮穴位电刺激、穴位按压、毫针针刺、电针、穴位注射和耳穴刺激。

2．对循环系统的影响 针刺通过抑制交感神经过度激活防止或减缓心力衰竭进展，改善患者生存率及生活质量。有人从神经调节、体液调节和心血管反射三个方面阐释针刺对心血管活动调节影响的可能机制，发现针刺通过使中枢产生内源性阿片类物质、激活心血管相关高级中枢、影响自主神经的活性、影响肾素-血管紧张素-醛固酮系统、影响心血管反射等方式对心血管活动进行良性调节。

3．对内分泌系统的影响 有人研究穴位不同针刺深度对绝经过渡期患者生活质量和生殖内分泌的影响，结论：穴位不同针刺深度影响绝经过渡期患者生活质量，深刺以及浅刺对患者生殖内分泌有良性调整趋势，均能降低LH水平，且深刺组下降幅度较浅刺组大，深刺疗效优于浅刺。

4．对免疫系统的影响 大量的临床研究及实验研究已经证实，针灸可以调节机体的免疫能力，可以提高免疫细胞的含量，增强其活性，同时还能选择性地调整免疫球蛋白、补体免疫因子等含量。这种调节作用与针灸治疗时间的长短、针刺的次数、疗程的长短、艾灸的壮数等因素密切相关，而且这种时效-量效关系存在于多种疾病中。针灸可改善慢性疲劳综合征患者免疫功能，其机制可能是通过增强机体的抗病能力和免疫功能，从而纠正机体免疫系统的紊乱。

5．对神经系统的影响 周围型面神经麻痹首选针灸治疗。中风后遗症是针灸临床的常见病，针灸对于治疗口眼歪斜、神志不清、半身不遂、言语功能障碍等有显著的疗效，可以明显恢复大脑内的神经功能。醒脑开窍针刺法从腧穴部位、针刺方向、进针深度、施术手法、施术时间、针刺效应及针刺间隔时间等进行了量化规范，对针灸治疗中风做出了极大的贡献。现在，越来越多的学者认同针灸与康复训练紧密结合能有效治疗中风后引起的功能障碍。

（五）针刺镇痛

针刺具有较好的镇痛作用。韩济生院士提出针刺可以促进“内源性阿片肽”的释放，发挥镇痛作用。随着科研水平进步，针刺镇痛机制已从基因学、分子生物学、生物全息学、心理调节等不同角度阐述。镇痛的腧穴于配伍中，四关穴为常用组合穴（合谷、太冲）。四关穴常用于头痛、面瘫、面肌痉挛、中风后遗症、痛经、小儿搐动症、小儿惊风等。现代研究表明，其镇痛机制与血管扩张、缓解血管痉挛、减少5-羟色胺等致痛物质相关 。

针灸可调整脏腑功能，使偏盛偏衰的脏腑功能得以恢复正常。大量研究资料报道了针灸对于机体各脏腑的调理作用和相关机制，研究涉及全身各系统功能，充分揭示了针灸的良性调节作用。大量的研究成果极大丰富了针灸学的内容，对提高针灸临床疗效起到了积极作用。

（何晓宏）

〔附录〕常用方剂

一　画

〔1〕一贯煎（《柳州医话》）：沙参　麦冬　当归　枸杞子　川楝子

二　画

〔2〕二陈汤（《太平惠民和剂局方》）：半夏　陈皮　茯苓　炙甘草

〔3〕八正散（《太平惠民和剂局方》）：木通　车前子　萹蓄　瞿麦　滑石　甘草梢　大黄　山栀

〔4〕八珍汤（《医学正传》）党参　白术　茯苓　甘草　当归　白芍药　川芎　熟地黄

〔5〕人参养荣汤（《 太平惠民和剂局方》）：白芍　当归　陈皮　黄芪　人参　肉桂　白术　炙甘草　熟地　五味子　茯苓　远志　生姜　大枣

〔6〕人参败毒散（《小儿药证直诀》）：人参　甘草　独活　川芎　柴胡　桔梗　党参　茯苓　甘草

三　画

〔7〕三子养亲汤（《韩氏医通》）：苏子　白芥子　莱菔子

〔8〕三仁汤（《温病条辨》）：杏仁　白蔻仁　薏苡仁　厚朴　半夏　通草　滑石　竹叶

〔9〕三拗汤（《太平惠民和剂局方》）：麻黄　杏仁　甘草

〔10〕大补元煎（《景岳全书》）：人参　炒山药　熟地黄　杜仲　枸杞子　当归　山茱萸　炙甘草

〔11〕大承气汤（《伤寒论》）：大黄　厚朴　枳实　芒硝

〔12〕大秦艽汤（《医学发明》）：秦艽　当归　甘草　羌活　防风　白芷　熟地黄　茯苓　石膏　川芎　白芍药　独活　黄芩　生地黄　白术　细辛

〔13〕大柴胡汤（《伤寒论》：柴胡　黄芩　半夏　枳实　白芍药　大黄　生姜　大枣

〔14〕川芎茶调散（《太平惠民和剂局方》）：川芎　荆芥　薄荷　羌活　细辛（或香附）　白芷　甘草　防风

〔15〕小青龙汤（《伤寒论》）：麻黄　桂枝　芍药　甘草　干姜　细辛　半夏　五味子

〔16〕小柴胡汤（《伤寒论》）：柴胡　黄芩　半夏　人参　甘草　生姜　大枣

〔17〕小蓟饮子（《济生方》）：生地黄　小蓟　滑石　通草　炒蒲黄　淡竹叶　藕节　当归　山栀　甘草

四　画

〔18〕天王补心丹（《世医得效方》）：人参　玄参　丹参　茯神　茯苓　五味子　远志　桔梗　当归　天冬　麦冬　柏子仁　酸枣仁　生地黄

〔19〕天麻钩藤饮（《杂病诊治新义》）：天麻　钩藤　生石决明　川牛膝　桑寄生　杜仲　山栀　黄芩　益母草　朱茯神　夜交藤

〔20〕无比山药丸（《太平惠民和剂局方》）：山药　肉苁蓉　生地黄　山茱萸　茯神　菟丝子　五味子　赤石脂　巴戟天　泽泻　杜仲　牛膝

〔21〕五皮饮（《中藏经》）：桑白皮　陈皮　生姜皮　大腹皮　茯苓皮
〔22〕五苓散（《伤寒论》）：桂枝　白术　茯苓　猪苓　泽泻
〔23〕五味消毒饮（《医宗金鉴》）：金银花　野菊花　蒲公英　紫花地丁　天葵子
〔24〕五磨饮子（《医方集解》）：乌药　沉香　槟榔　枳实　木香
〔25〕止嗽散（《医学心悟》）：荆芥　桔梗　甘草　白前　橘红　百部　紫菀
〔26〕丹栀逍遥散（《医统》）：当归　白芍药　白术　柴胡　茯苓　甘草　煨姜　薄荷　丹皮　山栀
〔27〕贝母瓜蒌散（《医学心悟》）：贝母　瓜蒌　天花粉　橘红　桔梗　茯苓
〔28〕乌头汤（《金匮要略》）：川乌　麻黄　芍药　黄芪　甘草
〔29〕乌梅丸（《伤寒论》）：乌梅肉　黄连　黄柏　人参　当归　附子　桂枝　蜀椒　干姜　细辛
〔30〕六味地黄丸（《小儿药证直诀》）：熟地黄　山药　茯苓　丹皮　泽泻　山茱萸
〔31〕六磨汤（《证治要诀类方》）：乌药　沉香　槟榔　枳壳　木香　人参
〔32〕化积丸（《丹溪心法》）：黄连 吴茱萸 益智仁　栀子　川芎　三棱　莪术　桃仁　香附　莱菔子

五　画

〔33〕玉女煎（《景岳全书》）：石膏　熟地黄　麦冬　知母　牛膝
〔34〕石苇散（《证治汇补》）：石苇　冬葵子　瞿麦　滑石　车前子
〔35〕左归丸（《景岳全书》）：熟地黄　山药　山茱萸　菟丝子　枸杞子　川牛膝　鹿角胶　龟板胶
〔36〕左归饮（《景岳全书》）：熟地　山茱萸　枸杞子　山药　茯苓　甘草
〔37〕右归丸（《景岳全书》）：熟地黄　山药　山茱萸　枸杞子　杜仲　附子　肉桂　菟丝子　当归　鹿角胶
〔38〕右归饮　（《景岳全书》）：熟地黄　山药　山茱萸　枸杞子　杜仲　附子　肉桂　炙甘草
〔39〕龙胆泻肝汤（《兰室秘藏》）：龙胆草　泽泻　木通　车前子　当归　柴胡　甘草　生地黄（近代方有黄芩　栀子）
〔40〕平胃散（《太平惠民和剂局方》）：苍术　厚朴　橘皮　甘草　生姜　大枣
〔41〕甘麦大枣汤（《金匮要略》）：甘草　大枣　浮小麦
〔42〕甘露消毒丹（《温热经纬》）：滑石　茵陈　黄芩　石菖蒲　川贝母　木通　藿香　射干　连翘　薄荷　白蔻仁
〔43〕甘草附子汤（《金匮要略》）：甘草　白术　附子　桂枝
〔44〕归脾汤（《济生方》）：党参　黄芪　白术　茯神　酸枣仁　桂圆肉　木香　炙甘草　当归　远志　生姜　大枣
〔45〕归肾丸（《景岳全书》）熟地　山茱萸　山药　茯苓　当归　枸杞子 杜仲　菟丝子
〔46〕四七汤（《太平惠民和剂局方》引《简易方》）：苏叶　制半夏　厚朴　茯苓　生姜　大枣
〔47〕四君子汤（《太平惠民和剂局方》）：党参　白术　茯苓　甘草
〔48〕四物汤（《太平惠民和剂局方》）：当归　白芍药　川芎　熟地黄
〔49〕四逆汤（《伤寒论》）：附子　干姜　甘草
〔50〕四逆散（《伤寒论》）：柴胡　甘草　枳实　芍药
〔51〕四神丸（《证治准绳》）：补骨脂　肉豆蔻　吴茱萸　五味子　生姜　大枣

〔52〕生脉散（《景岳全书》引《医录》方）：人参　麦冬　五味子
〔53〕白头翁汤（《伤寒论》）：白头翁　秦皮　黄连　黄柏
〔54〕白虎汤（《伤寒论》）：知母　石膏　粳米　炙甘草
〔55〕白虎加桂枝汤（《金匮要略》）：知母　石膏　甘草　粳米　桂枝
〔56〕瓜蒌薤白白酒汤（《金匮要略》）：瓜蒌　薤白　白酒
〔57〕瓜蒌薤白半夏汤（《金匮要略》）：瓜蒌　薤白　半夏
〔58〕加味二妙散（《丹溪心法》）：黄柏　苍术　当归　牛膝　防己　萆薢　龟板
〔59〕半夏白术天麻汤（《医学心悟》）：半夏　白术　天麻　陈皮　茯苓　甘草　生姜　大枣　蔓荆子
〔60〕半夏泻心汤（《伤寒论》）：半夏　黄芩　干姜　人参　炙甘草　黄连　大枣
〔61〕半夏厚朴汤（《金匮要略》）：半夏　厚朴　紫苏　茯苓　生姜
〔62〕失笑散（《证类本方》）五灵脂　蒲黄

六　画

〔63〕地黄饮子（《宣明论方》）：干地黄　巴戟天　山萸肉　石斛　肉苁蓉　五味子　肉桂　茯苓　麦门冬　炮附子　石菖蒲　远志　生姜　大枣　薄荷
〔64〕百合固金丸（《医方集解》）：生地黄　熟地黄　麦冬　贝母　百合　当归　炒芍药　甘草　玄参　桔梗
〔65〕至宝丹（《太平惠民和剂局方》）：朱砂　麝香　安息香　金银箔　犀角　冰片　牛黄　琥珀　雄黄　玳瑁
〔66〕芎芷石膏汤（《医宗金鉴》）：川芎　白芷　石膏　菊花藁本　羌活
〔67〕朱砂安神丸（《医学发明》）：黄连　朱砂　生地黄　归身　炙甘草
〔68〕血府逐瘀汤（《医林改错》）：当归　生地黄　川芎　赤芍药　桃仁　红花　枳壳　柴胡　桔梗　牛膝　甘草
〔69〕安神定志丸（《医学心悟》）：茯苓　茯神　远志　人参　石菖蒲　龙齿
〔70〕安宫牛黄丸（《温病条辨》）：牛黄　郁金　水牛角　黄连　朱砂　冰片　珍珠　山栀　雄黄　黄芩　麝香

七　画

〔71〕麦门冬汤（《金匮要略》）：麦冬　人参　半夏　甘草　粳米　大枣
〔72〕苏子降气汤（《太平惠民和剂局方》）：苏子　橘皮　半夏　当归　前胡　厚朴　肉桂　甘草　生姜　大枣　紫苏叶
〔73〕苏合香丸（《太平惠民和剂局方》）：白术　青木香　犀角　香附　朱砂　诃子　檀香　安息香　沉香　麝香　丁香　荜茇　苏合香油　熏陆香　冰片
〔74〕杏苏散（《温病条辨》）：杏仁　紫苏叶　橘皮　半夏　生姜　枳壳　桔梗　前胡　茯苓　甘草　大枣
〔75〕杞菊地黄丸（《医级》）：枸杞子　菊花　熟地黄　山茱萸　山药　泽泻　丹皮　茯苓
〔76〕牡蛎散（《太平惠民和剂局方》）：煅牡蛎　黄芪　麻黄根　浮小麦
〔77〕身痛逐瘀汤（《医林改错》）：秦艽　川芎　桃仁　红花　甘草　羌活　没药　香附　五灵脂　牛膝　地龙　当归
〔78〕沉香散（《金匮翼》）：沉香　石韦　滑石　当归　橘皮　白芍　冬葵子　甘草　王不留行

〔79〕良附丸（《良方集腋》）：高良姜　香附
〔80〕补中益气汤（《脾胃论》）：人参　黄芪　白术　甘草　当归　陈皮　升麻　柴胡
〔81〕补阳还五汤（《医林改错》）：当归尾　川芎　黄芪　桃仁　地龙　赤芍　红花
〔82〕附子理中丸（《太平惠民和剂局方》）：炮附子　人参　白术　炮姜　炙甘草
〔83〕完带汤（《傅青主女科》）：白术　山药　人参　白芍　苍术　车前子　甘草　陈皮　柴胡　荆芥穗
〔84〕羌活胜湿汤（《内外伤辨惑论》）：羌活　独活　川芎　蔓荆子　甘草　防风　藁本

八　画

〔85〕青蒿鳖甲汤（《温病条辨》）：青蒿　鳖甲　生地　知母　丹皮
〔86〕苓桂术甘汤（《金匮要略》）：茯苓　桂枝　白术　甘草
〔87〕肾气丸（《金匮要略》）：桂枝　附子　熟地黄　山药　茯苓　丹皮　泽泻　山萸肉
〔88〕知柏地黄丸（《医宗金鉴》）：知母　黄柏　熟地黄　山萸肉　淮山药　丹皮　泽泻　茯苓
〔89〕泻白散（《小儿药证直诀》）：桑白皮　地骨皮　生甘草　粳米
〔90〕实脾饮（《济生方》）：附子　干姜　白术　甘草　厚朴　木香　草果　槟榔　木瓜　生姜　大枣　茯苓
〔91〕参附汤（《妇人良方》）：人参　熟附子
〔92〕参苓白术散（《太平惠民和剂局方》）：人参　茯苓　白术　桔梗　山药　甘草　白扁豆　莲子肉　砂仁　薏苡仁
〔93〕金铃子散（《素问病机气宜保命集》）：金铃子 延胡索
〔94〕固阴煎（《景岳全书》）：人参　熟地　山药 山茱萸　远志　炙甘草　五味子　菟丝子
〔95〕固经止崩汤（《傅青主女科》）：熟地　白术　黄芪　当归　黑姜　人参
〔96〕逐瘀止崩汤（《安徽中医验方选集》）：当归 川芎　三七　没药　五灵脂　丹皮炭　炒丹参　炒艾叶　阿胶　龙骨　牡蛎 乌贼骨

九　画

〔97〕荆防败毒散（《外科理例》）：荆芥　防风　羌活　独活　柴胡　前胡　川芎　枳壳　人参　茯苓　桔梗　甘草
〔98〕茵陈五苓散（《金匮要略》）：茵陈蒿　桂枝　茯苓　白术　泽泻　猪苓
〔99〕茵陈术附汤（《医学心悟》）：茵陈蒿　白术　附子　干姜　炙甘草　肉桂
〔100〕茵陈蒿汤（《伤寒论》）：茵陈蒿　山栀　大黄
〔101〕厚朴三物汤（《金匮要略》）：厚朴　大黄　枳实
〔102〕牵正散（《杨氏家藏方》）：白附子　僵蚕　全蝎
〔103〕胃苓汤（《丹溪心法》）：苍术　厚朴　陈皮　甘草　生姜　大枣　肉桂　白术　泽泻　茯苓　猪苓
〔104〕星蒌承气汤（《实用中医内科学》）：胆南星　全瓜蒌　生大黄　芒硝
〔105〕香砂六君子汤（《时方歌括》）：木香　砂仁　陈皮　半夏　党参　白术　茯苓　甘草
〔106〕保和丸（《丹溪心法》）：神曲　山楂　茯苓　半夏　陈皮　连翘　莱菔子
〔107〕复元活血汤（《医学发明》）：柴胡　栝楼根　当归　红花　甘草　穿山甲　大黄　桃仁

〔108〕独活寄生汤（《备急千金要方》）：独活　桑寄生　秦艽　防风　细辛　当归　芍药　川芎　干地黄　杜仲　牛膝　人参　茯苓　甘草　桂心

〔109〕肾气丸（《济生方》）：地黄　山药　山茱萸 丹皮　茯苓　泽泻　炮附子　桂枝　牛膝　车前子

〔110〕顺气和中汤（《卫生宝鉴》）：黄芪 人参 甘草 白术 陈皮 当归 白芍 升麻 柴胡 蔓荆子细辛 川芎

十　画

〔111〕桂枝甘草龙骨牡蛎汤（《伤寒论》）：桂枝　炙甘草　龙骨　牡蛎

〔112〕桃仁红花煎（《素庵医要》）：丹参　赤芍　桃仁　红花　制香附　延胡索　青皮　当归　川芎　生地

〔113〕真武汤（《伤寒论》）：炮附子　白术　茯苓　芍药　生姜

〔114〕柴胡疏肝散（《景岳全书》）：柴胡　枳壳　芍药　甘草　香附　川芎

〔115〕逍遥散（《太平惠民和剂局方》）：柴胡　白术　白芍药　当归　茯苓　炙甘草　薄荷　煨姜

〔116〕调胃承气汤（《伤寒论》）：大黄　芒硝　炙甘草

〔117〕消渴方（验方）：花粉　黄连　生地黄　藕汁

〔118〕涤痰汤（《济生方》）制半夏　制南星　陈皮　枳实　茯苓　人参　石菖蒲　竹茹　甘草　生姜

〔119〕通窍活血汤（《医林改错》）：赤芍药　川芎　桃仁　红花　麝香　老葱　鲜姜　大枣　酒

〔120〕桑杏汤（《温病条辨》）：桑叶　杏仁　沙参　浙贝母　豆豉　山栀　梨皮

〔121〕桑菊饮（《温病条辨》）：桑叶　菊花　连翘　薄荷　桔梗　杏仁　芦根　甘草

〔122〕清热地黄汤（《备急千金要方》）：水牛角　生地黄　丹皮　芍药

〔123〕清营汤（《温病条辨》）：犀角　生地黄　玄参　竹叶心　金银花　连翘　黄连　丹参　麦冬

〔124〕清暑益气汤（《温热经纬》）：西洋参　石斛麦冬　黄连　竹叶　荷梗　甘草　知母　粳米　西瓜翠衣

〔125〕清经散（《傅青主女科》）：丹皮 地骨皮 白芍 熟地 青蒿 黄柏 茯苓

〔126〕清骨散（《证治准绳》）：银柴胡　胡黄连　秦艽　甘草　地骨皮　青蒿　鳖甲　知母

〔127〕清气化痰丸（《医方考》）：瓜蒂　黄芩　陈皮　杏仁　枳实　茯苓　胆南星　半夏

〔128〕清金化痰汤（《统旨方》）：黄芩　山栀　桔梗　麦冬　桑白皮　贝母　知母　瓜蒌仁　橘红　茯苓　甘草

〔129〕清中汤（《类证治裁》）：黄连　山栀　陈皮　茯苓　半夏　生甘草　草蔻　生姜

十一　画

〔130〕理中丸（《伤寒论》）：人参　白术　干姜　炙甘草

〔131〕黄芪建中汤（《金匮要略》）：黄芪　白芍　桂枝　炙甘草　生姜　大枣　饴糖

〔132〕黄连解毒汤（《外台秘要》）：黄芩　黄连　黄柏　栀子

〔133〕黄连阿胶汤（《伤寒论》）：黄连　阿胶　黄芩　鸡子黄　芍药

〔134〕银翘散（《温病条辨》）：金银花　连翘　豆豉　牛蒡子　薄荷　荆芥穗　桔梗　甘草　竹叶　鲜芦根

〔135〕麻子仁丸（《伤寒论》）：麻子仁　芍药　炙枳实　大黄　炙厚朴　杏仁
〔136〕麻杏石甘汤（《伤寒论》）：麻黄　杏仁　石膏　炙甘草
〔137〕麻黄汤（《伤寒论》）：麻黄　桂枝　杏仁　炙甘草
〔138〕麻黄连翘赤小豆汤（《伤寒论》）：麻黄　连翘　赤豆　梓白皮　杏仁　生姜　甘草　大枣
〔139〕旋覆代赭汤（《伤寒论》）：旋覆花　代赭石　人参　半夏　炙甘草　生姜　大枣
〔140〕旋覆花汤（《金匮要略》）：旋覆花　新绛 葱
〔141〕羚羊角汤（《医醇剩义》）：羚羊角　龟板　生地　丹皮　白芍　柴胡　薄荷　蝉衣　菊花　夏枯草　石决明
〔142〕羚角钩藤汤（《通俗伤寒论》）：羚羊角　桑叶　川贝母　鲜生地　钩藤　菊花　白芍药　生甘草　鲜竹茹
〔143〕渗湿汤（《丹溪心法》）：干姜　甘草　丁香　苍术　白术　橘红　茯苓

十二　画

〔144〕越婢加术汤（《金匮要略》）：麻黄　石膏　甘草　大枣　白术　生姜
〔145〕越鞠丸（《丹溪心法》）：川芎　苍术　香附　炒山栀　神曲
〔146〕葛根芩连汤（《伤寒论》）：葛根　黄芩　黄连　炙甘草
〔147〕程氏萆薢分清饮（《医学心悟》）：萆薢　车前子　茯苓　莲子心　菖蒲　黄柏　丹参　白术
〔148〕痛泻要方（《景岳全书》引刘草窗方）：白术　炒白芍　防风　炒陈皮
〔149〕普济消毒饮（《东垣试效方》）：黄芩　黄连　连翘　玄参　板蓝根　马勃　僵蚕　牛蒡子　升麻　柴胡　陈皮　桔梗　甘草　薄荷
〔150〕温胆汤（《备急千金要方》）：半夏　橘皮　甘草　枳实　竹茹　生姜
〔151〕温经汤（《金匮要略》）：吴茱萸　当归　川芎　芍药　人参　桂枝　阿胶　丹皮　生姜　甘草　半夏　茯苓
〔152〕犀角散（《备急千金要方》）：水牛角　黄连　升麻　山栀　茵陈
〔153〕疏凿饮子（《世医得效方》）：商陆　泽泻　赤小豆　椒目　木通　茯苓皮　大腹皮　槟榔　生姜　羌活　秦艽

十三　画

〔154〕解语丹（《医学心悟》）：白附子　石菖蒲　远志　天麻　全蝎　羌活　南星　木香　甘草

十四　画

〔155〕膏淋汤（《医学衷中参西录》）：山药　芡实　龙骨　牡蛎　生地黄　党参　白芍
〔156〕槐花散（《普济本事方》）：槐花　侧柏叶　荆芥穗　枳壳
〔157〕膈下逐瘀汤（《医林改错》）：五灵脂　当归　川芎　桃仁　丹皮　赤芍药　乌药　延胡索　甘草　香附　红花　枳壳

十五画以上

〔158〕镇肝熄风汤（《医学衷中参西录》）：龙骨　牡蛎　淮牛膝　生白芍药　天冬　麦芽　代赭石　玄参　川楝子　茵陈蒿　甘草　龟板
〔159〕薏苡仁汤（《类证治裁》）：薏苡仁　川芎　当归　麻黄　桂枝　羌活　独活　防风　川乌　苍术　甘草　生姜

〔160〕藿香正气散（《太平惠民和剂局方》）：藿香　紫苏　白芷　桔梗　白术　厚朴　半夏曲　大腹皮　茯苓　橘皮　甘草

〔161〕鳖甲煎丸（《金匮要略》）：鳖甲　乌扇　黄芩　柴胡　鼠妇　干姜　大黄　芍药　桂枝　葶苈子　石苇　厚朴　丹皮　瞿麦　紫葳　半夏　人参　庶虫　阿胶　蜂房　赤硝　蜣螂　桃仁

〔162〕蠲痹汤（《医学心悟》）：羌活　独活　桂心　秦艽　当归　川芎　炙甘草　桑枝　乳香　木香　海风藤

主要参考文献

[1] 唐方，黄小波．中医学．2 版．北京：北京大学医学出版社，2013．
[2] 高鹏翔．中医学．8 版．北京：人民卫生出版社，2013．
[3] 郑洪新．中医基础理论．10 版．北京：中国中医药出版社，2016．
[4] 国家药典委员会．中华人民共和国药典（2015 版）．北京：中国医药科技出版社，2015．
[5] 张伯礼，吴勉华．中医内科学．10 版．北京：中国中医药出版社，2017．
[6] 戴京璋．实用中医肾病学．北京：人民卫生出版社，2002．
[7] 叶任高，孙升云．肾脏病中西医诊治精要．北京：军事医学科学出版社，2003．
[8] 杨涛，赵明镜，王蕾，等．“心主神明”的内涵及现代科学依据．北京中医药大学学报，2016，39（10）：811-814．
[9] 贾鲁姣，赵晓阳，梁晨．汗出与心功能相关性论述．中医临床研究，2015（26）：52-53．
[10] 潘慧，文谦，王成伟，等．慢性阻塞性肺疾病急性期便秘症状发生及相关性调查．中国中医急症，2014，23（8）：1414-1415．
[11] 李淑芳，熊旭东，闫国良，等．通腑泻肺方治疗慢性阻塞性肺病急性发作（痰热壅肺证）多中心、双盲、随机对照临床研究．辽宁中医杂志，2014，41（7）：1432-1435．
[12] 李建，刘恩顺，孙增涛，等．204 例 ALI/ARDS 患者脏腑证候分布及肺肠相关特征的临床调查．世界中医药，2014，9（8）：1008-1010．
[13] 李建，杨英伟，李美凤，等．通腑泻肺方对 ALI/ARDS 大鼠肺肠功能的影响．世界中医药，2014，9（4）：412-414．
[14] 闫丽娜，傅强，杜超，等．清肺承气颗粒对大肠腑实证合并 ALI/ARDS 患者肺功能与肠功能的影响．世界中医药，2014，9（4）：427-429．
[15] 付钰，朱琦，刘寨华，等．针刺从肺肠论治对支气管哮喘患者肺功能的影响．中国中医基础医学杂志，2014，20（3）：363-367．
[16] 张震，乔明琦，高冬梅．肝主疏泄调畅情志的发病机制探究．西部中医药，2015，28（4）：48-50．
[17] 张浩，魏盛，李倩，等．从 EPO 信号通路途径探讨“肝藏血，主疏泄”的分子机制．北京中医药大学学报，2017，40（2）：107-111．
[18] 贾连群，宋囡，张妮，等．基于“脾主运化”理论探讨肠道微生物稳态与膏脂转输的关系．中医杂志，2017，58（18）：1554-1556．
[19] 刘欣健，贾智明，文建国．水通道蛋白 2 在肾脏疾病中的研究进展．现代泌尿外科杂志，2015，20（12）：914-918．
[20] Bockenhauer D，Bichet D G．Urinary concentration：different ways to open and close the tap．Pediatr Nephrol，2014，29（8）：1297-1303．
[21] 徐贵华，王忆勤，李福凤．计算机技术在中医舌象客观化研究中的应用进展．上海中医药大学学报，2015，19（2）：56-59．

[22] 李乃民，曲晓峰，刘珊，等．有关舌脏腑分区法的探讨．光明中医，2014，29（5）：895-898．

[23] 汪南玥，于友华，刘佳，等．脉诊客观化研究的思考．中华中医药杂志，2015，30（8）：2655-2657．

[24] 林炳岐，关静，戴宁，等．中医脉诊学现代化研究．世界中医药，2017，12（7）：1707-1710．

[25] 李清，徐义勇．程序式教学法在中医诊断学脉诊教学中的应用研究．World Latest Medicne Information（Electronic Version），2017，17（75）：246，254

[26] 刘清平，李楠．从伏毒论治类风湿关节炎．中华中医药杂志，2016，31（04）：1168-1170．

[27] 任明彪．麻黄附子细辛汤加减联合火针治疗类风湿性关节炎寒湿痹阻证．湖南中医杂志，2016，32（5）：61-62．

[28] 王红权，詹杰．白芍总苷治疗类风湿关节炎药理作用及机制．医药导报，2015，34（2）：199-201．